Brain Mapping
大脑功能定位
适 应 证 与 技 术
Indications and Techniques

原著 [美] Alfredo Quiñones-Hinojosa　[美] Kaisorn L. Chaichana　[美] Deependra Mahato

主译 张洪钿　汪永新　蔡金全

中国科学技术出版社
·北 京·

图书在版编目（CIP）数据

大脑功能定位 : 适应证与技术 / (美) 阿尔弗雷多·奎诺内斯 – 伊诺霍萨, (美) 凯索尔·L. 柴查纳, (美) 深本德拉·马哈拖原著 ; 张洪钿, 汪永新, 蔡金全主译 . 北京 : 中国科学技术出版社, 2025.1. -- ISBN 978-7-5236-0964-4

Ⅰ. Q954.5

中国国家版本馆 CIP 数据核字第 20246F6H98 号

著作权合同登记号：01-2024-4179

Copyright ©2020 of the original English language edition by Thieme Medical Publishers, Inc., New York, USA
Original title: *Brain Mapping: Indications and Techniques, 1e*
by Alfredo Quinones-Hinojosa, Kaisorn L. Chaichana, Deependra Mahato
《大脑功能定位：适应证与技术》（第 1 版）由美国纽约的 Thieme Medical Publishers,Inc. 于 2020 年出版，版权归其所有。作者:[美] 阿尔弗雷多·奎诺内斯 – 伊诺霍萨（Alfredo Quiñones-Hinojosa），[美] 凯索尔·L. 柴查纳（Kaisorn L. Chaichana），[美] 深本德拉·马哈拖（Deependra Mahato）。

策划编辑	宗俊琳　郭仕薪
责任编辑	王久红
文字编辑	张　龙
装帧设计	佳木水轩
责任印制	徐　飞

出　　版	中国科学技术出版社
发　　行	中国科学技术出版社有限公司
地　　址	北京市海淀区中关村南大街 16 号
邮　　编	100081
发行电话	010-62173865
传　　真	010-62179148
网　　址	http://www.cspbooks.com.cn

开　　本	889mm×1194mm　1/16
字　　数	386 千字
印　　张	14.5
版　　次	2025 年 1 月第 1 版
印　　次	2025 年 1 月第 1 次印刷
印　　刷	北京盛通印刷股份有限公司
书　　号	ISBN 978-7-5236-0964-4/Q·279
定　　价	158.00 元

（凡购买本社图书，如有缺页、倒页、脱页者，本社销售中心负责调换）

译者名单

主　译　张洪钿　汪永新　蔡金全
副主译　齐洪武　冯　刚　李业海
译　者（以姓氏汉语拼音为序）

蔡金全　哈尔滨医科大学附属第二医院
陈　浩　哈尔滨医科大学附属第二医院
范国锋　新疆医科大学第一附属医院
冯　刚　深圳大学附属华南医院
姜　磊　新疆医科大学第一附属医院
李　洋　哈尔滨医科大学附属第二医院
刘岩松　中国人民解放军联勤保障部队第九八〇医院
马木提江·木尔提扎　新疆医科大学第一附属医院
孟祥祺　哈尔滨医科大学附属第二医院
齐洪武　中国人民解放军联勤保障部队第九八〇医院
孙　颖　哈尔滨医科大学附属第二医院
汪永新　新疆医科大学第一附属医院
玄翰文　哈尔滨医科大学附属第二医院
依日扎提·艾力　新疆医科大学第一附属医院
曾维俊　中国人民解放军联勤保障部队第九八〇医院
张洪钿　中国人民解放军总医院神经外科学部
张立钊　中国人民解放军联勤保障部队第九八〇医院
钟俊哲　哈尔滨医科大学附属第二医院
周庆九　新疆医科大学第一附属医院

内容提要

本书引进自 Thieme 出版社,由神经外科专家 Alfredo Quiñones-Hinojosa、Kaisorn L. Chaichana、Deependra Mahato 联合编写,系统介绍了大脑功能定位的新进展。著者以大脑解剖与病理学讨论开篇,先系统介绍了术前大脑功能定位辅助设备的各种细节,然后详细讨论了清醒和睡眠状态下的大脑功能定位技术及术后管理。书中所述涵盖了大脑功能定位技术的各个方面,包括优缺点、补救措施和注意事项等,非常贴合临床实际,有助于读者理解和掌握相关知识并从中获益,适合神经外科学医师在临床实践中需学习拓展相关知识时参考阅读。

原书编著者名单

原著

Alfredo Quiñones-Hinojosa, MD
Chair and the William J. and Charles H. Mayo Professor
Department of Neurosurgery
Mayo Clinic
Jacksonville, Florida, USA

Kaisorn L. Chaichana, MD
Consultant Neurosurgeon and Associate Professor of Neurosurgery
Department of Neurosurgery
Mayo Clinic
Jacksonville, Florida, USA

Deependra Mahato, DO, MS
Attending Neurosurgeon
Neurological Surgery Residency Program
Riverside University Health System
Moreno Valley, California, USA

参编者

Russell Addeo, PhD, ABPP-CN
Director
Behavioral Medicine
Brooks Rehabilitation
Jacksonville, Florida, USA

Rechdi Ahdab, MD, PhD
Associate Professor
Department of Neurology
Lebanese American University Medical Center, Rizk Hospital
Beirut, Lebanon

John P. Andrews, MD
Department of Neurological Surgery
University of California-San Francisco
San Francisco, California, USA

Juan A. Barcia, MD, PhD
Professor and Head
Department of Neurosurgery
Hospital Clínico San Carlos, Universidad Complutense de Madrid
Madrid, Spain

Perry Bechtle, DO
Chair, Division of Neurosurgical Anesthesiology
Department of Anesthesiology and Perioperative Medicine
Mayo Clinic
Jacksonville, Florida, USA

Mitchel S. Berger, MD, FACS, FAANS
Berthold and Belle N. Guggenhime Professor
Chairman, Department of Neurological Surgery
Director, Brain Tumor Center
University of California, San Francisco
San Francisco, California, USA

Elird Bojaxhi, MD
Assistant Professor
Department of Anesthesiology and Perioperative Medicine
Mayo Clinic
Jacksonville, Florida, USA

Antonio Cesar de Melo Mussi, MD, PhD
Staff Neurosurgeon
Department of Neurosurgery
Hospital Governador Celso Ramos
Florianopolis, SC, Brazil

Kaisorn L. Chaichana, MD
Consultant Neurosurgeon and Associate Professor of Neurosurgery
Department of Neurosurgery
Mayo Clinic
Jacksonville, Florida, USA

Sarah Chamberlin, MSOT, OTR/L
Occupational Therapist
Brain Injury Program
Brooks Rehabilitation Hospital
Jacksonville, Florida, USA

Edward F. Chang, MD
Professor
Department of Neurological Surgery
University of California, San Francisco
San Francisco, California, USA

Shao-Ching Chen, MD
Attending Physician
Division of General Neurosurgery, Neurological Institute
Taipei Veterans General Hospital
Taipei, Taiwan

D. Ceri Davies, PhD
Professor
Human Anatomy Unit
Department of Surgery and Cancer
Imperial College London
London, United Kingdom

Andrea J. Davis, MSN, RN, NE-BC, CRRN, CBIS
Certified Rehabilitation Specialist
Orange Park Inpatient Rehabilitation

Orange Park, Florida, USA
Adjunct Clinical Faculty
School of Nursing
Brooks College of Health
University of North Florida
Jacksonville, Florida, USA

Hugues Duffau, MD, PhD
Professor and Chairman
Department of Neurosurgery
University of Montpellier
Montpellier, France

Christine Edwards, MS
Deakin University PhD Candidate
Mayo Visiting Graduate Student
Deakin University School of Engineering
Mayo Clinic Graduate School of Biomedical Sciences
Rochester, Minnesota, USA

Kathleen H. Elverman, PhD
Aurora Neuroscience Innovation Institute
Aurora St. Luke's Medical Center
Milwaukee, Wisconsin, USA

Sanjeet S. Grewal, MD
Department of Neurologic Surgery
Mayo Clinic
Jacksonville, Florida, USA

Vivek Gupta, MD
Assistant Professor and Consultant Neuroradiologist
Department of Radiology
Mayo Clinic Florida
Jacksonville, Florida, USA

N. U. Farrukh Hameed, MBBS, MCh
Research Fellow, PhD Candidate
Department of Neurosurgery
Huashan Hospital
Fudan University
Shanghai, China

Tasneem F. Hasan, MD, MPH, CPH
Resident Physician
Department of Neurology
Ochsner Louisiana State University Health Sciences Center
Shreveport, Louisiana, USA

Shawn Hervey-Jumper, MD
Associate Professor
Department of Neurosurgery
University of California San Francisco
San Francisco, California, USA

Alison U. Ho, DO
Neurosurgery Resident
Department of Neurosurgery
Desert Regional Medical Center
Palm Springs, California, USA

George I. Jallo, MD
Director, Institute for Brain Protection Sciences
Professor of Neurosurgery, Pediatrics and Oncology
Department of Pediatric Neurosurgery
Johns Hopkins All Children's Hospital
St. Petersburg, Florida, USA

Emily L. Johnson, MD
Assistant Professor
Department of Neurology
Johns Hopkins School of Medicine
Baltimore, Maryland, USA

Matthew A. Kirkman, FRCS, MEd
Specialty Registrar in Neurosurgery
Victor Horsley Department of Neurosurgery
The National Hospital for Neurology and Neurosurgery
Queen Square
London, United Kingdom

Abbas Z. Kouzani, PhD
Professor
Department of Engineering
Deakin University
Geelong, Victoria, Australia

Kendall H. Lee, MD, PhD
Director, Neural Engineering Laboratories
Professor of Neurologic Surgery
Professor of Physiology
Department of Neurologic Surgery
Director, Mayo Clinic MD/PhD Program
Mayo Clinic
Rochester, Minnesota, USA

Deependra Mahato, DO, MS
Attending Neurosurgeon
Neurological Surgery Residency Program
Riverside University Health System
Moreno Valley, California, USA

Lina Marenco-Hillembrand, MD
Research Fellow
Department of Neurosurgery
Mayo Clinic
Jacksonville, Florida, USA

Erik H. Middlebrooks, MD
Associate Professor
Departments of Radiology and Neurosurgery
Mayo Clinic Florida
Jacksonville, Florida, USA

Jodi Morgan, MA CCC-SLP
Brooks Rehabilitation Aphasia Center Manager and Clinical Assistant Professor
Communication Science Disorder
Jacksonville University
Jacksonville, Florida, USA

Kenneth Ngo, MD
Medical Director, Brain Injury Program
Associate Medical Director, BRH
Brooks Rehabilitation
Jacksonville, Florida, USA

Kyle Noll, PhD
Assistant Professor
Department of Neuro-Oncology
The University of Texas M.D. Anderson Cancer Center
Houston, Texas, USA

Cristina Nombela, RPsy, PhD
Clinical Psychologist
Department of Neurosurgery
Hospital Clínico San Carlos, Universidad Complutense de Madrid
Madrid, Spain

Mohammad Hassan A. Noureldine, MD, MSc
Postdoctoral Research Fellow
Department of Neurosurgery
Johns Hopkins University School of Medicine
Institute for Brain Protection Sciences
Johns Hopkins All Children's Hospital
St. Petersburg, Florida, USA

Evandro de Oliveira, MD, PhD
Adjunct Professor of Neurological Surgery
Mayo Clinic
Jacksonville, Florida, USA

Courtney Pendleton, MD
Fellow
Department of Neurosurgery
Mayo Clinic
Rochester, Minnesota, USA

Wang Peng, MD
Resident
Department of Neurosurgery
Huashan Hospital, Fudan University
Shanghai, China

María Pérez-Garoz, RPsy, MSc
Neuropsychologist
Department of Neurosurgery
Hospital Clínico San Carlos, Universidad Complutense de Madrid
Madrid, Spain

Jennifer L. Peterson, MD
Associate Professor
Department of Radiation Oncology
Mayo Clinic
Jacksonville, Florida, USA

Karim ReFaey, MD
Postdoctoral Fellow
Department of Neurosurgery
Mayo Clinic
Jacksonville, Florida, USA

Eva K. Ritzl, MD, MBA, FRCP (Glasgow)
Associate Professor of Neurology
Director, Intraoperative Neuromonitoring
Director, Continuous-video-EEG Monitoring
Johns Hopkins University and Johns Hopkins Hospital
Baltimore, Maryland, USA

Erika Ross, PhD
Neuroscience Director
Department of Neuroscience
Cala Health
Burlingame, California, USA

Henry Ruiz-Garcia, MD
Post-Doctoral Research Fellow
Department of Radiation Oncology
Mayo Clinic
Jacksonville, Florida, USA

Vicent Quilis-Quesada, MD, PhD
Neurosurgeon
Department of Neurosurgery
University Clinic Hospital
Associate Professor of Neuroanatomy
Department of Human Anatomy and Embryology
Faculty of Medicine. University of Valencia
Valencia, Spain
Adjunct Assistant Professor of Neurosurgery
College of Medicine and Science
Mayo Clinic, USA

Alfredo Quiñones-Hinojosa, MD
Chair and the William J. and Charles H. Mayo Professor
Department of Neurosurgery
Mayo Clinic
Jacksonville, Florida, USA

David S. Sabsevitz, PhD
Department of Psychology and Psychiatry, Department of Neurological Surgery
Mayo Clinic
Jacksonville, Florida, USA

George Samandouras, MD, FRCS
Consultant Neurosurgeon
Victor Horsley Department of Neurosurgery
The National Hospital for Neurology and Neurosurgery
University College London Hospitals NHS Trust
University College London
Institute of Neurology
Queen Square, London, United Kingdom

Nir Shimony, MD
Johns Hopkins University & Medicine
Institute of Brain Protection Sciences
Johns Hopkins All Children's hospital
St. Petersburg, Florida, USA
Assistant Professor
Department of Clinical Sciences - Neurosurgery and Neurology
Geisinger Commonwealth School of Medicine
Scranton, Pennsylvania, USA
Assistant Professor
Department of Neurosurgery and Department of Pediatrics
Lewis Katz School of Medicine, Temple University
Philadelphia, Pennsylvania, USA

Javed Siddiqi, HBSc, MD, DPhil (Oxon), FRCSC, FACS, FAANS
Professor & Chair, Department of Surgery, California University of Science & Medicine
Chief of Neurosurgery, Arrowhead Regional Medical Center
Colton, California, USA

Michael E. Sughrue, MD
Associate Professor
Department of Neurosurgery
Prince of Wales Private Hospital
Randwick, NSW, Australia

William O. Tatum, DO
Professor
Department of Neurology
Mayo Clinic
Jacksonville, Florida, USA

Daniel M. Trifiletti, MD
Assistant Professor
Department of Radiation Oncology
Department of Neurological Surgery
Mayo Clinic
Jacksonville, Florida, USA

Shashwat Tripathi
Department of Mathematics
University of Texas at Austin
Austin, Texas, USA

Prasanna G. Vibhute, MD
Consultant
Department of Radiology
Mayo Clinic
Jacksonville, Florida, USA

Jennifer Walworth, PT
Physical Therapist
Brain Injury Program
Brooks Rehabilitation Hospital
Jacksonville, Florida, USA

Jeffrey Wefel, PhD
Associate Professor
Department of Neuro-Oncology
The University of Texas M.D. Anderson Cancer Center
Houston, Texas, USA

Jinsong Wu, MD, PhD
Vice Director, Professor, Glioma Surgery Division, Department of Neurosurgery, Huashan Hospital, Fudan University
Director, Brain Function Laboratory, Neurosurgical Institute of Fudan University
Vice Director (Deputy), Huashan Brain Tumor Biobank, Neurosurgical Institute of Fudan University
Shanghai, China

Geng Xu, BS
Technician
Surgery Division, Neurosurgery Department
Huashan Hospital
Shanghai Medical College, Fudan University
Shanghai, China

Jie Zhang, MD, PhD
Glioma Doctor
Surgery Division, Neurosurgery Department
Huashan Hospital
Shanghai Medical College, Fudan University
Shanghai, China

原 书 序

在 *Brain Mapping: Indications and Techniques* 一书中，Alfredo Quiñones-Hinojosa、Kaisorn L. Chaichana 和 Deependra Mahoto 召集了一大批国际顶尖学者，他们致力于与脑肿瘤手术相关的大脑功能定位的研究。

此书以大脑解剖和病理学的讨论作为开始，包括大脑功能定位的历史及皮层功能区域、重要白质纤维束的回顾，然后过渡到术前脑功能定位辅助设备的细节，包括功能性 MRI 和纤维传导束成像、PET 和 SPECT 成像、脑电图和脑皮层电图学，接下来详细讨论了清醒和睡眠状态下大脑功能定位的必要组成部分，包括手术室设备、麻醉要求、言语功能定位、运动功能定位、重要白质纤维束的皮层下定位、岛叶和视觉皮层定位、癫痫和脑干手术中的功能定位。最后，此书以术后管理的重要章节作为结尾，包括物理治疗、促进神经可塑性，以及术后的放射治疗。此书对于将要开展大脑功能定位工作的医生来说非常重要，因为它不仅重点阐述了大脑功能定位的最新进展，还通过案例来展现各种技术的细微差别。由于越来越多的文献表明，大脑功能定位是一种理解和保护神经功能的方法，因此，它作为神经外科医生的工具，在神经科学领域中的应用日益受到重视。

神经外科领域一直缺乏包含各种术前、术中和术后功能定位技术的文献资源。此书涵盖了大脑功能定位技术的不同方面，包括优缺点、补救措施和注意事项。此书汇集了大量关于大脑功能定位的观点，对这一重要主题进行了精彩的概述。我很喜欢这本书，我希望参与脑肿瘤患者围术期计划和实施这些技术的医疗工作者会发现这本书不仅是对他们个人书房的宝贵补充，更是神经外科的必读著作。

Bob S. Carter, MD, PhD
William and Elizabeth Sweet Professor of Neurosurgery
Harvard Medical School
Chief of Neurosurgery
Massachusetts General Hospital
Boston, Massachusetts

译者前言

人类大脑功能定位研究是神经科学研究发展极为迅速的领域之一，对人类大脑功能的研究可以为人类的认知、思维活动及多种神经疾病的诊断和治疗提供新的思路。目前，脑功能定位的研究在神经外科、认知功能、康复治疗与预测、社会心理学等领域得到了广泛的应用。

由于功能区脑胶质瘤易造成患者神经功能障碍，手术可能带来神经功能损伤，因此功能区脑胶质瘤的手术方式较为特殊。目前国际上主要推荐采用唤醒麻醉的手术方式切除功能区脑胶质瘤。在唤醒患者后，利用直接电刺激的方法对患者手术区域内的皮层及皮层下结构进行功能定位，明确功能区分布后，在最大安全范围内切除肿瘤。国内此项技术正在发展，但国内能熟练开展这样技术的医院还比较少。

在本书中，著者对脑肿瘤，特别是脑胶质瘤患者的大脑功能定位各个重要细节进行了深入且全面的描述。相信对从事和将要从事这项技术的专业人员来说，本书都是必不可少的经典著作。

原书前言

几千年来，人类的大脑一直是个谜。古埃及人于公元前 3000 年在 *Edwin Smith Papyrus* 中首次描述了大脑，并展示了 48 例涉及中枢神经系统的手术病例的详细检查、诊断、治疗和预后[1, 2]。尽管有这些早期记载，但大脑最初不被认为是"特殊"器官[3-5]。古埃及人在制作木乃伊的过程中使用经鼻切除技术通过鼻孔取出大脑[2, 6]。在西半球，作为神经外科手术，第一次对活人进行钻孔手术的证据可追溯到公元前 400 年哥伦布登陆之前的古秘鲁时代。公元前 335 年，Aristotle 认为大脑发挥心脏冷却剂的作用，并相信思想来自心脏[3-5]。然而，在同一时期，随着观察的深入，大脑功能这一概念也变得越来越清晰。Galen 通过观察头部受伤患者后，得出大脑负责思维的假设[3-5]。Hippocrates 观察了癫痫病例，并认为癫痫是由于大脑功能紊乱造成的，且人的智力来源于大脑。公元前 387 年的 Plato 认为大脑是心理活动的中心，公元前 300 年的 Herophilus 认为脑室是人类智力的中心[3-5]。

人体解剖提升了人类对大脑的认知。在 16 世纪，Leonardo da Vinci 制作了人类脑室的蜡像，Vesalius（1543 年）描述了松果体，Varolio（1573 年）描述了脑干[3-5]。17 世纪，Thomas Willis 描述了血管解剖、脑神经和脉络膜丛在产生脑脊液中的作用[3-5]。1874 年，Carl Wernicke 描述了不同类型的失语症，Victor Horsley 爵士发表了猴子运动皮层的躯体图[3-5]。这些进展促进了术中对人类大脑的理解。1909 年，Harvey Cushing 是第一个刺激人类感觉皮层的学者，同年，Brodmann 描述了大脑 52 个散布的皮层区域[3-5]。1918 年，Walter Dandy 使用空气来阐明了脑室。1957 年，Penfield 和 Rasmussen 通过电刺激研究提供了运动和感觉"矮人图"（homunculus）[3-5]。

大脑电刺激的历史同样有趣。1791 年，Luis Galvani 发现，当对青蛙脊神经进行电刺激并引起青蛙肌肉收缩时，会导致神经和肌肉的兴奋[7]。Giovanni Aldini 对被处以绞刑或斩首的囚犯施加电刺激，并错误地认为运动是由刺激大脑和脊髓诱发的，但最终发现是直接刺激肌肉所致的[7]。之后，Luigi Rolando 和 Pierre Flourens 使用电刺激来研究大脑功能定位。Rolando 通过刺激研究得出了错误的结论，认为小脑是肢体运动的来源[7]。尽管他们是错误的，但间接表明了中枢神经系统是可兴奋的[7]。19 世纪 70 年代，Eduard Hitzig 和 Gustav Fritsch 完成了用电刺激绘制大脑皮层的开创性工作，他们通过刺激犬类的大脑皮层诱导了对侧面部和肢体的运动[7]。他们还发现了更靠近内侧的刺激可诱发后肢的运动，而在更靠外侧的刺激可诱发前肢的运动[7]。基于这项研究，他们在狗的脑部绘制出了躯体特定部位对应的区域[7]。在此研究指引下，David Ferrier 在 1875 年绘制出了猴和犬的 29 种不同皮层功能区[7]。

然而，人类大脑功能图谱的绘制出现较晚。这主要是由于几个世纪以来宗教和医学意识形态，以及手术后并发症和死亡发生率高，人类大脑被视为"无人区"[7]。1901 年，Charles Scott Sherrington 爵士和 Harvey Cushing 广泛绘制了类人猿的脑皮层图，这引发了对人类的研究。Roberts Batholow 刺激了颅骨至硬脑膜受侵蚀患者的皮层，并诱导出了对侧肢体运动[7]。Krause 通过刺激患者的大脑并获得了与之前的动物实验相同的定位[7]。蒙特利尔神经病学研究所的 Wilder Penfield 及其同事在绘制运动和感觉"矮人图"时更加明确地证明了这一点[7]。与此同时，Victor Horsley 爵士和 Robert Clarke 利用笛卡尔坐标系通过刺激绘制出了深层结构（即边缘系统、基底节区、丘脑)[7]。在 20 世纪 40 年代，Lars Leksell 研制了立体定向装置，用于苍白球或基底节等深部区域病变的研究[7]。

目前，电刺激在颅内各种皮层和皮层下病变的应用非常普遍[8-10]。在皮层区域，电刺激旨在识别运动和躯体感觉皮层、言语区域（包括 Broca 区和 Wernicke 区）、视觉皮层、癫痫灶和认知功能等[8-10]。在皮层下区域，电刺激旨在识别不同的白质束，包括投射（即皮质脊髓束）、联合（即胼胝体）和关联纤维（即上纵束、弓形束、下额枕束、下纵束）等[8-10]。在 Meta 分析中，利用电刺激已被证明可以提高切除范围（全切率：75% vs. 58%）并减少神经功能缺损（3.4% vs. 8.2%）[8]。在 Rolandic 区周围的肿瘤手术中，区域麻醉和全麻手术结果相似，即实现全切（25.9% vs. 6.5%，$P=0.04$）和缩短住院时间（4.2 vs. 7.9d，$P=0.049$)[9]。此外，我们发现，与全身麻醉的患者相比，接受术中唤醒大脑功能定位的患者费用降低、生活质量提高，术后神经功能得到改善[10]。

人脑可能是最复杂的器官。虽然它只占身体总重量的 2%，但它至少需要身体总能量的 20%[11-12]。此外，大脑的平均重量仅为 3 磅，但有约 860 亿个神经元[11-12]。人们很容易理解神经元通过动作电位传输信息，这些动作电位以每小时 268 英里的惊人速度传播[13]。数以亿计的神经元相互作用，形成了超过 100 万亿个神经连接，从而定义了大脑功能区的复杂性，使得脑功能定位成为一个对神经科学家和神经外科医生都非常有吸引力和挑战性的领域[14]。

在脑肿瘤手术中，在不出现神经功能缺损的情况下扩大切除范围与改善预后相关这一观点逐渐得到证实[15-23]。有一些外科技术的发展有助于扩大切除范围，包括但不限于术中 MRI、荧光引导手术、术中导航和增强现实[24]。此外，用于识别功能强大的皮层区域和皮层下白质束的成像技术也取得了进展，包括功能性 MRI、弥散张量成像和脑磁图描记术等[25]。尽管取得了这些进展，但要想实时获取高灵敏度和特异性的功能皮层和皮层下区域信息，唯一方法是采用大脑功能区定位技术[26, 27]。

本书作为国际专家对大脑功能定位各个重要方面的全面概述，分为三篇：上篇为手术前大脑功能定位特征，中篇为手术中大脑功能定位，下篇为手术后康复的大脑功能定位。开篇先回顾大脑功能定位的历史，以及功能区皮层和皮层下区域的解剖结构。此外，还将讨论用于识别功能区的各种术前成像技术，包括直接和间接功能定位、神经生理学和手术以外的脑功能定位。然后专门讨论在手术室发生的情况，将描述麻醉要求、手术室设置及皮层和皮层下不同区域的唤醒和睡眠状态下的定位。最后则介绍了康复、神经可塑性和术后辅助治疗。我们希望您喜欢这本书，我们也很欣慰能够将该领域专家的实践经验与研究成果汇集于书中，相信可以为手术医生、住院医师、研究员及其他对脑功能区的定位和手术感兴趣的医疗工作者提供全面的参考。

Alfredo Quiñones-Hinojosa, MD
Kaisorn L. Chaichana, MD
Deependra Mahato, DO, MS

参考文献

[1] Brandt-Rauf PW, Brandt-Rauf SI. History of occupational medicine: relevance of Imhotep and the Edwin Smith papyrus. Br J Ind Med 1987;44(1):68–70

[2] Santoro G, Wood MD, Merlo L, Anastasi GP, Tomasello F, Germanò A. The anatomic location of the soul from the heart, through the brain, to the whole body, and beyond: a journey through Western history, science, and philosophy. Neurosurgery 2009;65(4):633–643, discussion 643

[3] Frati P, Frati A, Salvati M, et al. Neuroanatomy and cadaver dissection in Italy: History, medicolegal issues, and neurosurgical perspectives. J Neurosurg 2006;105(5):789–796

[4] Moon K, Filis AK, Cohen AR. The birth and evolution of neuroscience through cadaveric dissection. Neurosurgery 2010; 67(3):799–809, discussion 809–810

[5] Nanda A, Khan IS, Apuzzo ML. Renaissance Neurosurgery: Italy's Iconic Contributions.World Neurosurg 2016;87:647–655

[6] Fanous AA, Couldwell WT. Transnasal excerebration surgery in ancient Egypt. J Neurosurg 2012;116(4):743–748

[7] Sanai N, Berger MS. Surgical oncology for gliomas: the state of the art. Nat Rev Clin Oncol 2018;15(2):112–125

[8] De Witt Hamer PC, Robles SG, Zwinderman AH, Duffau H, Berger MS. Impact of intraoperative stimulation brain mapping on glioma surgery outcome: a meta-analysis. J Clin Oncol 2012;30(20):2559–2565

[9] Eseonu CI, Rincon-Torroella J, ReFaey K, et al. Awake Craniotomy vs Craniotomy Under General Anesthesia for Perirolandic Gliomas: Evaluating Perioperative Complications and Extent of Resection. Neurosurgery 2017;81(3):481–489

[10] Eseonu CI, Rincon-Torroella J, ReFaey K, Quiñones-Hinojosa A. The Cost of Brain Surgery: Awake vs Asleep Craniotomy for Perirolandic Region Tumors. Neurosurgery 2017;81(2):307–314

[11] Azevedo FA, Carvalho LR, Grinberg LT, et al. Equal numbers of neuronal and nonneuronal cells make the human brain an isometrically scaled-up primate brain. J Comp Neurol 2009; 513(5):532–541

[12] Chang CY, Ke DS, Chen JY. Essential fatty acids and human brain. Acta Neurol Taiwan 2009;18(4):231–241

[13] Pettersen KH, Hagen E, Einevoll GT. Estimation of population firing rates and current source densities from laminar electrode recordings. J Comput Neurosci 2008;24(3):291–313

[14] Zimmer C. 100 trillion connections. Sci Am 2011;304(1):58–63

[15] Chaichana KL, Cabrera-Aldana EE, Jusue-Torres I, et al. When gross total resection of a glioblastoma is possible, how much resection should be achieved?World Neurosurg 2014;82(1-2): e257–e265

[16] Chaichana KL, Chaichana KK, Olivi A, et al. Surgical outcomes for older patients with glioblastoma multiforme: preoperative factors associated with decreased survival. Clinical article. J Neurosurg 2011;114(3):587–594

[17] Chaichana KL, Garzon-Muvdi T, Parker S, et al. Supratentorial glioblastoma multiforme: the role of surgical resection versus biopsy among older patients. Ann Surg Oncol 2011;18(1):239–245

[18] Chaichana KL, Jusue-Torres I, Navarro-Ramirez R, et al. Establishing percent resection and residual volume thresholds affecting survival and recurrence for patients with newly diagnosed intracranial glioblastoma. Neuro-oncol 2014;16(1):113–122

[19] Chaichana KL, Parker SL, Olivi A, Quiñones-Hinojosa A. Long-term seizure outcomes in adult patients undergoing primary resection of malignant brain astrocytomas. Clinical article. J Neurosurg 2009;111(2):282–292

[20] Chaichana KL, Zadnik P, Weingart JD, et al. Multiple resections for patients with glioblastoma: prolonging survival. . J Neurosurg 2013;118(4):812–820

[21] McGirt MJ, Chaichana KL, Attenello FJ, et al. Extent of surgical resection is independently associated with survival in patients with hemispheric infiltrating low-grade gliomas. Neurosurgery 2008;63(4):700–707, author reply 707–708

[22] McGirt MJ, Chaichana KL, Gathinji M, et al. Independent association of extent of resection with survival in patients with malignant brain astrocytoma. J Neurosurg 2009;110(1):156–162

[23] McGirt MJ, Mukherjee D, Chaichana KL, Than KD, Weingart JD, Quiñones-Hinojosa A. Association of surgically acquired motor and language deficits on overall survival after resection of glioblastoma multiforme. Neurosurgery 2009;65(3):463–469, discussion 469–470

[24] Garzon-Muvdi T, Kut C, Li X, Chaichana KL. Intraoperative imaging techniques for glioma surgery. Future Oncol 2017; 13(19):1731–1745

[25] Sternberg EJ, Lipton ML, Burns J. Utility of diffusion tensor imaging in evaluation of the peritumoral region in patients with primary and metastatic brain tumors. AJNR Am J Neuroradiol 2014;35(3):439–444

[26] Duffau H. Long-term outcomes after supratotal resection of diffuse low-grade gliomas: a consecutive series with 11-year follow-up. Acta Neurochir (Wien) 2016;158(1):51–58

[27] Duffau H, Mandonnet E. The "onco-functional balance" in surgery for diffuse low-grade glioma: integrating the extent of resection with quality of life. Acta Neurochir (Wien) 2013;155(6):951–957

视频列表

视频 6-1　视频显示了高密度圆形网格电极，用于在电刺激期间进行神经术中监测和后放电监测

视频 9-1　病例介绍 1：左额叶/岛叶唤醒开颅，皮层和皮层下定位及使用环形网格电极的神经监测

视频 9-2　病例介绍 2：左侧清醒状态下开颅颞叶切除术和言语功能定位

视频 10-1　术前头皮阻滞

视频 12-1　清醒状态下运动功能定位技术——案例演示视频

视频 14-1　清醒状态下扣带回前部胶质瘤切除术

视频 17-1　手术癫痫灶定位技术

视频 18-1　睡眠状态下运动功能定位

补充说明

本书配套视频已更新至网络，读者可通过扫描右侧二维码，关注出版社"焦点医学"官方微信，后台回复"9787523609644"，即可获得视频网址，请使用 PC 端浏览器在线观看。

目 录

上篇　手术前大脑功能定位特征

Part A　大脑解剖与病理 002
- 第 1 章　术中大脑功能定位的早期历史 002
- 第 2 章　大脑皮层功能区的解剖 006
- 第 3 章　功能区白质纤维束的解剖 018

Part B　手术前大脑功能定位助手 027
- 第 4 章　使用放射学方法（功能性磁共振成像和纤维束示踪成像）直接进行功能定位 027
- 第 5 章　应用放射学方法进行间接脑功能定位 034
- 第 6 章　识别功能区的神经生理学 042
- 第 7 章　癫痫手术的术前定位：癫痫监测、Wada 试验和皮层脑电图 056
- 第 8 章　神经心理学医师在脑肿瘤患者管理中的作用 061

中篇　手术中大脑功能定位

Part A　唤醒 070
- 第 9 章　清醒开颅的手术室设置和手术器械 070
- 第 10 章　术中脑功能定位的麻醉注意事项 079
- 第 11 章　语言功能区定位 086
- 第 12 章　运动功能区定位：运动区、运动前区和岛叶皮层区 093
- 第 13 章　觉醒状态下语言的腹侧流和背侧流的皮层下映射 102
- 第 14 章　围绕命令和控制轴进行手术：默认模式、控制和额叶斜束系统 107
- 第 15 章　岛叶肿瘤的映射和手术 118
- 第 16 章　视觉通路映射 134
- 第 17 章　癫痫定位手术 142

Part B 睡眠	148
第 18 章 全麻下运动功能区的定位	148
第 19 章 脑干和脊髓的定位	157

下篇　手术后康复的大脑功能定位

第 20 章 功能区手术后康复的重要性	170
第 21 章 脑深部电刺激的深度学习方法的出现：诱发功能连接组学	177
第 22 章 神经可塑性与大脑的功能重塑	193
第 23 章 重要功能区的放射治疗	199

索引	207

上 篇

手术前大脑功能定位特征
Preoperative Brain Mapping Features

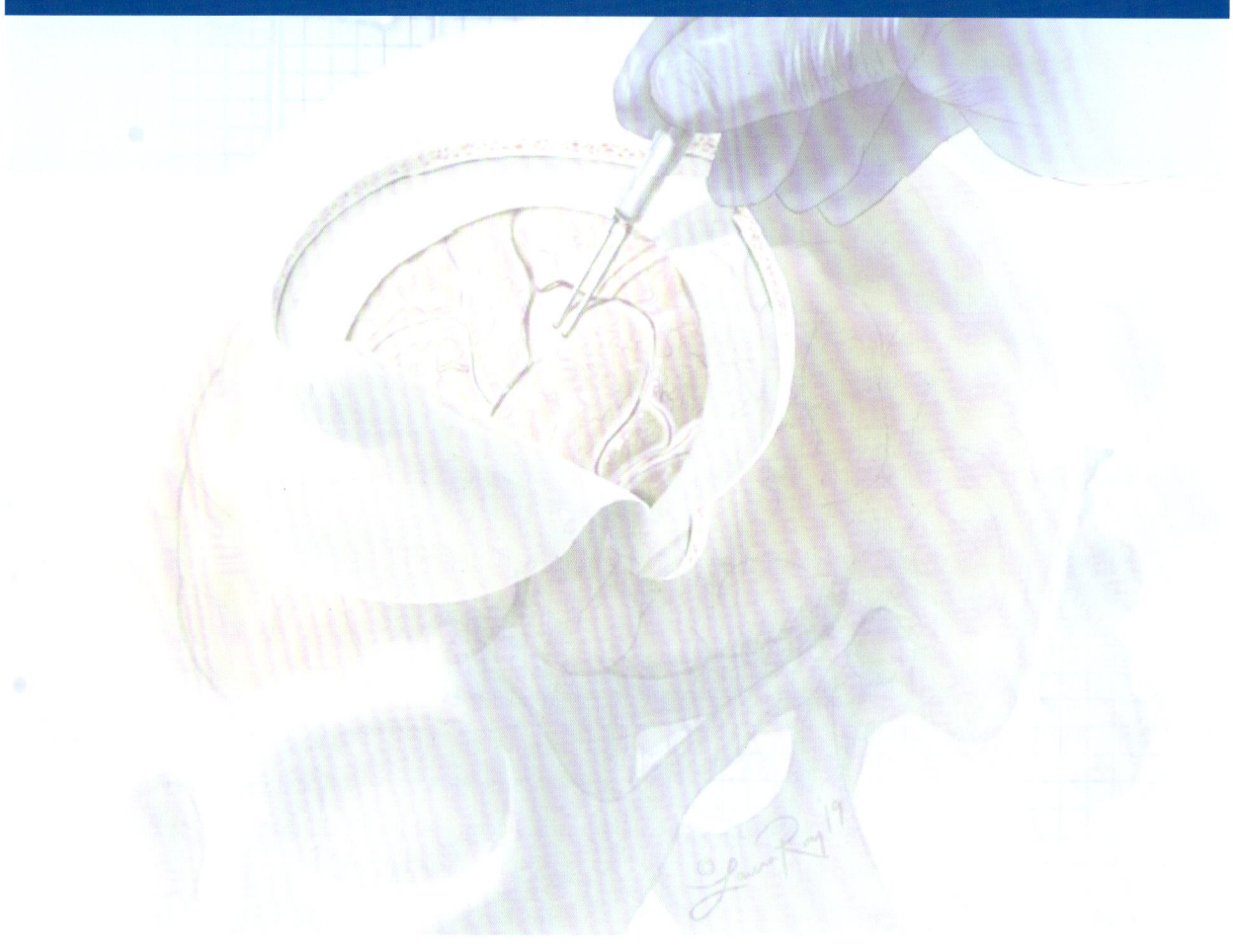

Part A 大脑解剖与病理
Brain Anatomy and Pathology

第1章 术中大脑功能定位的早期历史
The Early History of Intraoperative Brain Mapping

Courtney Pendleton   Kaisorn L. Chaichana   Alfredo Quiñones-Hinojosa   著

摘 要：

术中大脑功能区定位已成为神经外科治疗的标准操作，有助于在保留功能区功能的同时更积极地切除颅内病变。大脑功能区定位的发展需要几个世纪的研究来理解神经解剖结构和功能网络，以及理解和利用电流的技术发展。多学科的结合使得早期的神经外科医生将脑功能定位引入手术室，为当代应用奠定了基础。

关键词：

神经外科，大脑功能区定位，神经网络，显微解剖结构

术中大脑功能区定位的实践已成为神经外科多个亚专业的治疗标准[1-4]。在术中可以安全地描绘清醒和睡眠患者的功能皮层，并提供了在手术室内外监测癫痫患者脑电活动和功能网络的方法。现代神经外科医生可以使用多种设备来进行大脑功能定位，包括双极和单极电刺激、条状和栅栏状电极，都极大地丰富了设备储备。

绘制功能图谱依赖于对目标部位的理解，而大脑功能定位是经过几个世纪的艰苦工作才发展起来的，这些工作阐明了大脑的大体和微观解剖结构、特殊细胞在创建和维持神经网络中的作用，以及在勾勒大脑相互关联的功能区中功能定位的作用[2]。

一、大脑功能定位的神经解剖学基础

术中大脑功能区定位核心的概念是脑功能定位，依赖于对大脑微观和宏观结构的透彻理解。Camille Golgi 和 Santiago Ramony Cajal 的研究在描绘单个神经细胞特征和将特定细胞类型定位到特定解剖区方面发挥了关键作用[5]。Foster 和 Sherrington 对此进行了进一步扩充，并引入了"突触"一词来描述神经元之间的相互交流[6]。

通过对单个神经元的显微染色，神经解剖学专家开始了解这些特殊神经细胞簇的功能意义，从而对运动皮层、感觉皮层及深层白质束的功能进行描述。Vesalius 在他的解剖学著作中描述了白质束的存在，并由 Willis 进一步描述，其中一些杰出的解剖由 Josef Klingler 完成[7]。Cajal 对神经连接的研究阐明了这些传导束的功能含义[8]。对大脑的临床观察结合术中检查和尸检，使外科医生和研究人员能够开展功能定位。Paul Broca 举办了多次讲座并发表了相关研究，描述了言语表达缺陷患者的损伤位置，而最近针对这类患者进行的磁共振成像（magnetic resonance imaging，MRI）检查再次验证了这些部位，尽管发现范围超出了其研究中所指出的 Broca 区[9]。Wernicke 发表了感觉性失语症系列案例的结果[10]，

定位了语言功能的感觉部分。

Fritsch 和 Hitzig 在人类历史上首次使用术中皮层电刺激定位了犬类的运动皮层，当时使用的是双极电刺激[11]。几年后，运动功能区定位首次在人脑中应用[1, 12]。

Hitzig 的犬类实验中运动皮层仍位于中央沟的前方。然而，Horsley 和 Ferrier 的实验表明，刺激中央后回会诱发运动反应，而运动和感觉皮层区域的划分引发了激烈争论。Victor Horsley 爵士坚持认为运动和感觉皮层沿着中央沟交织在一起，而 Sherrington 和 Cushing 的研究表明，运动和感觉皮层被中央沟分开[1, 13]。Sherrington 的学生 Alfred Campbell 将中央前、后回的细胞结构与皮层刺激结果相结合后，得出结论：中央前区高密度的运动相关 Betz 细胞表明"运动中心"仅存在于该区域[14]。Horsley 认为，他的经验性术中功能区定位偏离了基于黑猩猩模型的功能区定位实验，并在 1909 年在林纳克发表了题为"所谓运动皮层的功能"的讲座[15]。这份报道描述了没有进行术中功能区定位的患者和一名在术中使用双极电刺激进行功能区定位的患者的临床观察结果，发现切除运动皮层导致感觉运动联合障碍。这些发现使 Horsley 与 Sherrington 和 Cushing 提出的理论直接对立，即中央沟前部有一条狭窄的运动带。这场争论变得更加复杂，因为在黑猩猩模型中看到的结构在人脑研究中明显不存在。直到 Penfield 的后期研究描述了我们现有的关于"矮人图"（homunculus）的概念，以及 Woolsey 对皮层的相关补充，运动和感觉皮层的边界才得到更充分的理解[16]。

二、定位技术机制的发展

对自然界中电的理解由来已久。它在医学治疗中的作用是早在古罗马就有描述，踩发电鱼后诱发的电击被用来缓解痛风的外围症状[17]。从本杰明富兰克林的风筝和钥匙实验，到伏特、安培、法拉第和伽伐尼的工作，在 18 世纪和 19 世纪对如何产生、控制和操纵电力的理解有了进一步发展。虽然伏特在 1800 年展示了第一台产生大规模电流的设备，但正是法拉第在 1831 年开发的电磁感应线圈为在手术室按需产生电流奠定了基础。

一经被引入手术室，通过简单的单极仪器，使用法拉第电流或伽伐尼电流完成了大脑的功能定位和刺激。法拉第电流和伽伐尼电流之间的分裂与 Nikolai Tesla 和 Thomas Edison 在世纪之交酝酿的争议相呼应。法拉第装置依赖于高频交流电，而伽伐尼电流装置则使用低频断续直流电。在 Penfield 的实验中，法拉第电流用于复制癫痫发作的电活动，而伽伐尼电流用于感觉运动皮层的功能区定位。

三、应用历史回顾

与当代神经外科一样，大脑功能区定位的历史应用范围很广，包括切除致痫灶、切除皮层下白质束和安全切除肿瘤并保留功能皮层。

19 世纪后期，皮层功能区定位技术被用于癫痫手术，即通过直接刺激确定致痫灶。Hadra 的文献中描述了功能区皮层的重叠和冗余导致癫痫功能区定位的困难性，并强调在这些情况下，功能区定位的作用不仅仅是定位与症状相关的运动皮层，而是"使用感应电流……找到与患者既往癫痫症状相同的触发点"[18]。1888 年，Keen 描述了使用皮层功能区定位来切除一名患有顽固性癫痫患者的"手中枢"，所用的方法是在切除皮层后对皮层和皮层下白质进行双极法拉第刺激[19]。Cushing 花了一段时间与 Sherrington 合作，并将他的皮层功能区定位技术带回了在巴尔的摩的诊所。他在术中使用法拉第电流刺激证明了中央沟后方的感觉皮层，以及他发现的中央沟前皮层内的狭窄运动带（图 1-1 和图 1-2）。Cushing 报道了癫痫患者手术中对感觉皮层的定位，并在近 50 例癫痫、肿瘤切除和伴有胶质瘢痕或脑软化的外伤手术中进行了皮层功能区定位[1]。

四、展望未来

尽管现有技术存在很大局限性，但早期的神经解剖学家、神经学家和神经外科医生提高了我们对人脑功能定位的理解，为更先进的神经监测和术中功能区定位技术奠定了基础。虽然目前大脑功能区定位被认为是目前神经肿瘤和功能手术的标准治疗模式，但对该领域历史的回顾表明，从早期神经外科这一特殊领域开始，相关知识和技术都取得了巨大的进步。功能区定位技术的未来就在这里，包括更精确的术前功能成像，然后将其引入到手术室，这样我们可以更加精确地识别癫痫（或肿瘤等）患者的异常功能活动区域[20, 21]。我们定位大脑功能区域的能力使我们能够更精确地切除病变部位，同时了解人类大脑的可塑性和功能，从而提高损伤后再生能力。

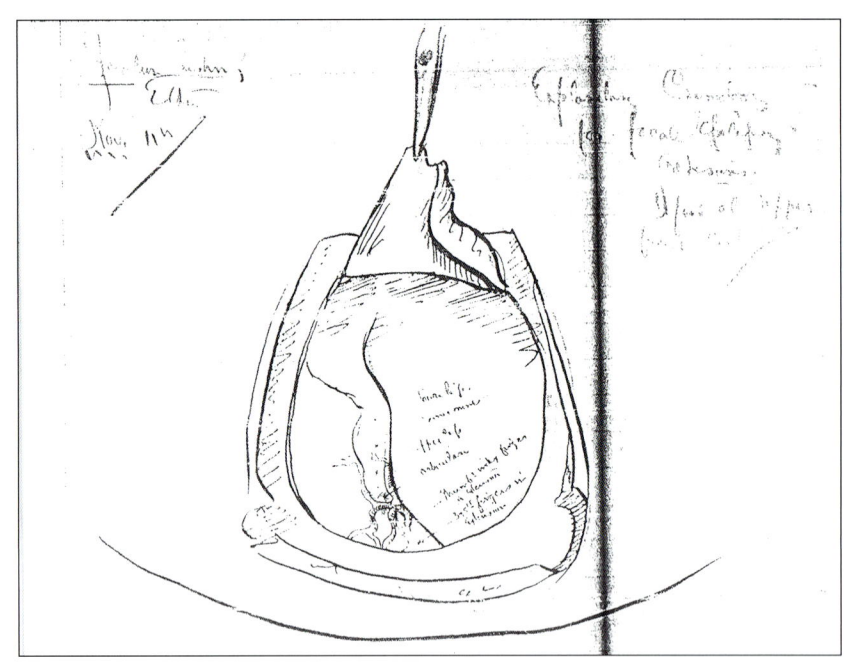

◀ 图 1-1 术中功能区定位过程中的运动皮层
手写标记从上到下依次为下唇、（无法辨认）、上唇、眼轮匝肌、拇指和示指伸直、第 3～5 指伸直

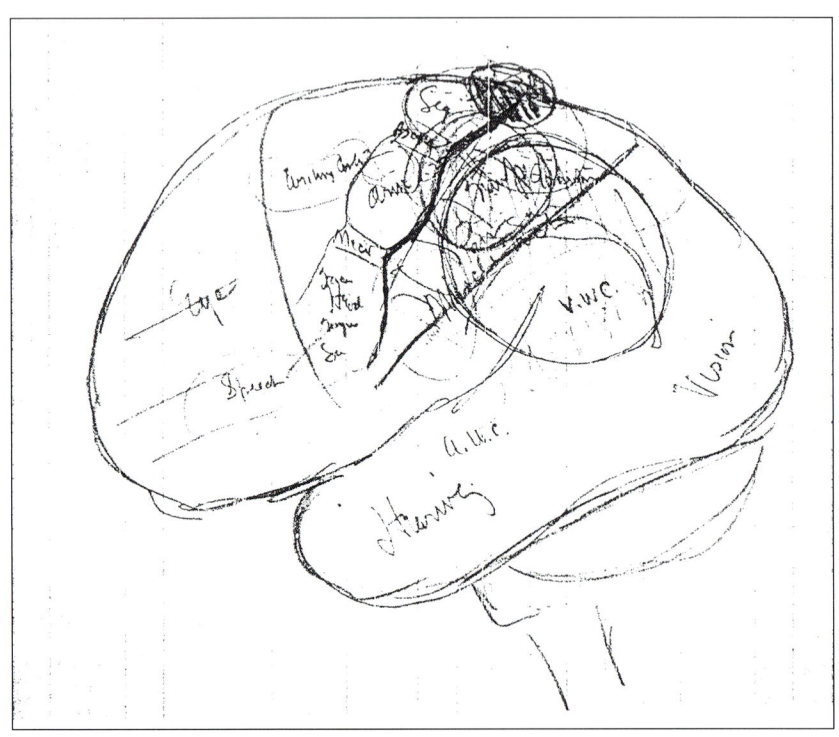

◀ 图 1-2 术中运动皮层定位，基于以往的文献和 Cushing 自己在术中和实验室中的发现，附有功能定位符号。运动区域从上到下依次为腿、手臂、颈、脸、头、舌头和眼睛。标记了额叶的眼球运动和言语皮层区域；标记了颞叶的听觉皮层区域；标记了枕叶的视觉皮层区域

参考文献

[1] Pendleton C, Zaidi HA, Chaichana KL, et al. Harvey Cushing's contributions to motor mapping: 1902–1912. Cortex. 2012; 48(1):7–14

[2] Eseonu CI, Rincon-Torroella J, ReFaey K, et al. Awake craniotomy vs craniotomy under general anesthesia for perirolandic gliomas: evaluating perioperative complications and extent of resection. Neurosurgery. 2017; 81(3):481–489

[3] Eseonu CI, Rincon-Torroella J, Lee YM, ReFaey K, Tripathi P, Quiñones-Hinojosa A. Intraoperative seizures in awake craniotomy for perirolandic glioma resections that undergo cortical mapping. J Neurol Surg A Cent Eur Neurosurg. 2018; 79(3):239–246

[4] Quiñones-Hinojosa A, Lyon R, Du R, Lawton MT. Intraoperative motor mapping of the cerebral peduncle during resection of a midbrain cavernous malformation: technical case report. Neurosurgery. 2005; 56(2) Suppl:E439–,discussion E439

[5] Zamora-Berridi GJ, Pendleton C, Ruiz G, Cohen-Gadol AA, Quiñones-Hinojosa A. Santiago Ramón y Cajal and Harvey Cushing: two forefathers of neuroscience and neurosurgery.World Neurosurg. 2011; 76(5):466–476

[6] Foster M, Sherrington CS. A Textbook of Physiology. London: Macmillan; 1897

[7] Agrawal A, Kapfhamer JP, Kress A, et al. Josef Klingler's models of white matter tracts: influences on neuroanatomy, neurosurgery, and neuroimaging. Neurosurgery. 2011; 69(2):238–254

[8] Cajal S. The Croonian lecture: la fine structure des centres nerveux. Proc R Soc Lond. 1894; 55:444–468

[9] Dronkers NF, Plaisant O, Iba-Zizen MT, Cabanis EA. Paul Broca's historic cases: high resolution MR imaging of the brains of Leborgne and Lelong. Brain. 2007; 130(Pt 5):1432–1441

[10] Wernicke C. The aphasic symptom complex: a psychological study on an anatomical basis. Arch Neurol. 1970; 22(3):280–282

[11] Fritsch G, Hitzig E. Ueber die elektrische Erregbarkeit des Groshirns. Arch Anat Physiol Wissenschaftl Med. 1870; 37:300–332

[12] Bartholow R. Experimental investigations into the functions of the human brain. Am J Med Sci. 1874(67):305–315

[13] Grunbaum A, Sherrington CS. Observations on the physiology of the cerebral cortex of some of the higher apes. (Preliminary communication.). Proc R Soc Lond. 1901; 69:206–209

[14] Campbell AW. The localization of cerebral function. Cambridge University Press, 1905.Cushing H. A note upon the faradic stimulation of the postcentral gyrus in conscious patients. Brain. 1909; 32:44–53

[15] Horsley V. The function of the so-called motor area of the brain (Linacre lecture). BMJ. 1909; 11:125–132

[16] Woolsey CN, Settlage PH, Meyer DR, Sencer W, Pinto Hamuy T, Travis AM. Patterns of localization in precentral and "supplementary" motor areas and their relation to the concept of a premotor area. Res Publ Assoc Res Nerv Ment Dis. 1952; 30:238–264

[17] Gildenberg PL. Evolution of neuromodulation. Stereotact Funct Neurosurg. 2005; 83(2)(–)(3):71–79

[18] Hadra BE. VII. An improved method of brain localization in epilepsy. Ann Surg. 1894; 19(2):212–222

[19] Keen W. Three successful cases of cerebral surgery. Am J Med Sci. 1888; 96(5):452–464

[20] Hua J, Miao X, Agarwal S, et al. Language mapping using T2-prepared BOLD functional MRI in the presence of large susceptibility artifacts-initial results in patients with brain tumor and epilepsy. Tomography. 2017; 3(2):105–113

[21] Feyissa AM, Worrell GA, Tatum WO, et al. High-frequency oscillations in awake patients undergoing brain tumor-related epilepsy surgery. Neurology. 2018; 90(13):e1119–e1125

第 2 章 大脑皮层功能区的解剖
Anatomy of Eloquent Cortical Brain Regions

Antonio Cesar de Melo Mussi　Evandro de Oliveira　著

摘　要：

我们回顾了大脑皮层功能区的解剖。大脑功能区皮层是具有特殊功能的皮层，如果切除可能会导致言语能力、运动功能或感觉知觉功能的丧失。这些区域通常包括中央前回（初级运动皮层）、中央后回（初级感觉皮层）、辅助运动区（言语和运动功能）、外侧裂区（语言）、内侧枕叶（初级视觉皮层）和内侧颞叶（记忆）。大脑皮层某些解剖区域（如 Broca 区）的功能定位因人而异，外科医生依赖于皮层刺激和皮层功能区定位来确定功能和解剖结构。然而，了解脑沟和脑回的解剖结构有助于规划刺激和肿瘤切除范围，了解肿瘤范围并将 MRI 结果与手术区域相关联。我们回顾了脑沟和脑回的解剖结构，并将其分为 7 个脑叶：额叶、中央叶（中央前、中央后和中央旁回）、顶叶、枕叶、颞叶、岛叶和边缘叶。

关键词：

皮层解剖学，脑沟和脑回，运动皮层，岛盖，岛叶，额叶，中央叶，顶叶，边缘叶

　　大脑功能区皮层是具有特殊功能的皮层，如果切除可能会导致言语能力、运动功能或感觉知觉功能的丧失。这些区域通常包括中央前回（初级运动皮层）、中央后回（初级感觉皮层）、辅助运动区（言语和运动功能）、外侧裂区（语言）、内侧枕叶（初级视觉皮层）和内侧颞叶（记忆）。有些功能区皮层也取决于是否位于优势半球，就如言语功能区。如果考虑功能，整个大脑皮层都可以被认为是功能区，但我们使用"功能区"术语来区分大脑的特定区域，是因为这些区域在术后并发症发生率或致残率更高。

　　功能的定位和某些皮层区域的解剖，如 Broca 区，是因人而异的，术者需要依靠皮层刺激和皮层功能区定位技术来确定功能和解剖结构[1]。功能定位不能仅依赖于解剖标志，但了解脑沟和脑回的解剖学知识为术者提供了规划手术的几个关键要素[2-5]。首先，了解肿瘤与脑沟和脑回的关系有助于规划肿瘤切除的开颅手术[2]。其次，肿瘤的位置和生长范围通常与脑回的解剖结构有关，因为肿瘤通常位于特定的脑回或脑叶内，并且已知肿瘤的延伸取决于起源部位的细胞结构[4]。例如，延伸至边缘叶的肿瘤，或者通常从岛盖部延伸至岛叶的肿瘤。最后，大脑结构和大脑功能之间存在一定的关系，这使得术者可以预先计划对特定大脑区域可能的术中监测[1, 6, 7, 8]。

　　大脑通常分为 5 个脑叶，即额叶、颞叶、顶叶、枕叶和岛叶。Yasargil[4] 提出将大脑分为 7 个脑叶，即额叶、中央叶（中央前、中央后和中央旁回）、顶叶、枕叶、颞叶、岛叶和边缘叶。Yasargil 的划分包含了脑部外科概念，考虑到了皮层组织的功能和胚胎学方面。我们遵循 Yasargil 的划分，因为这种分法将中央叶视为独立的脑叶，突出了其作为主要感觉 - 运动区的重要性。我们在复习外侧裂的解剖结构时讨论了岛盖部和岛叶的解剖结构，也回顾了与脑沟

第 2 章 大脑皮层功能区的解剖
Anatomy of Eloquent Cortical Brain Regions

和脑回相关的皮层动脉的解剖结构。

尽管不同个体间脑沟和脑回的解剖结构存在很大差异，但大脑脑沟和脑回的组成有一个可以研究和识别的共同特点[3-5]。只有 4 个脑沟是始终连续的，即外侧裂、侧支沟、胼胝体沟和顶枕沟。在 92% 的病例中，中央沟和距状沟是连续的[4, 5]。由于大部分脑沟是中断的，所以脑回的解剖边界并不总是可以清晰划分的。通常，我们认为一个脑回是由多个脑回组成的区域，如中央旁回和额内侧回。一个脑回可能向大脑半球其他表面延续，如颞下回（颞叶的外侧和基底表面）和海马旁回（颞叶的内侧和基底表面）。

一、中央叶

中央叶由外侧表面的中央前回和中央后回，以及半球内侧表面的中央旁小叶组成[3, 4, 8]。

（一）外侧面

大脑半球外侧面的中央叶由中央前回和中央后回组成，由中央沟分隔（图 2-1）。中央叶是大脑最重要的功能区之一，因为它对应的是大脑皮层的初级运动（中央前回）和感觉（中央后回）区域。中央叶的前界和后界分别是中央前沟和中央后沟。中央沟起源于大脑半球内侧，并在外侧表面上从后向前向外侧裂延伸（图 2-1）。中央沟通常不到达外侧裂，

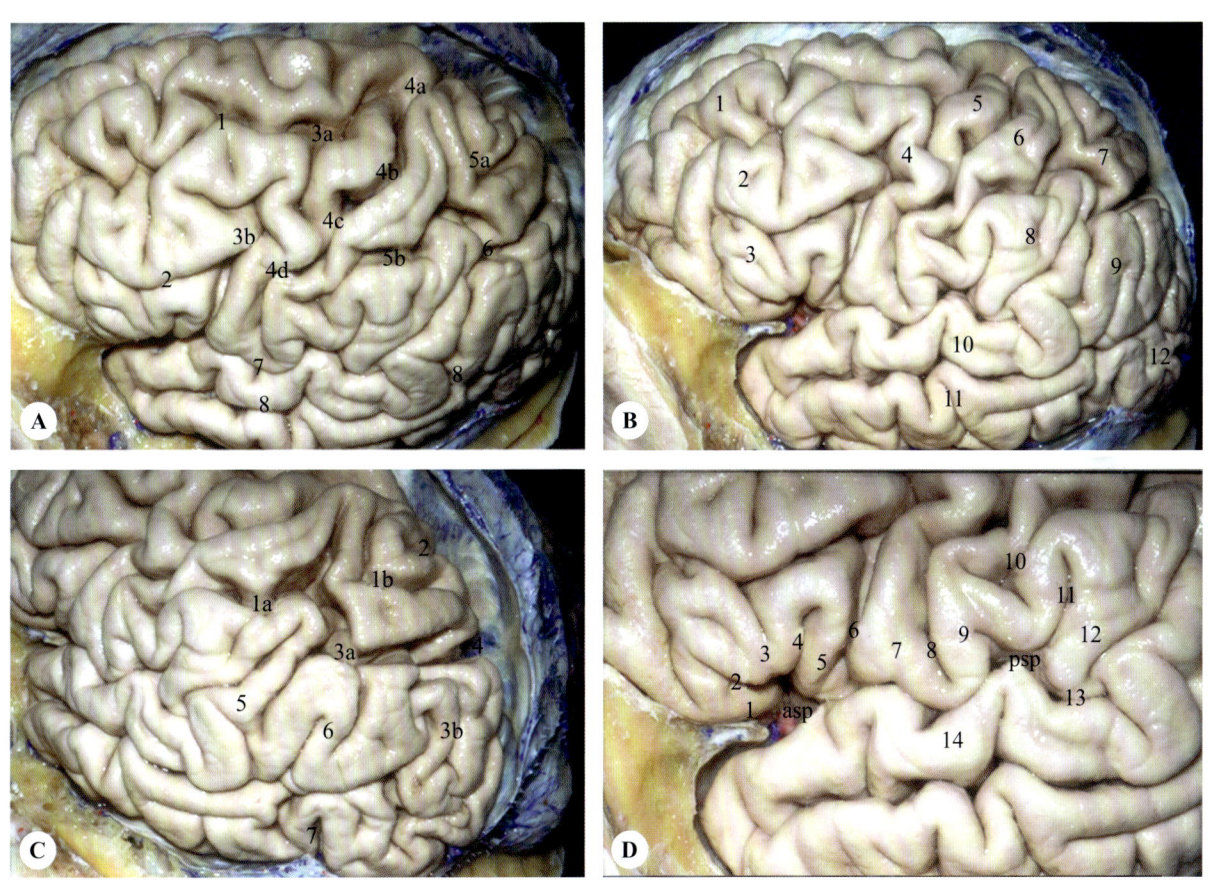

▲ 图 2-1 大脑外侧面观

A. 1- 额上沟；2- 额下沟；3a- 中央前沟上部；3b- 中央前沟下部；4a- 中央沟上曲；4b- 中央沟中间袢；4c- 中央沟下曲；4d- 中央沟下部；5a- 中央后沟上部；5b- 中央后沟下部；6- 顶内沟；7- 外侧裂；8- 颞上沟。B. 1- 额上回；2- 额中回；3- 额下回；4- 额中回与中央前回的连接部；5- 中央前回；6- 中央后回；7- 顶上小叶；8- 缘上回；9- 角回；10- 颞上回；11- 颞中回；12- 枕叶。C. 中央后沟下部；1b- 中央后沟上部；2- 边缘支上端；3a- 顶内沟；3b- 枕内沟；4- 顶枕沟；5- 外侧裂后端周围的缘上回；6- 颞上沟后端周围的角回；7- 枕前切迹。D. 1- 额下回眶部；2- 水平支；3- 三角部；4- 升支；5- 岛盖部；6- 中央前沟；7- 中央前回；8- 中央沟；9- 中央后沟；10- 中央后沟；11- 外侧裂后升支；12- 缘上回；13- 外侧裂下降支；14- 颞上回。asp. 前侧裂点；psp. 后侧裂点

并通过中央前回和中央后回的延续部分（中央下回）与外侧裂相隔。

有 2 条中断的沟与中央沟平行，一条前沟（中央前沟）和一条后沟（中央后沟）。中央沟通常是连续的，呈有 3 个曲部的正弦形状（图 2-2）。第 1 个曲部在中线附近，此处沟的凸面朝前。然后再次弯曲，形成中膝部，其凸面朝后。最后，第 3 个曲部的凸面朝前。中央前回在中央沟的第 2 个曲部水平处呈倒置的希腊字母 Ω 形状，沟的凸面朝后（图 2-2）。中央前回的 Ω 部分对应的是手的运动皮层所在部位[6]。Ω 部分很容易在 CT 或 MRI 检查中看到，因为在中央沟深部有两条平行的沟，在 Ω 部分的上、下面朝中央沟的底部延伸，即使向更深部切割也能保留 Ω 形状[6]（图 2-2A 和 B）。Ω 部分也称为中央小球（central knob）。该区域的另一个重要解剖关系是，额上沟的后部止于 Ω 部分水平。在第 3 个曲部后，中央沟继续沿正弦形状向下朝外侧裂方向延伸[9-11]。位于中央沟末端前方的中央前回部分是舌部运动区[9]。另一个特征是中央后沟上端的分叉，扣带回的边缘支位于此分叉之间[10]（图 2-2）。

（二）内侧面

在大脑半球的内侧面，中央叶有呈四边形的脑回，称为旁中央回或小叶（图 2-3）。这种四边形是由中央旁回的界限构成，即下方是扣带回，前方是中央旁沟或其分支，后方是边缘支。旁中央沟呈向上方向，起源于胼胝体中部水平的扣带沟。边缘支位于扣带沟的后部，它在胼胝体压部水平向上弯曲。靠近侧面的边缘支最后部分位于中央后回水平。MRI 上可见边缘支位于中央后沟分叉的中间。中央旁回包括内侧面上中央前回和中央后回的延续部。辅助运动区是一个没有明确界限的区域，但其包括中央

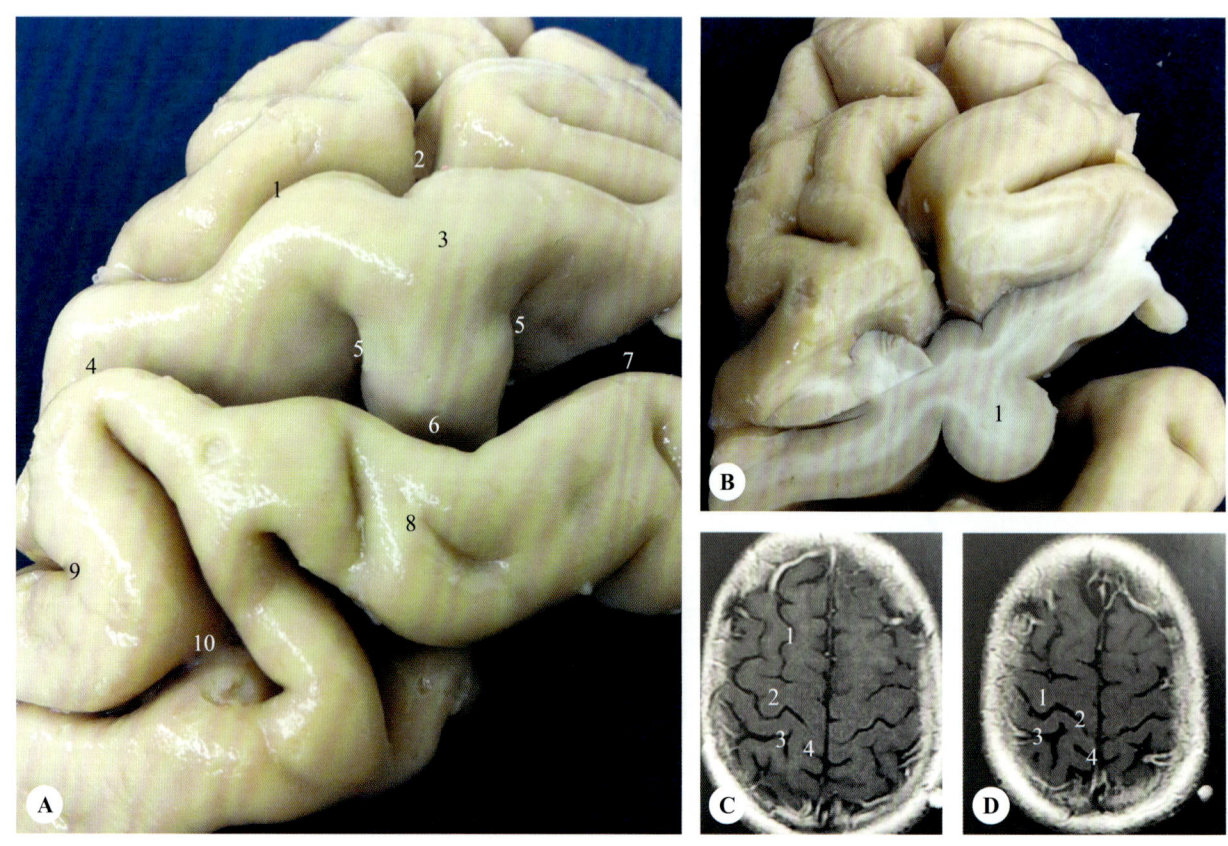

▲ 图 2-2 中央小球（knob）附近中央沟的近距离观察

A. 1- 中央前沟；2- 额上沟后端；3- 中央前回的小球部；4- 中央沟上曲；5- 纵沟形成中央沟第二曲部内的 Ω；6- 中央沟第二祥；7- 中央沟第三曲；8- 中央后回；9- 顶上小叶；10- 顶内沟。B. 1- 中央前回的 Ω 部分。C. 1- 额上沟；2- 中央前回的小球；3- 中央后沟上端在边缘支周围分叉；4- 扣带沟边缘支。D. 1- 中央前回的小球；2- 中央沟上祥；3- 中央后沟上部；4- 边缘支

前回前方的中央旁回和额上回的后方[12]。对该区域的刺激可能诱导复杂的姿势运动、运动的暂停或言语的暂停。辅助运动区综合征包括切除主要辅助运动区后出现可逆的对侧无力和缄默[12]。

二、额叶

额叶包括：①在外侧面的额上回、中回和下回；②在下面的眶回和直回；③在内侧面的额内侧回。

（一）外侧面

在外侧面额叶的后界是中央前沟，下界是外侧裂（图2-1至图2-3）。额叶被2个长沟（额上沟和额下沟）分成3个回，即额上回、中回和下回。额上沟和额下沟呈前后方向走行，止于中央前沟。中央前沟位于中央沟的前面并平行于中央沟。额上沟的后部靠近中央前回的Ω部分。额上回平行于中线，在纵裂和额上沟之间。额中回是最突出的部分，位于额上沟和额下沟之间。额中回内可能有中间沟，将额中回分隔成2个脑回。额中回与中央前回相连。这种延续将中央前沟分为上、下两部分，也被用作MRI中参考的解剖标志[11]。额下回位于额下沟和外侧裂之间。外侧裂的水平支和升支使额下回的形状具有特征性，将其分为3个部分，即眶部、三角部和眶部。沿着岛盖部可能有1个沟，即斜沟。当它出现时，在后部并与升支平行。Broca语言区由优势半球上的三角部和岛盖部组成[7]。

（二）内侧面

大脑半球内侧的额叶向后延伸至中央旁回，向下延伸至扣带沟，形成大脑半球的前表面，直至前

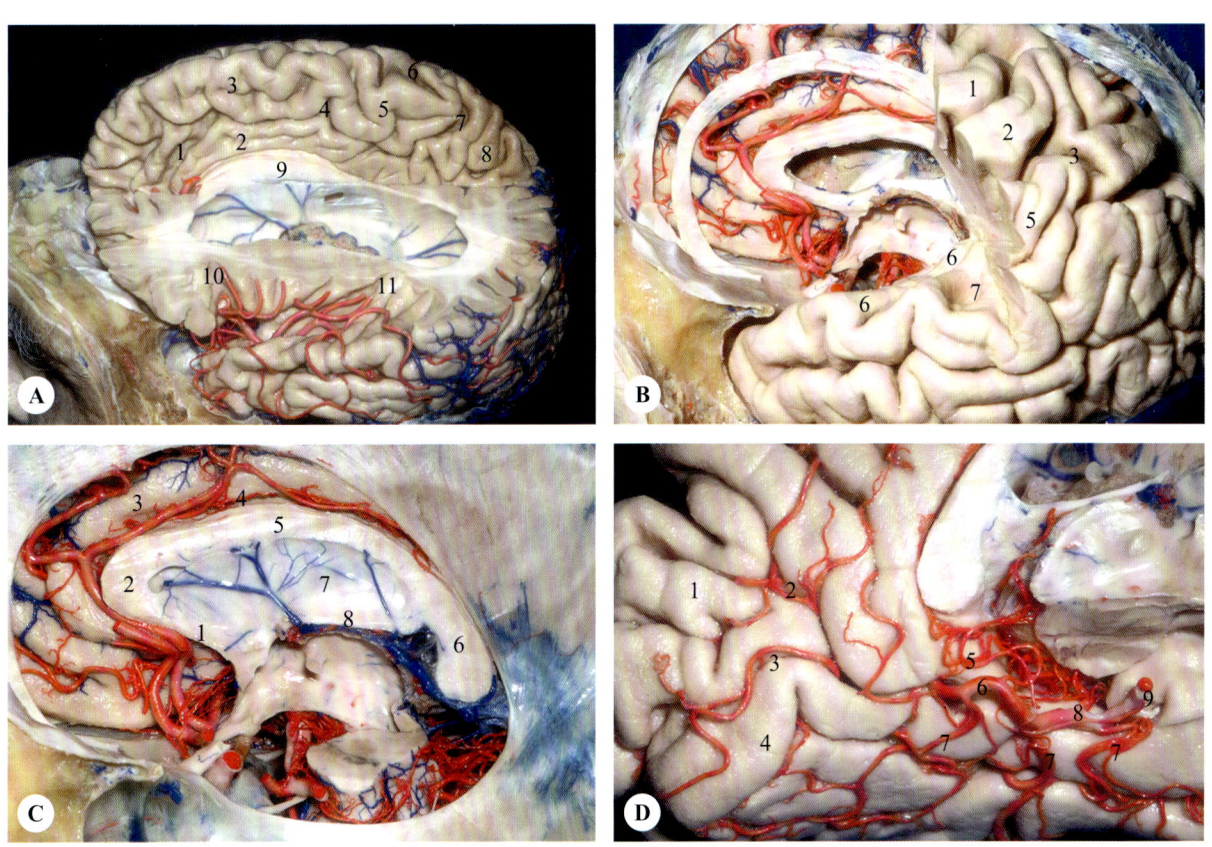

▲ 图2-3 大脑内侧表面

A. 1-扣带沟；2-扣带回；3-额内侧回；4-旁中央沟；5-中央旁小叶；6-中央沟；7-扣带沟边缘支；8-楔前叶；9-胼胝体的体部；10-岛叶前界沟；11-Heschl回位于岛叶后部，靠近内囊后肢。B. 1-中央前回的小球；2-中央后回；3-顶内沟；4-顶枕沟；5-缘上回；6-Heschl回；7-颞叶平台。C. 1-胼胝体讲台；2-胼胝体膝部；3-扣带回；4-胼胝体沟；5-胼胝体的体部；6-胼胝体压部；7-透明隔片；8-穹窿。D. 1-楔叶；2-顶枕沟；3-距状沟；4-舌回；5-扣带回峡部；6-大脑后动脉P_3段；7-大脑后动脉的颞下支；8-P_2P段；9-在钩回沟水平的P_2A段

009

颅底。内侧的额叶称为额内侧回，它是额上回在半球内侧的延续。在胼胝体膝部下方和前方，额内侧回在其表面有 2 个小沟，即上嘴沟和下嘴沟。

（三）下表面

额叶的下表面位于眼眶上方，表面呈凹形（图 2-4）。额叶的下表面被嗅沟分成位于脑沟内侧的小直回和位于脑沟外侧的较大区域，包括眶回。直回与额内侧回在半球内侧面上是连续的。眶沟是一个复杂的沟，形状类似于字母 H。该沟将眶回分为 4 个部分，即前回、后回、内侧回和外侧回。眶外侧回和眶后回在外侧面与额下回的眶部相连续。

三、顶叶

顶叶由外侧的上、下顶叶和半球内侧的楔前叶组成。

（一）外侧面

在外侧面顶叶的前界为中央后沟（图 2-1C）。顶叶和枕叶之间的界限是一条假想线，即外侧顶颞线。外侧顶颞线是自顶枕沟至枕前切迹。另一条假想线即颞枕线将顶叶与颞叶分开。颞枕线从外侧裂的末端延伸，直至与外侧顶枕线成垂直相交。

中央后沟向后延伸并平行于中央沟。中央后沟通常是不连续的。顶内沟在顶叶外侧面从中央后沟向后、向枕叶方向延伸。这种中央后沟和顶内沟的构型可以与中央前沟和额上沟的构型进行镜像比较，将中央沟视为位于中间的镜子。

顶内沟将顶叶分为两个顶叶，即上顶叶和下顶叶（图 2-1C）。顶上小叶呈四边形，以中央后沟、顶内沟和顶枕沟为界限。顶下小叶位于顶内沟下方，由缘上回和角回组成。缘上回是围绕外侧裂后端的

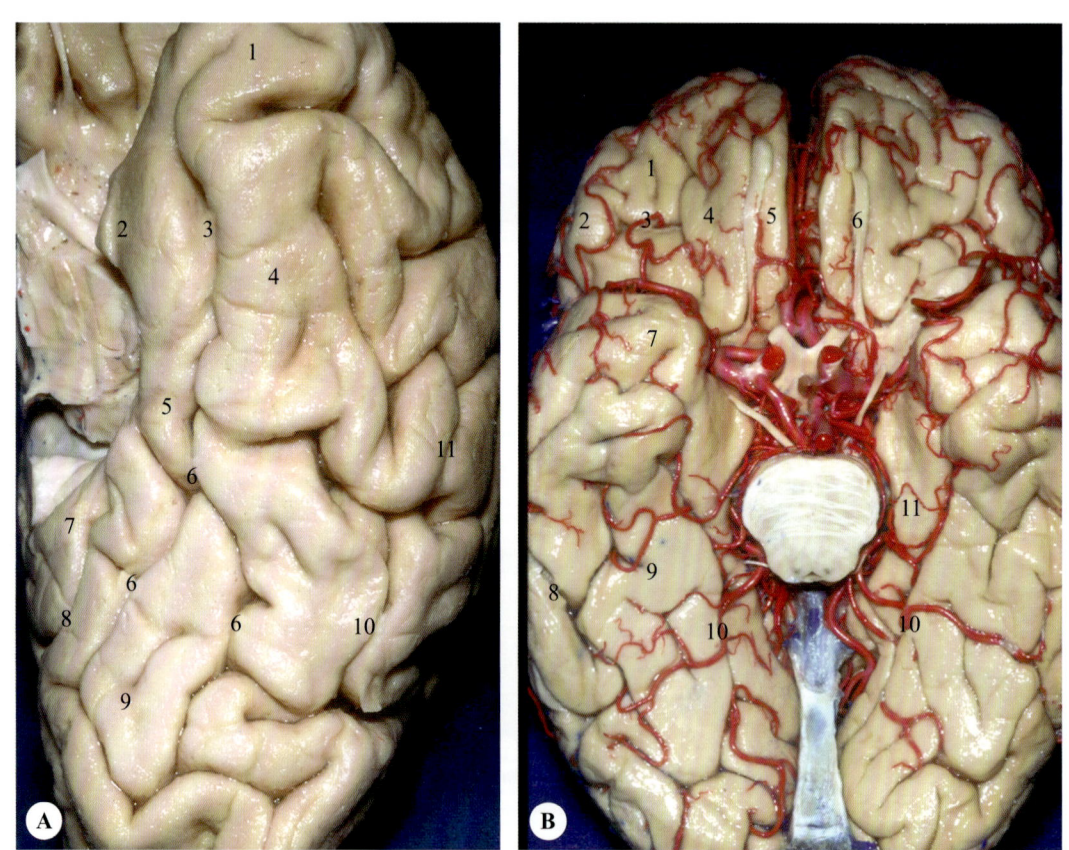

▲ 图 2-4 左侧颞叶的底面观

A. 1- 颞极；2- 钩回；3- 鼻沟与侧支沟连续；4- 梭状回；5- 海马旁回；6- 侧副沟及其后方的分叉；7- 胼胝体压部后方的扣带回峡部；8- 距状沟的前部；9- 舌回；10- 枕颞沟；11- 颞下回。B. 额叶和颞叶底面观；1- 眶前回；2- 眶外侧回；3- 眶沟；4- 眶内侧回；5- 直回；6- 沿嗅沟的嗅束；7- 颞极；8- 枕颞沟；9- 梭状回；10- 侧副沟；11- 海马旁回

脑回，而角回是围绕颞上沟后端的脑回。

（二）内侧表面

大脑半球内侧面的顶叶称为楔前叶（图 2-5）。楔前叶以扣带回的边缘支、扣带回和顶枕沟为界限。楔前叶是顶上小叶在大脑半球内侧面的延续。楔前叶表面有一个复杂的沟：顶下沟。顶下沟下部相当于扣带沟的后延。

四、颞叶

颞叶由外侧面的颞上回、颞中回、颞下回，下表面的颞下回、梭状回和海马旁回，前表面的颞极和钩回，内侧面的海马旁回和钩回组成[13, 14]（图 2-4 和图 2-5）。钩回和海马旁回被认为是边缘叶的一部分。

（一）外侧面

颞叶外侧面有颞上回、颞中回和颞下回。这些脑回被颞上沟和颞下沟分开。颞回和颞沟都呈前后方向。颞下回既是颞叶外侧表面的一部分，也是颞叶下表面的一部分。颞上回、颞中回、颞下回汇合于颞叶前表面，形成颞极。

（二）下表面

颞叶底面和枕叶底面之间的界限是一条假想线，即顶颞下线。顶颞下线始于顶枕沟与距状沟的交界

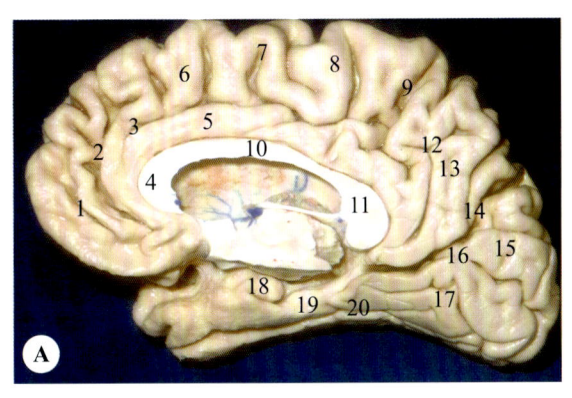
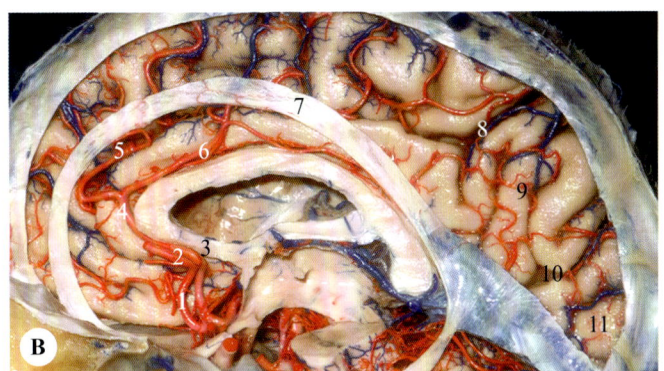
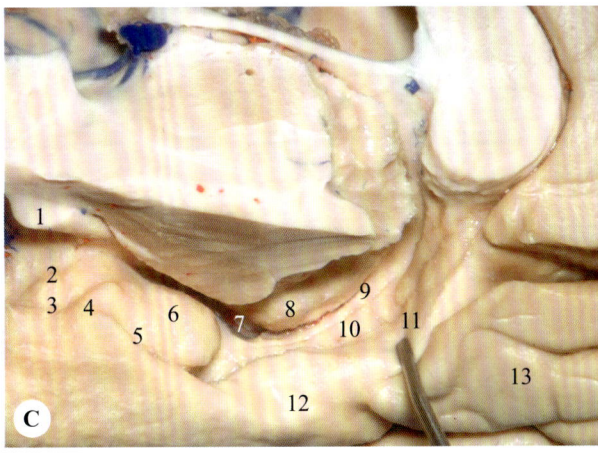
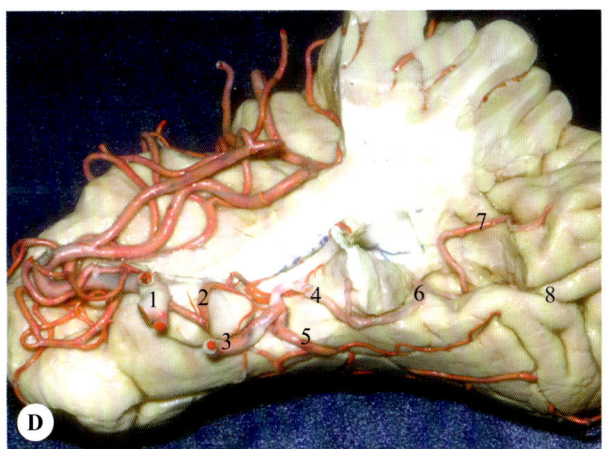

▲ 图 2-5 大脑内侧面

A. 1- 下嘴沟；2- 上嘴沟；3- 扣带沟；4- 胼胝体膝部；5- 扣带回；6- 额内侧回；7- 旁中央沟；8- 中央旁小叶；9- 扣带沟边缘支；10- 胼胝体的体部；11- 胼胝体压部；12- 顶下沟；13- 楔前叶；14- 顶枕沟；15- 楔叶；16- 距状沟；17- 舌回；18- 钩回；19- 海马旁回；20- 侧副沟。B. 1- 大脑前动脉的 A_2 段；2- 大脑前动脉 A_3 段的起始部；3- 胼胝体嘴部；4- 大脑前 A_3 段；5- 胼周动脉；6- 大脑前动脉的 A_4 或水平段；7- 大脑镰下缘；8- 扣带沟边缘支；9- 楔前叶；10- 顶枕沟；11- 楔叶。C. 颞叶内侧的近距离观察；1- 视束；2- 半月回；3- 半月沟；4- 环回；5- 钩回沟；6- 钩回后内侧部分；7- 下脉络膜点；8- 丘脑枕部；9- 穹窿伞部；10- 齿状回；11- 海马下托；12- 海马旁回；13- 舌回。D. 颞叶内侧和大脑后动脉；1- 颈动脉；2- 钩回上部脉络膜前动脉；3- 钩回沟水平的脉络膜后动脉；4- 海马下托上方大脑后动脉的 P_2P 段；5- 大脑后动脉的颞下支；6- 距状沟内大脑后动脉的 P_4 段；7- 顶枕动脉；8- 距状沟

处，一直延伸到枕前切迹。颞叶下表面分为3个回，即颞下回、梭状回和海马旁回（图2-4）。颞下回与梭状回由枕颞沟隔开。枕颞沟通常不连续，呈弧形，凸面朝外侧。侧副沟起源于距状沟下方。侧副沟从外侧到内侧，再从后到前，然后从内侧到外侧。侧副沟和枕颞沟的形状使它们之间形成梭状回。梭状回也称为枕颞外侧回，而舌回又称为枕颞内侧回。颞下回和梭状回汇聚形成颞极。侧副沟的后部通常分为2个分支。

颞极通过鼻沟与钩回分开，鼻沟常与侧副沟相连。

五、外侧裂和岛叶

（一）外侧裂

外侧裂有浅表和深部[15]。外侧裂的浅表部分有一个平行于蝶骨的主干和大脑侧面的3个分支。外侧裂的主干在前外侧裂点分为3个支，即水平支、升支和后支（图2-1D和图2-6）。前侧裂点很容易识别，因为它位于三角部下方的裂隙扩大处。前侧裂点是一个重要的解剖标志，因为它位于岛叶的顶点水平，并且靠近岛叶的前界沟。与后支相比，水平支和升支较小。水平支和升支将额下回分为3部分，即眶部、三角部和岛盖部。眶部具有特征性的凸出形状，在额叶岛盖部的最前部很容易看到。眶部与额叶基底面上的眶外侧回连续。三角部可以通过其三角形的形状来识别，即由前面的水平支和后面的升支的方向定义。岛盖部在后方与中央前回连续。

后支形成大脑半球侧面的大部分侧裂。后支在中央前回下方和中央后回下方有一个小的中央下支。后支的后端在后侧裂点处分为后升支和后降支。综上所述，外侧裂上方的脑回从前到后依次为眶部、三角部、岛盖部、中央前回、中央后回和缘上回。位于外侧裂下方的回是颞上回。颞上回延伸到外侧裂内。如果去除额叶岛盖部和顶叶岛盖部，我们可以看到颞上回具有特征性的形状（图2-7）。在岛叶外侧，颞上回有一个凹面。岛叶后部的颞上回表面平坦，使得难以在此部位上打开裂隙。上方的凹面称为颞极平面（图2-7A和D）。颞极平面由颞前横回（Heschl回）和颞平面组成。颞平面由两个后横回组成。额顶叶岛盖部和颞叶岛盖之间存在对应关系（图2-6）。颞叶平面位于边缘回的正下方。Heschl回位于中央后回的下方。颞极平面位于中央前回和额叶下回（盖部、三角部和眶下部）下方。侧裂的深部也有水平段和外侧段。外侧裂的深外侧段称为岛盖段。

（二）岛叶

岛叶是一个三角形区域，由3个脑沟与大脑半球相隔即岛叶的前、上和下环沟或界沟[15, 16]（图2-6和图2-7）。岛叶的前部较小，侧部较大。岛叶的前部是一个面向前方并被眶部隐藏的小区域。岛叶的外侧呈凸形，其最外侧部分为岛叶顶点。岛叶被岛叶的中央沟分为前部和后部。岛叶中央沟与大脑半球中央沟的方向和位置相似。岛叶的中央沟是岛叶表面上的沟，一直延伸到岛阈附近。岛叶的前部由4个或5个小回形成，这些小回汇聚于岛极。岛叶前部的最外侧投影称为岛叶的顶点。岛叶的顶点位于前侧裂点的水平。岛叶后部由两条平行的长脑回组成。岛叶的后部小于前部。岛叶可视为大脑中央核的外侧壁[17]。岛叶深处是屏状核、壳核、苍白球、内囊、尾状核和丘脑。岛叶的最前部与内囊的前肢有关，岛叶的最后部与后肢有关。

六、边缘叶

边缘叶在胼胝体周围形成一个C形环，这个环的界线为不连续的沟，由扣带回沟、顶叶下沟、距状沟、侧副沟和鼻沟组成（图2-5）。边缘叶的皮层部分包括钩回、海马旁回、扣带回峡部、扣带回和胼胝体下区[4, 14]。

（一）半球内侧表面

边缘叶占据大脑半球内侧面的一部分（图2-6至图2-8）。大脑半球的内侧表面由3层组成，即胼胝体、扣带回，以及额叶、中央叶、顶叶、颞叶和枕叶的内侧（图2-5A）。扣带回在颞叶内侧与海马旁回连续。胼胝体分为4个部分，即嘴部、膝部、体部和压部（图2-3C）。胼胝体与扣带回由一个连续的沟（即胼胝体沟）隔开。扣带沟是扣带回的上限。扣带回起源于胼胝体嘴部下方并止于边缘支。胼胝

第 2 章 大脑皮层功能区的解剖
Anatomy of Eloquent Cortical Brain Regions

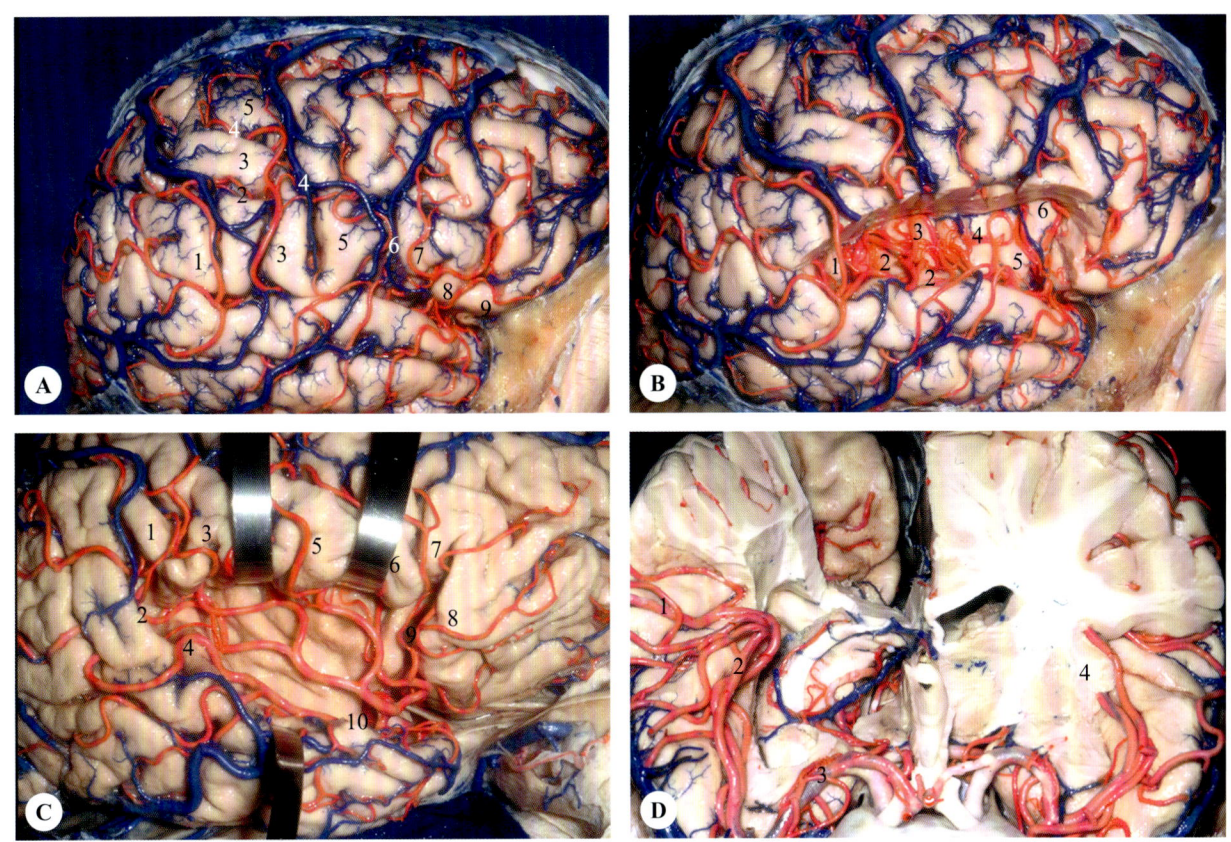

▲ 图 2-6 侧面：侧裂和岛盖

A. 1- 缘上回；2- 中央后沟；3- 中央后回；4- 中央沟；5- 中央前回；6- 中央前沟；7- 岛盖部；8- 三角部；9- 眶部。B. 去除额叶和顶叶岛盖；1- 颞平面；2- Heschl 回；3- 岛叶长回；4- 岛叶短回；5- 岛叶的顶点；6- 岛叶前部靠近额下沟水平。C. 额叶和顶叶岛盖的牵拉；1- 缘上回；2- 颞平面；3- 中央后回；4- Heschl 回；5- 中央前回；6- 岛盖部；7- 三角部；8- 眶部；9- 岛叶前界沟；10- 岛阈。D. 左侧额叶冠状切开后外侧裂的前视图；1- M_3 在颞平面水平；2- 大脑中动脉的 M_2 段；3- M_1 段；4- 岛叶

体嘴部下方有两个小沟，即前鼻沟和后鼻沟。前鼻沟和后鼻沟之间的区域是胼胝体下区。小的后唇沟和终板之间的区域是终板旁回。扣带沟有向上辐射的脑沟。这些沟中位于胼胝体中间的是中央旁沟。顶叶下沟存在于楔前叶表面。顶叶下沟相当于扣带沟在边缘支之后的延续。它将扣带回的后部与楔前叶分开。在胼胝体压部的后方、距状沟前部上方位置扣带回变薄。扣带回的这一部分是扣带回的峡部。峡部通过距状沟的前部与舌回分开。扣带回的峡部向颞叶内侧延续为海马旁回。

（二）内侧颞叶

颞叶内侧由钩回、海马旁回、齿状回和穹窿伞部组成[13, 14]（图 2-2，图 2-5，图 2-7 和图 2-8）。从上面看，海马旁回有一个平坦的表面，称为下托。

重要的是要记住，位于下托上方的结构是丘脑枕（图 2-5C 和 D）。从内侧看，钩回后颞叶内表面由上方的穹窿伞部、中间的齿状回和下方的海马旁回组成（图 2-5C 和图 2-7）。穹窿伞通过伞齿沟与齿状回分开。海马沟将齿状回与海马下托隔开。

钩回是海马旁回的前部（图 2-5 至图 2-7）。钩回由海马旁回前部向后反射形成。从而在海马旁回的前部形成一个沟，即钩回沟。从手术的角度来看，钩回可分为与杏仁核相关的前部、位于钩沟上方的内侧部分和由钩沟下方的海马旁回组成的下部。钩回的前部通过鼻沟压迹与颞极分开。对鼻沟的印象要么是鼻沟在颞叶前表面的延续，要么只是将颞极外侧与钩回内侧分开的沟。钩回前部有一个小凹陷，即半环状沟[14]。小半月回位于半月沟正上方。钩回沟前缘周围的脑回区域称为钩回环回。环回是钩回

大脑功能定位：适应证与技术
Brain Mapping: Indications and Techniques

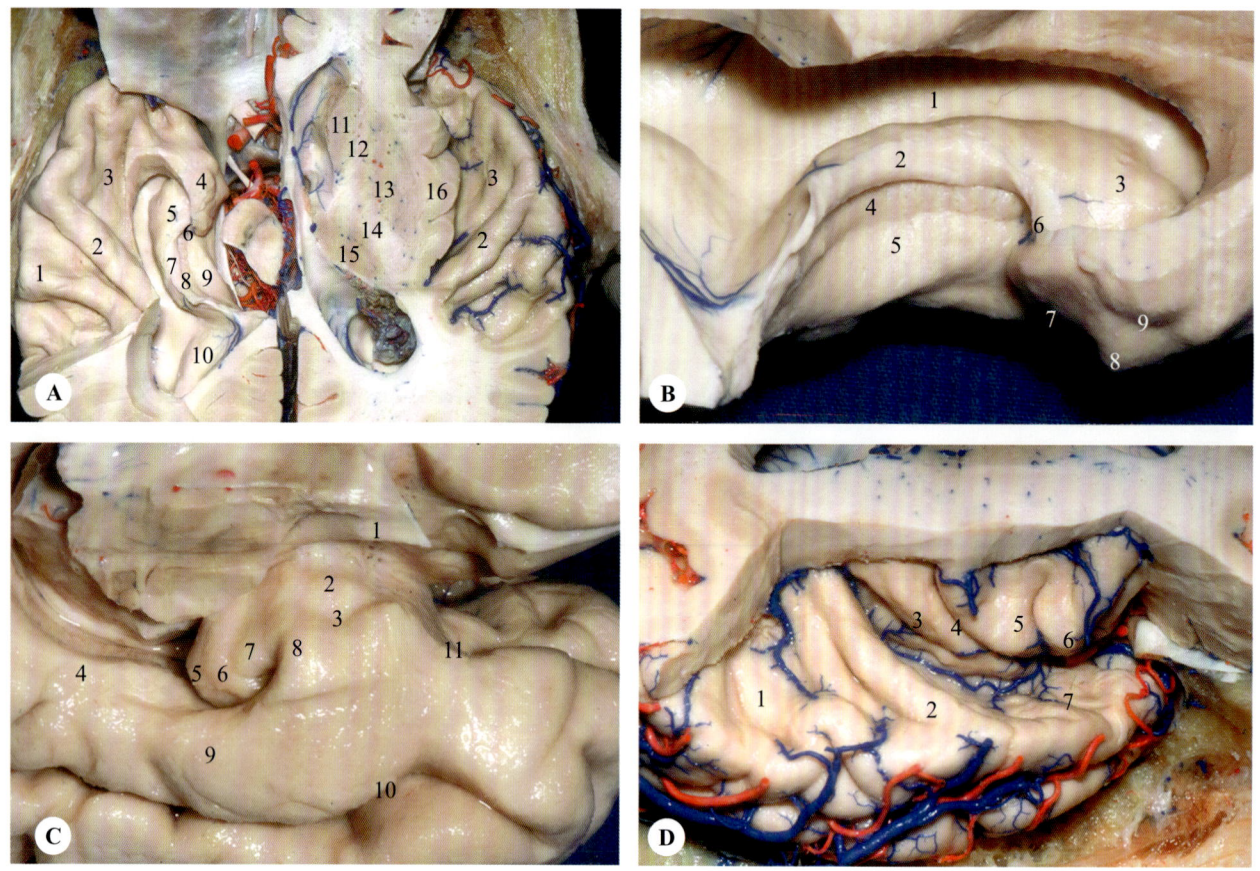

▲图 2-7 A. 颞上回的俯视图；1- 颞平面；2- Heschl 回；3- 颞极平面；4- 钩回；5- 海马头；6- 脉络膜下点；7- 穹窿伞部；8- 齿状回；9- 下托；10- 禽距；11- 尾状核头部；12- 内囊前肢；13- 豆状核；14- 内囊后肢；15- 丘脑；16- 岛叶。B. 暴露颞角的颞叶内侧观；1- 侧辐隆起；2- 穹窿伞部；3- 海马头；4- 齿状回；5- 下托；6- 脉络膜下点；7- 钩回沟；8- 环回；9- 半环沟。C. 钩回的近距离观察；1- 视束；2- 半月回；3- 半环沟；4- 下托；5- 边缘内回；6-Giacomini 带；7- 钩回；8- 环回；9- 海马旁回；10- 鼻沟；11- 鼻沟印迹。D. 岛叶和颞上回；1- 颞平面；2- Heschl 回；3- 岛叶长回；4- 岛叶中央沟；5- 岛叶短回；6- 岛叶的顶点；7- 颞极平面

最内侧的部分。钩回上方的钩回部分从前到后分为 3 个回，即钩回、Giacomini 带和边缘内回[13, 14]。这 3 个回构成海马头部的脑室外部分。海马头部有脑室和脑室外部分（图 2-8D）。海马头部的脑室部分是打开颞角时看到的部分，有类似狮爪的小指状结构，即所谓的海马体。

海马体和侧辐隆起形成颞角的底部。侧辐隆起就是侧副沟向上的凸起。海马体有头部、体部和尾部。海马的头部和尾部都向内侧弯曲，而体部则呈前后方向。海马头部的后方是下脉络膜点，是脉络膜裂的最下部。脉络膜裂是由穹窿与丘脑之间构成的虚拟空间。在颞角水平，脉络膜裂位于穹窿伞和丘脑之间。穹窿的伞部从海马头部的后方开始，在海马的上部和内侧向后延伸。

脉络膜裂是一个非常重要的解剖标志。脉络膜裂下方的结构（海马、下托和海马旁回）在颞叶内侧切除术中可以切除。但在脉络膜裂上方是丘脑。如果我们从下面看脑室颞角的顶部，我们会发现丘脑和颞角顶部之间没有明显的界线。切除颞角顶部至脉络膜裂内侧水平会损伤丘脑。在前脉络膜点的前方就没有脉络膜裂。在前脉络膜点的前方，如果需要切除钩回，我们可以将视束作为解剖标志。视束位于钩部的上界（图 2-5C，图 2-7C 和图 2-8C）。视束上方的切除会损害基底节区，软膜下切除钩回时可参考视束。

七、枕叶

枕叶有外侧、下方和内侧表面。

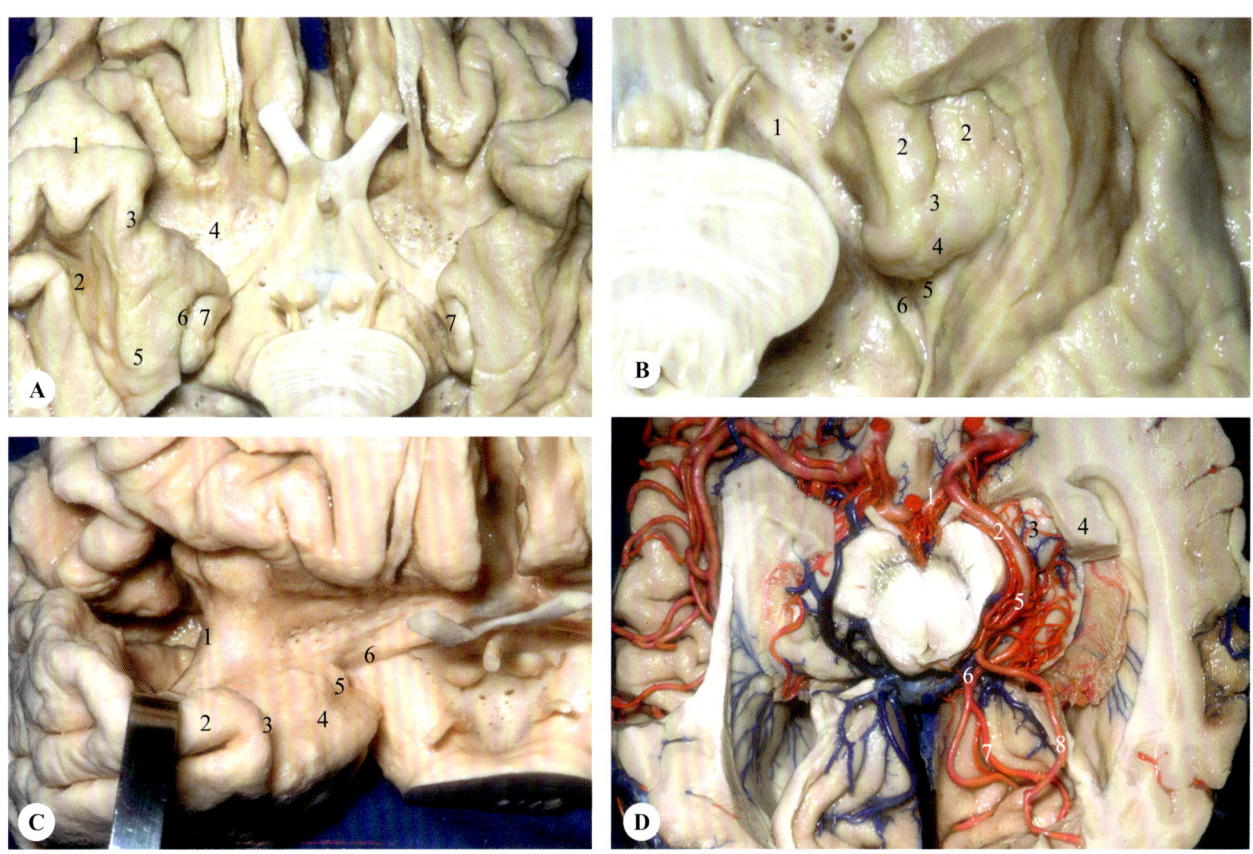

▲ 图 2-8　颞叶下表面

A. 1-颞极；2-鼻沟；3-鼻沟印迹；4-前穿支；5-海马旁回；6-钩回沟；7-钩回。B. 钩回沟下方的海马旁回切除后的钩回近观；1-视束；2-钩回；3-Giacomini 带；4-边缘内回；5-穿窿伞部；6-下脉络膜点。C. 钩回和外侧裂水平部分的前视图；1-岛阈；2-颞极；3-鼻沟印迹；4-钩回前部；5-半环沟；6-视束。D. 打开颞角后的大脑后动脉和颞叶下表面；1-大脑后动脉的 P_1 段；2-大脑后动脉的 P_2A 段；3-钩回后部（海马头部的脑室外部分）；4-海马头部（脑室内部）；5-大脑后动脉的 P_2P 段；6-大脑后动脉的 P_3 段；7-距状沟内的距状支；8-大脑后动脉的颞后下支

（一）侧面

顶内沟在枕叶向枕极延伸，经顶枕沟水平进入枕叶后，称为枕内沟[18]（图 2-1C）。枕叶外侧面的另外两个一致的脑沟是枕外侧沟和枕横沟。枕外侧沟相当于颞上沟延伸到枕叶。枕横沟是起源于顶枕沟后中线附近的沟，通常横穿枕内沟。枕叶的外侧表面通常分为 3 个回，即枕上回、枕中回和枕下回。枕上回位于纵裂和枕内沟之间。枕中回位于枕内沟和枕外侧沟之间，枕下回位于枕外侧沟下方。3 个回汇聚形成枕极。枕上回在内侧表面与楔叶连续，枕下回在底面与舌回连续。

（二）内侧和基面

楔叶和舌回形成枕叶的内侧和底面。楔叶位于半球的内侧表面，界限为距状沟和顶枕沟（图 2-5A）。距状沟是一个连续的深沟。距状沟在脑室和枕角附近向外侧延伸，向最外侧延伸后在颞叶内侧形成禽距，位于胼胝体球部的下方（图 2-7A 和图 2-8D）。距状沟具有特征性的形状，其凸面朝上。顶枕沟也是一个连续的沟，将距状沟分为前段和后段。初级视觉皮层占据距状沟后部的上唇和下唇，包括其深部并延伸至楔叶和舌回的部分区域。舌回位于枕叶的内侧和底面，距状沟下方，侧副沟后端内侧。由于侧副沟通常被划分为其最后部，因此侧副沟的内侧部分可能位于舌回内。舌回是海马旁回的向后延续。

八、动脉

与脑沟和脑回相关的主要动脉有颈内动脉、

脉络膜前动脉（AChA）、大脑前动脉（ACA）、大脑中动脉（MCA）和大脑后动脉（PCA）。下面主要讲述动脉与脑沟和脑回的关系[19]。

（一）颈动脉和脉络膜前动脉

颈内动脉分叉位于钩回的前部（图2-6D）。AChA起源于颈动脉并在视束下方到达钩回的上侧和内侧（图2-5D和图2-6D）。它继续通过下脉络膜点供应颞角的脉络丛。

（二）大脑前动脉

ACA起源于颈内动脉分叉处，在视束和视交叉的内侧延伸，以供应额叶和顶叶的大部分内侧表面（图2-5B）。它分为5个部分：A_1段从颈内动脉分叉处一直延伸到前交通动脉（ACoA）。A_2段从ACoA延伸到胼胝体的嘴部。A_3段环绕胼胝体膝部。A_4和A_5段通常由冠状缝分开，形成水平段。水平段在胼胝体上方。ACA沿扣带沟的主要分支是胼缘动脉。ACoA远端的节段称为胼周动脉。

（三）大脑中动脉

MCA供应大脑半球的外侧面、岛叶、下外侧面和大脑的上内侧面（图2-5），也分出重要的分支前穿质，它起源于颈内动脉分叉处，并横向平行于蝶骨翼。在岛阈处，它横向转向外侧裂的岛盖部。MCA的走行是由岛叶和岛盖部的形态决定的。MCA在岛叶的上界沟处打弯，沿着岛盖之间的裂隙走行。在颞平面水平，MCA有一条直线的走行，可以在血管造影中识别出来。MCA分为4个部分，即M_1、M_2、M_3和M_4段。M_1段是指从颈内动脉分叉处延伸至岛叶处的动脉曲线。而MCA的分叉通常位于M_1段。M_2段是从岛阈到岛叶的界限沟，是与岛叶密切相关的部分。M_3段是岛盖段，动脉在额顶岛盖和颞叶岛盖之间走行。M_4段是皮层段。

（四）大脑后动脉

PCA起源于基底动脉的顶端。它环绕中脑并供应枕叶的内侧表面和颞叶的内侧、基底表面（图2-5D和图2-8D）。它还供应丘脑、中脑、侧脑室和第3脑室壁以及脉络丛的分支。PCA可分为4个部分，即P_1段、P_2段、P_3段和P_4段。P_1段起源于基底动脉，止于与后交通动脉（PCoA）的交界处。P_2段是从PCoA到中脑后部。P_2段在大脑脚后缘分为P_2A段和P_2P段。P_2A段位于钩回内侧和中脑之间。PCA在钩状沟附近走行。P_2P段是与下托相关的部分。海马动脉起源于PCA，用于供应钩回和海马。P_2A段和P_2P段分出颞下动脉（颞前动脉、颞中动脉和颞后动脉），它们供应颞叶的内侧和基底表面。P_3段始于中脑后部，止于距状沟内。P_3段是一个短的脑池段，由于PCA在中线附近靠近丘后的中线，它在血管造影中很容易被识别。P_4段是皮层段，它包括距状沟动脉和顶枕动脉。

参考文献

[1] Ojemann G, Ojemann J, Lettich E, Berger M. Cortical language localization in left, dominant hemisphere. An electrical stimulation mapping investigation in 117 patients. J Neurosurg. 1989; 71(3):316–326

[2] Ribas GC, Yasuda A, Ribas EC, Nishikuni K, Rodrigues AJ, Jr. Surgical anatomy of microsurgical key points. Neurosurgery. 2006; 59(4) Suppl 2:ONS117–ONS211

[3] Ribas GC. The cerebral sulci and gyri. Neurosurg Focus. 2010; 28(2):E2

[4] Yasargil MG. Microneurosurgery IVB. New York, NY: Thieme; 1996

[5] Ono M, Kubik S, Abernathey CD. Atlas of Cerebral Sulci. Stuttgart: Thieme, 1990

[6] Yousry TA, Schmid UD, Alkadhi H, et al. Localization of the motor hand area to a knob on the precentral gyrus. A new landmark. Brain. 1997; 120(Pt 1):141–157

[7] Dronkers NF, Plaisant O, Iba-Zizen MT, Cabanis EA. Paul Broca's historic cases: high resolution MR imaging of the brains of Leborgne and Lelong. Brain. 2007; 130(Pt 5):1432–1441

[8] Frigeri T, Paglioli E, de Oliveira E, Rhoton AL, Jr. Microsurgical anatomy of the central lobe. J Neurosurg. 2015; 122(3):483–498

[9] Fesl G, Moriggl B, Schmid UD, Naidich TP, Herholz K, Yousry TA. Inferior central sulcus: variations of anatomy and function on the example of the motor tongue area. Neuroimage. 2003; 20(1):601–610

[10] Naidich TP, Blum JT, Firestone MI. The parasagittal line: an anatomic landmark for axial imaging. AJNR Am J Neuroradiol. 2001; 22(5):885–895

[11] Naidich TP, Valavanis AG, Kubik S. Anatomic relationships along the low-middle convexity: Part I–Normal specimens and magnetic resonance imaging. Neurosurgery. 1995; 36(3):517–532

[12] Rostomily RC, Berger MS, Ojemann GA, Lettich E. Postoperative deficits and functional recovery following removal of tumors involving the dominant hemisphere supplementary motor area. J Neurosurg.

1991; 75(1):62–68
[13] Wen HT, Rhoton AL, Jr, de Oliveira E, et al. Microsurgical anatomy of the temporal lobe: Part 1: Mesial temporal lobe anatomy and its vascular relationships as applied to amygdalohippocampectomy. Neurosurgery. 1999; 45(3):549–591, discussion 591–592
[14] Duvernoy HM. The Human Hippocampus: Functional Anatomy, Vascularization and Serial Sections with MRI. Berlin: Springer; 1998
[15] Wen HT, Rhoton AL, Jr, de Oliveira E, Castro LHM, Figueiredo EG, Teixeira MJ. Microsurgical anatomy of the temporal lobe: Part 2– Sylvian fissure region and its clinical application. Neurosurgery. 2009; 65(6) Suppl:1–35, discussion 36
[16] Türe U, Yaşargil DCH, Al-Mefty O, Yaşargil MG. Topographic anatomy of the insular region. J Neurosurg. 1999; 90(4):720–733
[17] Ribas EC, Yagmurlu K, de Oliveira E, Ribas GC, Rhoton AL, Jr. Microsurgical anatomy of the central core of the brain. J Neurosurg. 2017; 22:1–18
[18] Alves RV, Ribas GC, Párraga RG, de Oliveira E. The occipital lobe convexity sulci and gyri. J Neurosurg. 2012; 116(5):1014–1023
[19] Rhoton AL, Jr. The supratentorial arteries. Neurosurgery. 2002; 51(4) Suppl: S53–S120

第 3 章 功能区白质纤维束的解剖
Anatomy of Eloquent White Matter Tracts

Vicent Quilis-Quesada　Shao-Ching Chen　著

摘　要：

由于其手术的复杂性，功能区的病变对神经外科医生来说是一个巨大的挑战。虽然"功能区"与皮层区关系密切，但其中深层纤维束在维持大脑正常功能中的作用却常被低估。同时，神经外科手术中通常需要剥离一个或多个纤维束才能达到脑深部病变，然而忽视这些纤维束的功能及术中损伤纤维束均可以导致术后神经功能缺损。因此，在考虑大脑功能时，应该考虑大脑的立体功能，而不单单是皮层区功能。本章我们将介绍功能区白质纤维束及其与常见手术入路的关系。详细了解颅脑的三维解剖结构将有助于在术中避免损伤脑正常功能。

关键词：

白质纤维束，纤维束剥离，功能区，三维解剖，手术入路

白质主要由成束的有髓轴突组成，也称为纤维束。白质纤维束连接着不同的大脑皮层区域，负责彼此间信息的传递、共享和协调。因此，白质纤维束在研究大脑结构和功能方面具有极为重要的意义。

先前，纤维束被视为神经元的轴突，不被认为是大脑的功能区。脑功能区被定义为执行易于识别神经功能所必不可少的脑皮层，包括感觉、运动、语言、听觉和视觉皮层；丘脑和下丘脑。最近研究表明，若纤维束受损，无论大脑皮层区是否完好，都会出现神经功能缺损[1, 2]。因此，"功能区域"的概念还应扩展至深层纤维束，而不单单是皮层区。出于其特殊性，在处理神经系统深部病变时纤维束至关重要[3]（图 3-1）。

一、一般性质

大脑中的白质纤维束被分为联络纤维、连合纤维和投射纤维。短联络纤维又被称为 U 型纤维，联系相邻的或较近的脑回之间的联络纤维。然而，长连合纤维连接一侧大脑半球的各叶。长连合纤维主要包括钩束（UF）、扣带和上纵束（SLF）、下纵束（ILF）、弓状束（AF）、额枕束及穹窿。

连合纤维是连接左右脑两半球皮层的纤维。主要包括胼胝体、前连合、后连合和海马。投射纤维连接大脑皮层与脑干和脊髓等结构，包括将冲动传入大脑的传入投射纤维和将冲动传出大脑的传出投射纤维。主要的传出投射纤维包括皮质脊髓束和皮质脑桥束。而主要的传入投射纤维是通过丘脑将光辐射、声辐射及化学辐射，投射到大脑特定皮层区域的纤维束[4]。

二、纤维束与手术入路的关系

（一）大脑外侧面

在白质纤维束中，联络纤维在神经外科手术中最容易损伤。在大脑半球的外侧面，去除脑皮层和 U 型纤维后，显示了 3 个主要的纤维系统。SLF/AF 系

第 3 章　功能区白质纤维束的解剖
Anatomy of Eloquent White Matter Tracts

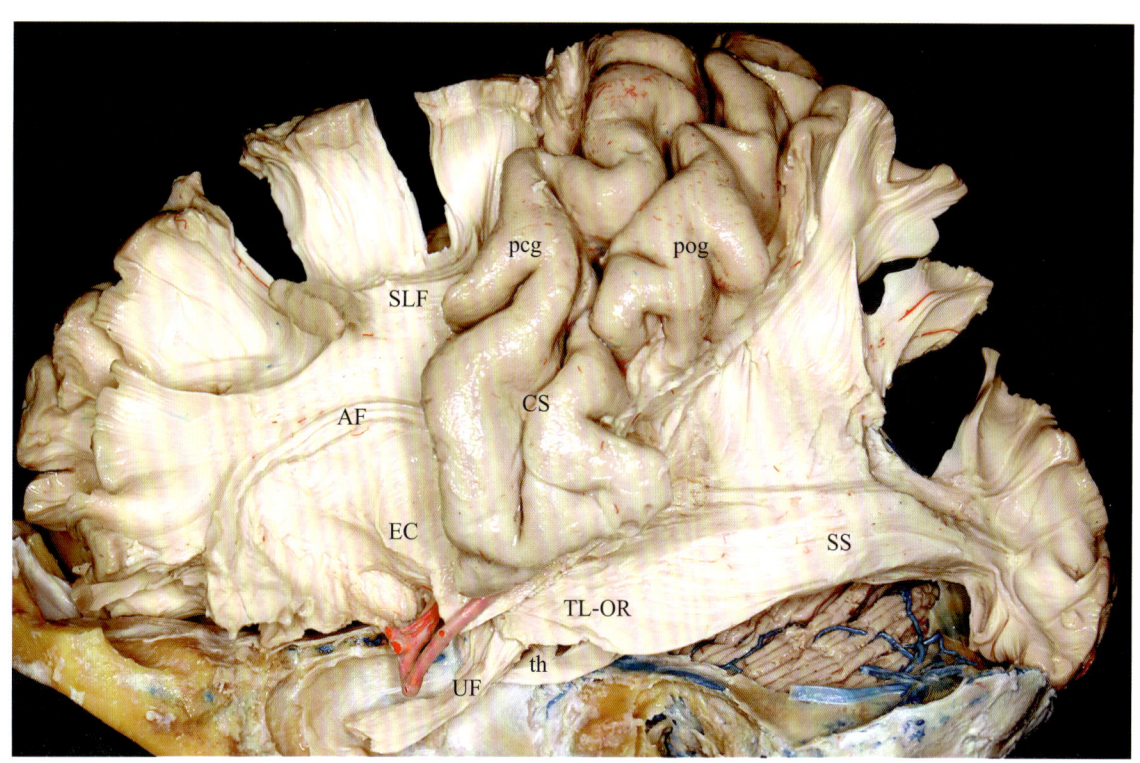

▲ 图 3-1　部分功能区纤维束与皮层区之间的空间关系

AF. 弓状束；CS. 中央沟；EC. 外囊；pcg. 中央前回；pog. 中央后回；SLF. 上纵束；SS. 矢状层；th. 颞角；TL-OR. Meyer 襻；UF. 钩束

统是位于脑表面最长的联络纤维系统，联系着额叶、颞叶、顶叶和枕叶[5]。在额叶和颞叶中，钩束（UF）在额叶中呈 C 形，并延伸至颞叶。相比之下，额枕束向后延伸，联系矢状层，并终止于颞叶和枕叶皮层（图 3-2）。

在优势半球侧，额枕束被认为与语言功能有关；UF 与记忆、语言及情绪处理有关；SLF/AF 系统由于其连接着大脑大部分区域，导致其与运动调节、语言记忆和认知功能等有关。因此，在进行额叶深部病变手术时，神经外科医生应该意识到如果术中纤维束损伤，尤其是在优势半球的纤维束损伤，那么术后很有可能会发生语言或运动障碍。同样，在经侧裂入路过程中 UF 容易被切断。因此，神经外科医生需更加关注 UF 损伤相关的精神和神经系统疾病。

在颞叶，由于 SLF/AF 系统联系听觉区域和额叶，所以它被认为参与了语言途径。在额枕下束、前连合纤维和视辐射的投射纤维形成了颞角顶部。它们将视辐射从外侧膝状体传递至枕叶的纹状体。

因此，在进行经颞叶的手术过程中，可能会存在语言和视觉功能受损的风险。另外，神经外科医生也可以考虑不同的手术方案，如通过经侧裂入路或颞下经小脑幕入路进入颞角，而不是经脑沟入路，以避免术后患者出现视觉缺损。

在额顶叶，锥体束和丘脑皮层通路分别与中央前回和中央后回密切相关。这两个纤维束是维持大脑功能的最重要的投射纤维，传输从脊髓发出的运动和感觉信号。然而，如果术中损伤补充运动区（SMA），尽管皮质脊髓束完整，术后依然可能出现四肢无力的症状。同时，SLF 也在协调运动区域和 SMA 中发挥重要的作用，因此该区域的 SLF 损伤也会导致术后四肢无力。

除此之外，内囊损伤也可能会导致运动和感觉障碍。一方面，处理岛叶的病变时，术中可能会造成血管损伤，从而导致内囊发生功能障碍。另一方面，虽然外囊被认为是一种调控语言功能的长联合纤维（外囊连接 Wernicke 区域和 Broca 区域），但术中被损伤时，其术后语言障碍并不显著。

019

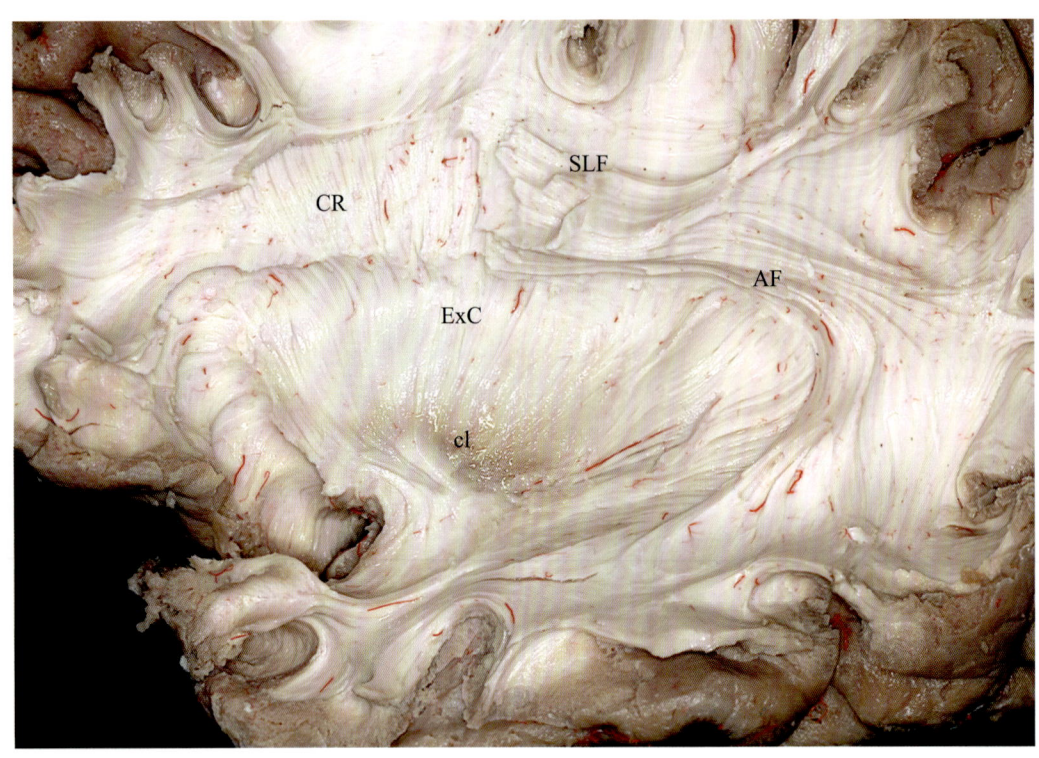

▲ 图 3-2 上纵束和弓状束

AF. 弓状束；cl. 视隐窝；CR. 放射冠；ExC. 外囊；SLF. 上纵束

（二）大脑内侧面

在大脑内侧面，扣带束是最长的联络纤维以及连接边缘叶的主要纤维束，位于扣带回和海马旁回的深部，不仅连接扣带回和海马旁回，还连接相邻的额叶、顶叶、枕部及颞叶。扣带回前下部主要与情绪加工有关，扣带回后上部主要与认知功能有关。因此，扣带回切开术作为精神外科手术用来治疗抑郁症和强迫症。同时，该区域深部的神经刺激也是治疗精神疾病的方式（图 3-3）。

胼胝体是由联络左右大脑半球的纤维构成的纤维束板。胼胝体纤维进入两侧半球后散开，投射到整个半球皮层。它把两大脑半球对应部位联系起来，使大脑在功能上成为一个整体，对于两半球间的协调活动有重要作用。因此，通过胼胝体切开术可以有效地治疗由单侧病灶引起的难治性癫痫。此外，在处理脑室内病变时，需切除部分胼胝体。众所周知，胼胝体切开术一个重要的并发症是胼胝体分离综合征，会导致患者语言功能和记忆障碍，但这些症状大多数情况下都是短暂的[6]。

（三）颅底内部

ILF 是颅底内部最重要的一种联络纤维。ILF 是连接枕叶和颞叶分叶的主要白质束，其不仅涉及视觉处理，同时涉及视觉加工任务、语言、语义功能、情绪调节、阅读和神经精神疾病状态。因此，ILF 的损伤可能与视觉、认知及精神障碍有关，如视觉失认症、面孔失认症和失读症[7]。在通过经颞下入路或经小脑幕入路处理颞骨基底部病变时，ILF 损伤的可能性非常大。

三、功能区相关的纤维束

（一）视辐射

在 19 世纪中期，Gratiolet 描述了来自视束的一种纤维系统，它们经过后脑皮层，最终终止于大脑的特定部位（纹状皮层）。该研究第一次证实了一个确定的皮层区域与其相关的特定的感觉通路，也为大脑功能区定位的发现奠定基础。在 20 世纪初，Meyer 进一步解释了光辐射的传导通路。它独特的解剖特点被 Cusing 揭示并普及，后来被称为 Meyer 襻。

第3章 功能区白质纤维束的解剖
Anatomy of Eloquent White Matter Tracts

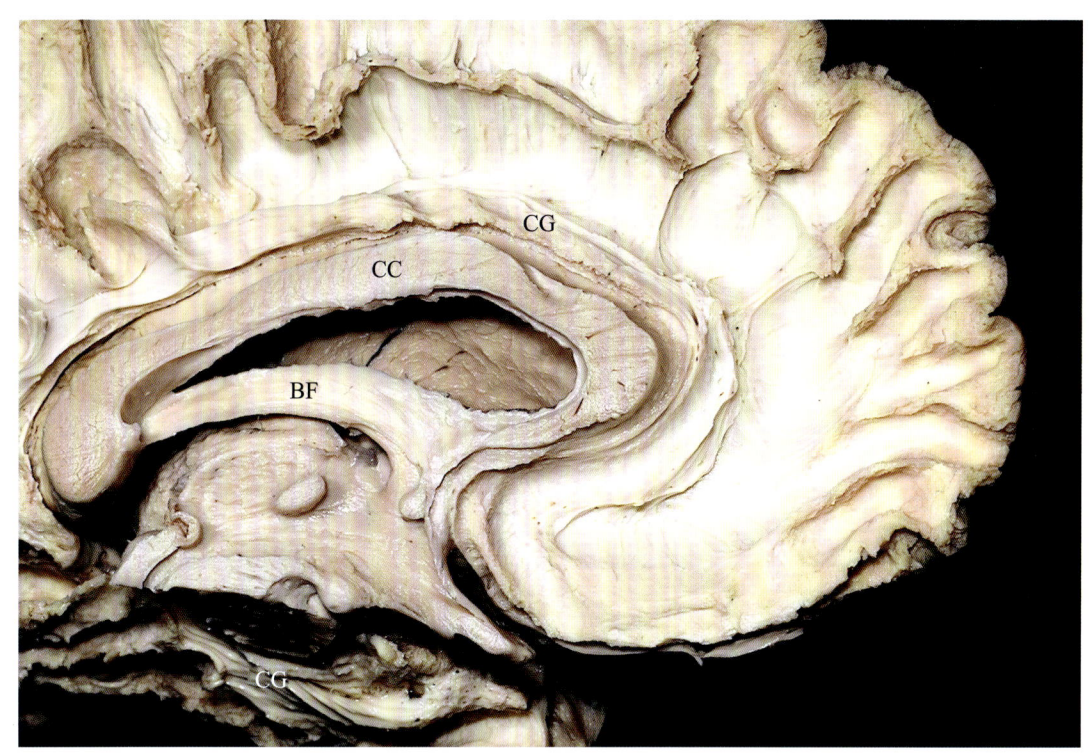

▲ 图 3-3　扣带，C 型纤维束，是最长的联络纤维
CG. 扣带；CC. 胼胝体；BF. 穹窿

外侧膝状体的神经细胞的突起组成视辐射线投射到初级视皮层（Broca 分区 17 区或皮层纹区）。该投射纤维系统经由豆状核，并止于矢状层之前，沿前颞叶形成环[8]。通过对颅底进行解剖，去除颞角的室管膜和毯部后，可以暴露出 Meyer 襻（图 3-4）。

当视辐射损伤时，患者可能会出现双侧的偏盲。此外，最近研究报道，Meyer 襻不仅是单个的视辐射纤维，而是通过内囊的各种投射纤维组成[9, 10]。因此，当颞角或颞枕部发生病变时，手术医师应始终记住病变与视辐射之间的三维关系。

（二）穹窿

穹窿的发现可以追溯到公元 1 世纪，当时 Galen 将其描述为 "vault, 拱顶" 或 "拱形"。后来 Thomas Willis 利用拉丁语中的同义词替换了这个词，即 Fornix。正如其名字，穹窿被认为是维持侧脑室和第 3 脑室结构的重要结构。直到 1820 年，Treviranus 发现穹窿与嗅神经和海马体之间的关系，并得出结论：这些结构可能与更高级的心理活动如记忆功能相关。这为穹窿的现代概念奠定了基础[11]。

穹窿是海马体的主要传出纤维，呈 C 形，参与了记忆和回忆的形成过程。穹窿是边缘系统的一个部分，它终止于乳头体核。穹窿分为穹窿伞、穹窿体部和穹窿柱。穹窿的大部分都是很长的（图 3-5 和图 3-6）。

穹窿与侧脑室、第 3 脑室和丘脑的关系密切。如果经由这些区域手术入路，在进行任何手术前都应该评估病变与穹窿各个部分之间的三维解剖关系。穹窿作为海马主要的传出纤维，其损伤可能会导致短暂或永久失语[12, 13]。

四、内囊与放射冠

在 17 世纪，Vieussens 描述了一种卵圆中心的白质，他首次描述了这些纤维是由皮层到脊髓的投射纤维组成。在 19 世纪初，Reil 使用放射冠描述了 Vieussens 中枢的辐射纤维，并强调了这些纤维与内囊和大脑皮层之间的关系。放射冠纤维束是向大脑传输信息的最主要的投射纤维。这些纤维束由内囊到大脑皮层，然后继续向脑干和脊髓分布。

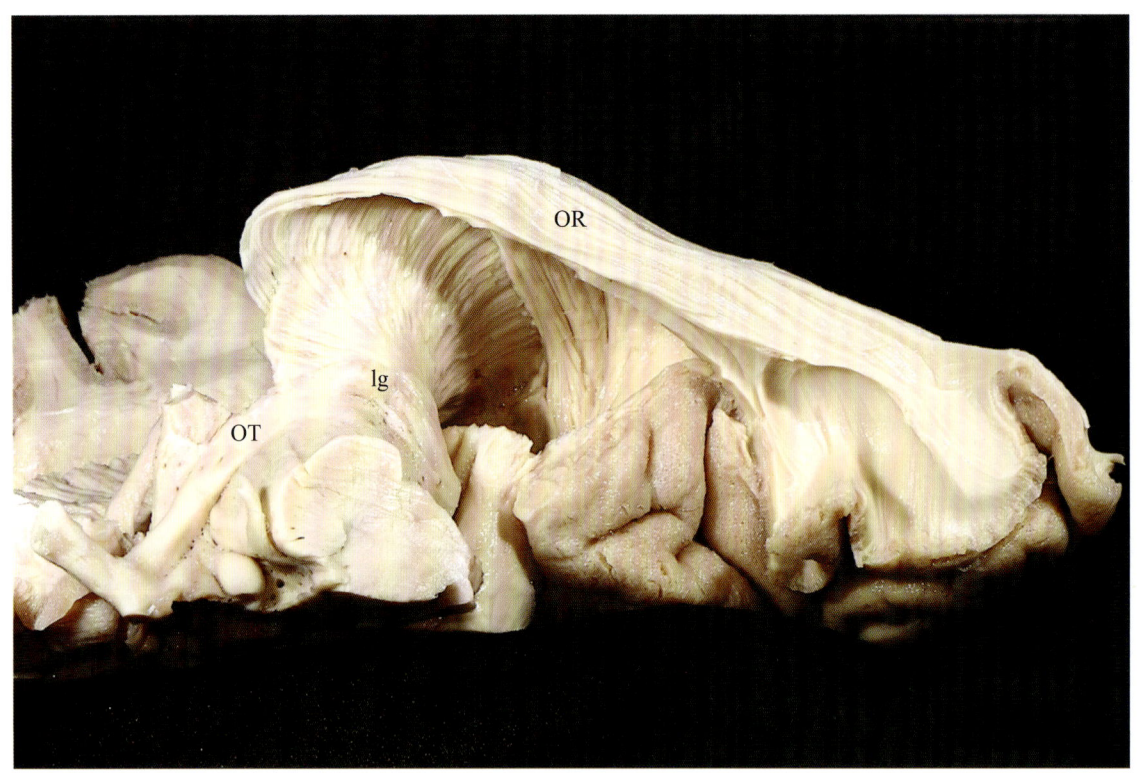

▲ 图 3-4　视辐射通路

lg. 外侧膝状体；OR. 视辐射；OT. 视束

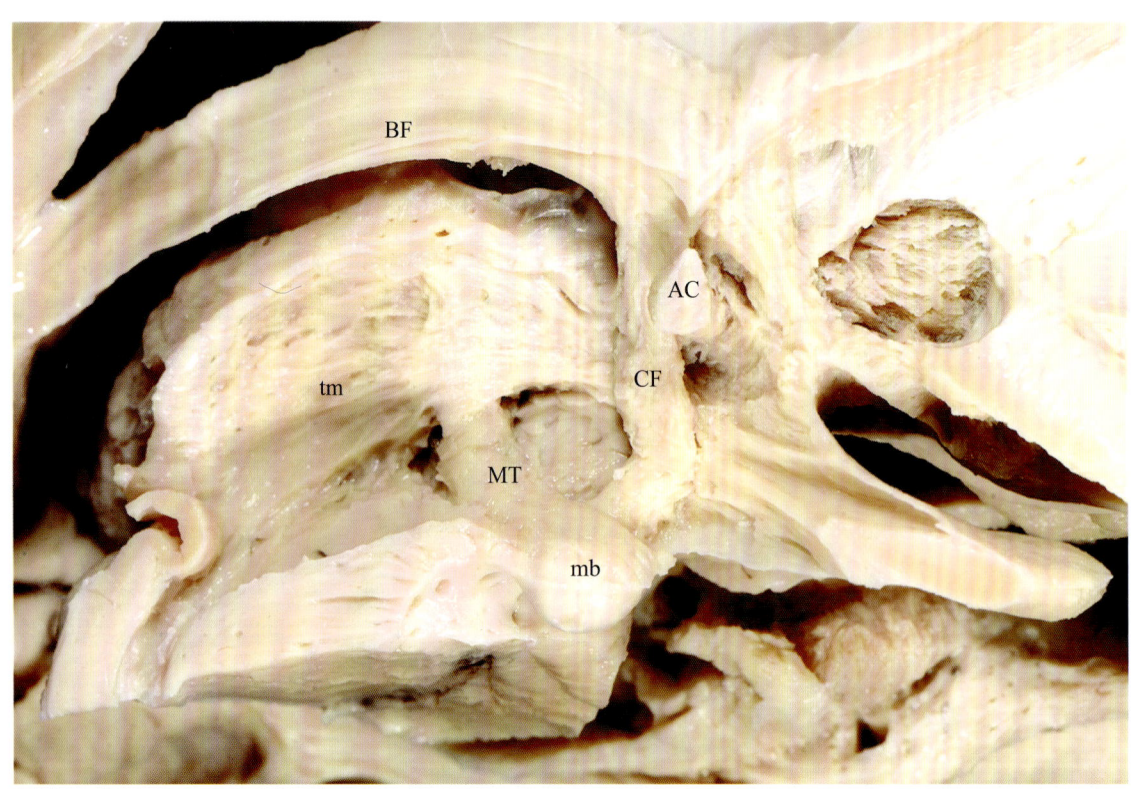

▲ 图 3-5　穹窿的组成

AC. 前联合体；BF. 穹窿体；CF. 穹窿柱；mb. 乳头体；MT. 乳头；tm. 丘脑

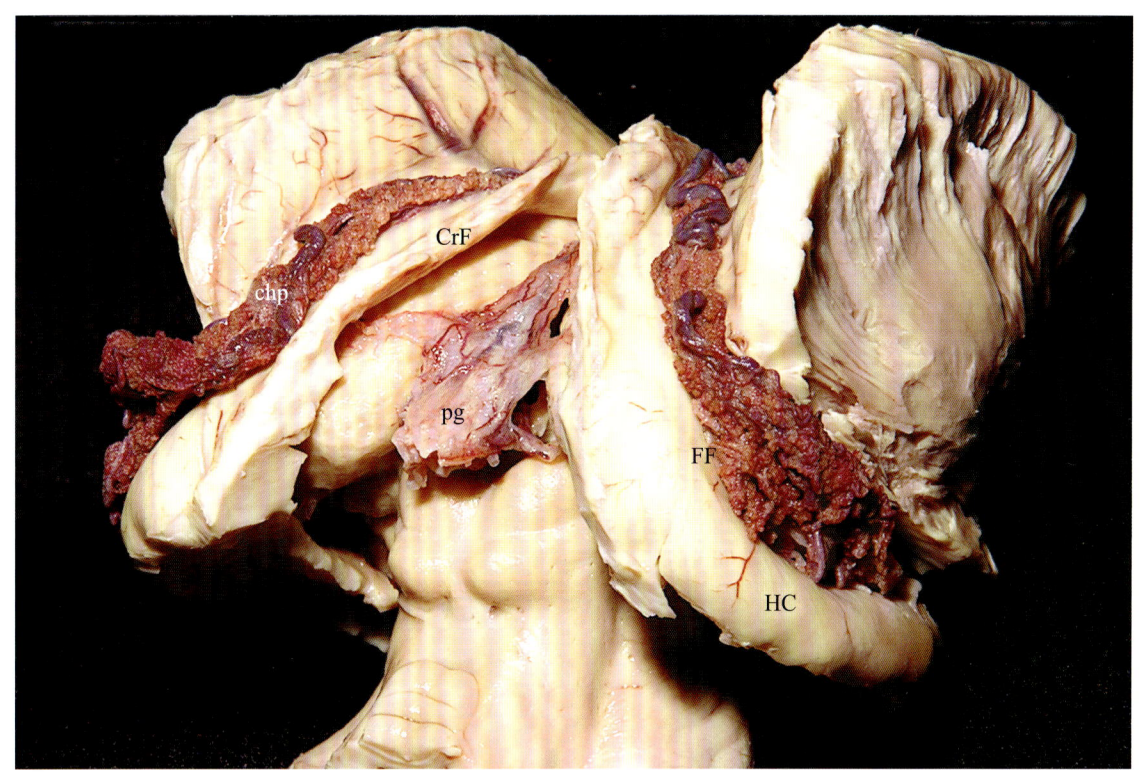

▲ 图 3-6 穹窿的组成（图 3-3 续）
chp. 脉络丛；CrF. 穹窿脚；FF. 穹窿伞；HC. 海马体；pg. 松果体

内囊位于尾状核、背侧丘脑与豆状核之间。它被分为前脚、后脚、膝部、豆状核下部及豆状核后部等五个部分。豆状核下部内囊主要传递听辐射，豆状核后部内囊主要传递视辐射。此外，内囊的后肢穿过最主要的纤维束 – 锥体束和皮质脊髓束（图 3-7 和图 3-8）。

脊髓束包括皮质脊髓束和皮层核束。皮质脊髓束是下运动神经元的传导束，不仅起源于中央前回的初级运动皮层（Brodmann 分区 4 区），还起源于躯体感觉皮层。一方面，皮层核束弥散行走于脑干被盖部内，支配骨骼肌的脑神经运动核，而皮质脊髓束在延髓交叉后弥散至脊髓支配自主运动[14,15]。另一方面，皮层核束的纤维来源于丘脑的腹后核，并投射到中央后回皮层的躯体感觉区。躯体感觉传导通路可以传递包括触觉、痛觉及本体感觉的感觉信息[16,17]。

当锥体束的连接被破坏时，患者可能会出现相应一侧的偏瘫。通常情况下，纤维束不会被直接破坏，而是因血管损伤而受损。皮层豆纹动脉和后交通动脉供应内囊，这类微小血管极易受到手术操作的影响而损伤。因此，由血管损伤引起的脑梗死可能会导致患者偏瘫。

上纵束和弓状束

几个世纪以来，SLF 和 AF 一直被认为是同一个纤维束。在 19 世纪，Reil 首次描述了 SLF/AF 系统，后来 Burdach 提供了一个更全面的描述。随后，Dejerine 支持了 Burdach 的理论，并将其命名为 Dejerine 弓状束，该术语与 SLF 或 AF 具有同样的含义。直到近年来，当扩散张量成像（DTI）技术取得进展时，SLF 的组成组分才被影像学描述[18,19]。由于 SLF 的组成比较复杂，虽然已经进行了很多次解剖试验，但是仍很难用解剖方法显示 SLF[20,21]。

在大脑的外侧面，剥离额叶、颞叶和顶叶的皮层 U 型纤维束，以及额中下回、颞中回和颞叶后可以显示出 SLF。SLF 是一个大脑深部的长联络纤维，终止于额叶、颞叶、顶叶和枕叶特定的部位。它起源于颞叶，并弥散至枕叶，通过顶叶绕着枕叶走行，

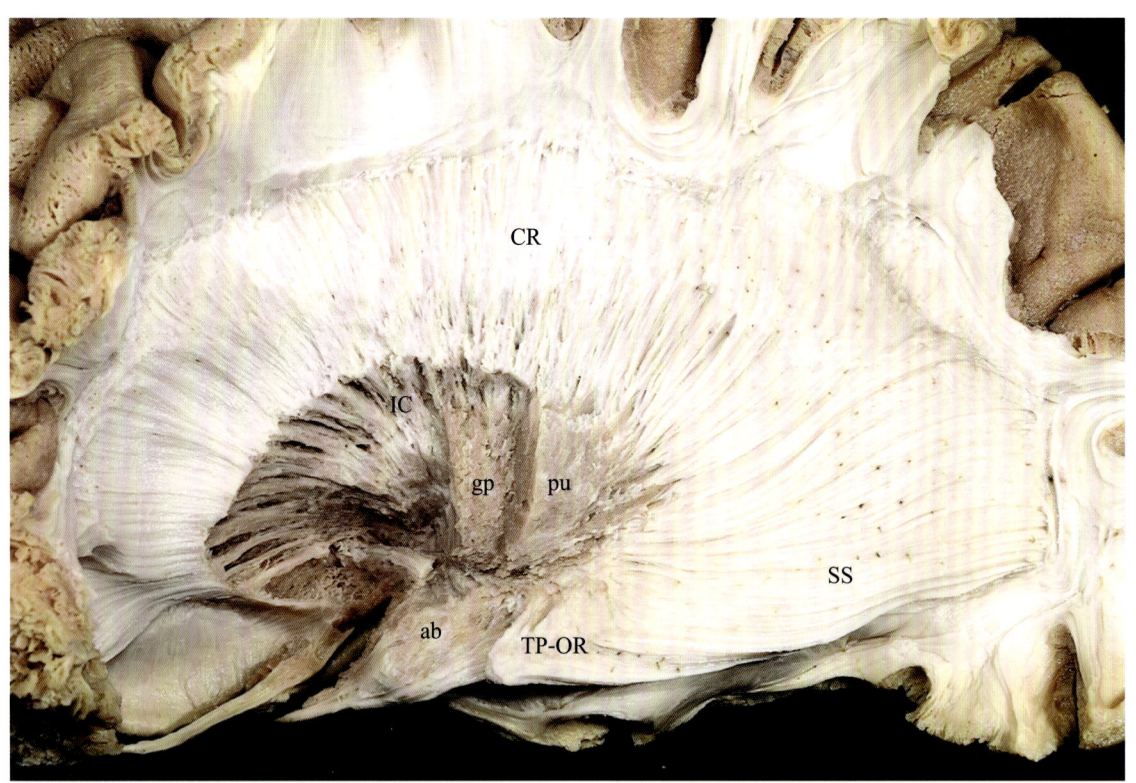

▲ 图 3-7 放射冠的形成过程，内囊及外侧面的 Meyer 襻
ab. 杏仁体；CR. 放射冠；IC. 内囊；gp. 苍白球；pu. 壳核；TP-OR. Meyer 襻；SS. 矢状层

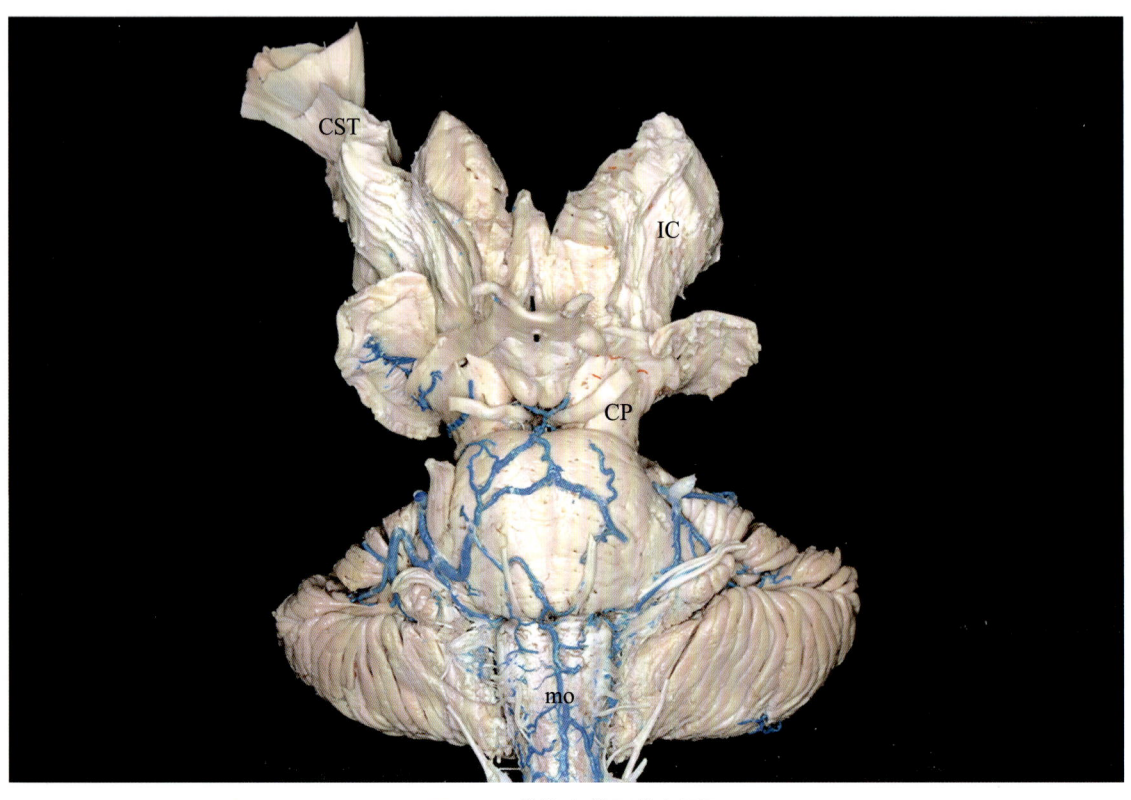

▲ 图 3-8 锥体束的冠状断层面
CP. 大脑脚；CST. 皮质脊髓束；IC. 内囊；mo. 延髓

最终终止于额叶。在更深层次上，SLF/AF系统环绕着脑岛的外缘（图3-2）。

AF是SLF的一个成分，被称为弓状长纤维。最初学者们普遍认为，AF起源于颞上回和颞中回，终止于额叶，是连接Wernicke区和Broca区主要联络纤维。然而，随着DTI和纤维剥离术的不断改进和发展，发现AF的纤维束对应于更多的皮层区域[22, 23]。最新的研究指出，AF不是作为语言处理束本身，而是可能在说话或声音刺激，以及听觉处理所需的运动顺序中发挥作用，以阐明声辐射和视辐射的空间属性[19, 24, 25, 26]。

虽然SLF/AF系统被认为连接了许多不同的皮层区域，并支配各种功能，但AF的确切功能仍有争议。这进一步表明，因SLF连接额叶运动前回和运动区，所以SLF参与运动行为调节。此外，SLF连接顶叶和其他更广泛的皮层区域，其与空间识别、语言、记忆及认知功能有关[27-29]。因此，SLF/AF系统任何部位的损伤都可能会导致上述神经功能缺损。

五、结论

一般来说，"功能区"常常被神经外科医生描述为大脑的皮层区域，如果其损伤可能会导致偏瘫、语言障碍或感觉障碍等神经功能的缺损。然而，大脑皮层区本身不能单独维持大脑的正常功能。白质纤维束在不同皮层区域之间传递信息，使大脑维持正常功能。神经外科手术中，白质纤维束损伤导致的神经功能缺损比大脑皮层损伤更为严重或不可逆转[30]。因此，在计划手术方案时，神经外科医师应该更多考虑大脑的三维解剖，包括功能区纤维束，而不仅仅是皮层。此外，在术前应掌握颅脑纤维束的四维解剖知识，包括颅脑的三维解剖及其连接的纤维束功能。

除此之外，我们应该牢记，中枢神经系统是一个整体，当皮层区域和纤维束都正常运作时，才能维持大脑正常功能。不管每一种特定纤维束的功能是细微的还是重要的，只要任何一个白质纤维束损伤，都可能导致大脑正常神经功能的缺失。

参考文献

[1] Chang EF, Clark A, Smith JS, et al. Functional mapping-guided resection of low-grade gliomas in eloquent areas of the brain: improvement of long-term survival. Clinical article. J Neurosurg. 2011; 114(3):566–573

[2] Spetzler RF, Martin NA. A proposed grading system for arteriovenous malformations. J Neurosurg. 1986; 65(4):476–483

[3] Berger MS, Hadjipanayis CG. Surgery of intrinsic cerebral tumors. Neurosurgery. 2007; 61(1) Suppl:279–304, discussion 304–305

[4] Schmahmann J, Pandya D. Fiber Pathways of the Brain. New York: Oxford; 2006

[5] Von Der Heide RJ, Skipper LM, Klobusicky E, Olson IR. Dissecting the uncinate fasciculus: disorders, controversies and a hypothesis. Brain. 2013; 136(Pt 6): 1692–1707

[6] Stigsdotter-Broman L, Olsson I, Flink R, Rydenhag B, Malmgren K. Long-term follow-up after callosotomy–a prospective, population based, observational study. Epilepsia. 2014; 55(2):316–321

[7] Herbet G, Zemmoura I, Duffau H. Functional anatomy of the inferior longitudinal fasciculus: from historical reports to current hypotheses. Front Neuroanat. 2018; 12(77):77

[8] Catani M, Jones DK, Donato R, Ffytche DH. Occipito-temporal connections in the human brain. Brain. 2003; 126(Pt 9):2093–2107

[9] Goga C, Türe U. The anatomy of Meyer's loop revisited: changing the anatomical paradigm of the temporal loop based on evidence from fiber microdissection. J Neurosurg. 2015; 122(6):1253–1262

[10] Güngör A, Baydin S, Middlebrooks EH, Tanriover N, Isler C, Rhoton AL, Jr. The white matter tracts of the cerebrum in ventricular surgery and hydrocephalus. J Neurosurg. 2017; 126(3):945–971

[11] Meyer A. Historical Aspects of Cerebral Anatomy. Oxford, England: Oxford University Press; 1971

[12] Hodges JR, Carpenter K. Anterograde amnesia with fornix damage following removal of IIIrd ventricle colloid cyst. J Neurol Neurosurg Psychiatry. 1991; 54(7):633–638

[13] Apuzzo MLJ, Chikovani OK, Gott PS, et al. Transcallosal, interfornicial approaches for lesions affecting the third ventricle: surgical considerations and consequences. Neurosurgery. 1982; 10(5):547–554

[14] Martino AML, Strick PL. Corticospinal projections originate from the arcuate premotor area. Brain Res. 1987; 404(1–2):307–312

[15] Schulz R, Park E, Lee J, et al. Interactions between the corticospinal tract and premotor-motor pathways for residual motor output after stroke. Stroke. 2017; 48(10):2805–2811

[16] Ploner M, Schmitz F, Freund HJ, Schnitzler A. Parallel activation of primary and secondary somatosensory cortices in human pain processing. J Neurophysiol. 1999; 81(6):3100–3104

[17] Padberg J, Cerkevich C, Engle J, et al. Thalamocortical connections of parietal somatosensory cortical fields in macaque monkeys are highly divergent and convergent. Cereb Cortex. 2009; 19(9):2038–2064

[18] Catani M, Howard RJ, Pajevic S, Jones DK. Virtual in vivo interactive dissection of white matter fasciculi in the human brain. Neuroimage. 2002; 17(1):77–94

[19] Makris N, Kennedy DN, McInerney S, et al. Segmentation of subcomponents within the superior longitudinal fascicle in humans: a quantitative, in vivo, DT-MRI study. Cereb Cortex. 2005; 15(6):854–869

[20] Martino J, De Witt Hamer PC, Berger MS, et al. Analysis of the subcomponents and cortical terminations of the perisylvian superior

[20] longitudinal fasciculus: a fiber dissection and DTI tractography study. Brain Struct Funct. 2013; 218 (1):105–121

[21] Yagmurlu K, Vlasak AL, Rhoton AL, Jr. Three-dimensional topographic fiber tract anatomy of the cerebrum. Neurosurgery. 2015; 11 Suppl 2:274–305, discussion 305

[22] Catani M, Jones DK, ffytche DH. Perisylvian language networks of the human brain. Ann Neurol. 2005; 57(1):8–16

[23] Rilling JK, Glasser MF, Preuss TM, et al. The evolution of the arcuate fasciculus revealed with comparative DTI. Nat Neurosci. 2008; 11(4):426–428

[24] Bernal B, Ardila A. The role of the arcuate fasciculus in conduction aphasia. Brain. 2009; 132(Pt 9):2309–2316

[25] Parker GJ, Luzzi S, Alexander DC, Wheeler-Kingshott CA, Ciccarelli O, Lambon Ralph MA. Lateralization of ventral and dorsal auditory-language pathways in the human brain. Neuroimage. 2005; 24(3):656–666

[26] Rauschecker JP. An expanded role for the dorsal auditory pathway in sensorimotor control and integration. Hear Res. 2011; 271(1–2):16–25

[27] Shinoura N, Suzuki Y, Yamada R, Tabei Y, Saito K, Yagi K. Damage to the right superior longitudinal fasciculus in the inferior parietal lobe plays a role in spatial neglect. Neuropsychologia. 2009; 47(12):2600–2603

[28] Dick AS, Tremblay P. Beyond the arcuate fasciculus: consensus and controversy in the connectional anatomy of language. Brain. 2012; 135(Pt 12): 3529–3550

[29] Vestergaard M, Madsen KS, Baaré WF, et al. White matter microstructure in superior longitudinal fasciculus associated with spatial working memory performance in children. J Cogn Neurosci. 2011; 23(9):2135–2146

[30] Duffau H. The "frontal syndrome" revisited: lessons from electrostimulation mapping studies. Cortex. 2012; 48(1):120–131

Part B 手术前大脑功能定位助手
PREOPERATIVE Mapping Adjuncts

第 4 章 使用放射学方法（功能性磁共振成像和纤维束示踪成像）直接进行功能定位
Direct Functional Mapping Using Radiographic Methods (fMRI and DTI)

Erik H. Middlebrooks　Vivek Gupta　Prasanna G. Vibhute　著

摘　要：

无创性神经元活动成像（如功能性磁共振成像）和白质连接（如扩散张量成像）的方法已经迅速发展。这些技术极大地增强了我们对正常大脑功能和解剖学的理解。它们在手术计划中的使用对患者的预后、手术时间和存活率产生了积极的影响；然而，这些技术仍然存在一些潜在的缺陷和限制。本章我们将讨论这些成像方法的基础，并探讨它们目前的局限性。

关键词：

功能性磁共振成像，扩散张量成像，连接组学，大脑功能定位，手术计划

一、功能性磁共振成像

使用磁共振成像（MRI）来检测人类神经元活动相关的血氧饱和度内在变化的基本原理，于 1991 年由 Belliveau 等[1] 在动态磁敏感对比研究中首次报道，随后 Ogawa 等[2] 在 1992 年首次报道了血氧水平依赖（BOLD）成像。这些早期研究强调了动态 MRI 在评估大脑活动方面的潜力。此后，功能神经成像技术取得了长足的进展，BOLD 成像已经成为用于了解活体大脑功能的标准工具。

（一）原则

在 BOLD 功能性磁共振成像（fMRI）中检测到的信号变化源于氧合血红蛋白和脱氧血红蛋白相对浓度的变化。在神经元活动开始时，局部血管舒张超过了能量需求的增加，导致氧合血红蛋白的有效增加，并导致 MRI 信号强度产生 1%～5% 的微小变化。生理效应不是瞬间的。这些效应的时间依赖性通过血流动力学函数（hemodynamic response function，HRF）来模拟[3]。在正常成人大脑中，氧合血红蛋白的变化在神经元活动开始后约 6s 达到峰值，直到神经元活动开始后近 16s 才恢复到基线水平（图 4-1）。虽然准确的时间在不同的大脑区域和受试者之间略有不同，但这种"双伽马"模型普遍适用。很遗憾的是，在大脑发生病变的情况下，这个模型可能是不准确的，或者 HRF 可能根本不存在。这种对神经元活动的正常血流反应的破坏被称为神经血管解耦联（NVU），这是当前临床 fMRI 应用的一个主要限制[4]。

（二）任务型功能性磁共振成像

目前，任务型 fMRI 是临床应用中最常用的功能

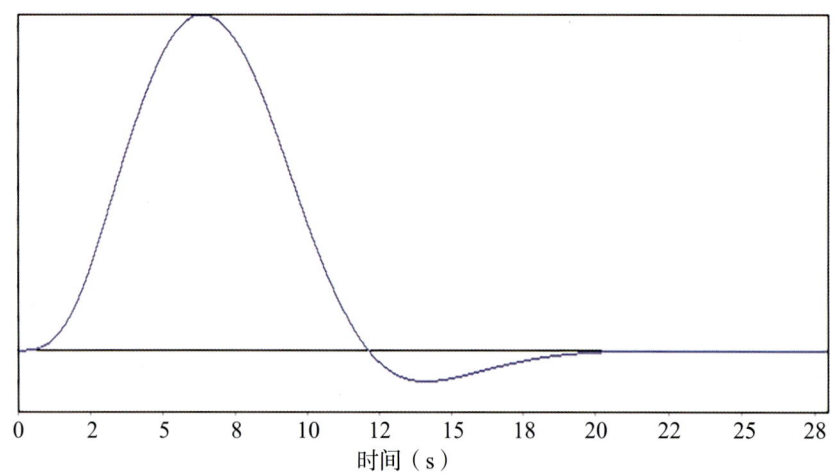

图 4-1 血流动力学函数显示了单一神经刺激下预期的 MRI 信号随时间变化的反应

成像方法。在任务型 fMRI 中，受试者在 MRI 扫描仪中执行各种任务，以触发特定的大脑功能（例如，轻敲手指来触发手部运动区）。块任务设计应用最广泛，即由活动任务（如轻敲手指）和控制任务（如休息）交替组成的短块。由于 BOLD 信号通常被建模为线性时不变（LTI）系统，任务的快速重复会按比例缩放被测信号（例如，连续轻敲手指会产生 2 倍于单次手指轻敲的 BOLD 信号变化）；然而，信号上升和衰减的速率大约在 16s 达到稳定状态。因此，在任务型 fMRI 中单个块通常很短，为 20~30s。区块设计仍然是临床实践的主要方法，因为它具有最大的功能信噪比和最强大的激活能力。任务型 fMRI 最常见的分析方法是一般线性模型（GLM），该模型通过块设计（开启和关闭模式）和血流动力学反应曲线的卷积来预测 BOLD 信号随时间的预期变化（图 4-2）。

（三）静息态功能性磁共振成像

近年来，静息态功能性磁共振成像（rs-fMRI）迅速普及。BOLD 信号中的缓慢（<0.1Hz）自发振荡最初被认为是 fMRI 中的噪声，直到 1995 年 Biswal 等[5]在一项里程碑式的研究中首次提出这些自发振荡有神经起源。在这项研究中，Biswal 等证明，静止时运动皮层中这些看似不稳定的 BOLD 信号波动与对侧运动皮层密切同步[5]。自这篇论文发表以来，许多静息状态下的大脑网络已经被展示出来，包括记忆、语言、执行功能和注意力。

与任务型 fMRI 相反，患者在扫描仪中不执行任何任务。由于不执行任务，在数据分析方面 rs-fMRI 面临几个主要的挑战。回想一下，在基于块设计任务的 fMRI 中，与任务相关的预期 BOLD 信号变化已经通过块设计和 HRF 的卷积而得到，从而可以直接应用 GLM。在 rs-fMRI 中，测量自发的 BOLD 信号变化，对信号变化的预期时间进程没有预先的知识（图 4-3）。因此，分析 rs-fMRI 需要不同的数学方法[6]。2 种最常见的方法分别是基于种子的分析（SBA）和独立成分分析（ICA）。SBA 依赖于在大脑中选择一个参考区域，该参考区域可以提取 BOLD 信号的时间进程，并将其用作大脑剩余部分中 GLM 的基线，以找到类似自发信号变化的区域。Biswal 等的原始实验很好地说明了这一点，在该实验中，一个运动皮层的时间进程被用作引出运动网络其余部分的模型[5]。因此，SBA 依赖于对感兴趣网络的先验假设。当一个正常的网络种子很容易被识别时，SBA 方法通常可以应用于术前规划，例如正常对侧运动皮层的解剖可靠性，但当这种可靠性缺失时，SBA 方法可能会有问题。例如，考虑到语言网络的偏侧化和功能解剖相对于解剖标志的差异，选择合适的种子点可能是具有挑战性的。ICA 方法不使用先验假设，而是将整个大脑的时间进程分解为多个分量图，以解释数据的差异。值得注意的是，时间进程中的许多变化是由不感兴趣的现象解释的，如心脏和呼吸周期、运动和热噪声。因此，每个被识别的成分必须被归类为潜在的大脑网络和无兴趣的信号。ICA 已被证明在脑网络的术前识别中具有潜在的可靠性。然而，仍有一些问题有待解

第 4 章 使用放射学方法（功能性磁共振成像和纤维束示踪成像）直接进行功能定位
Direct Functional Mapping Using Radiographic Methods (fMRI and DTI)

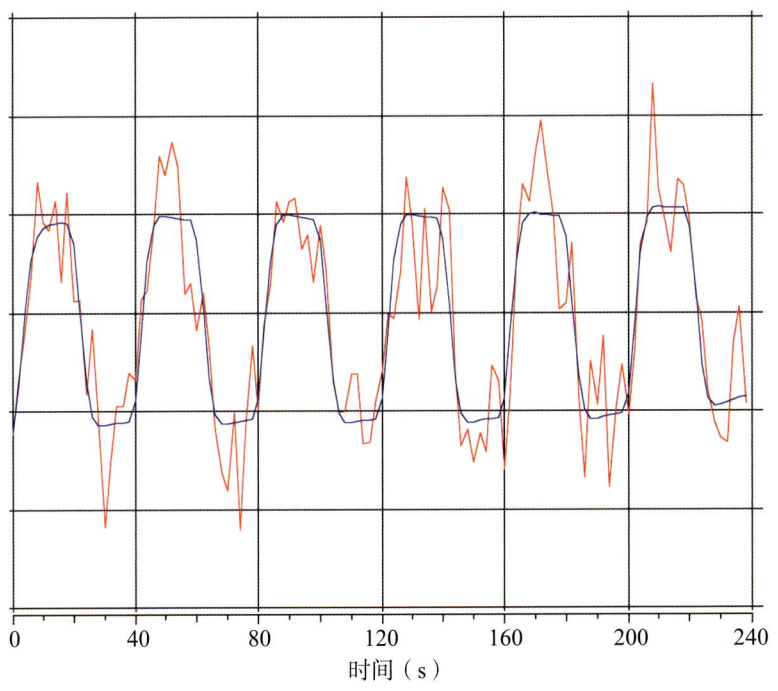

◀ 图 4-2 典型的任务型 fMRI 时间进程，显示信号随时间的变化（红色曲线）和预期时间进程（蓝色曲线），通过块设计和血流动力学函数的卷积来获得（20 秒 / 开关周期 × 6 个周期）

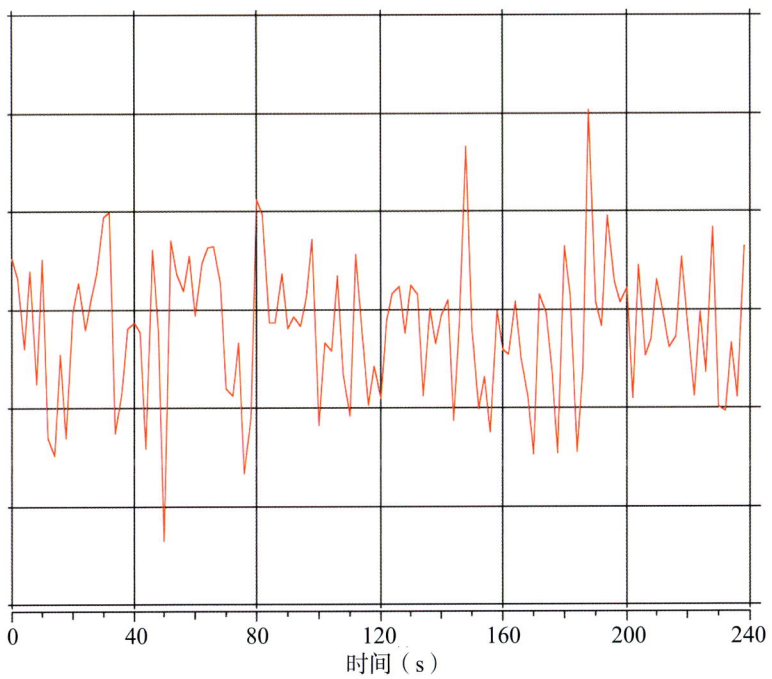

◀ 图 4-3 静息态 fMRI 的典型时间进程。与任务型设计相反，预期的时间进程是未知的。相反，信号的自发振荡代表了神经元静息活动和大量噪声源和干扰信号的组合

决，包括理想的组件数量和识别相关组件图的理想方法[6]。

虽然看起来比任务型 fMRI 更容易执行，但 rs-fMRI 带来了几个额外的挑战。首先，这些静止的 BOLD 信号波动的真正起源尚不清楚。最近的证据确实支持神经起源；然而，对其起源缺乏了解意味着对脑病理学影响的了解有限。其次，NVU 也已在 rs-fMRI 中得到证实，但 NVU 与静息 BOLD 波动之间的关系尚不完全清楚[7]。最后，在任务型 fMRI 中，延长 20～30s 的实验块，通过带通滤波器的简单应用，提高了去除高频噪声源（如心脏和呼吸信号）的能力。很遗憾的是，rs-fMRI 中 BOLD 信号的变化与这些噪声源和干扰信号的频率范围相同。因此，在 rs-fMRI 中，从背景中分离真实信号更具挑战性。总之，rs-fMRI 提供了一种识别大脑网络的独特方法，并可能适用于更多的患者（包括儿科患者、认知障碍

029

患者等）。然而，到目前为止，rs-fMRI 的许多独特挑战阻碍了它在术前规划中的广泛应用。

（四）功能性磁共振成像在外科手术规划中的应用

一些评估术前 fMRI 的早期研究集中于定位感觉运动（区），能够显示术中刺激和任务型 fMRI 之间的高度相关性[8-10]。研究还比较了 fMRI 和异戊巴比妥钠试验（Wada 试验）的偏侧性语言功能，再次显示了较高的一致性[11, 12]。除此之外，这些研究能够确定 fMRI 作为临床工具的可重复性和可靠性。在随后的几年中，几个关键的研究能够确定术前 fMRI 的临床效益，包括减少术前资源，如避免 Wada 试验，约 50% 的患者改变手术计划，以及缩短手术时间[13-15]。这些研究最终推动了 2007 年 1 月 fMRI 的现行程序术语（CPT）规范的建立，随后引入了几个美国食品药品管理局（FDA）批准的 fMRI 软件平台。迄今为止，术前规划仍然是 FDA 批准的临床 fMRI 的唯一用途。

由于 fMRI 在临床实践中的迅速应用，加上大部分数据都是回顾性的，使得随机临床试验的产生具有挑战性。然而，增加术前 fMRI 已被证明可以减少术后并发症，显著增加切除范围、术后 KPS，并提高中位生存率，降低近 50% 的死亡风险[16]。此外，与结构成像专家评审相比，fMRI 已被证明在解剖结构扭曲的情况下能更准确的定位运动功能[17]。在评估受肿瘤影响的半球的手部运动皮层时，结构成像仅能识别 86% 的受试者，而 fMRI 则能识别 99% 的受试者[17]。

虽然 fMRI 的运动定位已被证明是相当可靠的，但事实证明，与语言定位的高相关性是具有挑战性的。导致语言定位不一致的因素有很多。最重要的是，跨中心使用的协议有很大的可变性，过时的语言解剖模型也经常遇到。通常，由于设计不当，如使用 rest 作为控制任务，或语言控制不佳，用于语言定位的（编程）范式并不令人满意。在此基础上，传统上使用过时的"接受"和"表达"二分式语言模型，以及 Wernicke 和 Broca 区域的名称，导致了进一步的混淆。对这种过时的语言功能模型的依赖也会导致在清醒定位过程中对语言任务的不恰当评估，并且常常错误地认为与 fMRI 结果缺乏相关性[18]。尽管存在这些缺点，最近一项 fMRI 语言定位的 Meta 分析显示，语言 fMRI 的敏感性为 67%，特异性为 55%[19]。正如预期的那样，这项 Meta 分析证实了语言任务、统计阈值和成像时间对敏感性和特异性的显著影响[19]。

综上所述，fMRI 术前感觉运动定位评估的重复性高，与术中定位的相关性高。语言定位显示出更高的可变性，这可能与不一致的术语、fMRI 任务及术中测试的类似可变性相混淆。fMRI 在术前定位中的应用已被证明具有多种好处，包括改变手术计划、减少手术时间、降低并发症发生率和增加肿瘤切除。重要的是，fMRI 可以作为一种有用的辅助手段（图 4-4），但不能替代精细的术中定位。

二、弥散张量成像

在脑肿瘤的发生过程中，尽管皮层标志物可以提供一些关于皮层功能的推断，但关键白质束的位移矢量往往更具挑战性。通过 MRI 的白质纤维示踪已经被证明是术前皮层下定位的有效工具。临床上最常用的方法仍然是弥散张量成像（DTI）模型。

（一）原则

弥散加权成像（DWI）是一种常用的 MRI 技术，可以量化活体内的微观水扩散。历史上，DWI 被广泛应用于常规脑 MRI 中，用于各种脑病理的检测和表征，尤其在卒中的评估中发挥着关键作用。传统的 DWI 主要关注水在任何方向的一般扩散性；然而，通过在多个方向上施加定向磁场梯度，还可以量化组织中水扩散的优先方向和大小。通过量化水在至少六个不同扩散方向上的扩散，可以定义一个矢量，它是 DTI 的基础。对整个大脑的张量进行建模，可以通过检查组织的任何体素与其相邻体素的关系来模拟白质纤维束（图 4-5）。

DTI 的几个重要局限性值得注意。最重要的是，由于在大部分白质中存在交叉纤维，每体素单个矢量的建模存在固有的缺陷[20]。例如，如果两个纤维束在体素中以 90° 交叉，单个矢量将导致纤维几何模型的错误，从而使矢量的方向在两个垂直纤维束的真实方向之间成 45°。DTI 还依赖于一种基于模型

第 4 章 使用放射学方法（功能性磁共振成像和纤维束示踪成像）直接进行功能定位
Direct Functional Mapping Using Radiographic Methods (fMRI and DTI)

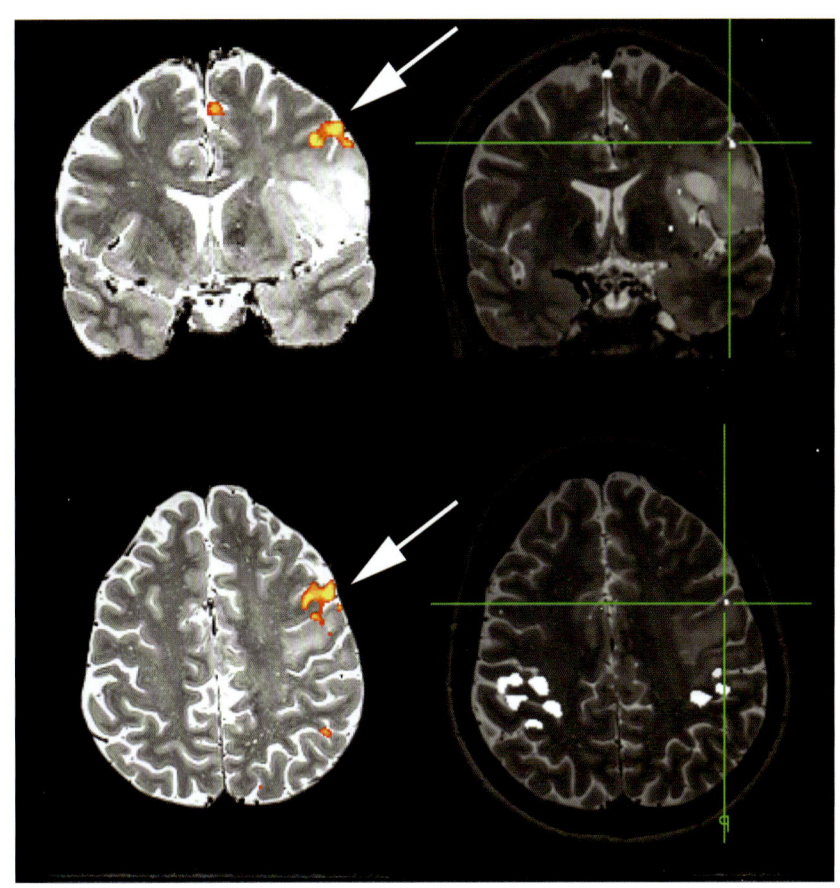

◀ 图 4-4 术前使用句子完成任务的语言 fMRI 显示，与岛盖部和腹侧运动前皮层相对应的左额顶岛盖（箭）被激活。术中导航显示皮层刺激引起的言语停顿区域（绿色十字线）

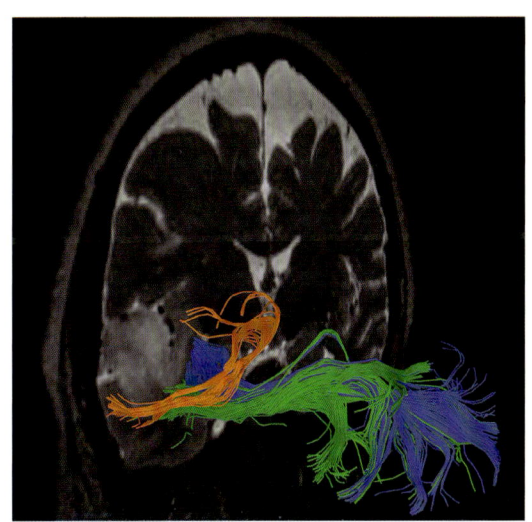

▲ 图 4-5 术前 DTI 突出显示了中纵束（橙色）、下纵束（绿色）和下额枕束（蓝色）相对于颞叶胶质瘤的移位

的方法，假设组织中被细胞膜结合的水量。这种基于模型的方法通常不能正确模拟水肿或肿瘤浸润情况下的纤维束解剖，这是在制订肿瘤切除计划时的一个主要缺点[20]。尽管有这些主要的局限性，但由于用更现代的方法需要长时间的采集和复杂的建模，DTI 在临床环境中仍然很常见。扩散成像的最新进展，特别是同时多层面（SMS）图像加速，它们不太容易受到上述限制，使更好的无模型方法［如扩散光谱成像（DSI）和 q- 球成像］具有潜在临床可行性[20]。

总之，DTI 是一种广泛使用的无创性脑白质纤维束建模方法（图 4-6）。虽然 DTI 模型的主要临床效益仍然存在，但也有重要的局限性，如在脑水肿和肿瘤浸润的背景下交叉纤维的建模和示踪。在不久的将来，新的纤维束示踪方法可能会取代 DTI 模型的临床应用；然而，这些方法也有其自身的挑战（如成像时间、计算资源和复杂的数学建模）。

（二）临床结果

DTI 和皮层下定位的相关性已被证明对运动和语言区都有很高的敏感性（>90%）[21]。与 fMRI 不同，前瞻性研究已经被用来评估 DTI 对患者预后的影响。在一项 238 例患者的前瞻性随机研究中，Wu 等发现 DTI 组的术后运动功能缺失显著减少（对照

031

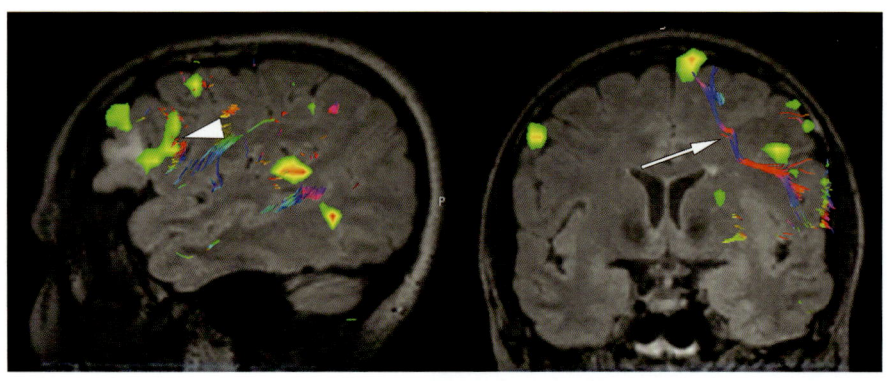

◀ 图 4-6 结合术前 DTI 和语言 fMRI，使用句子完成任务时的矢状面（左）和冠状面（右）DTI。沿肿瘤后缘显示与（额叶）岛盖和腹侧前运动皮层联合对应的（颞叶）岛盖的激活（箭头）。额斜束（箭）的关系也显示出来，因为它从辅助前运动区穿过额叶岛盖

组为 32.8%，而 DTI 组为 15.3%）[22]。DTI 患者的 Karnofsky 评分也明显更高（DTI 组 86 ± 20 vs. 对照组 74 ± 28），以及高级别胶质瘤的生存获益也有所提高（中位 21.2 个月 vs. 对照组 14.0 个月）[22]。额外使用 DTI 可使死亡风险降低 43.0%[22]。

三、结论

尽管有一些已知的局限性，fMRI 和 DTI 都被证明是脑肿瘤和癫痫术前评估的有价值的补充。了解高质量 fMRI 和 DTI 的局限性和益处将有助于最大限度地提高其在临床实践中的有效性和安全性。这些工具背后的技术快速发展，以及对它们在异常大脑中的表现的进一步了解，将进一步增强其在临床医学中的应用。这两种工具都不能替代精细的术中定位，但可以改善术前规划，缩短手术时间，并有利于功能预后和提高总生存率。

参考文献

[1] Belliveau JW, Kennedy DN, Jr, McKinstry RC, et al. Functional mapping of the human visual cortex by magnetic resonance imaging. Science. 1991; 254(5032):716–719

[2] Ogawa S, Tank DW, Menon R, et al. Intrinsic signal changes accompanying sensory stimulation: functional brain mapping with magnetic resonance imaging. Proc Natl Acad Sci U S A. 1992; 89(13):5951–5955

[3] Buxton RB, Uludağ K, Dubowitz DJ, Liu TT. Modeling the hemodynamic response to brain activation. Neuroimage. 2004; 23 Suppl 1:S220–S233

[4] Ulmer JL, Krouwer HG, Mueller WM, Ugurel MS, Kocak M, Mark LP. Pseudoreorganization of language cortical function at fMR imaging: a consequence of tumor-induced neurovascular uncoupling. AJNR Am J Neuroradiol. 2003; 24(2):213–217

[5] Biswal B, Yetkin FZ, Haughton VM, Hyde JS. Functional connectivity in the motor cortex of resting human brain using echo-planar MRI. Magn Reson Med. 1995; 34(4):537–541

[6] Rosazza C, Zacà D, Bruzzone MG. Pre-surgical brain mapping: to rest or not to rest? Front Neurol. 2018; 9:520

[7] Agarwal S, Sair HI, Yahyavi-Firouz-Abadi N, Airan R, Pillai JJ. Neurovascular uncoupling in resting state fMRI demonstrated in patients with primary brain gliomas. J Magn Reson Imaging. 2016; 43(3):620–626

[8] Yetkin FZ, Mueller WM, Morris GL, et al. Functional MR activation correlated with intraoperative cortical mapping. AJNR Am J Neuroradiol. 1997; 18(7):1311–1315

[9] Roux FE, Boulanouar K, Ranjeva JP, et al. Usefulness of motor functional MRI correlated to cortical mapping in Rolandic low-grade astrocytomas. Acta Neurochir (Wien). 1999; 141(1):71–79

[10] Hirsch J, Ruge MI, Kim KH, et al. An integrated functional magnetic resonance imaging procedure for preoperative mapping of cortical areas associated with tactile, motor, language, and visual functions. Neurosurgery. 2000; 47(3):711–721, discussion 721–722

[11] Binder JR, Swanson SJ, Hammeke TA, et al. Determination of language dominance using functional MRI: a comparison with the Wada test. Neurology. 1996; 46(4):978–984

[12] Bahn MM, Lin W, Silbergeld DL, et al. Localization of language cortices by functional MR imaging compared with intracarotid amobarbital hemispheric sedation. AJR Am J Roentgenol. 1997; 169(2):575–579

[13] Petrella JR, Shah LM, Harris KM, et al. Preoperative functional MR imaging localization of language and motor areas: effect on therapeutic decision making in patients with potentially resectable brain tumors. Radiology. 2006; 240(3):793–802

[14] Medina LS, Bernal B, Dunoyer C, et al. Seizure disorders: functional MR imaging for diagnostic evaluation and surgical treatment–prospective study. Radiology. 2005; 236(1):247–253

[15] Roessler K, Donat M, Lanzenberger R, et al. Evaluation of preoperative high magnetic field motor functional MRI (3 Tesla) in glioma patients by navigated electrocortical stimulation and postoperative outcome. J Neurol Neurosurg Psychiatry. 2005; 76(8):1152–1157

[16] Sang S, Wanggou S, Wang Z, et al. Clinical long-term follow-up evaluation of functional neuronavigation in adult cerebral gliomas. World Neurosurg. 2018; 119:e262–e271

[17] Wengenroth M, Blatow M, Guenther J, Akbar M, Tronnier VM,

Stippich C. Diagnostic benefits of presurgical fMRI in patients with brain tumours in the primary sensorimotor cortex. Eur Radiol. 2011; 21(7):1517–1525

[18] Middlebrooks EH, Yagmurlu K, Szaflarski JP, Rahman M, Bozkurt B. A contemporary framework of language processing in the human brain in the context of preoperative and intraoperative language mapping. Neuroradiology. 2017

[19] Weng HH, Noll KR, Johnson JM, et al. Accuracy of presurgical functional MR imaging for language mapping of brain tumors: a systematic review and meta-analysis. Radiology. 2018; 286(2):512–523

[20] Wedeen VJ, Wang RP, Schmahmann JD, et al. Diffusion spectrum magnetic resonance imaging (DSI) tractography of crossing fibers. Neuroimage. 2008; 41(4):1267–1277

[21] Bello L, Gambini A, Castellano A, et al. Motor and language DTI fiber tracking combined with intraoperative subcortical mapping for surgical removal of gliomas. Neuroimage. 2008; 39(1):369–382

[22] Wu JS, Zhou LF, Tang WJ, et al. Clinical evaluation and follow-up outcome of diffusion tensor imaging-based functional neuronavigation: a prospective, controlled study in patients with gliomas involving pyramidal tracts. Neurosurgery. 2007; 61(5):935–948, discussion 948–949

第 5 章 应用放射学方法进行间接脑功能定位
Indirect Functional Mapping Using Radiographic Methods

Vivek Gupta　Erik H. Middlebrooks　Prasanna G. Vibhute　著

摘　要：

大脑在功能和结构上表现出高度的异质性，其结构相应的功能在磁共振和弥散张量上可直接成像。关键的解剖标志为病变与相应功能解剖的识别提供了可靠的信息，有助于手术的顺利完成。本章我们详细介绍了手术相关的脑功能解剖的横断面结构，并提供了其定义和经典的影像学图像。

关键词：

MRI，功能神经解剖学，躯体感觉，大脑功能定位，手术计划

一方面，大脑正常结构由不同功能区域和这些区域相互协调而形成。大脑功能的模块由皮层区域和皮层下核团组成，每一个区域所包含的细胞结构不同。所有感觉、记忆及运动等神经功能的维持都伴随着大脑功能模块神经网络的建立。因此，这些皮层功能"模块"被视为执行所需神经功能的单元。白质纤维束是这些模块间传递信息的重要途径。

另一方面，基于病理学信息有助于定义大脑的整体功能神经解剖特点。人体大脑的一个重要特点是大脑功能区域的模块化及协调性，而灵长类动物都是如此。例如，初级运动皮层可以通过识别中央前回的 Knob 区、倒 Ω 及颞上沟的下方（STS）进行可靠的定位。本章将重点介绍基于脑功能成像的感觉、运动及语言区域的定位，这是神经外科医师术中所需要重视的功能。在这些功能区的病变或邻近的手术中的损害可能会导致术后患者神经功能缺陷，并影响患者生活质量。尽管我们在脑功能成像方面已经取得了重大的进展，包括血氧水平依赖（BLOD）功能性磁共振成像（fMRI），但对功能神经解剖的全面理解仍有待提高。在没有正确认识解剖标志的情况下，无法解读 MRI 结果及其意义。

一、躯体感觉（中枢、外周和 S1M1）和运动相关皮层

该区域的切除或损伤可能会导致运动和感觉功能永久性的缺陷，从而降低患者生活质量。初级运动中枢具有特殊的结构，在 MRI 中能较容易和可靠的识别（图 5-1 至图 5-5）。幸运的是，这些标志在不同层面上均可以识别。

同样，一些解剖标志也可以用于识别初级感觉中枢。在实践演示中，作者首先通过影像学图像识别出了额上沟（SFS）。SFS 的后缘是中央前沟（pre-CS），并向前平行于中央沟（CS）。CS 将中央前沟（pre-CS）和中央后沟（post-CG）进行分离。然后通过寻找纵裂，CS 在纵裂层面斜向后走行，94%～96% 的情况下走向边缘形成水平肢（图 5-1A 和图 5-3）[1-3]。边缘支是扣带沟表面上的分支，在 CS 后方进行弯曲而终止（图 5-1A 和 C）。沿着中央沟前的 knob、倒 Ω 或较少见的中央后沟（post-CG）的水平（ω），是识别 CS 的一个高度可靠的标志物。在中央前沟前上方，紧靠 SFS 的矢状面旁，是手部的运动皮层区域（图 5-1A 和图 5-2）。岛叶的矢状

层图像上，中央前回上的枢纽对应前钩，并靠近中央后沟的手感觉区域的凹陷处（图 5-1B 和图 5-5B）。最后，中央前沟的前后回厚度大于中央后沟的前后回厚度。总而言之，上述特征是正确认识感觉和运动皮层的位置最可靠的依据。

即使当其功能解剖被肿瘤的占位和水肿效应所干扰时，上述方法仍可以用于 CS 的识别（图 5-3 至图 5-5）。在皮层血管源性水肿情况下，尽管脑沟解剖被明显破坏，但 CS 的前后回皮层的厚度差异是 T_2 加权像上识别 CS 的唯一依据（图 5-4）[4, 5]。面部感觉运动区域可沿着 CS 的手部旋钮内侧 2cm 处进行定位。同样，足部的主要感觉运动区域位于大脑内侧面的中央旁小叶（PCL），PCL 位于大脑内侧面，紧靠缘上回的前方（图 5-2）。因此，初级感觉运动中枢的结构是由外侧面到内侧面排列。与手运动中枢高度特异性的中央前旋钮相比，其余的感觉运动中枢的定位相对比较困难。尽管有很好的标志来识别 S_1M_1，但其定位的解剖学方法很少会受到偶尔的解剖学变异和病变所引起的功能重组的限制。

辅助运动区（SMA）位于大脑半球 PCL 的内侧和额上回的后侧（图 5-1C）。在轴平面上，PCL 很容易被误认为 CS 的内侧小叶，位于边缘上回后方和额上回（SFG）前方之间（图 5-1A 和 C，图 5-2）。SMA 的结构从前到后：下肢 SMA 位于相应的 M_1 的前方；在 BLOD fMRI 上两者通常是不可分割的。pre-SMA 位于 SMA 的前方，由于结构复杂，因此较难识别。pre-SMA 参与认知过程的信息处理，包括高级的语言处理[6]。

二、语言和语音中枢

在额颞叶的病变的手术入路是由病变与语言中枢的解剖关系所决定的（图 5-6 至图 5-9）。当病变位于优势半球时，手术入路的选择显得更为重要。虽然通过术前的 MRI 可以判断病变与语言中枢的关系，且能显著提高手术的安全性，但语言中枢包含多个部分，难以完全辨认。因此，额颞叶病变时，需要充分了解额颞叶功能神经解剖及脑电图改变。接下来我们将详细介绍语言中枢的影像解剖。

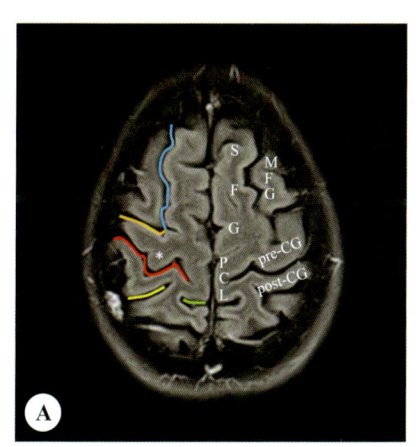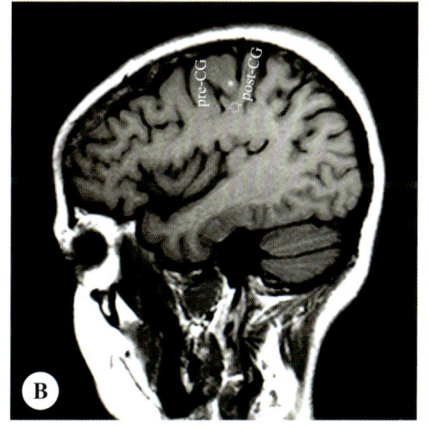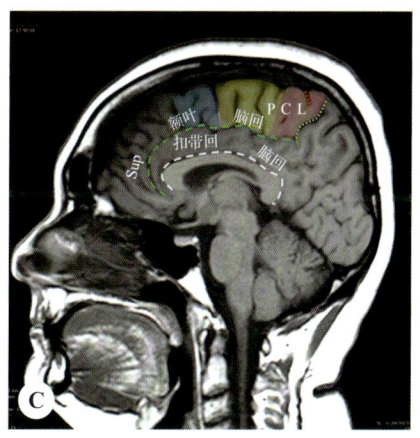

▲ 图 5-1　正常解剖：感觉运动区

A. 冠状面。第一步：额上沟（SFS，蓝色）为平行于大脑纵裂的脑沟。第二步：SFS 向后延伸终止于中央前沟（pre-CS，橙色）。第三步：中央前沟的后缘是中央前回（pre-CG），被中央沟（CS）与中央后回（post-CG）分开。第四步：CS 的辨认（Ⅰ）通过中央前回的后方辨认手运动中枢"Knob 区"（*）结构；（Ⅱ）CS 在纵裂层面斜向后行走，在边缘形成水平肢（PM- 绿线），成为"括号征"（bracket sign）；（Ⅲ）一般情况下，中央前回比中央后回要厚；（Ⅳ）在血管源性水肿的情况下，中央后回可比中央前回厚（图 5-4B）。值得注意的是，中央旁小叶（PCL）位于 SFG 前缘和 PM 之间。B. 岛叶的矢状层面图像上，较容易识别"前钩"（*），靠近中央前回的前钩是手感觉中枢（开放箭）。C. 矢状面：大脑内侧面由胼胝体、脑沟级脑回组成。从内到外分别是胼胝体（白色虚线）、扣带回、扣带、脑沟（绿色虚线）及额上回。边缘叶（绿色点线）是扣带回的一个分支，它向内凹陷，形成 PCL 的后缘。CS（红色虚线）位于大脑内侧面边缘，分割 PCL，并被 S_1M_1 区域所围绕。其前方的 SMA，位于 PCL 的额叶部分和邻近 SFG 的后 1/3 部分（黄色阴影）。SMA 前缘占 SFG 的 1/3 左右（蓝色区域）。Sup. 上部或上方，通常用于描述大脑结构中相对更高的位置

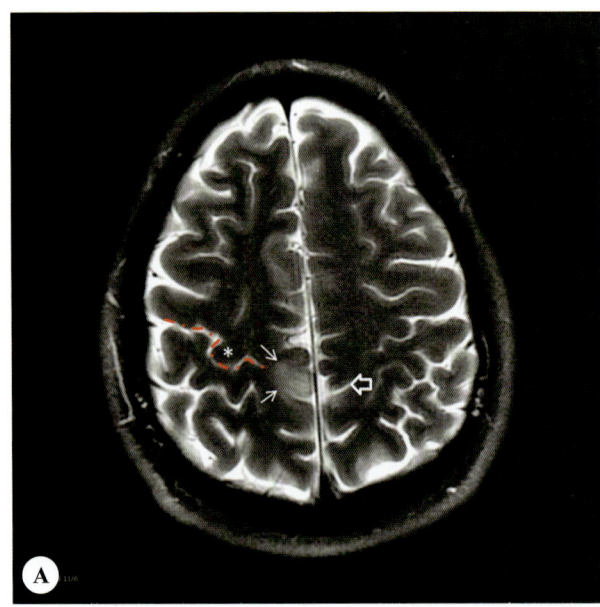 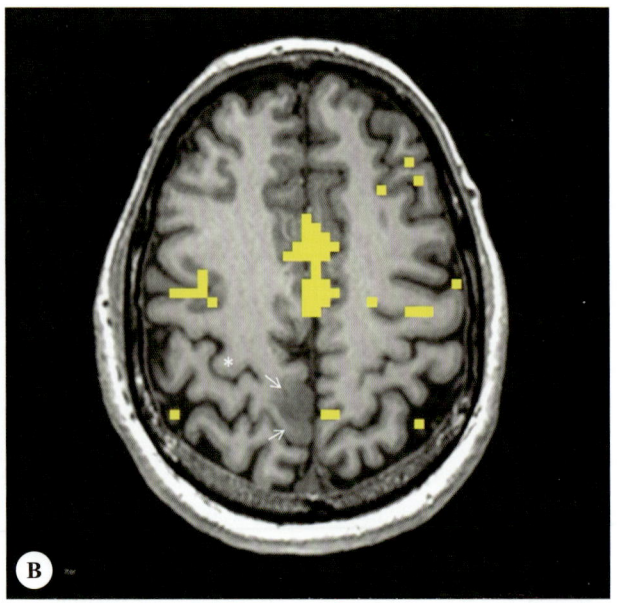

▲ 图 5-2 病理学：初级足感觉运动区的胶质瘤（中央旁小叶，PCL）

A. 一名 42 岁男性患者，左脚感觉迟钝，在 T_2 加权像上显示在右侧 PCL 上的低级别胶质瘤（小箭）。接下来根据正常解剖学步骤（图 5-1）对该肿瘤进行定位。首先，在冠状面上寻找 SFS，并通过其识别中央前沟和中央沟。中央沟（红色虚线）通过中央前回的 Knob 区进行再次确认。病变位于中央沟的内缘，因此累及 PCL。值得注意的是，与左侧 PM 相比，肿瘤使右侧 PM 消失（箭头）。在矢状面上 PM 与大脑半球内侧表面的中央沟相连，PM 结构与大脑后侧面的脑沟有所不同（未显示）。B. 血氧水平依赖（BOLD）功能性磁共振成像（fMRI）结果显示，在双侧脚部的运动中，尽管右侧 PCM 没有被激活，但患者依然能活动左脚。病变侵犯纵裂会激活 SMA 和前 SMA，其包含额叶的视野区

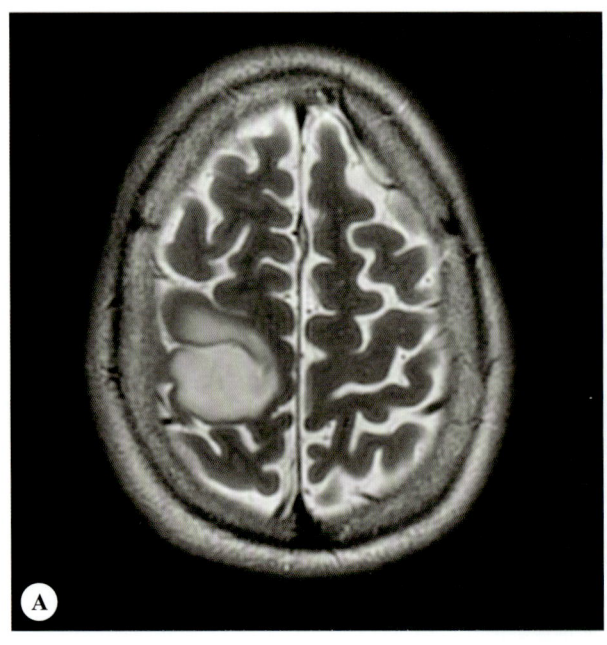 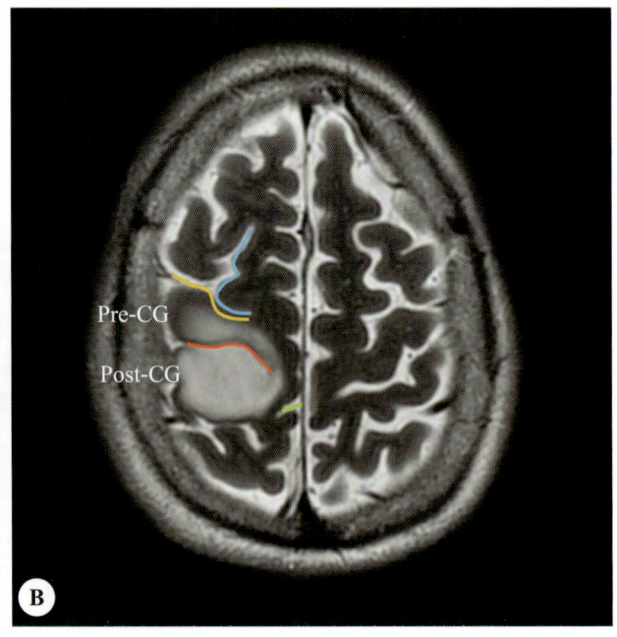

▲ 图 5-3 病理学：初级手感觉运动区的胶质瘤

A，B. T_2 加权像上显示高信号为胶质瘤，主要表现为中央后回（Post-CG）增厚。虽然区域神经解剖结构被破坏，中央沟前移和完全消失（红色），但首先通过识别 SFS（蓝色），其次向后寻找中央前沟（橙色），可以准确定位。此外，尽管肿瘤占位效应造成了解剖扭曲，但值得注意的是 PM（绿色）与中央沟内侧（"括号征"部分）仍保持正常的解剖关系。由于占位效应，中央前回（Pre-CG）Knob 区的解剖结构被破坏，导致定位困难

第5章 应用放射学方法进行间接脑功能定位
Indirect Functional Mapping Using Radiographic Methods

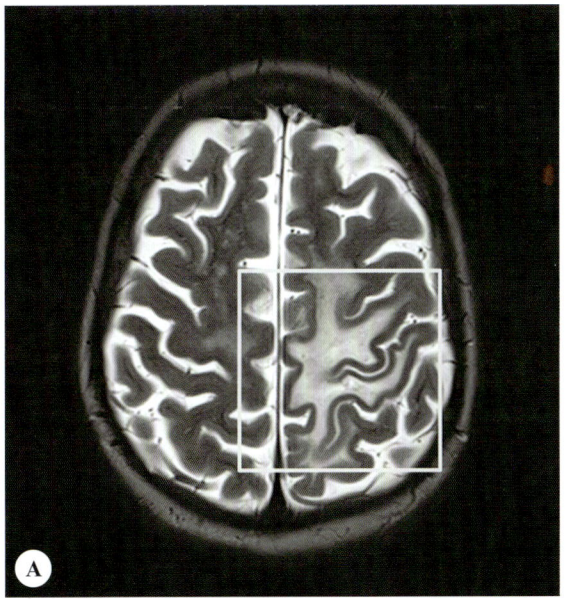

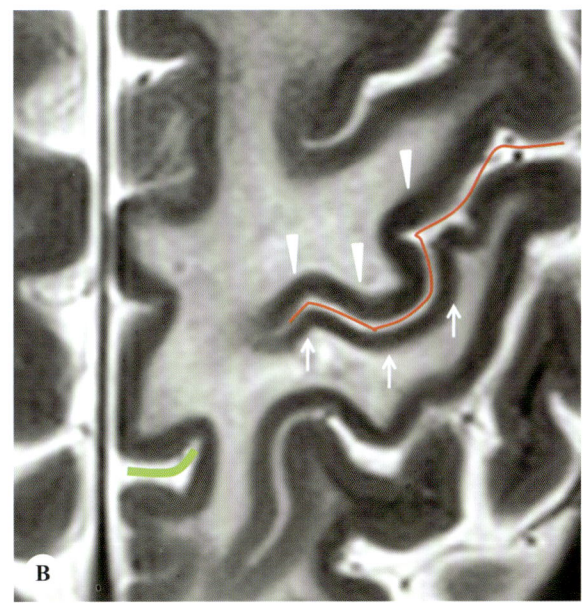

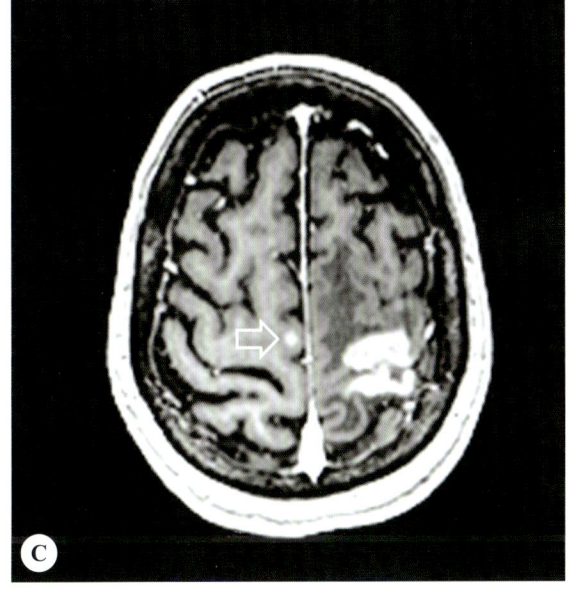

▲ 图 5-4 病理学：初级感觉运动区的转移瘤

A. 一名 65 岁女性肺癌患者在 T_2 加权像上显示高广泛性血管源性水肿，压迫左侧额顶部交界处。B. 皮层厚度在中央前回（箭头）和中央后回（箭）之间相差 2 倍，有助于识别中央沟。虽然正常情况下中央沟显而易见，但是在血管源性水肿情况下在 T_2 加权像上显得比较难寻找。箭头所指向的肿瘤在 T_2 加权像上显示比较清楚。值得注意的是，水平支结构（绿色）和中央前回的厚度均比中央后增大，这也为中央沟的定位提供了证据。C. T_1 加权像与 T_2 加权像对比，左侧中央沟不规则是由于病变的原因导致的。在右侧 PCL（开放箭）内可见增强的微小转移灶

颞横回，也被称为 Heschl 回（HG），是初级的听觉皮层区（图 5-6）。在轴平面上 HG 从岛叶后方向外侧延伸（图 5-6D）。在岛叶的外侧矢状面上，HG 很容易被视为后岛叶与颞上回之间的突起（STG，图 5-6A 和 B）。在冠状面上，颞叶位于外侧裂下方，隐在外侧裂内可见颞横回（图 5-6C）[7]。HG 主要处理简单的声音刺激，如爆裂音和纯音。尽管 HG 通常在左侧大脑中大小更大、更长，但其大小与优势半球之间的相关性存在争议[8]。然而，HG 向后是颞平面，它与语言优势半球呈正相关[9]。研究证实，颞平面由颞横回与 HG 向前分离形成，参与语言处理。

初级的语言皮层处理过程是沿着 HG 进行的。然后，这些信息投射到 STS 的后半部，以进行语言处理和表征（图 5-7）。此后，语言处理过程根据其走向分为背侧通路和腹侧通路（图 5-8）[10]。背侧语言通路包括颞顶连接［STG 后方、颞平面、角回（AG）和缘上回（SMG）］，主要处理运动和深度相关的视知觉信息，属于传统上描述的 Wernicke 区。背侧语言通路通过弓状束和上纵束投射到额下回（IFG），同时向上投射到紧靠中央前回的背外侧前额叶皮层[11]。在语言产生中，颞平面的激活与额下回运动性语言中枢高度相关。因此，颞平面不仅在语言的理解中发挥作用，同时在运动性语言的产生中也发挥非常重要的作用。

037

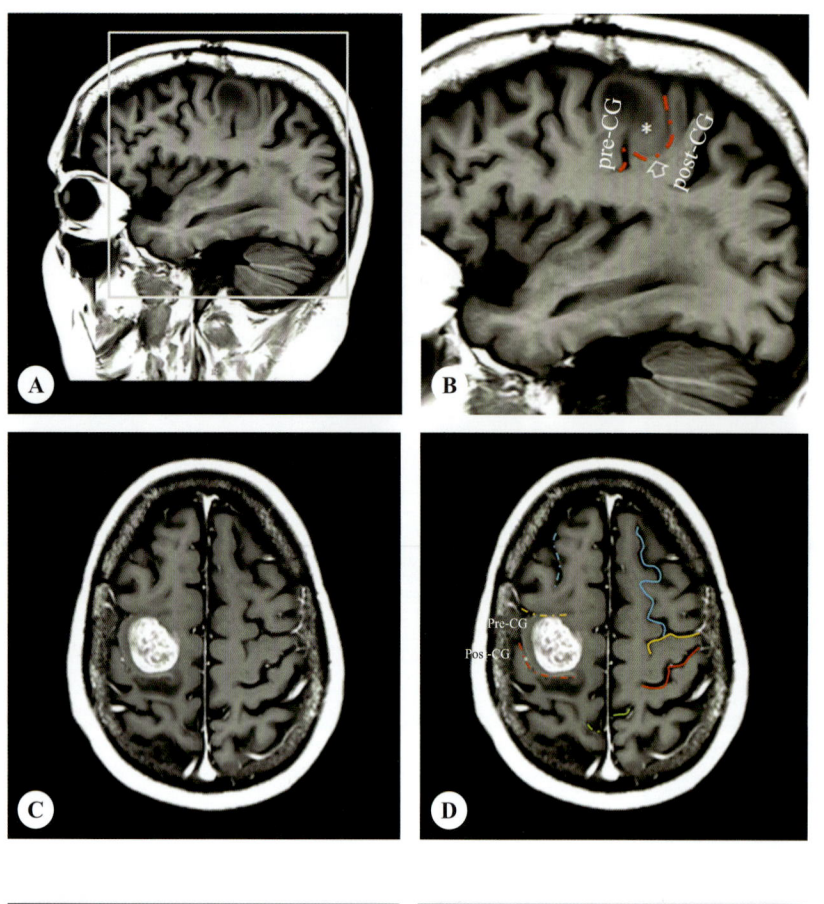

◀ 图 5-5 病理学：初级手感觉运动区的转移瘤

A. 矢状位 T_1 加权像：转移瘤位于中央前回（pre-CG），被视为扩大的中央前钩［与正常脑解剖相比（图 5-1）］。在（B）图中更清晰的标记了病变部位。C. 在 T_1 加权像上：在矢状位图像中，通过识别 SFS、中央前沟和中央沟，可以确定病变的具体部位。虽然中央沟消失和移位，但它与部分"水平支架"具有解剖关系（绿色）。为了方便对比，右侧病变部位的沟用虚线勾画，而左侧正常部位的沟用实线勾画（D）
post-CG. 中央后回

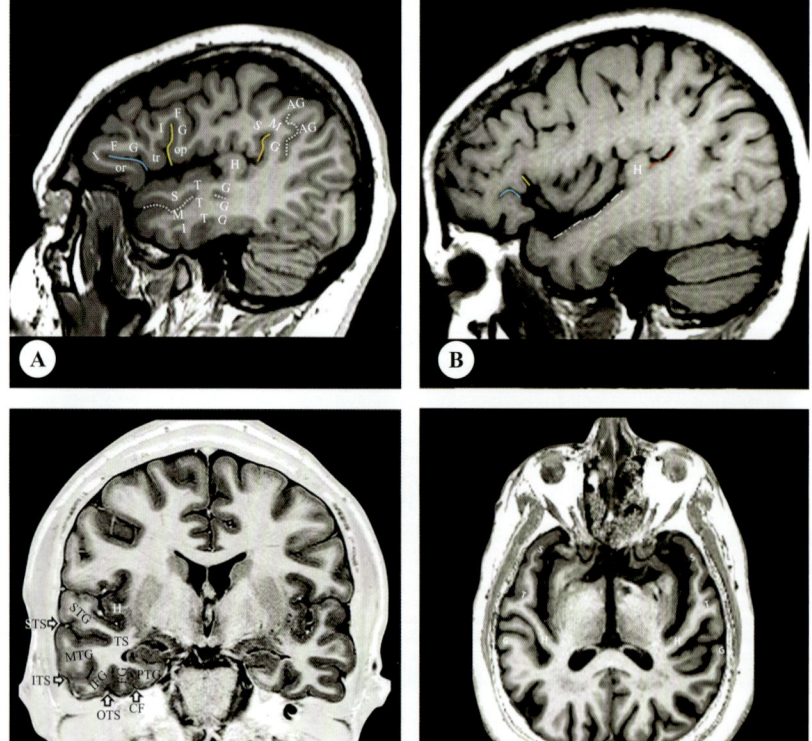

◀ 图 5-6 正常解剖学：语言

A. 矢状位 T_1 加权像：上方的额盖和下方的颞盖由侧裂分离，覆盖岛叶。值得注意的是，由侧裂水平分支和垂直分支将 IFG 分割为眶部（or）、三角部（tr）和岛盖部（op）。侧裂的后升支（橙色）被缘上回（SMG）所覆盖。SMG 后方是角回（AG），其覆盖颞上沟的上升支（白色虚线）。B. 通过脑岛叶的矢状位 T_1 加权像：在颞横回内侧，颞横回（HG）被认为是从颞叶延伸而来。HG 将颞叶外侧面分割为前部和后部，分别成为极平面（白色虚线）和颞平面（红色虚线）。C. 冠状面反转恢复序列成像：冠状面上的上（STG）、中（MTG）和下（ITG）颞回和海马旁回（PHG）从颞干（TS）延伸而来。可以通过颞上沟（ITS）、枕颞沟（OTS）及侧裂入路显露上述脑回（CF）。D. 轴面反转恢复序列成像：HG 从岛叶后方向外侧延伸。为了使 HG 显示更加清楚，我们沿颞平面进行重建。值得注意的是，HG 的白质与 STG 白质混合，难以辨认

第 5 章 应用放射学方法进行间接脑功能定位
Indirect Functional Mapping Using Radiographic Methods

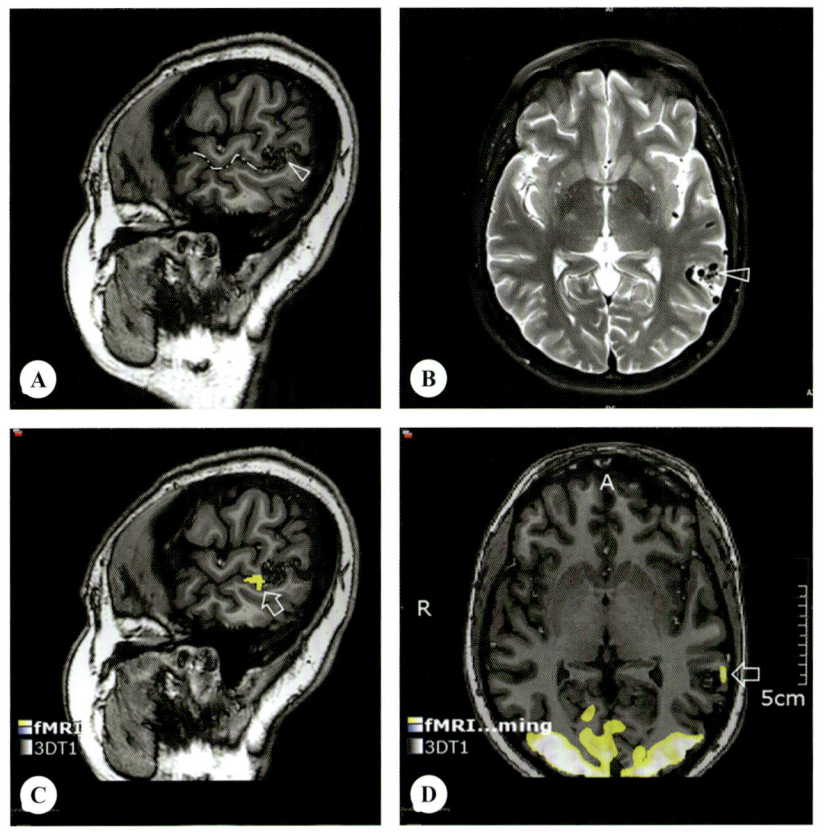

◀ 图 5-7 病理学：颞上沟（STS）初级语言中枢区的脑动静脉畸形

A 和 B. 矢状位 T_1 加权像（A）和 T_2 加权像（B）显示位于左侧 STS 后 1/3（箭头）的小动静脉畸形（白线）。C 和 D. 术前血氧水平依赖（BOLD）功能性磁共振成像（fMRI）的矢状面及冠状面证实，在 STS 前缘的动静脉畸形（AVM）位于左侧优势半球初级语言区域（开放箭）。语言中枢无法维持正常功能是由于动静脉畸形导致的局部血流动力学改变引起神经血管解耦。在优势半球，背侧语言通路由 STG 的后缘、颞平面、AG 及 SMG 构成，该区域也被称为 Wernicke 区

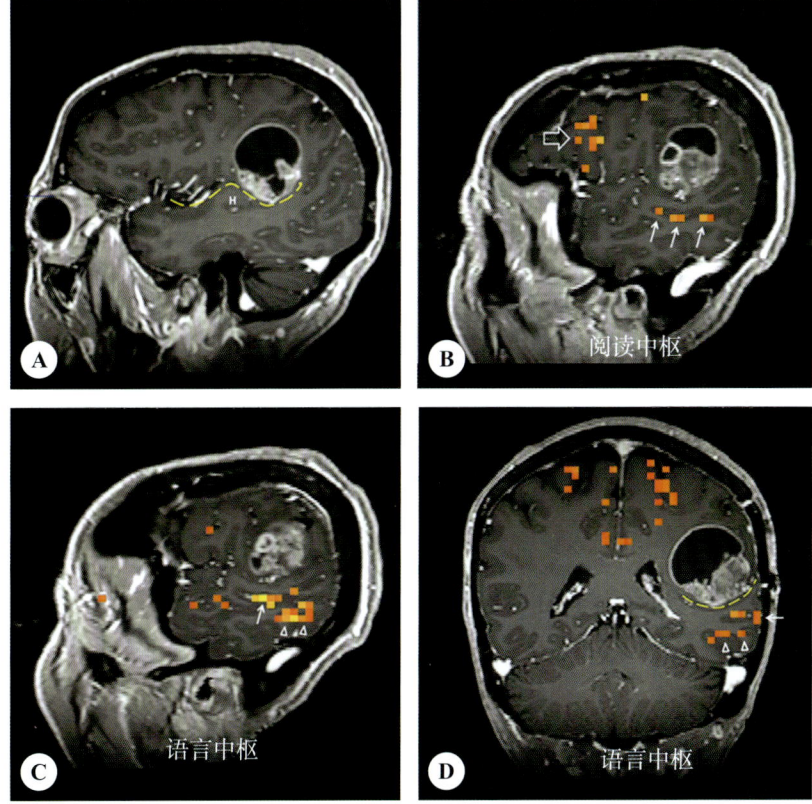

◀ 图 5-8 病理学：背侧语言通路缘上回的间变性胶质瘤

A. 矢状位 T_1 加权像：侧裂后缘 SMG 区的间变性星形胶质细胞瘤。尽管正常解剖结构已被破坏，但根据病变与颞横回（HG）和侧裂（黄线）之间的关系，可以对肿瘤进行定位，位于 SMG（背侧语言通路）。B. 阅读中枢神经功能学 fMRI：颞上沟（STS；箭）和岛盖部（开放箭，背侧通路）中可见。C 和 D. 矢状面和冠状面语言中枢 fMRI：当病变再次靠近侧裂（黄线）时，在 STS 前方和 ITS 后方（箭头，腹侧通路）周围可见额外的激活

039

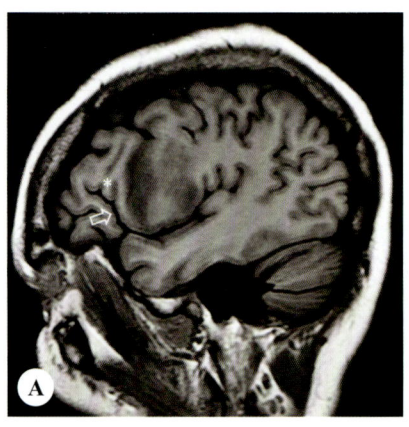 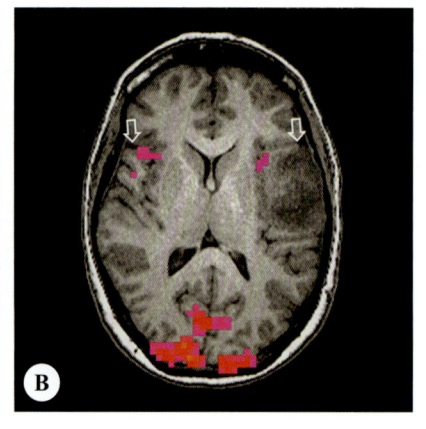

◀ 图 5-9　病理学：背侧语言通路的 2 级少突胶质细胞瘤

A. 矢状位 T_1 加权像：2 级少突胶质细胞瘤。病变在岛盖部位于侧裂前升支（箭）和三角部全部（*）。B. 阅读中枢神经功能学 fMRI 显示双侧额叶和岛叶皮层被广泛激活

最新研究表明，腹侧语言通路在弱势半球中占优势，其结构包括颞中回（MTG）和颞下回（ITG），与加工词汇、短语和句子，以及理解语义密切相关，并与 MTG 和 ITG 一起构成大脑语言网络的一部分（图 5-8A 和 D）[12]。腹侧语言通路通过外囊内的额枕下束投射到背侧前额叶皮层[11]。

3 个水平脑回，即 STG、MTG 和 ITG 被 STG 和颞下沟（ITS）分割，形成了颞叶的外侧面。STG 和 MTG 的后部与顶叶相连。ITG 继续延伸到颞叶的内侧面，并通过枕前切迹与枕下回分离。此外，ITG 在内侧面还被枕颞沟（OTS）和梭状回（FG）分离。而侧副裂为 FG 和海马旁回（PHG）的分界线。颞上沟（STS）是将颞上回与大脑颞叶中颞回分开的沟，终止于 AG，然而侧裂的后部被 SMG 所覆盖（图 5-6）。

额下回（IFG）是背侧前额叶皮层的一部分，被认为是运动性语言中枢。IFG 被大脑外侧裂的前支和升支分为 3 部分，即前支以下的部分为眶部（BA 47）；前支与升支之间为三角部（BA 45）；升支与中央沟之间为盖部（BA 44）。这些特征在 MRI 矢状面上表现为 M 形状（图 5-6a）[13]。典型的 Broca 区包括三角部和盖部，并通过弓状束（AF）与 Wernicke 区联络，形成背侧通路。

脑岛上部被额顶盖（额盖部、中央下回和中央后沟）覆盖，下部被颞盖（STG 和 HG）覆盖，其上下方被侧裂分割（图 5-6）。岛叶被 CS 分为前长岛回和后长岛回，其中左前长岛回的病变会引起语言障碍[14]。进一步分析发现，左前长岛回可能与 IFG 所引起的 Broca 运动性语言功能相关[15]。这一结论通过对语言和语音中枢的血氧水平依赖（BLOD）功能性磁共振成像（fMRI）所证实。

三、结论

人类大脑解剖结构的对称性和功能的协调性，是维持大脑正常功能的基本条件。虽然，大脑解剖具有个体化差异，但是大脑功能定位仍来源于 fMRI 技术和功能神经解剖。在本章中，我们描述了涉及感觉和运动性语言中枢的解剖学特点及其在常规临床 MRI 中的特征。

参 考 文 献

[1] Yousry TA, Schmid UD, Alkadhi H, et al. Localization of the motor hand area to a knob on the precentral gyrus. A new landmark. Brain. 1997; 120(Pt 1):141–157

[2] Naidich TP, Brightbill T. C. The pars marginalis: Part 1. A "bracket" sign for the central sulcus in axial plane CT and MRI. Inter J Neuroradiol. 1996a; 1:3–19

[3] Naidich TP. BTC. Systems for localizing fronto-parietal gyri and sulci on axial CT and MRI. Int J Neuroradiol. 1996b; 2:313–338

[4] Meyer JR, Roychowdhury S, Russell EJ, Callahan C, Gitelman D, Mesulam MM. Location of the central sulcus via cortical thickness of the precentral and postcentral gyri on MR. AJNR Am J Neuroradiol. 1996; 17(9):1699–1706

[5] Biega TJ, Lonser RR, Butman JA. Differential cortical thickness across the central sulcus: a method for identifying the central sulcus in the presence of mass effect and vasogenic edema. AJNR Am J Neuroradiol. 2006; 27(7):1450–1453

[6] Hertrich I, Dietrich S, Ackermann H. The role of the supplementary motor area for speech and language processing. Neurosci Biobehav Rev. 2016; 68:602–610

[7] Yousry TA, Fesl G, Buttner A. Heschl's gyrus: anatomic description and methods of identification on magnetic resonance imaging. Int J Neuroradiol. 1997a; 3:2–12

[8] Warrier C, Wong P, Penhune V, et al. Relating structure to function: Heschl's gyrus and acoustic processing. J Neurosci. 2009; 29(1):61–69

[9] Foundas AL, Leonard CM, Gilmore R, Fennell E, Heilman KM. Planum temporale asymmetry and language dominance. Neuropsychologia. 1994; 32(10): 1225–1231

[10] Hickok G, Poeppel D. Dorsal and ventral streams: a framework for understanding aspects of the functional anatomy of language. Cognition. 2004; 92(1–2):67–99

[11] Saur D, Kreher BW, Schnell S, et al. Ventral and dorsal pathways for language. Proc Natl Acad Sci U S A. 2008; 105(46):18035–18040

[12] Hickok G, Poeppel D. The cortical organization of speech processing. Nat Rev Neurosci. 2007; 8(5):393–402

[13] Naidich TP, Valavanis AG, Kubik S. Anatomic relationships along the low-middle convexity: Part I—Normal specimens and magnetic resonance imaging. Neurosurgery. 1995; 36(3):517–532

[14] Dronkers NF. A new brain region for coordinating speech articulation. Nature. 1996; 384(6605):159–161

[15] Price CJ. The anatomy of language: contributions from functional neuroimaging. J Anat. 2000; 197(Pt 3):335–359

第 6 章 识别功能区的神经生理学
Neurophysiology of Identifying Eloquent Regions

Tasneem F. Hasan　William O. Tatum　著

摘　要：

在脑功能定位（FBM）中，无论是否有可识别的脑损伤，神经生理监测都是一种有效的技术。它有助于保持组织功能的完整性和最佳的手术切除（范围），从而提高术后神经外科的（手术）效果。非侵入性 FBM 技术的例子包括头皮脑电图、诱发电位、脑磁图和经颅磁刺激。然而，由于时间或空间限制，这些技术可能会无法精确地进行脑功能定位。直接电刺激一直是 FBM 的金标准，并被证明了作为一种治疗工具的实用性，可以用于辅助切除大脑中具有重要功能的区域。此外，在 FBM 过程中对保护皮层功能的关注，使我们在仔细评估皮层下功能区域时，为了避免损伤皮层下结构从而导致神经功能缺损方面有了更多的见解。综合多种 FBM 技术可以提高保护功能区的精度。新的非侵入性技术有望实现更大的安全性、更好的耐受性和更短的操作时间，从而精确地勾勒出个体大脑解剖结构与功能的关系，优化靶向切除，改善长期功能（预后）结果。

关键词：

神经生理学，功能，大脑癫痫，抽搐，直接皮层电刺激，神经刺激，功能定位

切除邻近功能区的脑肿瘤和其他病变是神经外科（手术）的主要挑战。在不造成术后神经功能缺损的情况下，最大限度地对异常组织进行全切是合适的，因此了解病变部位及其周围的大脑功能局部解剖特征至关重要。脑功能定位（FBM）通常是通过整合各种技术来完成的。无创性意味着根据癫痫协议，在高分辨率脑磁共振成像（MRI）上定位病理结构中心。脑电图（EEG）和脑磁描记术（MEG）等功能程序识别神经元的生理完整性，纤维束示踪成像反映轴突的功能，功能性磁共振成像（fMRI）识别血管功能，磁共振波谱分析神经化学，正电子发射断层扫描（PET）反映新陈代谢，单光子发射计算机断层扫描（SPECT）识别局部血流，Wada 试验反映神经心理功能。

人类的大脑分为功能区和临床沉默区。功能区的大脑皮层负责日常生活中的基本功能。如果被切除或损伤，可能会导致感觉功能丧失、瘫痪、视力丧失或语言障碍。发生不可逆术后缺损的区域包括初级运动皮层、初级感觉皮层、初级视觉区和前后语言区。手术后可能出现网络连接缺陷，但可能不会持续很长时间的其他区域包括初级体感和运动区、初级听觉皮层、次级感觉皮层和基础颞叶语言区的可操作区域[1]。相比之下，切除临床上无症状的大脑区域不会导致明显的功能（缺损）后果。

了解病变周围的大脑功能有利于切除邻近功能区皮层的病变（表 6-1 和图 6-1）。例如，手术切除癫痫病灶、脑肿瘤或血管病变。FBM 可提示手术医生确定切除范围与最大限度地减少术后神经功能缺失之间的安全平衡。FBM 已经从手术室范围内发展到癫痫监测单元（EMU）。相比之下，术前癫痫手术

第 6 章 识别功能区的神经生理学
Neurophysiology of Identifying Eloquent Regions

表 6-1 初级皮层和关联皮层

初级皮层	关联皮层
运动 • 主要涉及区域（M_1） • Brodmann 4 区 • 位于额叶，沿中央前回 • 控制运动功能的执行	运动 • 次级运动皮层 　– 后顶叶皮层：将视觉信息转化为运动指令 　– 运动前皮层：整合感觉输入，指导运动；控制近端和躯干肌肉组织 　– 辅助运动区：规划和协调复杂运动
感觉 • 躯体感觉皮层 　– 位于顶叶、中央后回 　– Brodmann 1、2、3 区 　– 处理通过触摸、本体感觉、痛觉和温度检测到的躯体感觉 • 视觉皮层 　– 位于枕叶，距状沟 2 侧 　– Brodmann 17 区 　– 提供简单的轮廓、边界、颜色、光线和位置信息 • 听觉皮层 　– 位于颞叶的后上侧面 　– Brodmann 22 区（简单的纯音）	感觉 • 躯体感觉皮层 　– 协助提高通过触觉识别物体的能力 • 视觉皮层 　– 位于初级视觉皮层的上下 　– Brodmann 18 区，次级皮层 　– Brodmann 19 区，关联皮层 　– 结合从主要区域接收到的信息，帮助识别复杂对象（人脸、动物） • 听觉皮层 　– 位于初级皮层的下方和后方 　– 帮助识别声音并识别复杂的声音模式（语音）

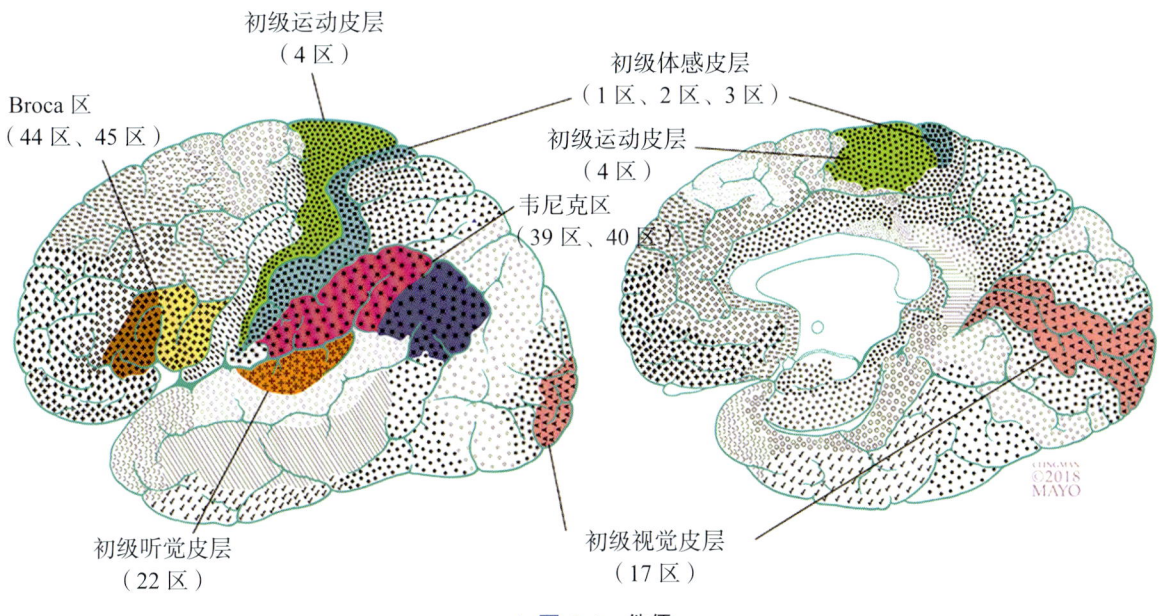

▲ 图 6-1 侏儒

经梅奥医学教育和研究基金会许可使用，保留所有权利

评估通常使用颅内电极（例如，硬脑膜下电极、深度电极和立体定向电极）在 EMU 内进行，首先使用非侵入性脑电图勾勒癫痫灶。置入颅内电极后，对所选电极进行选择性直接电刺激（DES），以识别和定位癫痫灶周围大脑的功能区。新的 FBM 非侵入性技术［如 fMRI、经颅磁刺激技术（TMS）、被动脑皮

043

层电成像技术（ECoG）、高伽马活性光谱分析技术（HGA）和人工智能/深度脑机器学习］的发展正在兴起，它们极有可能取代传统的DES方法[2]。但是DES自从被Penfield及其同事认可以来，作为皮层和皮层下FBM的金标准，一直是FBM的关键[1,3,4,5]。值得注意的是，Bonini悖论[6]说明了FBM中所涉及的（功能）区域的二分法性质。虽然简单的定位可以更直观地表示（功能）区域，但精确度较低。在考虑最合适FBM的技术时，使用的技术力求在准确性和实用性之间达到最佳平衡。

本章的目的是让读者了解临床神经生理学技术的变化，以识别作为功能区的关键神经解剖学位点。在经验丰富的神经外科团队手中，FBM和利用颅外和颅内定位的不同神经生理学技术可以指导患者更好的预后。

一、脑功能定位的适应证

（一）癫痫

旨在切除致痫灶的癫痫手术是FBM临床神经生理学技术的最初应用领域。癫痫切除手术是耐药性局灶性癫痫患者的一种标准治疗方法，能显著改善患者的预后（长期无癫痫发作）[7]。通常，癫痫发生的区域可能涉及功能区的皮层，皮层功能的定位在术前规划中至关重要（图6-2）。FBM已被用于切除中央沟周围的和占主导地位皮层的颞叶癫痫。值得注意的是，癫痫手术中进行FBM不同于肿瘤切除，FBM主要是首先定位致痫区，然后定位功能区。此外，癫痫手术评估通常在手术室外和使用头皮视频脑电图监测在EMU内进行。当非侵入性技术无法定位癫痫发作区时，在手术室置入颅内电极，然后将患者转移到EMU进行视频EEG监测癫痫发作。硬膜下网格（图6-3）可在术中或术外记录颅内EEG时使用，来定位癫痫发作区和定位大范围的功能区皮层[8]。立体脑电图监测越来越多，因此电刺激成像作为一种独特的方法具有特殊的优缺点和所使用参数的潜在安全问题[9]。脑电图技术人员和专业护士也会在场，如果发生癫痫，他们负责在癫痫发作后固定电极以防脱落，监测脑脊漏液或出血，并重新包扎头部以限制感染的扩散[10]。在确定癫痫灶后，在几个习惯性癫痫发作被记录下来后，可以使用颅内电极在术外利用DES定位功能区，以确定一个人癫痫综合征的特征，从而进行手术切除或消融致痫区[11]。在非侵入性评估中获得的信息不一致而需要进行颅内监测（Ⅱ期）时[12]，DES通常在确定癫痫发作区后进行。

（二）脑肿瘤

原发性脑肿瘤直接来源于脑实质，而继发性病灶则由其他来源转移。低级别胶质瘤临床进程缓慢，当肿瘤发生于大脑功能区或临近脑区时，切除程度和术后神经功能缺损之间的平衡至关重要。低级别胶质瘤已被发现含有功能性组织，因此，不同的切除程度会导致不同的预后[13]。如果在没有指导的情况下盲目切除浸润性胶质瘤，可能严重影响术后效果[14]。FBM定义了明确的界限，以改善胶质瘤患者的手术效果（图6-4）。在一项对90份有无DES的上脑膜浸润性胶质瘤切除手术报告的Meta分析中，接受DES的患者中只有3.4%出现了晚期严重的神经功能缺损，而未接受DES的患者，8.2%出现神经功能缺损[15]。此外，尽管患者的肿瘤分布在功能区，但在接受DES进行FBM的患者中，仍有更多患者实现了全切除[15]。因此，作者推荐FBM作为切除脑肿瘤的标准护理。

脑转移瘤是最常见的颅内肿瘤，由于整体预后不良，当其发生在靠近或侵及大脑的功能区时，应进行个体化手术治疗[16,17]。姑息性手术应追求在不恶化现有功能或造成新的神经功能缺损的情况下优化神经功能。因此，推荐通过术中定位技术与神经生理学监测相结合来定位功能区[18,19]。在一项对33例位于中央沟周围的脑转移瘤患者的研究中，DES被证明可以改善手术计划和切除范围，并通过精确勾勒出功能区皮层和皮层下结构来保护功能区[19]。31例患者（93.9%）全部切除了转移灶，在6个月的随访中，88.9%的患者Karnofsky评分量表得分大于80%，平均生存时间为24.4个月[19]。

（三）其他脑病变

FBM已经扩展到被用于切除任何有术后神经功能缺损风险的脑功能区病变。这些病变包括血管病变、脓肿、肉芽肿和创伤等。切除位于功能区复杂的相互连接的动静脉畸形（AVM）是一个挑战，手

第 6 章 识别功能区的神经生理学
Neurophysiology of Identifying Eloquent Regions

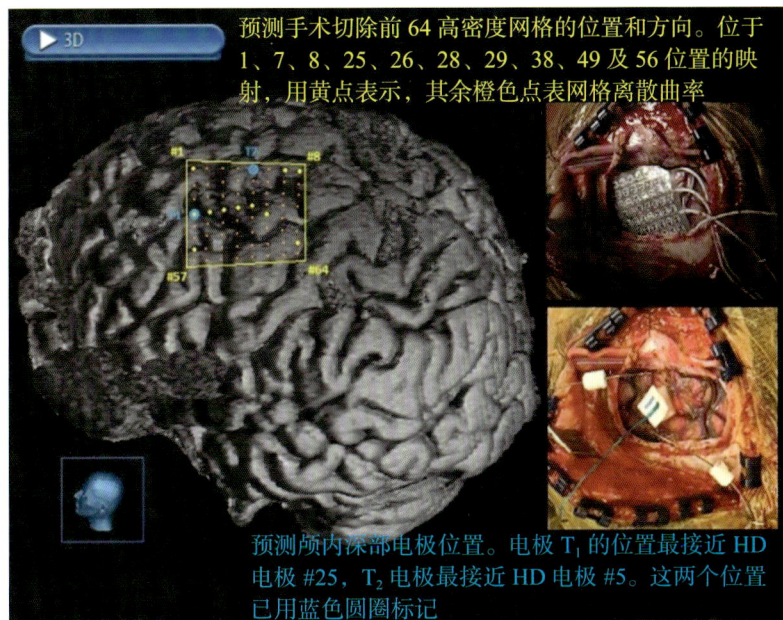

◀ 图 6-2 切除前由网格布局和点指定活动区域（左）的彩色脑定位图，术中照片（右）

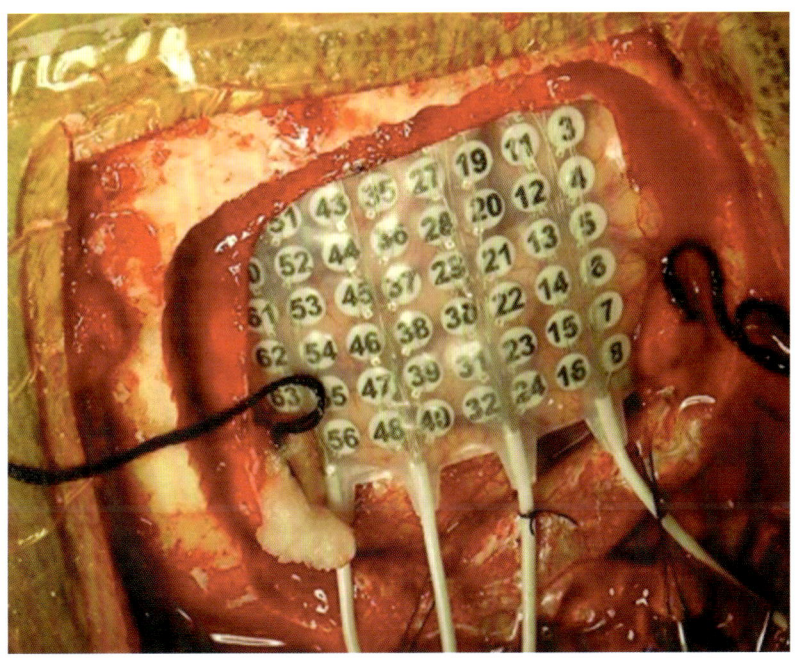

◀ 图 6-3 硬膜下网格电极记录 64 通道高密度术中皮层电图，用于评估癫痫样放电和高频振荡（HFO）

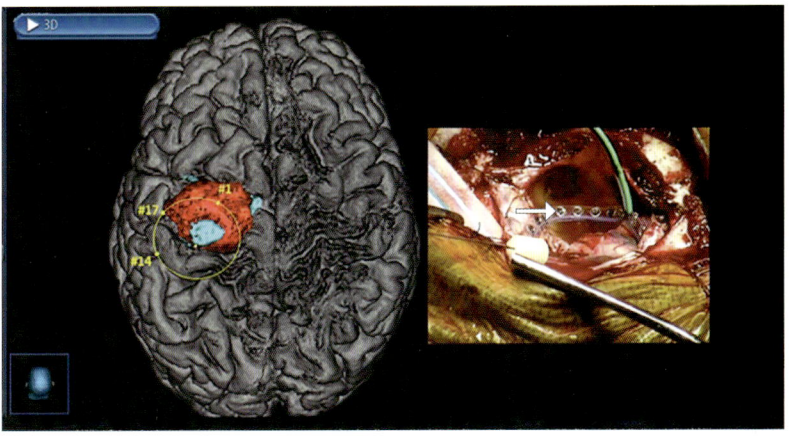

◀ 图 6-4 在高密度网格（数字）电极上具有肿瘤床和周围接触的脑图（左），用于识别检测癫痫样活动的位置。切除后的术中图像（右），用于记录切除后皮层电图的电极阵列（箭）

045

术切除后预后往往很差[20]。由于大脑的可塑性，功能区的重塑通常会在 AVM 胚胎发育期间从其预期位置转移[21]。在海绵状血管瘤切除的术前管理中，功能成像研究已被用于确定手术标志[4]。MEG 等神经生理学方法表明，当 AVM 位于运动皮层附近时，可以以中央沟作为参考点[22]。

FBM 技术可能不仅仅局限于术前计划阶段。例如，在一名假肢痛患者中，fMRI 被用来指导慢性运动皮层刺激器的放置[23]。PET 成像已被用于在热异常性疼痛的实验模型中显示大脑代谢活动[24]。此外，还有各种神经刺激技术被用于恢复功能完整性（如癫痫、帕金森病、慢性疼痛和强迫症），包括脑深部刺激（DBS）、运动皮层刺激（MCS）、反应性神经刺激（RNS）、脊髓刺激（SCS）和迷走神经刺激（VNS）。此外，神经刺激也被描述为运动功能、认知/记忆和视觉的神经修复技术[25-27]。值得注意的是，枕叶皮层的功能定位可能有助于开发使用脑-机接口的盲人假肢，因此，在皮层内刺激初级视觉皮层可能在治疗皮层失明中发挥作用[28]。

二、临床神经生理学技术

（一）脑电图

脑电图（EEG）记录和监测大脑的自发电活动，可以通过放置头皮电极进行无创检查，也可以通过置入颅内电极进行有创检查（图 6-5）。EEG 测量神经元内离子电流的电压振荡，在神经疾病的诊断中非常有用，特别适用于检测癫痫样异常和癫痫发作，包括意识水平（昏睡和昏迷）、睡眠阶段、麻醉深度以及确认死亡时的障碍。

颅内 EEG 或 ECoG 已被用于研究与脑功能激活相关的电生理（图 6-6）。与标准头皮 EEG 记录相比，ECoG 产生大约 10 倍的波形振幅，由于电极与皮层表面相邻，因此能提供更高的分辨率和空间信息，具有更好的灵敏度和更好的信噪比（高频 EEG 活动）。ECoG 在识别耐药性局灶性癫痫患者的潜在致痫组织方面尤其有效，并已广泛应用于运动和语言定位、儿科人群以及 EMU 环境中[29-31]。

ECoG 还被用于研究各种频率范围内脑震荡事件的相关动力学，包括躯体感觉/运动系统、语言网络、视觉和听觉系统[2]。以前，非侵入性技术已经证明了较低频率下的事件相关去同步/同步化（ERD/ERS），这一观察结果扩展了 ECoG 在更高频率下确定事件相关反应的应用[9, 32]。宽频伽马范围（>60Hz）的变化具有临床意义，高频振荡，包括伽马（30~80Hz）、波纹（80~250Hz）和快速波纹（250~500Hz），已在不同的脑功能系统中观察到，可以用能够高采样率的设备记录（图 6-7）[33]。被动 ECoG 上高伽马振荡的时间和空间定位是由单一任务产生的大量神经元所特有的大脑功能区域的激活[34]。

与 DES 相比，ECoG 具有类似的精确度，但具有更高的安全性、更好的患者耐受性和更短的手术时间[35]。ECoG 和 DES 的感觉运动定位的对比结果表明，敏感性为 0.43~1.0，特异性为 0.72~0.94[36-38]。同时使用 ECoG 和 DES 有几个好处；它通过监测背景活动反映清醒水平，评估麻醉效果，通过识别刺激诱发的伪影验证 DES 的完整性，并获得过度刺激后放电的记录。后痫性放电的描述有助于确定不会遗漏电图记录的癫痫，也不会因重复刺激而诱发癫痫发作[39]。一项评估术前和术中 ECoG、DES 和 fMRI 在表达性语言功能定位中的应用研究报告称，多种功能定位技术的整合提高了功能区语言皮层功能定位的精确度[25]。在本研究中，术前 ECoG 和 DES 都能有效地勾勒出关键功能区，这一点后来通过术中高分辨率 ECoG 得到证实。尽管如此，ECoG 仍存在局限性。使用 ECoG 脑成像要么需要分期手术，要么在清醒开颅术（AC）中进行。与置入式电极相关的较长的持续时间可能会显著增加感染风险，

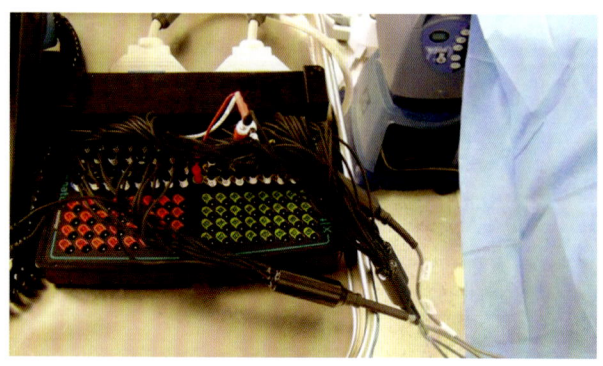

▲ 图 6-5 彩色协调插孔箱（左）将神经刺激器（右）传递到大脑的电活动引导回 EEG 机器，以便神经生理学家记录和实时可视化皮层电图

第 6 章 识别功能区的神经生理学
Neurophysiology of Identifying Eloquent Regions

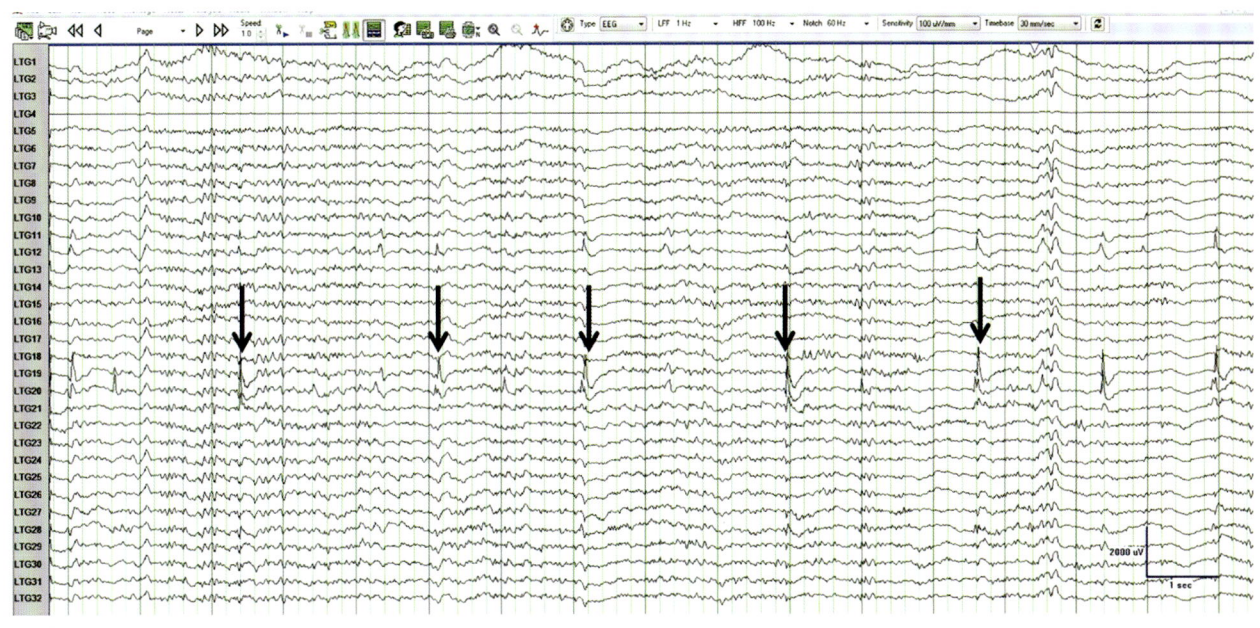

▲ 图 6-6 脑电图显示接触 LTG 19 的最大病灶尖峰

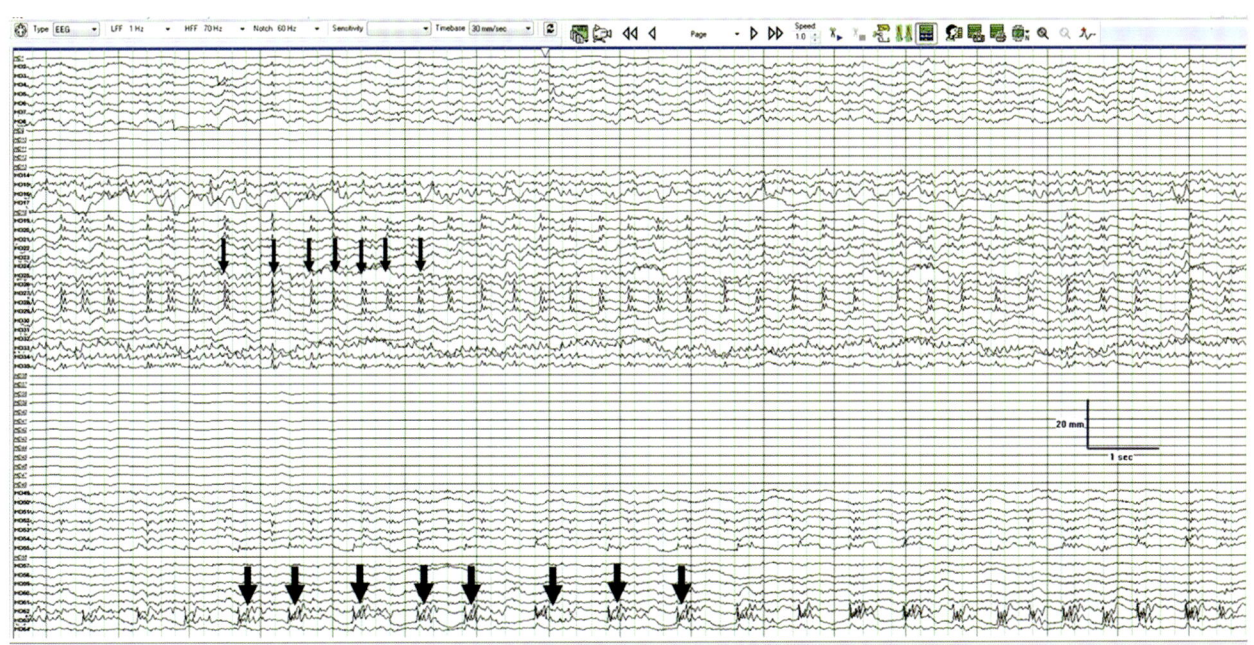

▲ 图 6-7 脑肿瘤切除（胶质瘤 –IDH1 突变体）时 ECoG 的高频振荡记录

并延长费用、住院时间和恢复时间[40, 41]。

（二）诱发电位

诱发电位（EP）监测已被用于诊断，对接受手术的患者在运动带附近中央沟进行定位[42]。体感诱发电位（SSEP）通常用于评估体感系统的完整性。EP 由一系列正、负波形偏转组成。对 Ia 传入的上肢（正中神经：Erb 点 /N_9，N_{13}，P_{14}，N_{20}）或下肢（胫神经：腰电位，P_{31}，N_{34}，N_{37}）周围神经进行电刺激，通过脊髓背柱和脑干内侧丘系传导到对侧初级躯体感觉皮层。通过术中 ECoG 电极阵列记录指导手术标志。电极阵列中至少包含 8 个接触点，放置在预计包含中央沟的区域。N_{20} 电位记录在躯体感觉皮层上，P_{22} 电位记录在运动皮层上，作为远场电位，这些远场电位在周围神经刺激后被激活，产生"伪相位反转"（图6-8）。中央沟位于正下方。此外，SSEP可以定位感觉缺陷，识别无症状病变，并在其他形式的手术（如颈动脉和脊髓）中监测感觉通路的变化[43]。近40年前，非侵入性脑刺激，经颅电刺激（TES）被用作一种简单的、单一的、高电压电流，产生同步的运动反应，激发外周肌肉的运动诱发电位。

TES使用单脉冲或重复脉冲刺激头皮（2~9）产生电流，通过脊髓传播到放置在手部小肌肉上的记录电极。在经颅电刺激过程中，高强度的刺激被传递到头皮，以便通过一个完整的颅骨刺激皮层[44]。刺激电压和电流的使用水平远远高于诱发SSEP所需的水平，经常在术中监测中联合使用，特别是在脊柱手术中。然而，一些研究人员注意到运动诱发电位（MEP）监测和术后神经功能结果之间的结果不准确[45, 46]。

皮层诱发电位（CCEP）可用于评估语言连贯性。CCEP包括刺激一个皮层区域，同时记录另一个区域产生的信号的平均反应，以评估功能的相互联系[47, 48]。在一项针对13例患者的研究中，使用CCEP监测切除位于大脑优势半球、语言相关区域内或周围的肿瘤[14]。在额叶和颞叶语言区放置硬膜下条形电极以记录电位，这些电位由皮层DES通过邻近的硬脑膜下网格识别。结果表明，CCEP存在与否与术后语言功能障碍的发生相关，而言语功能障碍恢复时间与CCEP的变化显著相关，在肿瘤切除后1.8 ± 1.0个月、5.5 ± 1.0个月和11.0 ± 3.6个月，CCEP的变化分别为不变、减少和消失（$P<0.01$）。考虑到CCEP不需要患者输入，在全身麻醉（GA）下监测语音功能无须AC是可能实现的[49]。

（三）脑磁图

脑磁图（MEG）是一种非侵入性的、准确的功能神经成像方式，通过记录脑电生理活动的磁场来进行脑成像，是对皮层活动的直接测量。它提供了有关大脑活动的精确时间细节，范围从千万亿分之一特斯拉到兆分之一特斯拉，以及神经元活动的精确空间定位。在美国，MEG目前已被批准用于术前FBM和癫痫手术，并且在术中使用DES进行功能性运动定位已证实了MEG的准确性[50]。MEG通常与MRI结合，被称为磁源成像（MSI），用于直接显示电磁偶极子簇。虽然头皮脑电图需要至少6~20cm²的神经元活动同步区域来进行棘波检测，但是MEG只需要3~4cm²的皮层区域来生成波形[51]。同样，与EEG（7~10mm）相比，MEG提供了更高的源定位空间分辨率（2~3mm）[51]。此外，磁场不会因组织中的活动传导而失真，而脑电图中的电场在记录时往往会失真[51]。感觉运动、语言、听觉和视觉FBM都可以用MEG来完成[52]。同时，它也被用来测量肿瘤浸润的存在[53]和评估肿瘤的侵袭性并影响

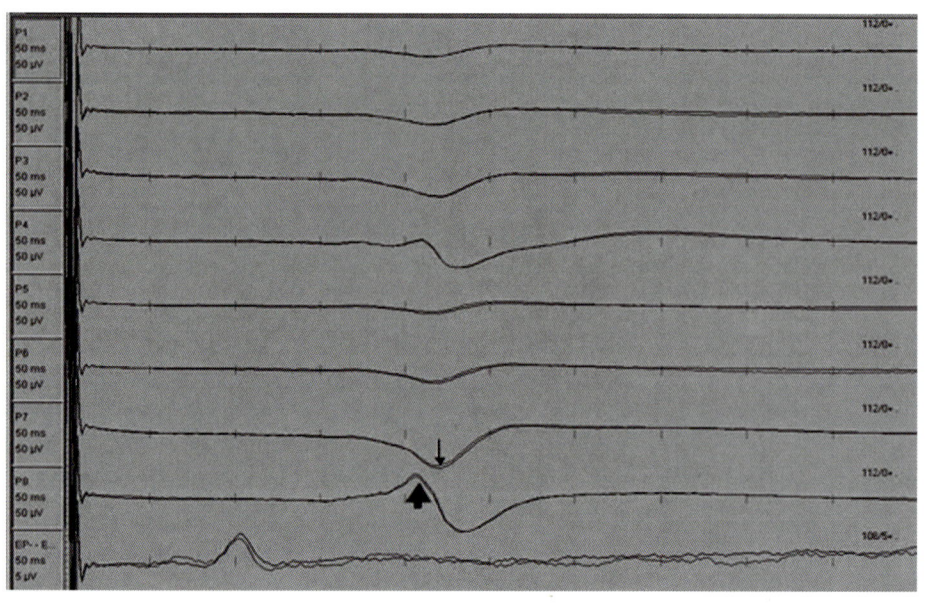

◀ 图6-8 在手术室刺激对侧正中神经时，通过正中神经体感诱发电位定位伪相位反转正下方的中央沟，伪相位反转由N_{20}（粗箭）和P_{22}（细箭）表示

治疗[54]。值得注意的是，术前静息状态 MEG 连接分析被认为是一种有用的非侵入性方法，可以评估功能区内肿瘤周围组织的功能连接，可能有助于手术规划[55]。在一项使用 MEG 的研究中，与整个肿瘤区域静息状态功能连接下降相关的定位中，相对于语言、运动或感觉定位，术中电刺激期间的功能皮层定位缺失的阴性预测值为 100%[55]。MEG 研究也证实了低级别胶质瘤内存在功能性脑组织[56]，全切后，患者出现新的神经功能缺失，这与 MEG 的预测准确性相关。

（四）经颅磁刺激

经颅磁刺激（TMS）定位已成功应用于 FBM，因为它适用于测量中心运动传导时间。通过改变刺激技术和参数，TMS 可以激活或抑制皮层下组织，以促进脑组织的定位，它们可以与其他成像和电生理技术（如 fMRI）结合，以提供有关运动控制的补充信息[57]。在 TMS 过程中，破坏性磁刺激从颅腔外非侵入性传递。通过在头皮上放置线圈，交流电通过线圈触发磁场，进一步触发皮层区域内的动作电位。在放置线圈时，TMS 可能会受到精度/准确性的限制，导致 FBM 结果不稳定。然而，导航 TMS（nTMS）作为 DES 的替代技术已经引起了人们的兴趣，尤其是在运动皮层和语言区域的术前定位中[58, 59]。nTMS 与 MRI 图像一起使用，与线圈放置系统结合以限制放置误差，现在已被 FDA 批准为唯一有效的技术。此外，TMS 也被认为可用于替代颈内动脉异戊巴比妥试验（Wada 试验）以判断语言偏侧性[60]。

（五）未来的非侵入性技术

80~140Hz 的 HGA 已被证明可以反映局部皮层活动，最近已经报道了利用 ECoG 对宽带伽马频率进行频谱分析的被动技术。在一项对 5 例语言障碍患者的研究中，在脑优势半球内肿瘤切除术中进行了被动 HGA 定位，并在 AC 期间进行 CCEP 记录[61]。通过提供语言声音，同时向接受性语言区发送电脉冲，对接受性语言区进行 HGA 定位，用于识别额叶内的 CCEP，并通过 DES 验证。

使用人工智能或深度机器学习的 FBM 是一个新兴的兴趣领域。最先进的机器学习技术越来越多地用于神经成像（如 fMRI），并提供了一种从内部可视化人脑并识别皮层结构功能组织的非侵入性方法。机器学习方法利用分布在多个体素（多体素 fMRI）的信息，考虑到人类大脑活动固有的多元性质，可以表示为多维空间中的点[62]。然而，机器学习模型在神经成像中的应用主要基于多体素分析，而很少考虑大脑生理学或技术/数学专业知识[62]。因此，需要一种多学科的方法来开发和整合机器学习技术，将神经成像与临床神经生理程序结合到 FBM 领域。

三、直接电刺激

Fedor Krause 利用 DES[63] 勾勒出了识别人类运动皮层功能脑成像的早期工作，而 Cushing 则证实了由 DES 引起的中央后回的感觉反应[64]。今天，直接皮层和皮层下电刺激仍然是 AC 期间 FBM 的金标准；然而，这项技术尚未在世界范围内达成共识。需要全面了解电极和周围大脑结构之间的空间关系。此外，大脑中的重要标志必须参照刺激和记录电极来识别，以帮助指导 DES 和结果解释[65]。使用神经导航系统进行精确定位有助于通过识别网格中的位置来控制大脑-电极的关系（图 6-2）或深度。此外，在评估语言和可靠识别刺激引起的变化时，在研究之前确定基线功能，以便与研究过程中的功能进行比较，这一点尤为重要[66]。如果患者感到疲劳，可能需要在刺激或执行 DES 之间休息几天[66]。此外，为了克服受试者的偏见，不应告诉患者何时受到刺激；并且可能需要假刺激来区分生理和非生理行为反应[66]。为了验证这些结果，当对同一区域进行重复刺激时，患者应该能够再现相同的反应（视频 6-1）[66]。此外，需要一个熟练的团队有效地执行 FBM 期间所需的任务。这些任务包括操作刺激探针和脑电图记录设备，管理和观察患者对行为和语言刺激的反应。密切关注细微的肌肉收缩和脑电图通道的后放电，这对于识别积极的运动反应或预测癫痫的发生至关重要。任何与长时间后放电或电图癫痫发作的脑电图模式都应立即终止持续使用 DES。

DES 可以在 GA 下进行，也可以在镇静状态下作为 AC 进行。GA 常用于评估运动功能，即刺激运动部位产生不随意的肌肉活动。尽管如此，在评估感觉功能（包括躯体感觉、认知、语言、记忆、阅读和写作）时，AC 是必要的，这样，当施加瞬时刺激时，患者可以实时提供反馈。此外，还可以通过直接刺激白质纤维束和皮层下结构来评估解剖和功能上的脑连通性，这可能会限制术后神经功能缺损[67]。

DES 过程中常用的电极包括硬膜下网格电极 / 条电极或深度电极 / 穿透电极[68]。由于立体脑电图皮层内电极良好的耐受性，适用于多点记录和对大脑中难以接近的深部区域（包括岛叶、腹侧和内侧新皮层）的皮层下采样，一些机构已经采用了这种电极[69]。然而，与硬脑膜下网格电极覆盖相比，立体脑电图的局限性包括有限的采样区域，以及 DES 在检测横跨皮层结构的横向电流传导方面的经验更有限。表 6-2 对这些电极进行了总结。

DES 容易使用，适当参数的设置可以保证其安全性，且成本低[35]。在一项对 250 例患者的研究中，只有不到 2% 的患者在 DES 后出现了术后语言障碍[75]。在另一项研究中，当使用 DES 定位运动功能（区）时，87% 的患者在切除皮质脊髓束附近的肿瘤 1 个月后没有出现功能缺陷[76]。当 DES 引起反复的功能紊乱时，怀疑其周围存在功能区，手术切除时应保留 1cm 的安全距离。此外，电刺激参数取决于 DES 使用的电极类型。应严格遵守参数，以确保 DES 不会超最佳刺激而造成组织损伤。表 6-3 概述了使用 DES 期间用于硬膜下电极的刺激参数[77]和表 6-4 比较了各种电极类型的参数[2]。选择合适的 FBM 参数至关重要。如果强度过低，刺激位点将无法充分激活 / 失活（假阴性）。如果刺激强度过高，即使是正常区域也会产生后放电甚至癫痫发作（假阳性）。使用 DES 进行的大脑定位应在后放电阈值以下进行。此外，重要的是控制电荷密度的数量，以尽量减少 DES 期间的组织损伤。电荷密度由所传递的每相电荷与刺激接触的表面积之间的关系决定。每相的电荷量与刺激电流和双相 / 双相脉冲单相的持续时间有关。单位以每相微库仑表示，通常在 100g 组织的面积上传递到大脑。先前的建议认为 $>30\mu C/cm^2$ 的电荷密度可能会危及安全性，并可能导致神经损伤[78]。此外，可能需要根据患者改变 DES 参数，如语言和认知能力良好的患者可能只需要持续 5s 的刺

表 6-2 FBM 过程中 DES 使用的电极类型 [a]

电极类型	说　明
硬膜下电极	• 线性条带和网格（4~64 个电极）：置于大脑硬膜下表面 • 优点：覆盖新皮层表面的大片相邻区域；良好的空间分辨率；在功能区皮层的 FBM 中有用 • 缺点：需要开颅手术，感染 / 出血风险更大，耐受性较差，肿块效应，局部神经功能缺损 • 并发症（出血、感染、局灶性缺陷、电极故障）发生率：5%~40.5% [b]
深部电极	• 皮层内电极（4~10 个触点）：通过手术植入大脑实质 • 优点：有助于接近深部结构（如颞叶内侧）；立体定位，具有诊断 FBM 和治疗性刺激（如丘脑、海马等）的潜力 • 缺点：出血，空间分辨率有限，使用的每个电极都必须放入颅内 • 并发症（出血、感染、局部缺陷、电极故障）发生率：1%~6.4% [70, 72, 73]
立体脑电图	• 皮层内电极（8~10 个触点）：外科手术，通过麻花钻钻多个小孔（2.5mm）置入颅内 • 优点：在癫痫手术中评估半球癫痫发作的定位和偏侧性；识别深层结构（如岛叶和扣带回皮层），更好的耐受性，无须开颅手术 • 缺点：出血、脑卒中的风险，多次放置所需的时间（机器人可能会加快放置过程）；可能需术前血管成像 • 并发症（出血、感染、死亡率、与电极置入相关的手术并发症）发生率：综合患病率为 0.3%~1.3% [74]

DES. 直接电刺激；FBM. 脑功能成像
a. 商用电极中使用的触点数量各不相同；b. 触点数量增加了并发症的风险[70-73]

表 6-3 术中电刺激定位参数 [a]

脉冲类型	双相性
刺激	双极的/单极的
脉冲频率	50Hz
脉冲宽度	0.2~0.3ms
刺激持续时间	3~5s；5s 语言测试；测试负性运动反应时可达 10s
电流强度	从 1mA 或 2mA 开始
电流滴定	增量为 0.5~1mA
最大电流	受机器限制；通常为 10~20mA

a. 这些参数用于网格或条状硬脑膜下电极的皮层刺激，由于存在组织损伤的风险，不应用于深部或立体脑电图电极的刺激

激，而有缺陷的患者或儿童可能需要更长时间的刺激。需要考虑 DES 的一些风险。电刺激可能会触发后放电（图 6-9），并由于发作后的一段时间导致 FBM 延迟，可能共同引起癫痫发作，导致发病率的增加[35]。DES 也可能是时间密集型的，在术前进行（如 EMU）时，时间从几个小时到几天不等，因为它通常包括使用不止一次试验，对置入电极阵列中的每个触点进行有组织的电刺激。相比之下，由于 AC 期间的时间限制和麻醉难度，可以在手术室进行安全测试的时间有限。此外，患者可能会因头痛和长时间躺在手术台上的不适感而感到痛苦[31]。

DES 的作用已经超越 FBM，在神经外科手术前用于功能皮层的定位。使用间歇性直接脑皮层电刺激（如丘脑刺激和 RNS）的治疗已经商业化。最近，持续阈下电刺激显示术后 DES 可抑制发作间期癫痫样放电（IED），并改善临床发作（频率、强度和持续时间）[79]。这表明 IED 可以作为识别治疗参数的生物标志物[79]。

四、脑功能成像的神经生理学方法

在手术室内外，对人类大脑进行皮层电刺激已经越来越多地被用作 FBM 的工具。FBM 的治疗方法取决于病变和治疗目标。在非肿瘤性癫痫手术中，目标是首先确定致痫区，然后对功能区皮层的周围进行定位，这可以在 EMU 中有效进行[80]。相比之下，损伤性手术的目标是明确的，必须考虑最大限度地切除肿瘤边界和范围，同时尽量减少术后神经功能缺损，以提高中位生存时间[80]。对于穿过白质纤维束的浸润性肿瘤患者，术中 DES 定位可以有效地定位皮层和皮层下功能[80]。尽管如此，手术外和术中技术都包含一系列固有的风险和好处，在选择最有效的 FBM 技术时需要考虑这些风险和好处（表 6-5）。在术中 FBM 期间，由外科医生引导的手持式探头向置入电极提供电刺激，以创建功能定位。在划分涉及运动的区域时，可根据 GA 进行定位；然而，在评估与语言、感觉或视觉相关的功能时，有必要使用 AC 来确保患者的积极参与。如果在术外定位中发现了功能区，可以在切除前进行进一步的术中 FBM 来确认术外定位。

随着时间的推移，FBM 中使用的技术有了长足的发展。以前使用 EP 识别感觉运动区域[81, 82]。然而，EP 不完全可靠，因为中央沟的定位有 6%~9% 不准确[83]。这导致更多患者（20%）术后出现功能缺损，可能是切除了初级感觉运动皮层附近累及锥体束的皮层下组织所致[84]。功能区 FBM 汇总于表 6-6。

五、结论

维持人类的基本功能对维持独立的生活方式至

表 6-4 皮层电刺激常用电极参数

电极	触点尺寸（mm）	接触间隙（mm）	有效表面积（mm²）	电流（mA）	脉冲宽度（ms）	脉冲频率（Hz）	训练持续时间（s）
硬膜下的	2.4~4	10	1.26~4.5	1~15	0.2~0.3	50	3~10
皮层内的/深部	3.5	2	5	0.5~2.5	1	50	3~5
探针/棒	1	5	1.6	1~10	1	50	3~5

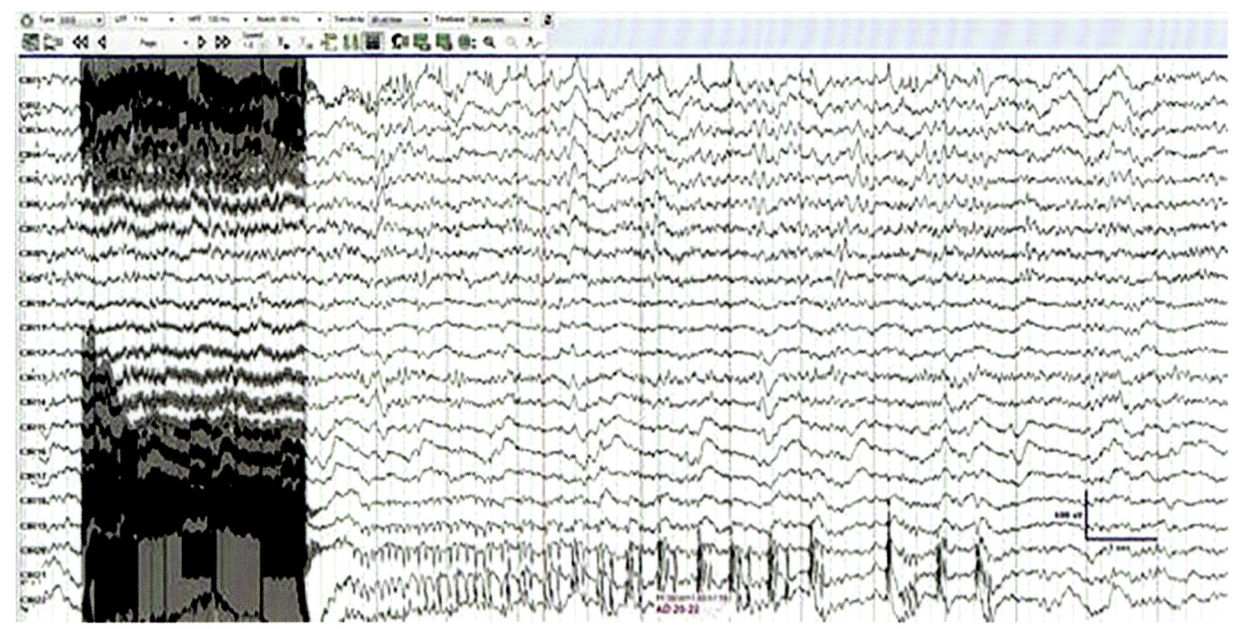

▲ 图 6-9　在切除靠近中央前回的 2 级胶质瘤之前，在功能性脑定位过程中，DES（伪影存在于 2～5s）在皮层电图上的后放电（方框）

表 6-5　脑功能定位术外和术中适应证、风险和益处

	术 外	术 中
适应证	非肿瘤性癫痫手术	肿瘤 / 癫痫性手术
风险	• 延长进入 EMU 的时间 • 医院获得性感染的风险 • 需要特殊的安全设备和专业护士 /EEG 技术专家 • 癫痫发作风险高；需要抗癫痫药物的保证 • 耗时（小时到天）	• 严格的时间限制，限制了可执行的认知任务列表 • 唤醒手术的麻醉挑战 • 围术期癫痫发作风险高；DES 期间需要抗癫痫药物的保证 • 患者疲劳 / 合作不佳可能需要提前终止手术 • 围术期癫痫发作和术后 FBM 的延迟
益处	• 无时间限制 • 可完全无创或分阶段进行 • 在确定致痫灶时，通过逐渐减少抗癫痫药物触发癫痫发作 • 如果以后需要，EMU 中的视频 EEG 记录允许进行解释	• 实现了沿白质纤维束迁移的浸润性肿瘤的皮层和皮层下功能定位 • 单一设置期间进行诊断功能定位和病灶治疗性切除

DES. 直接电刺激；EEG. 脑电图；EMU. 癫痫监测单元；FBM. 脑功能定位

关重要。术中和术外 FBM 能够勾画出涉及关键功能的大脑功能区，使神经外科医生能够优化目标脑组织的切除范围，并将术后长期神经功能缺损的风险降至最低。尽管大脑成像技术不同，但每种技术都存在局限性。DES 和 ECoG 已成为通过参数选择描绘功能性脑组织的金标准。非侵入性技术正在发展（例如，头皮脑电图、运动诱发电位、MEG、nTMS、MEP 和 HGA 的被动 ECoG），尽管它们需要克服时间和空间限制来定位更高级的脑功能。与其他形式的神经生理学脑成像技术相比，DES 是许多 3 级护理机构应用的一项实用技术，能够有效、安全、经济、准确地勾勒出大脑各个功能区。

表 6-6 脑重要功能区的脑功能定位

脑重要功能区	解剖刺激	产生的功能
运动	初级运动皮层（Brodmann 4 区）：中央前回，中央沟前 10mm，中央沟后方区域	对侧肌群收缩
	辅助感觉运动区：额上回背侧凸面	4 肢运动或姿势、发声和对侧头部运动
	• 原发性负性运动区：额下回或额中回 • 辅助负性运动区：额上回、中央旁小叶和扣带回的近中面	负性的运动反应抑制运动活动或行为，而意识被保留
感觉	初级感觉区（Brodmann 1、2、3 区）：中央后回	对侧刺痛、麻木、嗡嗡声和灼烧感
语言	表达性语言（Broca 区）：优势半球额下回后部、额中回后部和优势半球颞上回前部	当患者被要求大声朗读、数数或重复熟悉的句子时，会出现负面反应，扰乱正在进行的语言功能
	接受性语言（Wernicke 区）：主要的颞顶后区或颞底语言区（颞下回、梭状回或海马旁回）	在执行涉及听觉、视觉对抗和图片命名的任务时，涉及负面反应并破坏正在进行的语言功能
视觉	初级视觉皮层（Brodmann 17 区）：枕叶内侧	对侧光幻视和未成形的形状、颜色和线条
	次级视觉皮层（Brodmann 18 区）和视觉联系皮层（Brodmann 19 区）	视错觉
听觉	• 初级听觉皮层（Brodmann 22 区） • 外侧裂后区	• 嗡嗡声或钝音 / 正常听力的失真 • 复杂的听觉体验

参 考 文 献

[1] Schuele SU, Lüders HO. Intractable epilepsy: management and therapeutic alternatives. Lancet Neurol. 2008; 7(6):514–524

[2] Ritaccio AL, Brunner P, Schalk G. Electrical stimulation mapping of the brain: basic principles and emerging alternatives. J Clin Neurophysiol. 2018; 35(2):86–97

[3] Duffau H. Lessons from brain mapping in surgery for low-grade glioma: insights into associations between tumour and brain plasticity. Lancet Neurol. 2005; 4(8):476–486

[4] Duffau H, Fontaine D. Successful resection of a left insular cavernous angioma using neuronavigation and intraoperative language mapping. Acta Neurochir (Wien). 2005; 147(2):205–208, discussion 208

[5] Penfield W, Rasmussen T. The Cerebral Cortex of Man: A Clinical Study of Localization of Function. New York, NY: Macmillan; 1950

[6] Bonini CP. Simulation of Information and Decision Systems in the Firm. Englewood Cliffs, NJ: Prentice-Hall; 1963

[7] Anyanwu C, Motamedi GK. Diagnosis and surgical treatment of drug-resistant epilepsy. Brain Sci. 2018; 8(4):E49

[8] Tatum WO, Dionisio JB, Vale FL. Subdural electrodes in focal epilepsy surgery at a typical academic epilepsy center. J Clin Neurophysiol. 2015; 32(2):139–146

[9] Britton JW. Electrical stimulation mapping with stereo-EEG electrodes. J Clin Neurophysiol. 2018; 35(2):110–114

[10] Shih JJ, Fountain NB, Herman ST, et al. Indications and methodology for video-electroencephalographic studies in the epilepsy monitoring unit. Epilepsia. 2018; 59(1):27–36

[11] Wiebe S, Blume WT, Girvin JP, Eliasziw M, Effectiveness and Efficiency of Surgery for Temporal Lobe Epilepsy Study Group. A randomized, controlled trial of surgery for temporal-lobe epilepsy. N Engl J Med. 2001; 345(5):311–318

[12] Struck AF, Cole AJ, Cash SS, Westover MB. The number of seizures needed in the EMU. Epilepsia. 2015; 56(11):1753–1759

[13] Chang EF, Clark A, Smith JS, et al. Functional mapping-guided resection of low-grade gliomas in eloquent areas of the brain: improvement of long-term survival. Clinical article. J Neurosurg. 2011; 114(3):566–573

[14] Saito T, Tamura M, Muragaki Y, et al. Intraoperative cortico-cortical evoked potentials for the evaluation of language function during brain tumor resection: initial experience with 13 cases. J Neurosurg. 2014; 121(4):827–838

[15] De Witt Hamer PC, Robles SG, Zwinderman AH, Duffau H, Berger MS. Impact of intraoperative stimulation brain mapping on glioma surgery outcome: a meta-analysis. J Clin Oncol. 2012; 30(20):2559–2565

[16] Al-Shamy G, Sawaya R. Management of brain metastases: the indispensable role of surgery. J Neurooncol. 2009; 92(3):275–282

[17] Zhang X, Zhang W, Cao WD, Cheng G, Liu B, Cheng J. A review of current management of brain metastases. Ann Surg Oncol. 2012; 19(3):1043–1050

[18] Fernández Coello A, Moritz-Gasser S, Martino J, Martinoni M, Matsuda R, Duffau H. Selection of intraoperative tasks for awake

mapping based on relationships between tumor location and functional networks. J Neurosurg. 2013;119(6):1380–1394

[19] Sanmillan JL, Fernández-Coello A, Fernández-Conejero I, Plans G, Gabarrós A. Functional approach using intraoperative brain mapping and neurophysio-logical monitoring for the surgical treatment of brain metastases in the central region. J Neurosurg. 2017; 126(3):698–707

[20] Tong X, Wu J, Cao Y, Zhao Y, Wang S. New predictive model for microsurgical outcome of intracranial arteriovenous malformations: study protocol. BMJ Open. 2017; 7(1):e014063

[21] Lin F, Zhao B, Wu J, et al. Risk factors for worsened muscle strength after the surgical treatment of arteriovenous malformations of the eloquent motor area. J Neurosurg. 2016; 125(2):289–298

[22] Shimamura N, Ohkuma H, Ogane K, et al. Displacement of central sulcus in cerebral arteriovenous malformation situated in the peri-motor cortex as assessed by magnetoencephalographic study. Acta Neurochir (Wien). 2004; 146(4):363–368, discussion 368

[23] Roux FE, Ibarrola D, Lazorthes Y, Berry I. Chronic motor cortex stimulation for phantom limb pain: a functional magnetic resonance imaging study: technical case report. Neurosurgery. 2008; 62(6) Suppl 3:978–985

[24] Casey KL, Lorenz J, Minoshima S. Insights into the pathophysiology of neuropathic pain through functional brain imaging. Exp Neurol. 2003; 184 Suppl 1:S80–S88

[25] Chan AY, Rolston JD, Rao VR, Chang EF. Effect of neurostimulation on cognition and mood in refractory epilepsy. Epilepsia Open. 2018; 3(1):18–29

[26] Gall C, Schmidt S, Schittkowski MP, et al. Alternating current stimulation for vision restoration after optic nerve damage: a randomized clinical trial. PLoS One. 2016; 11(6):e0156134

[27] Minassian K, Hofstoetter U, Tansey K, Mayr W. Neuromodulation of lower limb motor control in restorative neurology. Clin Neurol Neurosurg. 2012; 114(5):489–497

[28] Lewis PM, Rosenfeld JV. Electrical stimulation of the brain and the development of cortical visual prostheses: an historical perspective. Brain Res. 2016; 1630:208–224

[29] Korostenskaja M, Chen PC, Salinas CM, et al. Real-time functional mapping: potential tool for improving language outcome in pediatric epilepsy surgery. J Neurosurg Pediatr. 2014; 14(3):287–295

[30] Roland J, Brunner P, Johnston J, Schalk G, Leuthardt EC. Passive real-time identification of speech and motor cortex during an awake craniotomy. Epilepsy Behav. 2010; 18(1–2):123–128

[31] Su DK, Ojemann JG. Electrocorticographic sensorimotor mapping. Clin Neurophysiol. 2013; 124(6):1044–1048

[32] Feyissa AM, Worrell GA, Tatum WO, et al. High-frequency oscillations in awake patients undergoing brain tumor-related epilepsy surgery. Neurology. 2018; 90(13):e1119–e1125

[33] Crone NE, Miglioretti DL, Gordon B, Lesser RP. Functional mapping of human sensorimotor cortex with electrocorticographic spectral analysis. II. Eventrelated synchronization in the gamma band. Brain. 1998; 121(Pt 12):2301–2315

[34] Crone NE, Sinai A, Korzeniewska A. High-frequency gamma oscillations and human brain mapping with electrocorticography. Prog Brain Res. 2006; 159:275–295

[35] Taplin AM, de Pesters A, Brunner P, et al. Intraoperative mapping of expressive language cortex using passive real-time electrocorticography. Epilepsy Behav Case Rep. 2016; 5:46–51

[36] Crone NE, Miglioretti DL, Gordon B, et al. Functional mapping of human sensorimotor cortex with electrocorticographic spectral analysis. I. Alpha and beta event-related desynchronization. Brain. 1998; 121(Pt 12):2271–2299

[37] Leuthardt EC, Miller K, Anderson NR, et al. Electrocorticographic frequency alteration mapping: a clinical technique for mapping the motor cortex. Neurosurgery. 2007; 60(4) Suppl 2:260–270, discussion 270–271

[38] Vansteensel MJ, Bleichner MG, Dintzner LT, et al. Task-free electrocorticography frequency mapping of the motor cortex. Clin Neurophysiol. 2013; 124(6):1169–1174

[39] Tatum WO, Rubboli G, Kaplan PW, et al. Clinical utility of EEG in diagnosing and monitoring epilepsy in adults. Clin Neurophysiol. 2018; 129(5):1056–1082

[40] Eseonu CI, Rincon-Torroella J, ReFaey K, et al. Awake craniotomy vs craniotomy under general anesthesia for perirolandic gliomas: evaluating perioperative complications and extent of resection. Neurosurgery. 2017; 81(3):481–489

[41] Eseonu CI, Rincon-Torroella J, ReFaey K, Quiñones-Hinojosa A. The cost of brain surgery: awake vs asleep craniotomy for perirolandic region tumors. Neurosurgery. 2017; 81(2):307–314

[42] Husain AM. Neurophysiologic intraoperative monitoring. In: Tatum WO, Husain AM, Benbadis SR, Kaplan PW, eds. Handbook of EEG Interpretation. New York, NY: Demos Publishers LLC; 2008

[43] Passmore SR, Murphy B, Lee TD. The origin, and application of somatosensory evoked potentials as a neurophysiological technique to investigate neuroplasticity. J Can Chiropr Assoc. 2014; 58(2):170–183

[44] Legatt AD, Emerson RG, Epstein CM, et al. ACNS guideline: transcranial electrical stimulation motor evoked potential monitoring. J Clin Neurophysiol. 2016; 33(1):42–50

[45] Krieg SM, Shiban E, Droese D, et al. Predictive value and safety of intraoperative neurophysiological monitoring with motor evoked potentials in glioma surgery. Neurosurgery. 2012; 70(5):1060–1070, discussion 1070–1071

[46] Suzuki K, Mikami T, Sugino T, et al. Discrepancy between voluntary movement and motor-evoked potentials in evaluation of motor function during clipping of anterior circulation aneurysms. World Neurosurg. 2014; 82(6):e739–e745

[47] Enatsu R, Kubota Y, Kakisaka Y, et al. Reorganization of posterior language area in temporal lobe epilepsy: a cortico-cortical evoked potential study. Epilepsy Res. 2013; 103(1):73–82

[48] Kubota Y, Enatsu R, Gonzalez-Martinez J, et al. In vivo human hippocampal cingulate connectivity: a corticocortical evoked potentials (CCEPs) study. Clin Neurophysiol. 2013; 124(8):1547–1556

[49] Matsumoto R, Nair DR, LaPresto E, et al. Functional connectivity in the human language system: a cortico-cortical evoked potential study. Brain. 2004; 127(Pt 10):2316–2330

[50] Tarapore PE, Tate MC, Findlay AM, et al. Preoperative multimodal motor mapping: a comparison of magnetoencephalography imaging, navigated transcranial magnetic stimulation, and direct cortical stimulation. J Neurosurg. 2012; 117(2):354–362

[51] Singh SP. Magnetoencephalography: basic principles. Ann Indian Acad Neurol. 2014; 17 Suppl 1:S107–S112

[52] Nakasato N, Yoshimoto T. Somatosensory, auditory, and visual evoked magnetic fields in patients with brain diseases. J Clin Neurophysiol. 2000; 17(2):201–211

[53] de Jongh A, de Munck JC, Baayen JC, Jonkman EJ, Heethaar RM, van Dijk BW. The localization of spontaneous brain activity: first results in patients with cerebral tumors. Clin Neurophysiol. 2001; 112(2):378–385

[54] de Jongh A, Baayen JC, de Munck JC, Heethaar RM, Vandertop WP, Stam CJ. The influence of brain tumor treatment on pathological delta activity in MEG. Neuroimage. 2003; 20(4):2291–2301

[55] Martino J, Honma SM, Findlay AM, et al. Resting functional connectivity in patients with brain tumors in eloquent areas. Ann Neurol. 2011; 69(3):521–532

[56] Schiffbauer H, Ferrari P, Rowley HA, Berger MS, Roberts TP. Functional activity within brain tumors: a magnetic source imaging study. Neurosurgery. 2001; 49(6):1313–1320, discussion 1320–1321

[57] Lefaucheur JP, André-Obadia N, Antal A, et al. Evidence-based

guidelines on the therapeutic use of repetitive transcranial magnetic stimulation (rTMS). Clin Neurophysiol. 2014; 125(11):2150–2206
[58] Picht T, Frey D, Thieme S, Kliesch S, Vajkoczy P. Presurgical navigated TMS motor cortex mapping improves outcome in glioblastoma surgery: a controlled observational study. J Neurooncol. 2016; 126(3):535–543
[59] Sollmann N, Kubitscheck A, Maurer S, et al. Preoperative language mapping by repetitive navigated transcranial magnetic stimulation and diffusion tensor imaging fiber tracking and their comparison to intraoperative stimulation. Neuroradiology. 2016; 58(8):807–818
[60] Pelletier I, Sauerwein HC, Lepore F, Saint-Amour D, Lassonde M. Non-invasive alternatives to the Wada test in the presurgical evaluation of language and memory functions in epilepsy patients. Epileptic Disord. 2007; 9(2):111–126
[61] Tamura Y, Ogawa H, Kapeller C, et al. Passive language mapping combining real-time oscillation analysis with cortico-cortical evoked potentials for awake craniotomy. J Neurosurg. 2016; 125(6):1580–1588
[62] Bjornsdotter M. Machine learning for functional brain mapping. In: Zhang Y, ed. Application of Machine Learning. InTech; 2010:280
[63] Krause F. Surgery of the Brain and Spinal Cord Based on Personal Experience. Vol. 2. New York, NY: Rebman; 1912
[64] Cushing H. A note upon the faradic stimulation of the postcentral gyrus in conscious patients. Brain. 1909; 32:44–53
[65] Voorhies JM, Cohen-Gadol A. Techniques for placement of grid and strip electrodes for intracranial epilepsy surgery monitoring: pearls and pitfalls. Surg Neurol Int. 2013; 4:98
[66] Gonen T, Gazit T, Korn A, et al. Intra-operative multi-site stimulation: expanding methodology for cortical brain mapping of language functions. PLoS One. 2017; 12(7):e0180740
[67] Duffau H, Capelle L, Sichez N, et al. Intraoperative mapping of the subcortical language pathways using direct stimulations. An anatomo-functional study. Brain. 2002; 125(Pt 1):199–214
[68] Lesser RP, Crone NE, Webber WRS. Subdural electrodes. Clin Neurophysiol. 2010; 121(9):1376–1392
[69] Trébuchon A, Chauvel P. Electrical stimulation for seizure induction and functional mapping in stereoelectroencephalography. J Clin Neurophysiol. 2016; 33(6):511–521
[70] Hedegård E, Bjellvi J, Edelvik A, Rydenhag B, Flink R, Malmgren K. Complications to invasive epilepsy surgery workup with subdural and depth electrodes: a prospective population-based observational study. J Neurol Neurosurg Psychiatry. 2014; 85(7):716–720
[71] Kim YH, Kim CH, Kim JS, Lee SK, Chung CK. Resection frequency map after awake resective surgery for non-lesional neocortical epilepsy involving eloquent areas. Acta Neurochir (Wien). 2011; 153(9):1739–1749
[72] Sweet JA, Hdeib AM, Sloan A, Miller JP. Depths and grids in brain tumors: implantation strategies, techniques, and complications. Epilepsia. 2013; 54 Suppl 9:66–71
[73] Wellmer J, von der Groeben F, Klarmann U, et al. Risks and benefits of invasive epilepsy surgery workup with implanted subdural and depth electrodes. Epilepsia. 2012; 53(8):1322–1332
[74] Mullin JP, Shriver M, Alomar S, et al. Is SEEG safe? A systematic review and meta-analysis of stereo-electroencephalography-related complications. Epilepsia. 2016; 57(3):386–401
[75] Sanai N, Mirzadeh Z, Berger MS. Functional outcome after language mapping for glioma resection. N Engl J Med. 2008; 358(1):18–27
[76] Nossek E, Korn A, Shahar T, et al. Intraoperative mapping and monitoring of the corticospinal tracts with neurophysiological assessment and 3-dimensional ultrasonography-based navigation. Clinical article. J Neurosurg. 2011; 114(3):738–746
[77] So EL, Alwaki A. A guide for cortical electrical stimulation mapping. J Clin Neurophysiol. 2018; 35(2):98–105
[78] Gordon B, Lesser RP, Rance NE, et al. Parameters for direct cortical electrical stimulation in the human: histopathologic confirmation. Electroencephalogr Clin Neurophysiol. 1990; 75(5):371–377
[79] Lundstrom BN, Van Gompel J, Britton J, et al. Chronic subthreshold cortical stimulation to treat focal epilepsy. JAMA Neurol. 2016; 73(11): 1370–1372
[80] Duffau H. Brain mapping in tumors: intraoperative or extraoperative? Epilepsia. 2013; 54 Suppl 9:79–83
[81] Neuloh G, Pechstein U, Cedzich C, Schramm J. Motor evoked potential monitoring with supratentorial surgery. Neurosurgery. 2004; 54(5):1061–1070, discussion 1070–1072
[82] Romstöck J, Fahlbusch R, Ganslandt O, Nimsky C, Strauss C. Localisation of the sensorimotor cortex during surgery for brain tumours: feasibility and waveform patterns of somatosensory evoked potentials. J Neurol Neurosurg Psychiatry. 2002; 72(2):221–229
[83] Wiedemayer H, Sandalcioglu IE, Armbruster W, Regel J, Schaefer H, Stolke D. False negative findings in intraoperative SEP monitoring: analysis of 658 consecutive neurosurgical cases and review of published reports. J Neurol Neurosurg Psychiatry. 2004; 75(2): 280–286
[84] Cedzich C, Taniguchi M, Schäfer S, Schramm J. Somatosensory evoked potential phase reversal and direct motor cortex stimulation during surgery in and around the central region. Neurosurgery. 1996; 38(5):962–970

第 7 章 癫痫手术的术前定位：癫痫监测、Wada 试验和皮层脑电图

Extraoperative Mapping for Epilepsy Surgery: Epilepsy Monitoring, Wada, and Electrocorticography

Emily L. Johnson　Eva K. Ritzl　著

摘　要：

术前脑电图、Wada 试验、皮层脑电图或者电刺激定位有助于指导癫痫手术计划。对于药物难治性局灶性癫痫患者，癫痫手术是一种可能治愈甚至挽救生命的方法。然而，癫痫发作可能发生在初级运动区、感觉区、语言区或海马区附近，因此患者有面临术后功能缺陷的风险。术前定位可以帮助识别重要的功能区，并帮助制订手术切除计划，使患者不会因手术而产生意外后果。

关键词：

癫痫外科，Wada 试验，癫痫监测单元，皮层脑电图，电刺激定位

癫痫发作是一种短暂的神经系统事件，是由异常同步或过度的大脑活动引起[1]。癫痫是指患者有 2 次或 2 次以上非诱发的癫痫发作，或有癫痫反复发作的高风险[2]。大约 2/3 的癫痫患者可以通过药物控制癫痫发作，但剩下的 1/3 的癫痫患者是药物难治性的[3-5]。并且在尝试其他药物治疗后，控制癫痫发作的概率相对较低。如果患者在治疗剂量下使用 2 种或 2 种以上合适的抗癫痫药物（ASD）进行了充分试验，仍出现癫痫发作，则认为是难治性癫痫[5]。对于难治性局灶性癫痫患者，应考虑癫痫手术。2 项随机对照试验表明，癫痫手术可使 60%～85% 符合条件的颞叶手术患者无癫痫发作，而持续的医疗管理仅能使 0%～8% 的难治性癫痫患者无癫痫发作[6, 7]。

最常见的癫痫手术类型是颞叶切除术，因为颞叶癫痫（特别是内侧颞叶癫痫，起源于海马或杏仁核）是最常见的局灶性癫痫[8]。近年来，激光间质热消融疗法是神经外科医生在磁共振成像（MRI）指导下放置探针，然后用热量去消融感兴趣的组织，已被用于特定的局灶性病变（最常见的是海马硬化）[9]。

颞叶手术或消融术后完全无癫痫发作的比率为 50%～85%[6, 7, 10]。颞叶以外其他部位的癫痫手术，癫痫自由发作率为 29%～55%，在 MRI 或正电子发射断层成像（PET）上已知病变的患者中，癫痫自由发作率更高[11, 12]。切除任何脑叶中的癫痫组织时，应仔细规划，以确保患者不会留下严重功能缺陷。在使用头皮电极进行癫痫监测后，可能需要进行 Wada 试验或颅内皮层脑电图（ECoG）监测和定位。

因此，癫痫手术的术前定位包括癫痫监测，以确定癫痫发作区及功能定位，来帮助标记癫痫手术期间需要保留的功能区。

第 7 章 癫痫手术的术前定位：癫痫监测、Wada 试验和皮层脑电图
Extraoperative Mapping for Epilepsy Surgery: Epilepsy Monitoring, Wada, and Electrocorticography

一、头皮电极的癫痫监测

（一）目的

为了确定作为切除目标的癫痫病灶，患者被送入癫痫监测单元（EMU）进行连续视频脑电图（vEEG）监测。vEEG 监测的目标是根据头皮脑电图确定癫痫发作并记录患者至少 3 次或 4 次典型癫痫发作[13]。

（二）步骤

患者在 EMU 住院 5～8 天，并根据标准拼贴将电极置于头部。通常，为了便于在一周的住院期间记录患者的癫痫发作，会减少患者的抗癫痫药物使用量[14, 15]。癫痫医生根据患者的症状和脑电图识别癫痫发作，并通过肉眼观察来确定发作位置。在某些情况下，特别是如果患者有明确的癫痫症状，并且在影像学上有已知的病灶，头皮脑电图上获得的信息足以进行手术。

（三）其他检查

MRI 或 PET 上的病灶与患者头皮脑电图上的癫痫发作相对应时，预示着术后有更好的结果[16]。如果在 MRI 或 PET 上未发现任何病变，那么其他检查，如脑磁图（MEG）或发作期单光子发射计算机断层扫描（SPECT）等可以提供支持[17, 18]。神经心理学检查显示与疑似癫痫发作区相对应的（功能）缺陷也可以提供支持，并且可以预测术后认知能力的下降[19, 20]。如果怀疑癫痫发作区靠近功能区或位于优势半球，术前可能需要进行 Wada 试验、功能性 MRI（fMRI）或 ECoG 进行其他的大脑定位，以确保切除不会导致严重功能缺陷。

二、Wada 试验

1964 年，癫痫学家 Juhn Wada 介绍了颈内动脉异戊巴比妥试验，以帮助确定脑肿瘤患者的语言偏侧性[21]。如今，语言定位可以通过功能性磁共振成像完成[22]，但 Wada 试验在预测颞叶切除术后的记忆缺陷方面仍有实用价值。在手术过程中，一次性给一侧的前循环注入一种短效麻醉药，并评估由此产生的语言和记忆缺陷。该测试旨在模拟颞叶切除对记忆的影响（当考虑手术的一侧被麻醉时），并测试要切除的海马的功能储备（当手术的对侧被麻醉时）[23, 24]。

（一）技术要点

在进行 Wada 试验之前，将脑电图电极放置在患者头部（以便可以检测到手术过程中的任何癫痫发作）。在试验过程中，神经外科医生在腹股沟局部麻醉后将血管造影导管引入颈内动脉（一般考虑从手术侧开始）[25]。注入造影剂，并通过放射线检查确定位置。患者举起手臂，可能会被要求数数。然后通过导管以每 5 秒 25mg 的速率给药（典型剂量为 75～150mg 异戊巴比妥钠，虽然偶尔需要更多），直到观察到对侧运动性偏瘫。通常情况下，癫痫医生或神经科医生会评估运动强度，以确定偏瘫的发生时间。同时可以观察到大脑半球的脑电波减慢。麻醉过量会导致患者过度镇静，使试验结果无效。

根据运动发现，一旦大脑半球被麻醉，导管应回撤一部分，神经心理医生或神经心理测量师会使用一组标准测试来评估语言的产生和接收，并给患者列出语言和非语言项目来记忆。在整个测试过程中，需间歇性地通过评估运动功能，以确保大脑半球保持麻醉状态。

在麻醉效果消失后（通常在 10～15min 后），神经心理医生测试患者的自由回忆能力以及对语言和非语言项目的识别能力。然后在对侧半球重复相同的步骤[21, 25]。

（二）并发症

Wada 试验的并发症可能包括癫痫发作、颈动脉血管痉挛、脑病和脑卒中，发生率高达 5%～11%[26, 27]。

三、皮层脑电图

在某些情况下，头皮脑电图监测和支持性非侵入检查不足以准确定位癫痫发作区来进行手术规划。在这些情况下，ECoG 颅内监测有助于定位癫痫发作的部位[28]。在 ECoG 中，神经外科医生将条状或网格电极直接放置在大脑表面，或者在杏仁核或海马中放置深部电极。然后通过置入的电极记录癫痫发作。在某些情况下，可以使用立体脑电图（sEEG），神经外科医生放置多个深部电极沿着解剖功能连接对癫痫发作的传播进行采样[29]。还应注意的是，虽然 ECoG 可以更好地分辨被监测区域的脑电活动，但在电极覆盖的脑区之外的癫痫病灶可能无法被发现。

因此，在头皮脑电图监测的基础上，仔细规划颅内电极的放置（位置）是至关重要的。

（一）技术要点

患者通常在全身麻醉的情况下放置颅内电极。手术入路取决于所需的电极位置，必须根据患者的解剖结构进行调整。电极放置后，连接电极的导线放在硬脑膜外，并从皮下穿出，与手术部位分开[30]。当患者康复并转移到 EMU 时，电极线与 ECoG 的脑电图监测硬件相连。可以预防性的使用抗生素。

（二）并发症

颅内电极放置的主要并发症是出血、颅内或浅表感染、颅内压升高、新的神经功能缺损和中风，各种并发症的风险为 2%～23%，总并发症发生率为 19%（1997 年之前）[29]。更多的电极和更长的监测周期与并发症风险增加有关[30]。

（三）癫痫监测

在 EMU 中对患者进行大约 7 天的 vEEG 监测，可以通过减少 ASD 来促进癫痫发作。一旦癫痫发作被记录下来，癫痫医生通过肉眼观察和计算机辅助分析来确定颅内电极上的癫痫发作位置。然后利用癫痫发作区制订切除计划。监测完成后，神经外科医生在患者全身麻醉的情况下在手术室取出电极。如果进行开颅手术放置硬膜下网格电极或条状电极，并且获得了足够的关于癫痫信息，可以在移除电极的同时计划手术切除。在 SEEG 病例中，手术切除安排在以后进行。

（四）功能定位与刺激

ECoG 提供了一个独特的机会，直接通过电刺激定位（ESM）功能皮层。在 ESM 中，癫痫医生使用电脉冲刺激皮层电极，在特定点激发或破坏正常皮层功能，并观察对语言、运动和感觉功能的影响。记录这些结果并绘制皮层功能"地图"，将其与讨论的手术切除计划进行比较，以确定是否存在可能预测的功能缺陷（图 7-1）。对初级运动区、语言区和感觉区的识别是一个主要目标，因为在切除过程中必须尽可能保留这些区域。虽然皮层功能遵循一般的组织原则（如世界各地医学院讲授的侏儒），但像脑肿瘤或癫痫组织这样的病变可以导致重组，而且个体间也有一定程度的正常变异[31]。

ESM 已经发展了几十年，没有针对刺激参数的标准方案。常用设置如表 7-1 所示。这些参数取决于所用电极的大小（有效表面积）和所测试的大脑区域。这种方法有诱发易感患者癫痫发作的风险，因此，通常在 EMU 监测接近结束时以及患者恢复抗癫痫药物使用后进行[32]。在 ESM 期间，神经学家和刺激团队向患者解释过程，并确保一个没有干扰的安静环境。神经科医生根据切除区域附近的预期功能制订 ESM 方案。

对于运动定位，要求患者安静休息。刺激团队会将所需的初始电流引入感兴趣的电极，如果没有看到临床或脑电图反应，则随着连续刺激逐渐增加刺激强度。刺激团队观察患者无意识的运动活动（或积极的运动反应），并记录特定的反应以及反应发生的电极数量和电流大小。一旦确定了运动反应（或在最大刺激下没有反应），就刺激下一组电极，同样从低电流开始。当患者被要求做需要持续运动活动的任务时，也可以观察到负面（抑制性）运动反应，这源于额下回或额中回[32]。

对于感觉定位，要求患者安静休息，并报告其在受到刺激时的任何感觉。同样，刺激团队在研究电极中引入低水平的电流，随着连续刺激强度的逐渐增加。用电极数量和刺激参数记录患者的感觉反应（或缺乏感觉反应）。

语言定位需要患者积极参与。为了测试语言的产生，患者被要求在施加刺激的同时重复短语。在刺激语言功能的其他方面时，通过标记测试（如指向蓝色三角形）阅读、听力和理解。刺激团队观察患者在刺激过程中是否出现言语停顿、理解障碍和阅读障碍，如果出现则表明语言功能中断和受试皮层区域受累。

标准做法是在切除前，在最近的 ESM 定义的语言区域附近留出至少 10～20mm 的"边缘"，从而改善术后语言功能[31]。

刺激团队必须在刺激过程中监测患者的 ECoG，以确定是否存在后放电。这种刺激引起的皮层兴奋性很重要，因为它既可能导致癫痫发作，又可能影响观察到的定位结果。刺激引起的放电可扩散到邻近或远处的皮层，并中断受刺激电极以外皮

第 7 章 癫痫手术的术前定位：癫痫监测、Wada 试验和皮层脑电图
Extraoperative Mapping for Epilepsy Surgery: Epilepsy Monitoring, Wada, and Electrocorticography

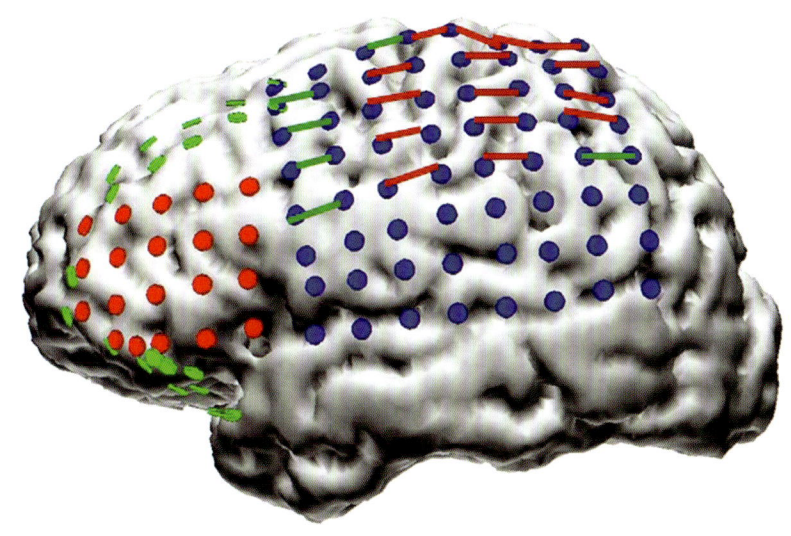

◀ 图 7-1 皮层刺激图

皮层刺激结果可以显示为大脑地图。为此，术前获得的 3D MRI 被剥离，仅显示大脑，并与术后获得的电极阵列 3D CT 重叠。电极根据其所属的电极网格进行着色（Curry 软件由北卡罗来纳州夏洛特市 Compumedics Neuroscan 提供）。如果刺激导致运动活动，则此图像中的电极对标记为红色，如果刺激未激活功能区皮层，则标记为绿色

表 7-1 电刺激定位常用的刺激参数 [31, 32]

电极类型	有效表面积（mm²）	初始电流（mA）	增加电流（mA）	脉冲宽度（ms）	持续时间（s）	脉冲频率（Hz）
网格或条带，直径 2.4mm，间距 10mm	4.5	1~2	1mA 逐渐增加至 15~17mA	0.2~0.3	3~10	50/60
深度，2mm 电极间距 3.5mm	5.0	0.5	0.5mA 逐渐增加至 2.5mA	1	3~5	50/60

层的功能。因此，如果观察到临床反应，责任皮层的位置可能不在受刺激电极上。有时，监测团队能够通过对最初受到刺激的电极施加短脉冲刺激来终止后放电。如果后放电持续并扩散引起临床癫痫发作，则应遵守标准的癫痫发作处理流程（例如，必要时将患者侧转并提供支持性氧气）。如果患者后放电后复发，可能需要额外的抗癫痫或苯二氮䓬类药物。

（五）无源的定位

高伽马探测和定位等新技术可能提供一种无源的定位方法来补充或最终取代 ESM。这项技术在患者执行诸如命名图片之类的任务时，检测 ECoG 活动的高伽马（>40Hz）波段的功率调制 [33]。这项技术的优点是可以在患者 ECoG 期间的任何时间进行，而不是在记录癫痫发作和患者恢复 ASD 后进行（这是 ESM 的典型特征）。最近的一项 Meta 分析发现，与作为金标准的 ESM 相比，高伽马活动的调制对语言区位化具有高度特异性（79%），但不敏感（61%）[33]。

（六）癫痫网络定位

皮层 - 皮层诱发电位利用低频（<0.25~2Hz）电刺激探索大脑区域之间的连通性 [34]。指定点的刺激优先通过轴突传播，并测量其他电极的反应以确定点之间的连通性。具有许多双向连接和紧簇的网络可能是病理性的，异常连接有助于确定癫痫发作的位置，以便进行手术规划 [34, 35]。

四、结论

在癫痫的手术计划中，术前定位以确定癫痫发作的位置（通过 EMU 头皮监测，有时通过 ECoG）至关重要。对于许多患者来说，功能定位（采用 Wada 试验、fMRI 或 ESM）是必要的，以确保初级语言区、感觉或运动区的功能组织没有被切除。Wada 试验可以帮助评估海马功能，但在许多情况下，它逐渐被用于语言评估的 fMRI 和用于记忆评估的神经心理学评估所取代。神经外科医生应了解评估术后预测缺陷的可用技术。

059

参考文献

[1] Fisher RS, van Emde Boas W, Blume W, et al. Epileptic seizures and epilepsy: definitions proposed by the International League Against Epilepsy (ILAE) and the International Bureau for Epilepsy (IBE). Epilepsia. 2005; 46(4):470–472

[2] Fisher RS, Acevedo C, Arzimanoglou A, et al. ILAE official report: a practical clinical definition of epilepsy. Epilepsia. 2014; 55(4):475–482

[3] Brodie MJ, Barry SJ, Bamagous GA, Norrie JD, Kwan P. Patterns of treatment response in newly diagnosed epilepsy. Neurology. 2012; 78(20):1548–1554

[4] Kwan P, Brodie MJ. Early identification of refractory epilepsy. N Engl J Med. 2000; 342(5):314–319

[5] Kwan P, Arzimanoglou A, Berg AT, et al. Definition of drug resistant epilepsy: consensus proposal by the ad hoc Task Force of the ILAE Commission on Therapeutic Strategies. Epilepsia. 2010; 51(6):1069–1077

[6] Engel J, Jr, McDermott MP, Wiebe S, et al. Early Randomized Surgical Epilepsy Trial (ERSET) Study Group. Early surgical therapy for drug-resistant temporal lobe epilepsy: a randomized trial. JAMA. 2012; 307(9):922–930

[7] Wiebe S, Blume WT, Girvin JP, Eliasziw M, Effectiveness and Efficiency of Surgery for Temporal Lobe Epilepsy Study Group. A randomized, controlled trial of surgery for temporal-lobe epilepsy. N Engl J Med. 2001; 345(5):311–318

[8] Sperling MR, O'Connor MJ, Saykin AJ, Plummer C. Temporal lobectomy for refractory epilepsy. JAMA. 1996; 276(6):470–475

[9] Wicks RT, Jermakowicz WJ, Jagid JR, et al. Laser interstitial thermal therapy for mesial temporal lobe epilepsy. Neurosurgery. 2016; 79 Suppl 1:S83–S91

[10] Kang JY, Wu C, Tracy J, et al. Laser interstitial thermal therapy for medically intractable mesial temporal lobe epilepsy. Epilepsia. 2016; 57(2):325–334

[11] Xue H, Cai L, Dong S, Li Y. Clinical characteristics and post-surgical outcomes of focal cortical dysplasia subtypes. J Clin Neurosci. 2016; 23:68–72

[12] Noe K, Sulc V, Wong-Kisiel L, et al. Long-term outcomes after nonlesional extratemporal lobe epilepsy surgery. JAMA Neurol. 2013; 70(8):1003–1008

[13] Struck AF, Cole AJ, Cash SS, Westover MB. The number of seizures needed in the EMU. Epilepsia. 2015; 56(11):1753–1759

[14] Rizvi SAA, Hernandez-Ronquillo L, Wu A, Téllez Zenteno JF. Is rapid withdrawal of anti-epileptic drug therapy during video EEG monitoring safe and efficacious? Epilepsy Res. 2014; 108(4):755–764

[15] Henning O, Baftiu A, Johannessen SI, Landmark CJ. Withdrawal of antiepileptic drugs during presurgical video-EEG monitoring: an observational study for evaluation of current practice at a referral center for epilepsy. Acta Neurol Scand. 2014; 129(4):243–251

[16] Ramey WL, Martirosyan NL, Lieu CM, Hasham HA, Lemole GM, Jr, Weinand ME. Current management and surgical outcomes of medically intractable epilepsy. Clin Neurol Neurosurg. 2013; 115(12):2411–2418

[17] Englot DJ, Nagarajan SS, Imber BS, et al. Epileptogenic zone localization using magnetoencephalography predicts seizure freedom in epilepsy surgery. Epilepsia. 2015; 56(6):949–958

[18] Devous MD, Sr, Thisted RA, Morgan GF, Leroy RF, Rowe CC. SPECT brain imaging in epilepsy: a meta-analysis. J Nucl Med. 1998; 39(2):285–293

[19] Dulay MF, Busch RM. Prediction of neuropsychological outcome after resection of temporal and extratemporal seizure foci. Neurosurg Focus. 2012; 32(3):E4

[20] Chelune GJ, Naugle RI, Lüders H, Awad IA. Prediction of cognitive change as a function of preoperative ability status among temporal lobectomy patients seen at 6-month follow-up. Neurology. 1991; 41(3):399–404

[21] Taussig D, Montavont A, Isnard J. Invasive EEG explorations. Neurophysiol Clin. 2015; 45(1):113–119

[22] Benjamin CFA, Dhingra I, Li AX, et al. Presurgical language fMRI: technical practices in epilepsy surgical planning. Hum Brain Mapp. 2018; 39(10):4032–4042

[23] Mani J, Busch R, Kubu C, Kotagal P, Shah U, Dinner D. Wada memory asymmetry scores and postoperative memory outcome in left temporal epilepsy. Seizure. 2008; 17(8):691–698

[24] Chiaravalloti ND, Glosser G. Material-specific memory changes after anterior temporal lobectomy as predicted by the intracarotid amobarbital test. Epilepsia. 2001; 42(7):902–911

[25] Powell GE, Polkey CE, Canavan AGM. Lateralisation of memory functions in epileptic patients by use of the sodium amytal (Wada) technique. J Neurol Neurosurg Psychiatry. 1987; 50(6):665–672

[26] Loddenkemper T, Morris HH, Möddel G. Complications during the Wada test. Epilepsy Behav. 2008; 13(3):551–553

[27] Beimer NJ, Buchtel HA, Glynn SM. One center's experience with complications during the Wada test. Epilepsia. 2015; 56(8):e110–e113

[28] Weinand ME, Wyler AR, Richey ET, Phillips BB, Somes GW. Long-term ictal monitoring with subdural strip electrodes: prognostic factors for selecting temporal lobectomy candidates. J Neurosurg. 1992; 77(1):20–28

[29] Kovac S, Vakharia VN, Scott C, Diehl B. Invasive epilepsy surgery evaluation. Seizure. 2017; 44:125–136

[30] Arya R, Mangano FT, Horn PS, Holland KD, Rose DF, Glauser TA. Adverse events related to extraoperative invasive EEG monitoring with subdural grid electrodes: a systematic review and meta-analysis. Epilepsia. 2013; 54(5): 828–839

[31] Ritaccio AL, Brunner P, Schalk G. Electrical stimulation mapping of the brain: basic principles and emerging alternatives. J Clin Neurophysiol. 2018; 35(2): 86–97

[32] So EL, Alwaki A. A guide for cortical electrical stimulation mapping. J Clin Neurophysiol. 2018; 35(2):98–105

[33] Arya R, Horn PS, Crone NE. ECoG high-gamma modulation versus electrical stimulation for presurgical language mapping. Epilepsy Behav. 2018; 79:26–33

[34] Prime D, Rowlands D, O'Keefe S, Dionisio S. Considerations in performing and analyzing the responses of cortico-cortical evoked potentials in stereo-EEG. Epilepsia. 2018; 59(1):16–26

[35] Mouthaan BE, van 't Klooster MA, Keizer D, et al. Single pulse electrical stimulation to identify epileptogenic cortex: clinical information obtained from early evoked responses. Clin Neurophysiol. 2016; 127(2):1088–1098

第 8 章 神经心理学医师在脑肿瘤患者管理中的作用
Neuropsychologist's Role in the Management of Brain Tumor Patients

David S. Sabsevitz　Kathleen H. Elverman　Kyle Noll　Jeffrey Wefel　著

摘　要:

脑肿瘤是一种动态的疾病,其患者神经心理功能随着疾病的进展而改变。研究显示,脑肿瘤患者认知障碍发生率较高,且认知障碍导致生活质量和功能下降,甚至缩短生存时间。近年来,神经心理学家越来越多地参与到脑肿瘤患者的治疗和护理中。本章主要介绍了神经心理学家在脑肿瘤患者管理中的作用。

关键词:

神经心理测试,术中导航,脑肿瘤

一、神经心理评估

神经心理学是临床心理学的亚专业,其侧重于评估神经行为或病变损伤对患者认知和情绪的影响。神经心理学评估通过仔细的临床访谈和一系列的标准化测试,提供了有关于大脑结构和功能完整性的重要信息,可以对比患者与健康人,或者在纵向随访的情况下与患者之前的神经功能行为进行比较。除了评估患者情绪和生活质量外,通常还评估智力、记忆、注意力、反应速度、学习、语言、空间想象能力、执行功能和感觉运动能力。比如在评估脑肿瘤患者时,除了评估其神经功能相关的心理特征之外,还需要对其神经功能以外的特征进行检查,因为患者可能存在其他功能异常导致的心理学缺陷。

神经心理检测主要的过程为,详细了解患者病史并对其进行量表的检测。在床边进行简易检测[简易精神状态量表(MMSE)和蒙特利尔认知评估(MoCA)],测试时间一般为 15~30min,针对部分患者可持续数个小时以对其多个认知功能进行全面的评估。简易检测由于简单快捷而广泛应用,但它们在检测轻微的认知障碍方面具有缺陷性。具体来说,当通过 MMSE 对脑肿瘤患者进行认知评估时,MMSE 敏感性仅为 0.50[1]。此外,筛查工具在认知功能的治疗方面也缺乏敏感性[2]。因此,尽管对患者进行更全面的心理测试量表时可能会使患者感觉疲惫,但更全面的心理测试量表仍是首选,过程中要注意量表的选择和检查时间。检测的程度通常取决于患者的临床症状及认知功能的下降程度。同时,由于患者通常在整个病程中需要定期进行评估,且术后需要重新评估,因此首选使用多形式、小规模的检测。在此过程中,还要注意评估患者情绪、生活质量和脑肿瘤常见的症状。

二、术前的神经心理评估

脑肿瘤患者的神经心理缺陷因病变位置和肿瘤大小而具有很大的差异[3]。虽然在其他疾病中也可能出现神经心理缺陷,但其记忆力和执行功能缺陷并不明显(图 8-1)[4-6]。相比在非优势半球,如病变在优势半球,则可能会导致更严重的认知障碍[7]。值得

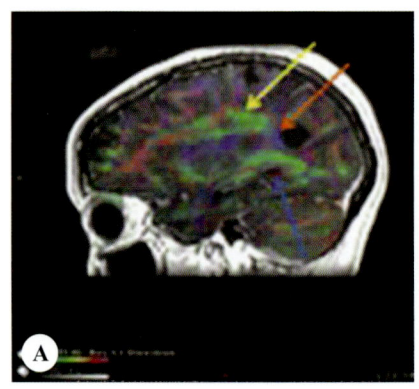 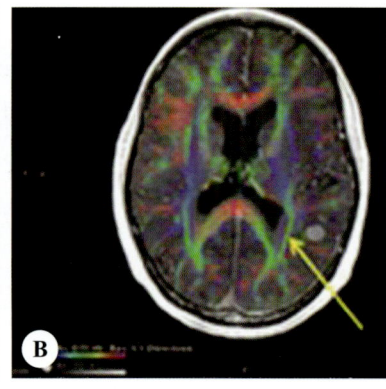 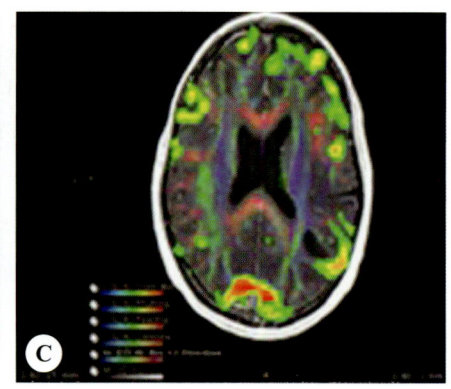

▲ 图 8-1　扩散各向异性彩色编码图（A 和 B）与叠加的语言功能区 fMRI 结果（C）

箭表示图 A 中的上纵束（SLF）（黄箭）、弓状束（AF）（红箭）和下枕额束（IFOF）（蓝箭），以及图 B 中包含一束下纵束 IFOF 和视辐射（黄箭）纤维

注意的是，焦虑综合征除了在初级语言中枢周围的肿瘤患者中常见之外，还常见于脑卒中[8]。这可能是由于脑卒中导致的水肿效应与肿瘤导致的占位效应产生的同样的作用，导致病变周围区域神经损伤，从而破坏大脑正常功能。此外，肿瘤的生长速度在患者认知障碍的发生中发挥重要的作用，与生长缓慢的肿瘤相比，快速生长的肿瘤则更容易导致认知障碍[3, 9, 10]。肿瘤缓慢生长减轻了对周围组织的急性损伤，部分患者还通过代偿减轻病变压迫。多项研究表明，在功能区的低级别胶质瘤患者接受手术后，术后并没有出现神经功能缺损症状[11]。

在术前获得全面的神经心理评估，可以为全面的了解肿瘤对患者认知功能的影响提供有效的帮助。这让我们有效的区分术前及术后出现的认知功能差异，因此有助于更好的判断手术效果。术前神经心理评估还有助于区分患者学习、反应等认知功能障碍是先前存在还是治疗后导致。如果这些在术前未被评估则容易误以为是病变或手术导致的，这会导致医疗关系进一步恶化。因此，针对脑肿瘤患者（尤其是高级别胶质瘤），在术前及术后开始辅助治疗前进行综合的神经心理评估，并动态记录患者神经心理学改变至关重要。研究表明，神经心理学改变可以预测肿瘤的进展[12]，然而在某些情况下，其特异性和出现时间早于影像学诊断[13]。能否检测到这种随时间变化的改变，取决于是否有一个基线或基准进行纵向比较。

神经心理评估也可以评估患者手术风险及对认知功能的影响。术前神经心理评估已被证明是特定功能区手术效果评价有力的预测因子，与术前相比术后患者记忆力和语言功能障碍与该区域的手术相关[14]。同时，术后出现神经心理功能障碍的持续时间也可以评估手术风险。出现短暂性的神经心理障碍说明病变没有侵犯该区域，而是由肿瘤产生的占位效应和水肿导致该区域受压，从而造成可逆性的损伤，可以通过改良手术入路及术后应用激素减轻损伤程度。例如，一个患者术后出现短暂性的失语，那可以通过类固醇治疗。但短暂性症状对患者预后的预测价值尚未清楚。

术前神经心理评估进一步提高了术前影像学检查的价值，并且可以确定术前和术中病变的定位的可行性。如术前表现为严重的失语症患者不建议行 fMRI 或术中导航。这种术前神经心理评估有利于确定患者个体化诊断及治疗方案（如依患者情况而定）。考虑到患者神经心理个体化差异很大，采取个体化的治疗手段及材料也很重要。此外，术前全面的神经心理评估有助于术者在术中导航区域的选择，从而对病灶进行精准的定位。通过上述操作，术者可以在术中最大限度地降低手术潜在风险及减少干扰因素，有助于提高手术安全性。

三、术中的神经心理评估

术中导航需要多学科的合作（图 8-2）。在不同医院中，术中唤醒时进行行为和认知评估的人员之间存在较大的差异。病理医师、神经内科医师、神经外科医师、心理学医师、麻醉医师及手术室护士都可能会扮演这一角色。其中，神经心理学医师最

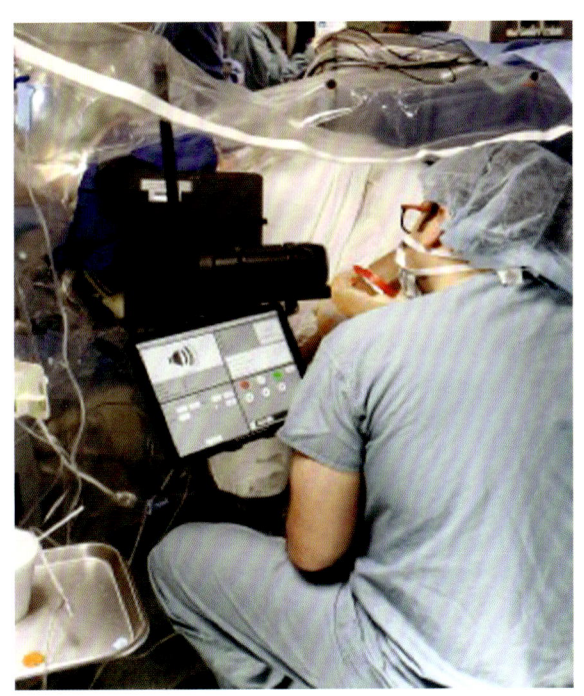

▲ 图 8-2 神经心理学评估，双 iPad 评估测试平台

面对患者的 iPad 会显示评估内容，并通过视频记录患者反应。面对检查者的 iPad 用于选择评估内容，控制刺激强度，记录准确性，并监测患者反应时间，及输入皮层脑电波参数

适合担任这一角色，因为他们在心理学评估、认知评估及神经功能解剖方面具有较强的专业知识，以及他们对认识功能有专业的理解，这些有助于在术中对患者进行更为专业的评估及解释症状。最新研究表明，当神经心理学医师在术中唤醒时对患者进行全面的评估，会提高肿瘤的全切率、缩短手术时间及降低肿瘤的复发率[15]。

在手术过程中，认知测试的范围和时间安排存在显著差异。通常在开始手术切除前，使用直接皮层刺激（DCS）探索皮层表面的功能区，并针对白质束和深层皮层下灰质结构进行精确定位。然而，DCS 在整个手术过程中所占比例相对较小，经常有相当长的时间是在没有刺激的情况下进行切除。在这些时间段内，可以进行术中认知监测（IOCM），持续测试和评估患者的认知变化或新出现的缺陷。一旦发现表现变化，神经外科医生会被立即通知，并据此做出手术决策。IOCM 在负映射的情况下尤为重要，当 DCS 未引起干扰或反应时，这种情况非常常见。负映射可能由于多种因素引起，例如暴露的皮层面积较小、功能组织的个体差异、刺激参数不足（例如，由于放电后的限制）、与脑病变相关的功能重组、使用不适当的任务来评估目标区域以及神经连接涉及的分布式网络未能通过小范围的刺激充分中断等[16]。负映射并不排除术后缺陷的可能性，而 IOCM 可以帮助减轻这种风险，因为它能够捕捉到手术切除对认知网络的累积或附加效应。

针对 DCS 和 IOCM 任务选择的高度个体化方法受到提倡。任务的选择应基于功能神经解剖学知识、肿瘤与已知功能区的接近程度、功能性神经影像学研究和扩散张量成像（DTI）获得的定位数据，以及患者呈现症状和基线神经心理测试表现的回顾。测试应具备多维性，因为肿瘤可能位于多个功能区接近肿瘤边缘的区域。以图 8-3 中的患者为例，病变位于左侧中后颞回，其后边界与角回接近，可能对语义、阅读及其他优势顶叶功能（如写作、数学、左右定向和手指定位）构成风险；其前边界与弓状束（AF）紧密相邻，提示对语音检索系统的风险；其内侧边界与包含下纵束（ILF）、下额枕束（IFOF）和视辐射（OR）的纤维束紧密相邻，提示对语义（来自 ILF 和 IFOF）和视力（来自 OR）的潜在风险。在这种情况下，血管解剖学复杂化了手术路径，功能性 MRI 显示了病变周围的强语言激活。映射此类病例需要对多种功能进行测试，DCS 提供手术途径和特定高风险区域的信息，以及持续的 IOCM 以监测认知功能的瞬时波动。

术中唤醒术一直关注感觉运动和语言功能。感觉运动区的定位是相对直接的解剖定位技术。而语言中枢定位在概念上和解剖上更为复杂。研究者认为，Broca 区和 Wernicke 区是一种更分散的语言网络，而且其在解剖学和功能上具有明显的差异。参见 Hickok 和 Poeppel[17]、Chang[18] 和 Binder[19] 等关于语言功能相关功能区域的综述。例如，在颞腹侧区域或梭状区域，具有处理文字或书写字母相关的中枢，颞中回负责处理语音和发音，颞上回和顶叶下叶参与发声和收音，颞叶外侧、后顶叶（角回）和背外侧额叶皮层区域参与语义的处理（包括图片、单词及短语的意义）。

语言中枢定位通常通过相对简单的方法来评估语言功能，如计数或背诵短语（如字母表等），如果无法连续完成，医师可以进一步通过评估患者的发音和单词的重复。如"pa-pa-pa"、"la-la-la"和"ga-ga-ga"等来观察口腔、舌头及上颚运动。命名不能被认为是定位语言中枢的"黄金标准"。命名涉及多种语言处理过程，包括发音、词汇-语义理解和语言运动等，通过评估命名能力可以对语言网络进行广泛的检测。当通过 DCS 检测时，命名中枢的定位存在显著的个体化差异，包括颞叶、顶叶及额叶[18]。不同的命名方式在模式和语义上有所不同。例如，听觉命名比视觉命名相比与前颞叶有更多的相关性[20-22]。前额叶皮层是命名运动相关中枢[23,24]，命名单词与颞叶和钩状束有关[25,26]。重复非文字已被证明有助于定位 AF[27] 周围的语言系统，即通过一个图片关联单词（如从以下两个图片中选择与目标最为相关的），其已被证明对大脑半球的腹侧语言通路的定位中具有重要的意义[28-30]。关于语言中枢的定位相关研究及讨论见第 11 章。

虽然通常认为非优势半球的病变切除中认知障碍发生风险较低，但病变切除后出现不同程度的认知能力下降的情况还时有出现[31]，因此非优势半球功能区的定义和作用受到了重视。右侧半球视觉中枢，在社会认知中发挥重要的作用[32]，在术中唤醒中，研究者越来越关注开发评估这些功能的量表，这经常涉及到使传统的神经心理学措施适应手术室环境。例如，单侧视力下降，即患者一侧视野缺失（常见右侧病变导致的左侧视野缺失），可能是由于右侧顶叶、额叶皮层损伤引起。线等分试验通常用于评估忽视症；然而，患者在手术时通常禁止头部运动。自适应的线等分试验可以避免患者运动，如本章作者使用彩色线等分试验。在该评分量表中，患者会看到一条分为 2 种颜色的水平线（一半是红色，一半是绿色），让患者描述 2 个部分的长短。如果患者表示左边的颜色长度比右边的短，则说明患者在左边存在部分忽视，因此被考虑为忽视症。此外，我们还调整了负启动效应（通常要求患者从一系列干扰项中去掉目标字母或符号）。在这项测试中，患者在屏幕中可以看到一邪列符号之间的字母，分为 4 个象限，并让患者描述目标字母所在的象限。检测患者的准确性和反应时间，在搜索左侧视野空间时，遗漏或反应减慢提示忽视。

心理旋转试验可以用于非线性叶片的诊断。在这些实验中，患者在脑中运用表象对物体进行二维或三维旋转的想象。在一项 Meta 分析中，Zacks[33] 等发现在心理旋转试验过程中顶叶、额叶和颞叶始终被激活。虽然大多数区域是双侧同时激活，但顶叶的激活在非优势半球更为常见。同时，通过计算试验也可以评估顶叶功能。若病变导致优势半球角回损伤，fMRI 显示，顶叶内沟、顶叶及前额叶皮层区域抑制，导致无法保持正常计算能力，然而该项测试根据其性质存在显著的差异[34]。社会认知试验（包括面部、情绪识别、情感表达及同情心）也显示激活缘上回、角回、颞上回、颞中回和额叶等[35]，额叶手术导致患者该功能缺失或降低[36,37]。

执行功能是指一系列功能的总称，其描述更高级的认知过程。传统上人们常常将执行功能（EF）和前额叶皮层（PCF）这 2 个术语交替使用，但应该注意，这两者并不是完全相等的。执行功能主要依赖于前额叶皮层[38]。因此，在切除额叶病变时，评估患者执行功能尤为重要，尽管执行功能还依赖于边缘系统等其他皮层区，但是其主要的中枢仍位于额叶。术中评估执行功能的试验包括抑制控制试验（如 Stroop 色词测验和 Go/NoGo 测试）、工作记忆（如反向计分）、语言流畅性（如在短时间内说出尽可能多的单词）和心理灵活性（如需要背诵交替上升数字和字母）。

如上述所示，有多种试验可以用于对神经系统中枢的定位，但让所有患者进行上述测试是不可行的，也不适用于临床。我们强调根据个体化差异和神经功能解剖学方法选择合适的量表的重要性，以促进针对患者制订精准的术中导航和定位。在开发新的神经心理评估量表的同时，还要关注优化和选择最合适的测试方法，因为在术中时间至关重要，手术时间不应因烦琐的测试而延长。基于笔记本和平板电脑的测试也来越多的应用于神经心理评估中，同时患者功能区域的激活也可以被电子设备储存和显示。然而，仅向计算机过渡并没有解决不同机构之间不同结构和不同形式的测试方法。在这方面，需要达成共识才有助于不同机构之间的合作和进行更全面的研究工作，才能进一步确定最佳做法。通过开发神经心理评估标准化的应用程序，可以在不同机构达成共识。其中，本章作者开发了一套神经定位系统，它利用 2 个 iPad 对患者进行个体化和标准的认知功能评估，其有助于检查人员快速对患者进行测试，并实时以视频的方式记录患者对任务的反应速度和准确性，以达到动态检测患者神经心理改变的目的。图 8-2 显示了手术室中神经心理评估的测试平台，图 8-3 显示了软件包中所含的任务示例。

四、术后的神经心理评估

尽管术中导航和显微外科技术广泛应用，但仍有超过 60% 的脑肿瘤患者在术后神经心理功能出现不同程度的下降[31, 39]。其神经心理功能缺失比术前更为明显的原因可能是术中病变周围的健康脑组织被切除。例如，涉及语言及记忆相关功能区周围病变部位的切除常常导致语言和记忆功能的缺失。此外，尽管右侧半球肿瘤术后神经心理功能下降相对常见，但左半球肿瘤术后这些症状恶化的风险最大。重要的是，右半球肿瘤切除甚至会导致语言功能减弱和记忆力下降[31]，而这些功能初级中枢通常在左半球。这些现象可能与语言网络的破坏和手术的潜在非特异性的影响有关，如术后水肿。术后神经认知功能可作为患者预后的关键因素，因为总生存时间和无进展生存时间的减少与神经认知功能的存在有关[12, 40]。

情绪变化是原发性脑肿瘤患者管理中需要重视的一个因素，抑郁症是最常见的形式[41]。除了降低恶性胶质瘤患者的生活质量外[31]，研究表明抑郁症与较短的生存时间相关[42, 43]。通过神经心理评估识别患者认知和情绪改变，并早期干预，有助于提高患者生活质量及延长生存期。

术后神经心理评估的时机至关重要。在术后不久进行的评估，患者可能由于术后脑水肿及麻醉的影响，导致结果偏差。事实上，在脑肿瘤切除后的几周内，尽管患者术后症状恶化，但是其认知功能不断地改善[44, 45]。然而，脑肿瘤患者，特别是恶性胶质瘤患者，通常在术后几周内就开始进行放化疗。这些治疗可能会对患者认知功能的改善产生不良的影响。因此，术后神经心理评估的具体时机很大程度上取决于患者情况和评估目标。在必要条件下，如果术后 3~5 周内在辅助治疗前对患者神经心理功能进行评估，由于患者尚处于神经功能恢复早期阶段，因此可能会对患者神经功能状态产生不利影响。

最终，在神经外科术后进行全面的标准的神经功能评估的目的是促进或改善患者神经心理功能和生活质量。因此，根据患者病变位置进行个体化的识别和评估至关重要。患者也可以从个体化治疗中获益，包括环境改变、外力辅助和情绪调节[46, 47]。对于那些神经外科术后认知功能下降较为严重的患者，神经心理康复具有较好的疗效。虽然治疗方案仍有争议，但目前可以通过药物治疗（如多奈哌齐、美金刚、哌甲酯和莫达非尼）来预防和治疗神经认知功能障碍[48-50]。

五、结论

认知障碍在脑肿瘤患者中非常常见，有效的评估和检测认知功能，进而改善患者神经心理障碍，对患者生活质量和预后具有重要的作用。术前的神经心理评估有助于手术入路的设计，并促进其他手段定位病变的能力，如术前和术中的脑定位。术中唤醒时的神经心理评估有助于降低认知相关并发症的发生风险，提高手术切除的安全性。术后神经心理评估有助于指导康复治疗，并监测患者对治疗的反应。因此，神经心理学家被认为是神经外科最重要的成员之一，对确保全面评估患者认知及病变定位具有重要的作用，从而减轻手术损伤的影响以及在整个病程中最大限度地提高患者的生活质量。

语言

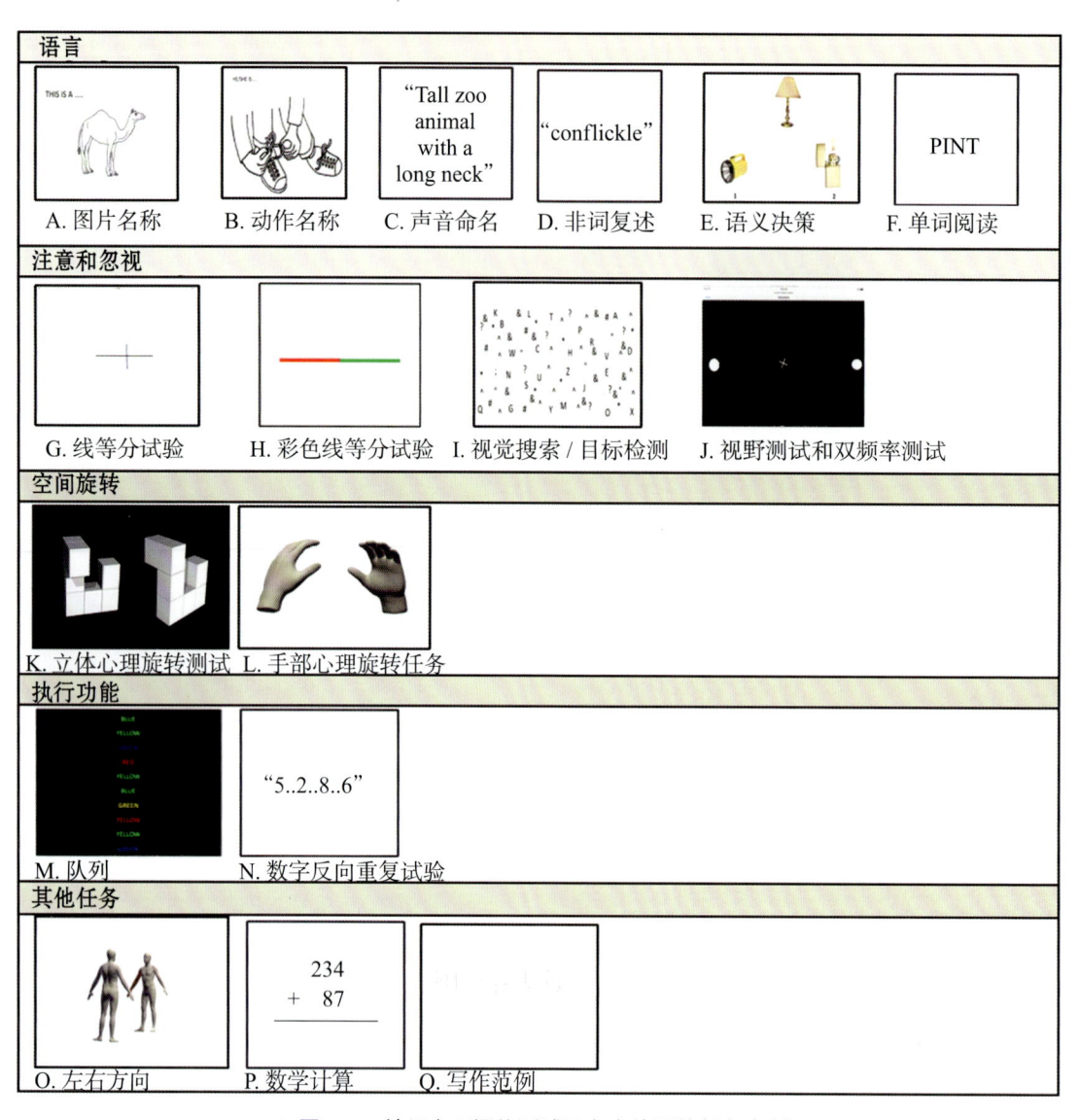

A. 图片名称	B. 动作名称	C. 声音命名	D. 非词复述	E. 语义决策	F. 单词阅读
THIS IS A ... (骆驼)	(系鞋带)	"Tall zoo animal with a long neck"	"conflickle"	(灯具图片)	PINT

注意和忽视

G. 线等分试验	H. 彩色线等分试验	I. 视觉搜索 / 目标检测	J. 视野测试和双频率测试

空间旋转

K. 立体心理旋转测试	L. 手部心理旋转任务

执行功能

M. 队列	N. 数字反向重复试验 "5..2..8..6"

其他任务

O. 左右方向	P. 数学计算 234+87	Q. 写作范例

▲ 图 8-3 神经心理评估测试平台中使用的任务实例

A. 患者对图片进行命名［Snodgrass and Vanderwalt. A standardized set of 260 pictures: norms for name agreement, image agreement, familiarity, and visual complexity. J. Exp Psychol Hum Learn 1980;6(2):174–215.］。B. 患者对图中正在进行的动作命名（Druks J, Masterson J. An Object and Action Naming Battery. Hove: Psychology Press; 2000.）。C. 根据所听到的物体的特征进行命名，听觉命名是由 Pillay 等创造的［Pillay et al. Lesion localization of speech comprehension deficits in chronic aphasia. Neurology 2017;88(9):970–975.］。D. 非重复单词包括重复一系列从 1 个到 4 个音节的单词。由威斯康星州医学院的 J.R. 宾德创造。E. 语义评估是查看 3 组图片，并从底部的 2 幅图片中，选择与上方相似的图片，由 Binder 等发现［Binder et al. Surface errors without semantic impairment in acquired dyslexia: a voxel-based lesion symptom mapping study. Brain 2016;139(5):1517–1526.］。F. Word 阅读包括阅读一系列规则和不规则的单词。G. 相交线评分患者用手将 iPad 上显示的相交线平分。H. 彩色线等分试验眼球患者指示 2 色段线长度是否相等，该任务不需要运动反应。I. 视觉搜索和目标检索要求患者从一系列字符和字母中，寻找目标字母编号及所在的象限。J. 视野测试要求患者注视一个旋转的十字架，并确定他们是否在上、中、下视野的左、右或两侧看到一个闪烁的点。K. 旋转的立方体：要求患者查看成对的三维立方体，并通过心理旋转，判断他们是否相同。由立方体旋转要求患者查看成对的三维立方体，并通过在心理上旋转第二个刺激来确定它们是相同的还是不同的。刺激是从 Ganis and Kievit 提出（free use stimuli）（Ganis and Kievit. A new set of three-dimensional shapes for investigating mental rotation processes: Validation data and stimulus set. Journal of Open Psychology Data; 2015.）。L. 手的旋转是一种心理旋转任务。患者将两只手放在屏幕上，必须通过心理旋转来判断第二支手与第一支手是否相同。M. Stroop 测试要求患者禁止阅读该单词，并指出单词的颜色。N. 数字重复要求患者从相反的顺序重复一串联数字。O. 在左右方向上让患者确定一个人阴影上的肢体是其右侧肢体还是左侧。P. 数学计算包括一系列水平和垂直的算数计算。Q. 写样本要求患者用笔听写一个句子

参考文献

[1] Meyers CA, Wefel JS. The use of the mini-mental state examination to assess cognitive functioning in cancer trials: no ifs, ands, buts, or sensitivity. J Clin Oncol. 2003; 21(19):3557–3558

[2] Meyers CA, Kudelka AP, Conrad CA, Gelke CK, Grove W, Pazdur R. Neurotoxicity of CI-980, a novel mitotic inhibitor. Clin Cancer Res. 1997; 3(3):419–422

[3] Wefel JS, Noll KR, Scheurer ME. Neurocognitive functioning and genetic variation in patients with primary brain tumours. Lancet Oncol. 2016; 17(3):e97–e108

[4] Tucha O, Smely C, Preier M, Lange KW. Cognitive deficits before treatment among patients with brain tumors. Neurosurgery. 2000; 47(2):324–333, discussion 333–334

[5] Dwan TM, Ownsworth T, Chambers S, Walker DG, Shum DH. Neuropsychological assessment of individuals with brain tumor: comparison of approaches used in the classification of impairment. Front Oncol. 2015; 5:56

[6] Talacchi A, Santini B, Savazzi S, Gerosa M. Cognitive effects of tumour and surgical treatment in glioma patients. J Neurooncol. 2011; 103(3):541–549

[7] Taphoorn MJ, Heimans JJ, Snoek FJ, et al. Assessment of quality of life in patients treated for low-grade glioma: a preliminary report. J Neurol Neurosurg Psychiatry. 1992; 55(5):372–376

[8] Anderson SW, Damasio H, Tranel D. Neuropsychological impairments associated with lesions caused by tumor or stroke. Arch Neurol. 1990; 47(4):397–405

[9] Hom J, Reitan RM. Neuropsychological correlates of rapidly vs. slowly growing intrinsic cerebral neoplasms. J Clin Neuropsychol. 1984; 6(3):309–324

[10] Kayl AE, Meyers CA. Does brain tumor histology influence cognitive function? Neuro-oncol. 2003; 5(4):255–260

[11] Duffau H, Capelle L, Denvil D, et al. Functional recovery after surgical resection of low grade gliomas in eloquent brain: hypothesis of brain compensation. J Neurol Neurosurg Psychiatry. 2003; 74(7):901–907

[12] Armstrong TS, Wefel JS, Wang M, et al. Net clinical benefit analysis of radiation therapy oncology group 0525: a phase III trial comparing conventional adjuvant temozolomide with dose-intensive temozolomide in patients with newly diagnosed glioblastoma. J Clin Oncol. 2013; 31(32):4076–4084

[13] Meyers CA, Hess KR, Yung WK, Levin VA. Cognitive function as a predictor of survival in patients with recurrent malignant glioma. J Clin Oncol. 2000; 18(3):646–650

[14] Gehring K, et al. Prediction of memory outcomes after resection of highgrade glioma. Neuro-oncol. 2011; 13 Suppl 3:75–75

[15] Kelm A, Sollmann N, Ille S, Meyer B, Ringel F, Krieg SM. resection of gliomas with and without neuropsychological support during awake craniotomy—effects on surgery and clinical Outcome. Front Oncol. 2017; 7:176

[16] Skrap M, Marin D, Ius T, Fabbro F, Tomasino B. Brain mapping: a novel intraoperative neuropsychological approach. J Neurosurg. 2016; 125(4):877–887

[17] Hickok G, Poeppel D. Dorsal and ventral streams: a framework for understanding aspects of the functional anatomy of language. Cognition. 2004; 92(1–2):67–99

[18] Chang EF, Raygor KP, Berger MS. Contemporary model of language organization: an overview for neurosurgeons. J Neurosurg. 2015; 122(2):250–261

[19] Binder JR. fMRI of language systems: methods and applications. In: Functional Neuroradiology. Springer; 2011: 393–417

[20] Hamberger MJ, McClelland S, III, McKhann GM, II, Williams AC, Goodman RR. Distribution of auditory and visual naming sites in nonlesional temporal lobe epilepsy patients and patients with space-occupying temporal lobe lesions. Epilepsia. 2007; 48(3):531–538

[21] Hamberger MJ, Seidel WT. Auditory and visual naming tests: normative and patient data for accuracy, response time, and tip-of-the-tongue. J Int Neuropsychol Soc. 2003; 9(3):479–489

[22] Hamberger MJ, Seidel WT. Localization of cortical dysfunction based on auditory and visual naming performance. J Int Neuropsychol Soc. 2009; 15(4):529–535

[23] Havas V, Gabarrós A, Juncadella M, et al. Electrical stimulation mapping of nouns and verbs in Broca's area. Brain Lang. 2015; 145–146:53–63

[24] Ojemann JG, Ojemann GA, Lettich E. Cortical stimulation mapping of language cortex by using a verb generation task: effects of learning and comparison to mapping based on object naming. J Neurosurg. 2002; 97(1):33–38

[25] Middlebrooks EH, Yagmurlu K, Szaflarski JP, Rahman M, Bozkurt B. A contemporary framework of language processing in the human brain in the context of preoperative and intraoperative language mapping. Neuroradiology. 2017;59(1):69–87

[26] Papagno C, Miracapillo C, Casarotti A, et al. What is the role of the uncinate fasciculus? Surgical removal and proper name retrieval. Brain. 2011; 134(Pt 2):405–414

[27] Sierpowska J, Gabarrós A, Fernandez-Coello A, et al. Words are not enough: nonword repetition as an indicator of arcuate fasciculus integrity during brain tumor resection. J Neurosurg. 2017; 126(2):435–445

[28] Herbet G, Maheu M, Costi E, Lafargue G, Duffau H. Mapping neuroplastic potential in brain-damaged patients. Brain. 2016; 139(Pt 3):829–844

[29] Herbet G, Moritz-Gasser S, Boiseau M, Duvaux S, Cochereau J, Duffau H. Converging evidence for a cortico-subcortical network mediating lexical retrieval. Brain. 2016; 139(11):3007–3021

[30] Moritz-Gasser S, Herbet G, Duffau H. Mapping the connectivity underlying multimodal (verbal and non-verbal) semantic processing: a brain electrostimulation study. Neuropsychologia. 2013; 51(10):1814–1822

[31] Noll KR, Weinberg JS, Ziu M, Benveniste RJ, Suki D, Wefel JS. Neurocognitive changes associated with surgical resection of left and right temporal lobe glioma. Neurosurgery. 2015; 77(5):777–785

[32] Bernard F, Lemée JM, Ter Minassian A, Menei P. Right hemisphere cognitive functions: from clinical and anatomic bases to brain mapping during awake craniotomy part I: clinical and functional anatomy. World Neurosurg. 2018; 118:348–359

[33] Zacks JM. Neuroimaging studies of mental rotation: a meta-analysis and review. J Cogn Neurosci. 2008; 20(1):1–19

[34] Arsalidou M, Taylor MJ. Is 2 + 2=4? Meta-analyses of brain areas needed for numbers and calculations. Neuroimage. 2011; 54(3):2382–2393

[35] Lemée J-M, Bernard F, Ter Minassian A, Menei P. Right hemisphere cognitive functions: from clinical and anatomical bases to brain mapping during awake craniotomy part II: neuropsychological tasks and brain mapping. World Neurosurg. 2018; 118:360–367

[36] Herbet G, Lafargue G, Bonnetblanc F, Moritz-Gasser S, Duffau H. Is the right frontal cortex really crucial in the mentalizing network? A longitudinal study in patients with a slow-growing lesion. Cortex. 2013; 49(10):2711–2727

[37] Herbet G, Lafargue G, Bonnetblanc F, Moritz-Gasser S, Menjot de

Champfleur N, Duffau H. Inferring a dual-stream model of mentalizing from associative white matter fibres disconnection. Brain. 2014; 137(Pt 3):944–959

[38] Miyake A, Friedman NP, Emerson MJ, Witzki AH, Howerter A, Wager TD. The unity and diversity of executive functions and their contributions to complex "frontal lobe" tasks: a latent variable analysis. Cognit Psychol. 2000; 41(1):49–100

[39] Satoer D, Vork J, Visch-Brink E, Smits M, Dirven C, Vincent A. Cognitive functioning early after surgery of gliomas in eloquent areas. J Neurosurg. 2012; 117(5):831–838

[40] Johnson DR, Sawyer AM, Meyers CA, O'Neill BP, Wefel JS. Early measures of cognitive function predict survival in patients with newly diagnosed glioblastoma. Neuro-oncol. 2012; 14(6):808–816

[41] Acquaye AA, Vera-Bolanos E, Armstrong TS, Gilbert MR, Lin L. Mood disturbance in glioma patients. J Neurooncol. 2013; 113(3):505–512

[42] Gathinji M, McGirt MJ, Attenello FJ, et al. Association of preoperative depression and survival after resection of malignant brain astrocytoma. Surg Neurol. 2009; 71(3):299–303, discussion 303

[43] Litofsky NS, Farace E, Anderson F, Jr, Meyers CA, Huang W, Laws ER, Jr, Glioma Outcomes Project Investigators. Depression in patients with high-grade glioma: results of the Glioma Outcomes Project. Neurosurgery. 2004; 54(2):358–366, discussion 366–367

[44] Duffau H, Taillandier L, Gatignol P, Capelle L. The insular lobe and brain plasticity: lessons from tumor surgery. Clin Neurol Neurosurg. 2006; 108(6):543–548

[45] Rostomily RC, Berger MS, Ojemann GA, Lettich E. Postoperative deficits and functional recovery following removal of tumors involving the dominant hemisphere supplementary motor area. J Neurosurg. 1991; 75(1):62–68

[46] Ferguson RJ, Ahles TA, Saykin AJ, et al. Cognitive-behavioral management of chemotherapy-related cognitive change. Psychooncology. 2007; 16(8):772–777

[47] Gehring K, Aaronson NK, Taphoorn MJ, Sitskoorn MM. Interventions for cognitive deficits in patients with a brain tumor: an update. Expert Rev Anticancer Ther. 2010; 10(11):1779–1795

[48] Boele FW, Douw L, de Groot M, et al. The effect of modafinil on fatigue, cognitive functioning, and mood in primary brain tumor patients: a multicenter randomized controlled trial. Neuro-oncol. 2013; 15(10):1420–1428

[49] Brown PD, Pugh S, Laack NN, et al. Radiation Therapy Oncology Group (RTOG). Memantine for the prevention of cognitive dysfunction in patients receiving whole-brain radiotherapy: a randomized, double-blind, placebocontrolled trial. Neuro-oncol. 2013; 15(10):1429–1437

[50] Day J, Zienius K, Gehring K, et al. Interventions for preventing and ameliorating cognitive deficits in adults treated with cranial irradiation. Cochrane Database Syst Rev. 2014(12):CD011335

中 篇

手术中大脑功能定位
Intraoperative Brain Mapping

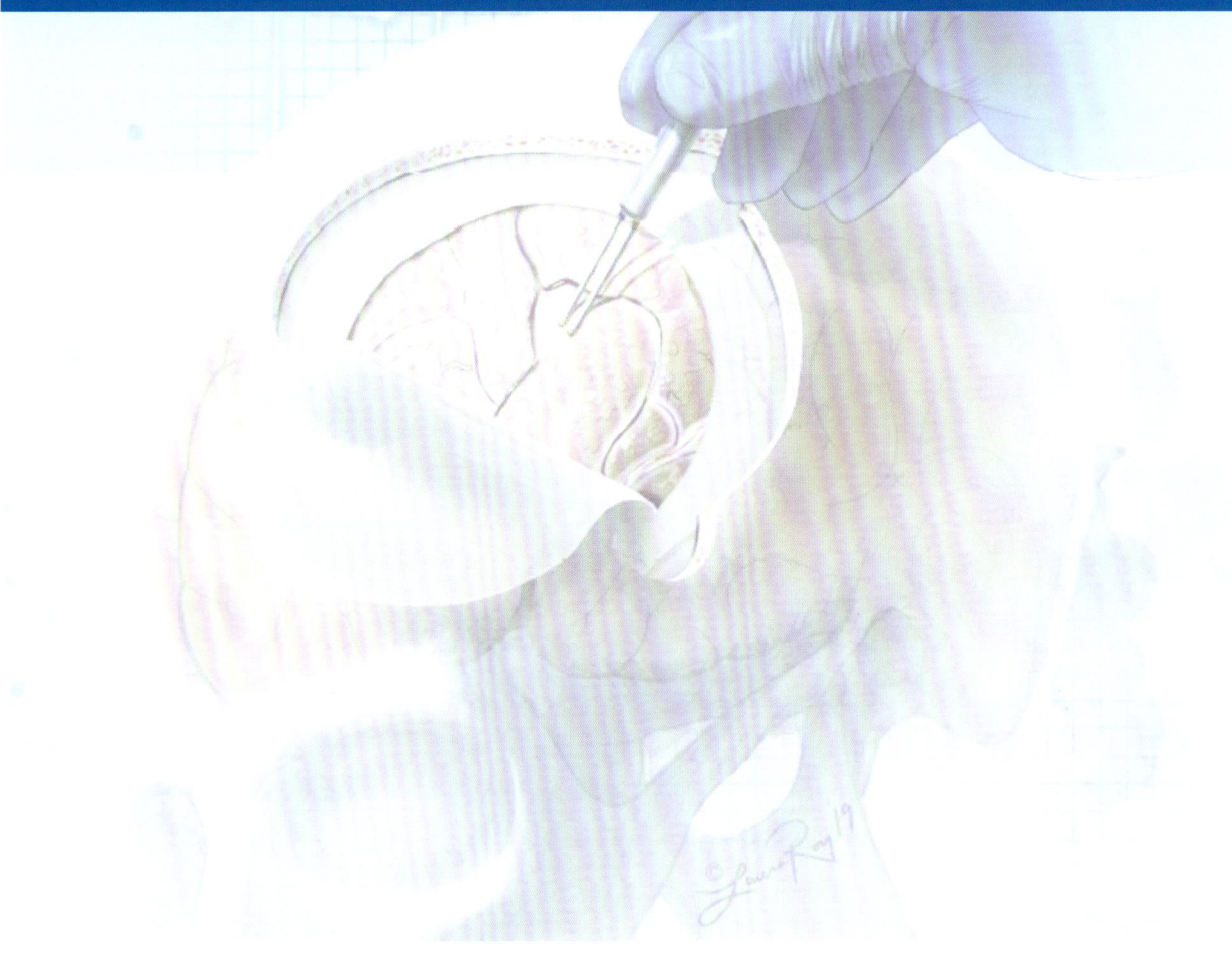

Part A 唤醒
Awake

第 9 章 清醒开颅的手术室设置和手术器械
Awake Craniotomy Operating Room Setup and Surgical Instruments

Karim ReFaey　Shashwat Tripathi　Sanjeet S. Grewal　Kaisorn L. Chaichana　Alfredo Quiñones-Hinojosa 著

摘　要：

采用直接皮层/皮层下刺激的清醒开颅术有助于安全切除如运动、语言皮层和皮层下区域等功能部位的脑内病变。由于清醒开颅术的复杂性和挑战性，清醒开颅术的手术室设置和使用的器械与其他脑部手术略有不同，其目的是在不降低患者配合手术能力的情况下，让患者舒适、可执行指令和术中可视化。

关键词：

清醒开颅术，手术器械，手术室设置

清醒开颅术可以促进实施更有效的手术，尤其是当病变位于大脑的运动或语言皮层和皮层下区域等功能区时[1-41]。它也被提倡用于过去认为是非功能的皮层和皮层下区域，但这些区域现在已被证明对制订决策和面部识别等功能很重要。在手术过程中，患者被要求执行定位大脑重要功能区域的任务。有效的定位对于最大限度地切除病变，同时最大限度地降低医源性缺陷的风险至关重要[12, 13, 14, 18, 20, 21, 22, 23, 24, 25, 42]。在需要切除更大范围（extent of resection，EOR）的脑肿瘤病例中，清醒开颅术可以延长生存时间，同时维持或提高患者的生活质量[12, 13, 14, 18, 20, 21, 22, 23, 24, 25, 42]。当大脑刺激用于皮层和皮层下结构的功能定位，并且与清醒开颅术结合时，外科医生能够创建一个更全面、更准确的功能皮层和皮层下区域的定位图[3, 4, 12, 13, 14, 19, 24, 28, 29, 30]。

清醒开颅术与正常的神经外科手术略有不同。从神经麻醉的角度来看，医生必须在整个过程中仔细滴定药物，以使患者感到舒适，同时不降低患者配合任务的能力。在手术室（operating room，OR）设置方面，患者体位和铺巾必须正确，以执行和可视化术中任务。最后，清醒开颅术需要额外的设备、人员和用品。本章的目的是回顾清醒开颅术的基本手术室设置，包括患者体位、术中成像和神经导航。

一、清醒开颅术的手术室设置

手术效率可以通过正确的手术室布局来提高，包括患者和麻醉、导航设备，以及关键和非关键人员的摆位（图 9-1）。大多数手术室在手术的中心都有一个手术台，应根据患者的正确体位和外科医生的偏好进行调整（更多详细信息，请参阅"患者体位"一节）[39]。在无菌区域内，对着手术室的门，应有一个 Mayo 支架和一个后器械台（图 9-1）。由于 Mayo 支架可以移动，它在整个手术过程中更易接近必要设备。Mayo 支架的高度和位置将根据患者体位和外科医生的偏好进行调整。

在手术过程中需要直接观察患者的面部。使用无菌手术巾制作一个无阻挡的，最好是透明的帐幕，

第 9 章 清醒开颅的手术室设置和手术器械
Awake Craniotomy Operating Room Setup and Surgical Instruments

这样不仅可以看到患者的面部，还可以根据需要观察患者的手臂和腿部（图 9-1 和图 9-2）。通过搭建帐幕，还能最大限度地降低患者因幽闭恐惧症而焦虑发生的可能性。用于手术设备的控制台，如单极和双极电凝装置、开颅电钻、吸引器和电生理监测仪等，均位于手术台的底部，以减少电线缠结和对无菌区的阻挡[39, 43]。手术室显微镜和手术椅应该被遮盖且放置于手术台的头端，以备不时之需。整个手术室应放置多台显示器，供外科医生、手术室人员和麻醉师使用；同时这些显示器可供包括学生在内的非手术人员观看。在手术过程中，这些设置允许外科医生查看患者的面部和四肢及导航成像，这有助于外科医生动态调整手术方式[39, 40, 43]。

在清醒神经外科手术中需要初级外科医生、手术助理、器械护士、巡回护士、麻醉师和检查者（最好是合格的神经科医师或神经心理专科医师）。在医

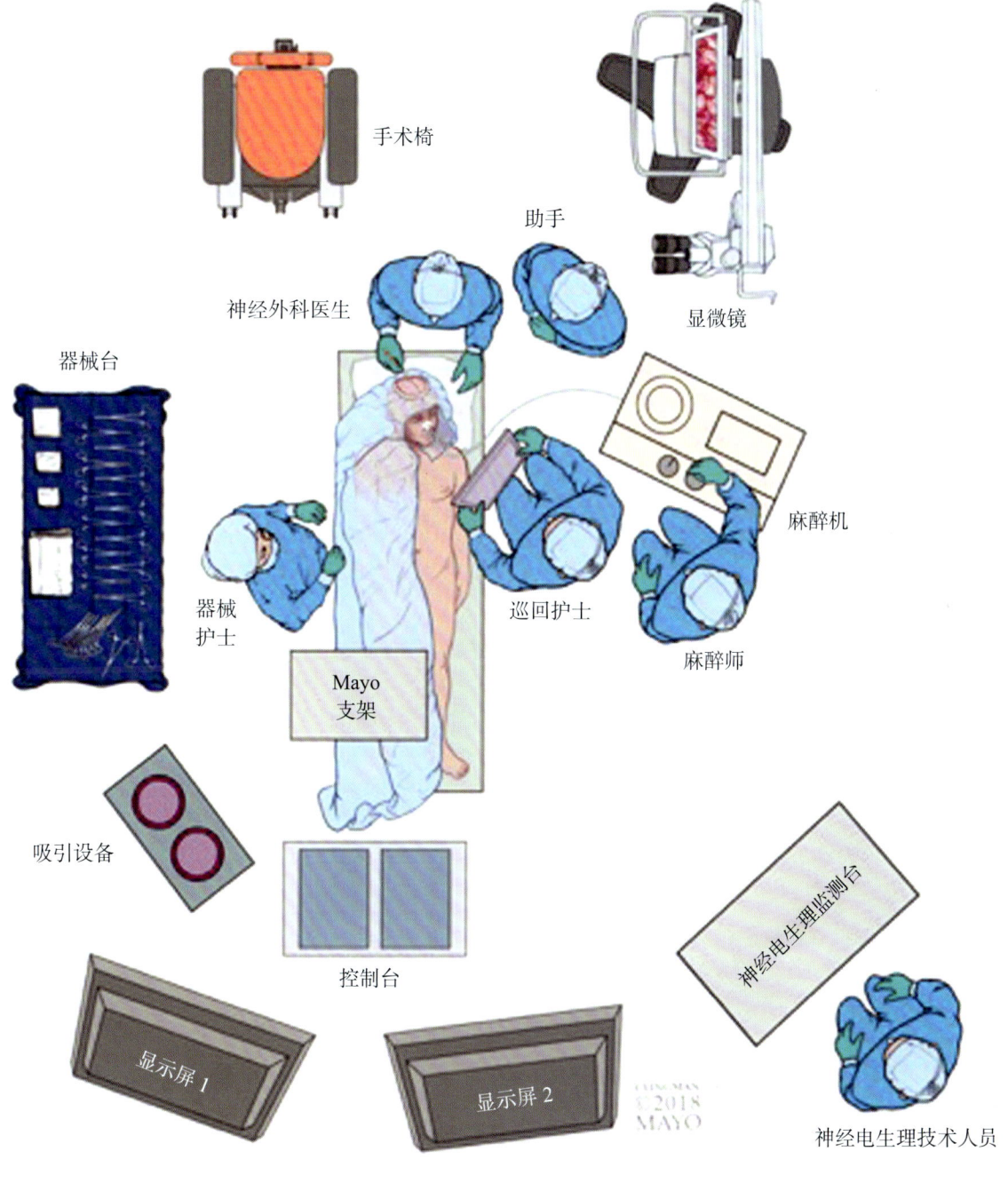

▲ 图 9-1 手术室设置

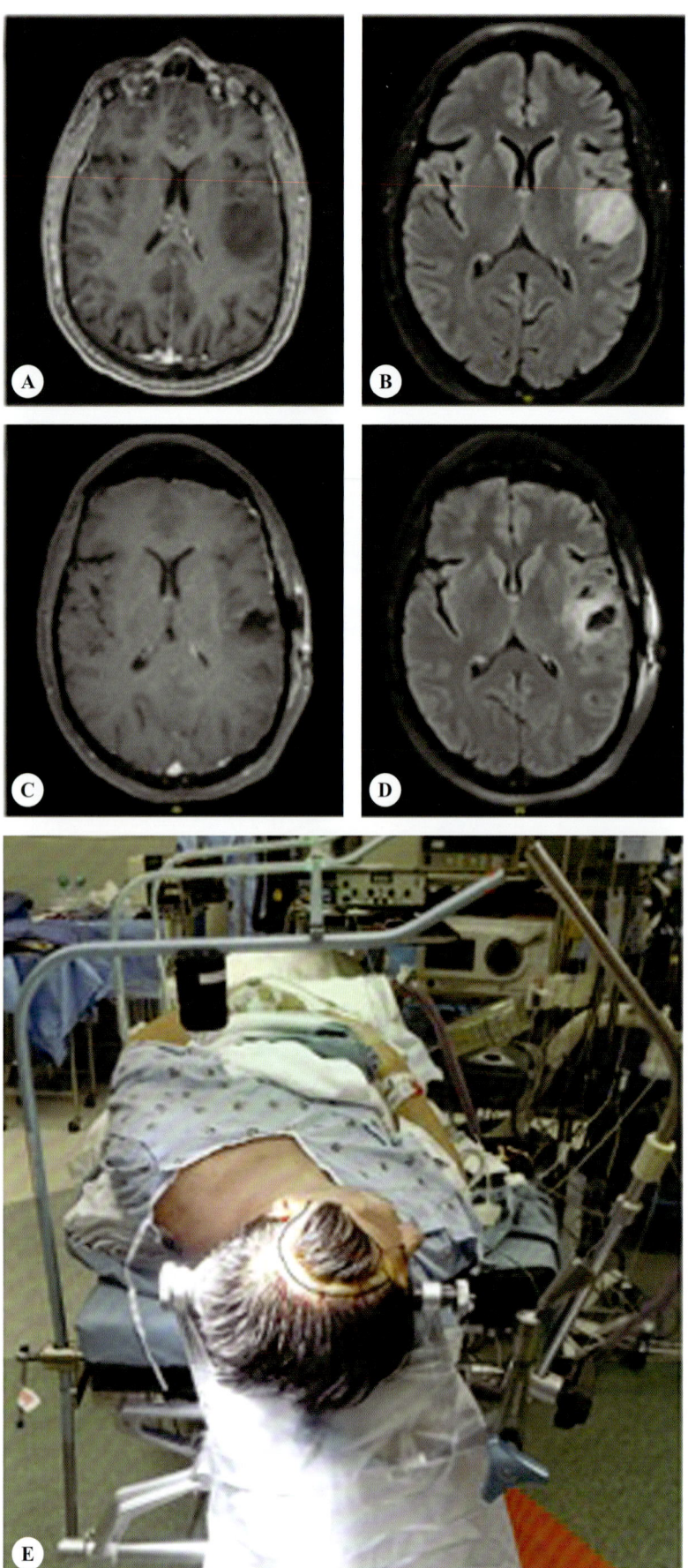

◀ 图 9-2 唤醒定位病例和设置示例

A. 轴向增强 T_1 加权 MRI 显示左侧额叶低信号病变；B. 轴向 T_2 FLAIR MRI 显示左侧额叶高信号病变；C 和 D. 术后轴向增强 T_1 加权 MRI 和 T_2 FLAIR MRI，显示左侧额叶病变的切除范围；E. 显示患者处于仰卧位，已标记并准备好皮肤切口

学研究中心，手术室通常有神经外科住院医师、麻醉住院医师、认证注册麻醉护师（CRNA）、医学生和大学本科生。此外，电生理技术人员在需要进行神经生理学监测时，可能会在场。考虑到手术室容易变得拥挤，为了保证手术期间的人员的流动和效率，必须采用最佳的手术室设置。当患者处于清醒状态时，手术室的人员数量和噪音都要保持在最低水平，且外科医生必须随时注意倾听和检查患者。

首席外科医生位于手术台的头端，器械护士位于患者的一侧，通常在Mayo支架、后器械台和外科医生手臂的范围内，与患者接受评估的一侧相对（图9-1）。麻醉师将被安置于手术部位的对侧，靠近患者的头部和胸部区域。这样麻醉师就可以兼顾所有麻醉设备、气管插管和静/动脉内管路。麻醉机应放置在靠近手术台头端的位置（图9-1）。检查者（神经科医生或神经心理专科医师）会被安排在患者面前，他们能清楚地看到患者面部、手臂和腿部。为确保检查者处于适当位置，所有监测设备应远离患者放置（图9-1）。

需要注意的是，另一种选择是将患者放置在远离麻醉机180°的位置。一些外科医生更喜欢这种设置，因为它增加了患者头部周围的工作空间。然而，这种设置的缺点在于麻醉机远离患者的气道，在紧急情况下可能难以进入气道。

二、清醒麻醉

清醒开颅术有两种主要的麻醉技术：监护性麻醉（monitored anesthesia care, MAC）和"睡着、唤醒、睡着"（asleep, awake, asleep, AAA）[7, 15, 16, 17, 26, 27]。在MAC期间，患者保持清醒镇静状态[7]。而AAA方法使用部分或完全保护的气道，通常带有喉罩（laryngeal mask airway，LMA）[7, 15, 16, 17, 26, 27]。目前缺乏文献和Ⅰ级数据来强调哪种技术更好。

在我们的研究所，患者接受了对双侧眶上神经、耳前神经和耳后神经，以及枕大神经和枕小神经的完全头皮阻滞，并在术前延迟起效的区域追加注射利多卡因和（或）布比卡因。一种更精确的方法是使用高频超声来识别要阻滞的神经。静脉麻醉药的选择应符合以下标准：短效、起效快、代谢快、记忆遗忘和充分的疼痛管理，以及易于输注[7]。术前应决定采用哪种麻醉技术，以确定皮层标测前后的麻醉阶段和药物。AAA技术的支持者主张，由于高血压风险较低和（或）过度使用镇静剂[44, 45]，第一阶段应包括LMA全身麻醉以进行正向通气。在这个阶段，首选瑞芬太尼和丙泊酚的组合，因为它们可以提供足够的通气并且能快速过渡到苏醒阶段。另外，MAC技术旨在使用快速起效和短效镇静镇痛药的组合，具有高治疗指数和低心肺抑制风险[46]。MAC技术使用的几种镇静药物，如氟哌利多/阿芬太尼[47]、丙泊酚-芬太尼[48]、丙泊酚-瑞芬太尼[49]和右美托咪定[50-52]。预期的手术时间在选择预定技术方面起着至关重要的作用。在Lobo等[46]之前的一项研究中，建议在手术持续时间超过4h时使用AAA技术，因为通过最大限度地缩短清醒时间可使患者更好地配合更长时间的手术。麻醉技术的类型也取决于所进行的定位类型。对于包括语音、语义和非语言语义在内的更复杂的定位，AAA技术是首选，因为患者疲劳会干扰精确的检查。MAC技术可以在需要不太精确的定位时进行，如在定位语言输出和运动/体感功能时。无论如何，Eseonu等证明MAC和AAA技术之间没有区别，因为两者都提供安全有效的麻醉技术[7]。

清醒开颅术是神经外科治疗神经胶质瘤和癫痫的常用方法，而且患者往往有良好的耐受性[16]。然而，焦虑是外科手术中常见的反应[53]，尤其是在脑外科手术期间有意识地保持清醒的观念尤其会充满一系列恐惧和焦虑[54, 55]。手术室的声音和场景都是患者的压力源，这可能是导致焦虑的主要原因[56]。文献表明，术中手术焦虑和术后疼痛之间存在一致的关系[57, 58]，这导致镇痛需求增加[59]和恢复延迟[60]。Legrain等[61]之前的一项假设研究，通过应用吸引注意力的刺激来分散患者注意力，可以中断疼痛感知。由此，在手术前和手术过程中，音乐[62]、安慰性话语[63]、视听刺激和触觉的使用可以有效地减轻疼痛和焦虑。因此，我们的外科团队正在与梅奥诊所的Robert D. and Patricia E. Kern医疗保健服务科学中心合作，开展多项研究，探索音乐在改善清醒开颅手术期间手术室患者体验中的作用。

三、显微镜设置

在开颅术进入硬膜内部分时，外科医生可能需要使用手术显微镜。显微镜具有多种手术优势，包括重要结构的可视化程度更高、脑深部区域的照明增加、区分病变组织和非病变组织的能力增强，以及凝血的准确性提高，从而更好地保护周围的神经和血管结构[38, 39, 43, 64, 65, 66]。然而，显微镜也会降低外科医生对显微镜视野以外的周围结构的认识，并可能限制外科手术助理协助手术的能力。

由于高灵敏度和放大倍率，手术显微镜必须在每次手术前校正。必须根据开颅位置和外科医生偏好调整正确的镜头、目镜、口控开关（mouthpiece）、照明和变焦速度（图9-1）。出于教学和研究目的，可以在显微镜上激活录像设备。如果术中成像和导航可用，显微镜应与立体定向神经导航同步。这将为外科医生提供显微镜视野焦点上的重建图像，以便制订手术计划。脚踏板放置在外科医生左脚或右脚下方的落地支架上，可用于控制显微镜的角度、焦点和变焦，以便外科医生将手置于手术区域中。

术者的目镜随着开颅手术的位置而变化。对于颅内手术病例，术者目镜通常与外科技术人员的位置相反。目镜的位置不得妨碍外科医生与器械护士之间的协调；放置术者目镜时，必须考虑手术技师及手术麻醉设备。

考虑到某些颅脑手术的持续时间，显微镜椅可以帮助外科医生避免疲劳。在使用前，椅子必须适当用巾单遮盖，以保持无菌。应在显微镜和显微镜椅周围放置宽松的无菌幕帘。束紧的显微镜套将限制显微镜的运动范围，且阻碍口控开关的使用[38, 39]。手术椅可在水平或垂直方向移动，应锁定到位以防止移动。必须为外科医生正确调整手术椅的扶手和高度。显微镜脚踏板和双极电凝脚踏板应放置在与手术椅相连的落地支架上。显微镜控制通常放在外科医生的左脚位置，而双极电凝控制则放在外科医生的右脚位置。

为了增加显微镜即时定位的便利性，口控附件允许对显微镜进行免提控制，外科医生可以只用嘴重新调整定位显微镜，以减少不必要的手部动作[38, 39]。在术前平衡显微镜后，应将口控调整到外科医生的面部。外科医生应将上牙置于调整口板上，当咬合时，外科医生必须确保自己不离开视线[38, 39]。外科医生现在可以通过咬住口控开关，用牙齿移动显微镜。显微镜可以水平或垂直移动。应将显微镜移到适当位置，然后用口控开关调整位置，使舒适度和视觉效果最大化。

四、患者体位

对于清醒开颅手术，患者采用的体位有两种：仰卧位或直接侧卧位。对于额叶、前顶叶或颅底病变，应采用仰卧位；对于枕叶或后顶叶病变，应采用直接侧卧位[41, 43]。头部摆位时应注意确保气道安全，神经科医师/神经心理专科医师可以在屏幕监视器上看到患者的面部（视频9-1和视频9-2）。因幕下肿瘤很少进行清醒开颅术，这里不做讨论。

五、头部固定

正确的头部固定有助于最大限度地接近手术部位。3颗颅骨钉应固定置于头部赤道处。为降低感染风险，每个颅骨钉都应该涂上抗生素软膏，然后再钉入颅骨。最重要的是，颅骨钉不应妨碍手术视野或面部视野，也不应钉入薄骨、额窦、任何先前的分流或引流管、乳突窦、颅骨缺损和（或）厚颞肌[41, 43]。任何这些结构的固定都可能导致不安全的固位和潜在的硬膜外血肿。

头架的使用和应力因成人和儿童病例而异。成人头架的应力应该在60磅左右，而儿科患者头架的应力应该较小[43]。

六、常规开颅技术

为了制订手术计划，使用电动推剪在所需切口部位周围，将患者的头发进行最少地剃刮。切口应连续，并置于发际线后方，避开头皮任何相关血管供应。交叉手术切口也应避免，因为它们可能导致伤口愈合不良。对于术前规划，最好使用先前预置的切口，并在必要时延长切口。用Xeroform纱布（一种细网吸水性纱布，美国Covidien）塞住耳朵，以防切口消毒时液体在外耳道内积聚，但必须在清醒定位时移除，以免妨碍患者的听力。手术部位用聚维酮碘（碘伏）擦拭消毒5min，并用无菌巾擦干；碘过敏的患者使用氯吡酯（Chloraprep）。

使用记号笔标记手术切口，将准备好的材料涂抹在所需手术区域的毛发上并晾干。外科医生在擦拭消毒后，应与神经外科医生、神经麻醉师和护理人员一起停下来，验证患者的信息、正确的手术名称和部位、术前用药和过敏情况。皮肤切开之前，在手术部位注射局部麻醉药，最好是利多卡因和肾上腺素，用于镇痛和止血。手术切口应使用手术刀和单极电凝切开。根据外科医生的偏好，头皮夹可用于头皮止血。应注意颞浅动脉周围，避免损伤血管供应。

切开头皮后使用手术刀或单极电凝切割筋膜层。深层颞肌应该从颅骨上剥离，以保持血管血供。肌肉和皮瓣用鱼钩或自动牵开器牵开。肌层也可以用局部麻醉药麻醉，使患者感到舒适。此外，应在皮瓣下方放置卷起的纱布，防止血管扭结和患者因眼部受压感到不适。

用脚踏板控制颅骨钻和铣刀开颅。然后移除骨瓣以实现开颅手术。保持硬脑膜完整很重要，尤其是在AAA技术中，因为硬脑膜缺损可能导致躁动的患者醒来后出现脑疝。在唤醒患者、电灼硬脑膜出血和打开硬脑膜之前，在脑膜动脉分支两侧的两片硬脑膜之间用局部麻醉药对硬脑膜进行麻醉，以尽量减少与硬脑膜相关的疼痛。可以使用15号刀片和脑膜锯进行硬脑膜切口。然后用脑膜剪制作硬脑膜瓣以暴露病变部位。应保留距骨缘处约0.5cm的硬脑膜袖边，以便关颅时缝合。根据外科医生的偏好，皮瓣可以做成十字形或半圆形。

一旦暴露出所需的皮层，外科医生将根据自己的偏好使用Ojemann刺激器（Integra Lifesciences）、Nicolet皮层刺激器（Natus Medical Incorporation）或其他双极刺激器继续进行皮层脑刺激。当达到最大刺激时而没有功能反应和（或）皮层脑电图术中放电识别时，考虑刺激终点。脑定位期间的术中皮层刺激可能导致诱发癫痫发作，在非自限性的情况下，可使用冷水冲洗治疗，必要时可静脉注射抗癫痫药。如果在冷水冲洗和应用药物的情况下仍存在持续癫痫发作，则给予如苯二氮䓬类药物或巴比妥类药物等长效药物，但必须了解脑刺激在定位言谈方面将不再有效。

一旦切除完成或所需区域离断，患者就可以重新入睡。止血可以通过盐水冲洗、明胶海绵和（或）氧化纤维素聚合物来实现。然后用4-0尼龙缝线（Ethicon）间断或连续缝合以防水方式闭合硬脑膜。可以用肌肉、颅周筋膜或人工硬脑膜修复硬脑膜缺损。为了防止脑脊液渗漏，也可以使用DuraSeal硬膜粘合剂（Integra）或纤维蛋白密封剂。将骨瓣放回原位，并用钛连接片和微型螺丝钉固定。肌肉和筋膜用缝线缝合。皮肤可以用皮肤钉或缝线闭合。各种脑部病变的手术将在其他章节中讨论。

七、特殊病例的手术调整

根据外科医生的偏好、病理学、肿瘤位置和患者的合并症，可以使用不同的器械进行专门的手术。首先，应准备一套开颅手术装置，包括颅骨钻、显微器械套件和基本的神经外科软设备。所有病例均使用单极和双极电凝，并如前所述进行相应配置。对于肿瘤病例，可以使用无框架立体定向器械、开颅手术包、颅骨钛板、活检钳、棉片、棉球、骨蜡和止血药。如果肿瘤累及脑神经或脑干，也可以使用显微解剖刀、显微钩、显微剪刀、蛛网膜刀和神经刺激器来保护脆弱的结构。肿瘤切除后，如果脑膜残缺，可以使用人造硬脑膜移植物进行硬脑膜闭合。

八、成像

（一）神经导航

神经导航允许外科医生通过该系统明确病灶并评估切除范围（extent of resection，EOR）。计算机检测系统（通常是发光二极管）跟踪已注册探针的位置，并将其投影到监视器上，并显示所需的术前或术中图像[19, 24, 28, 29, 30, 31, 40, 43, 67, 68]。外科医生可以使用探针将手术区域与屏幕上的图像关联起来，从而允许外科医生规划手术入路并识别内部解剖标志[9, 19, 24, 28, 29, 30, 31, 40, 43, 67, 68]。常用的序列包括对比度增强病变的T_1加权图像和（或）用于不通过对比度增强的低级别病变的T_2加权图像。T_2加权图像可以让外科医生看到病变引起的水肿程度，并更好地识别脑沟的解剖结构[31, 40, 68]。通常情况下，T_2加权图像能更好地显示包括脑沟和脑神经在内的大脑解剖结构。应该注意的是，在手术期间和整个手术过程中大脑移位增加的情况下，神经导航可能容易出错。

（二）术中超声

最近图像质量的改善和机头组件尺寸的减小使得术中超声（intraoperative ultrasound，IoUS）得以实现。IoUS 的优点包括动态、实时显示脑实质和检测病变[9, 10, 28, 29, 30, 31, 40, 43, 68, 69]。IoUS 与导航系统及 3D 超声的进一步集成提高了 IoUS 的适用性[9, 10, 69]。但是，由于缺乏熟练的技术，以及除了通过密度差异之外很难区分组织，这些系统受到限制。

（三）术中计算机断层扫描/磁共振成像

术中成像在手术过程中提供动态和相关的信息。成像系统通常位于与手术室相连的房间内，室顶安装的导轨系统用于将成像设备引入手术室[70]。术中磁共振成像（intraoperative MRI，iMRI）有助于确定 EOR 并监测可能的并发症[19, 28, 29, 30, 31, 40, 68, 70, 71]。此外，导航系统可以进行更新以适从脑的移位。由于图像质量低、辐射暴露，目前 CT 在临床上的应用不如 MRI。尽管 CT 存在一定的局限性，但现代手术室套间内通常安装有 CT 系统，与 MRI 相似。术中成像时，由于患者必须正确摆位以配合扫描设备，且目标部位必须暴露于影像扫描设备，因此需要进行额外的术前规划。需要注意的是，外科医生不应依赖成像，因为术中的各种变化（脑移位）通常会导致成像不准确[9, 28, 29, 30, 31, 68]。

九、结论

术前手术室设置对于在清醒手术中最大限度地提高效率和改善效果至关重要。对于清醒开颅手术，必须调整麻醉以确保患者放松和合作。工作人员应确保在手术前准备好所有必需的设备。手术显微镜应覆盖好，以备在需要时随时可用。患者体位应考虑肿瘤位置、外科医生偏好和术中成像。神经导航和术中成像帮助外科医生更好地观测内部标志，监测可能的并发症，并确定 EOR；然而，外科医生必须意识到术中可能发生的变化（即脑移位）。肿瘤和癫痫病灶的清醒开颅手术有助于扩大 EOR，同时限制功能丧失的风险，因此应在肿瘤位于皮层和皮层下功能区时使用。

参 考 文 献

[1] Madriz-Godoy MM, Trejo-Gallegos SA. Anaesthetic technique during awake craniotomy. Case report and literature review. Rev Med Hosp Gen (Mex). 2016; 79(3):155–160

[2] July J, Manninen P, Lai J, Yao Z, Bernstein M. The history of awake craniotomy for brain tumor and its spread into Asia. Surg Neurol. 2009; 71(5):621–624, discussion 624–625

[3] Duffau H. Acute functional reorganisation of the human motor cortex during resection of central lesions: a study using intraoperative brain mapping. J Neurol Neurosurg Psychiatry. 2001; 70(4):506–513

[4] Szelényi A, Bello L, Duffau H, et al. Workgroup for Intraoperative Management in Low-Grade Glioma Surgery within the European Low-Grade Glioma Network. Intraoperative electrical stimulation in awake craniotomy: methodological aspects of current practice. Neurosurg Focus. 2010; 28(2):E7

[5] Penfield P. Combined regional and general anesthesia for craniotomy and cortical exploration. Part I. Neurosurgical considerations. Int Anesthesiol Clin. 1986; 24(3):1–11

[6] Bulsara KR, Johnson J, Villavicencio AT. Improvements in brain tumor surgery: the modern history of awake craniotomies. Neurosurg Focus. 2005; 18(4):e5

[7] Eseonu CI, ReFaey K, Garcia O, John A, Quiñones-Hinojosa A, Tripathi P. Awake craniotomy anesthesia: a comparison of the monitored anesthesia care and asleep-awake-asleep techniques.World Neurosurg. 2017; 104:679–686

[8] Nimsky C, Ganslandt O, Cerny S, Hastreiter P, Greiner G, Fahlbusch R. Quantification of, visualization of, and compensation for brain shift using intraoperative magnetic resonance imaging. Neurosurgery. 2000; 47(5):1070–1079, discussion 1079–1080

[9] Koivukangas J, Louhisalmi Y, Alakuijala J, Oikarinen J. Ultrasound-controlled neuronavigator-guided brain surgery. J Neurosurg. 1993; 79(1):36–42

[10] Unsgaard G, Rygh OM, Selbekk T, et al. Intra-operative 3D ultrasound in neurosurgery. Acta Neurochir (Wien). 2006; 148(3):235–253, discussion 253

[11] Tronnier VM, Wirtz CR, Knauth M, et al. Intraoperative diagnostic and interventional magnetic resonance imaging in neurosurgery. Neurosurgery. 1997; 40(5):891–900, discussion 900–902

[12] Boetto J, Bertram L, Moulinié G, Herbet G, Moritz-Gasser S, Duffau H. Electrocorticography is not necessary during awake brain surgery for gliomas.World Neurosurg. 2016; 91:656–657

[13] Chan-Seng E, Moritz-Gasser S, Duffau H. Awake mapping for low-grade gliomas involving the left sagittal stratum: anatomofunctional and surgical considerations. J Neurosurg. 2014; 120(5):1069–1077

[14] De Benedictis A, Moritz-Gasser S, Duffau H. Awake mapping optimizes the extent of resection for low-grade gliomas in eloquent areas. Neurosurgery. 2010; 66(6):1074–1084, discussion 1084

[15] Deras P, Moulinié G, Maldonado IL, Moritz-Gasser S, Duffau H, Bertram L. Intermittent general anesthesia with controlled ventilation for asleep-awakeasleep brain surgery: a prospective series of 140 gliomas in eloquent areas. Neurosurgery. 2012; 71(4):764–771

[16] Beez T, Boge K, Wager M, et al. European Low Grade Glioma Network. Tolerance of awake surgery for glioma: a prospective European Low Grade Glioma Network multicenter study. Acta Neurochir (Wien). 2013; 155(7):1301–1308

[17] Duffau H. The usefulness of the asleep-awake-asleep glioma surgery. Acta Neurochir (Wien). 2014; 156(8):1493–1494

[18] Duffau H. Indications of awake mapping and selection of intraoperative tasks. In; Duffau H. Brain Mapping. Vienna: Springer; 2011:321–334

[19] Berger MS. Minimalism through intraoperative functional mapping. Clin Neurosurg. 1996; 43:324–337

[20] Hervey-Jumper SL, Berger MS. Maximizing safe resection of low- and highgrade glioma. J Neurooncol. 2016; 130(2):269–282

[21] Hervey-Jumper SL, Berger MS. Technical nuances of awake brain tumor surgery and the role of maximum safe resection. J Neurosurg Sci. 2015; 59(4):351–360

[22] Hervey-Jumper SL, Li J, Lau D, et al. Awake craniotomy to maximize glioma resection: methods and technical nuances over a 27-year period. J Neurosurg. 2015; 123(2):325–339

[23] Lau D, Hervey-Jumper SL, Han SJ, Berger MS. Intraoperative perception and estimates on extent of resection during awake glioma surgery: overcoming the learning curve. J Neurosurg. 2018; 128(5):1410–1418

[24] Krieg SM, Tarapore PE, Picht T, et al. Optimal timing of pulse onset for language mapping with navigated repetitive transcranial magnetic stimulation. Neuroimage. 2014; 100:219–236

[25] Magill ST, Han SJ, Li J, Berger MS. Resection of primary motor cortex tumors: feasibility and surgical outcomes. J Neurosurg. 2018; 129(4):961–972

[26] Meng L, McDonagh DL, Berger MS, Gelb AW. Anesthesia for awake craniotomy: a how-to guide for the occasional practitioner. Can J Anaesth. 2017; 64(5):517–529

[27] Meng L, Berger MS, Gelb AW. The potential benefits of awake craniotomy for brain tumor resection: an anesthesiologist's perspective. J Neurosurg Anesthesiol. 2015; 27(4):310–317

[28] Quiñones-Hinojosa A, Ojemann SG, Sanai N, Dillon WP, Berger MS. Preoperative correlation of intraoperative cortical mapping with magnetic resonance imaging landmarks to predict localization of the Broca area. J Neurosurg. 2003; 99(2):311–318

[29] Racine CA, Li J, Molinaro AM, Butowski N, Berger MS. Neurocognitive function in newly diagnosed low-grade glioma patients undergoing surgical resection with awake mapping techniques. Neurosurgery. 2015; 77(3):371–379, discussion 379

[30] Sanai N, Berger MS. Operative techniques for gliomas and the value of extent of resection. Neurotherapeutics. 2009; 6(3):478–486

[31] Southwell DG, Hervey-Jumper SL, Perry DW, Berger MS. Intraoperative mapping during repeat awake craniotomy reveals the functional plasticity of adult cortex. J Neurosurg. 2016; 124(5):1460–1469

[32] Benzagmout M, Gatignol P, Duffau II. Resection of World Health Organization Grade II gliomas involving Broca's area: methodological and functional considerations. Neurosurgery. 2007; 61(4):741–752, discussion 752–753

[33] Boetto J, Bertram L, Moulinié G, Herbet G, Moritz-Gasser S, Duffau H. Low rate of intraoperative seizures during awake craniotomy in a prospective cohort with 374 supratentorial brain lesions: electrocorticography is not mandatory. World Neurosurg. 2015; 84(6):1838–1844

[34] Boissonneau S, Duffau H. Identifying clinical risk in low grade gliomas and appropriate treatment strategies, with special emphasis on the role of surgery. Expert Rev Anticancer Ther. 2017; 17(8):703–716

[35] Surbeck W, Hildebrandt G, Duffau H. The evolution of brain surgery on awake patients. Acta Neurochir (Wien). 2015; 157(1):77–84

[36] Blazier C. Operating room requirements for neurosurgical procedures. Oper Techn Neurosurg. 1998; 1(1):2–13

[37] Connolly ES. Fundamentals of Operative Techniques in Neurosurgery. 2nd ed. New York: Thieme; 2010

[38] Holly EH. Mouth guide for operating microscope. Technical note. J Neurosurg. 1976; 44(5):642–643

[39] Kobayashi S, Sugita K, Matsuo K. An improved neurosurgical system: new operating table, chair, microscope and other instrumentation. Neurosurg Rev. 1984; 7(2–3):75–80

[40] Nabavi A, Stark AM, Dörner L, Mehdorn HM. Surgical navigation with intraoperative imaging: special operating room concepts. In: Quiñones-Hinojosa A, ed. Schmidek & Sweet: Operative Neurosurgical Techniques: Indications, Methods and Results. 6th ed. Philadelphia, PA: Saunders, Elsevier Inc.; 2012:12–20

[41] Rozet I, Vavilala MS. Risks and benefits of patient positioning during neurosurgical care. Anesthesiol Clin. 2007; 25(3):631–653, x

[42] Bloch O, Han SJ, Cha S, et al. Impact of extent of resection for recurrent glioblastoma on overall survival: clinical article. J Neurosurg. 2012; 117(6):1032–1038

[43] Eseonu CI, Rincon-Torroella J, Refaey K, Quiñones-Hinojosa A. Operating Room Requirements for Brain Tumor Surgery. Video Atlas of Neurosurgery: Contemporary Tumor and Skull Base Surgery. Cortical/Subcortical Motor Mapping for Gliomas. Vol. 1. Philadelphia, PA: Elsevier; 2016

[44] Sarang A, Dinsmore J. Anaesthesia for awake craniotomy–evolution of a technique that facilitates awake neurological testing. Br J Anaesth. 2003; 90(2): 161–165

[45] Deras P, Moulinié G, Maldonado IL, Moritz-Gasser S, Duffau H, Bertram L. Intermittent general anesthesia with controlled ventilation for asleep-awakeasleep brain surgery: a prospective series of 140 gliomas in eloquent areas. Neurosurgery. 2012; 71(4):764–771

[46] Lobo FA, Wagemakers M, Absalom AR. Anaesthesia for awake craniotomy. Br J Anaesth. 2016; 116(6):740–744

[47] Welling EC, Donegan J. Neuroleptanalgesia using alfentanil for awake craniotomy. Anesth Analg. 1989; 68(1):57–60

[48] Sinha PK, Koshy T, Gayatri P, Smitha V, Abraham M, Rathod RC. Anesthesia for awake craniotomy: a retrospective study. Neurol India. 2007; 55(4):376–381

[49] Lobo F, Beiras A. Propofol and remifentanil effect-site concentrations estimated by pharmacokinetic simulation and bispectral index monitoring during craniotomy with intraoperative awakening for brain tumor resection. J Neurosurg Anesthesiol. 2007; 19(3):183–189

[50] Ard JL, Jr, Bekker AY, Doyle WK. Dexmedetomidine in awake craniotomy: a technical note. Surg Neurol. 2005; 63(2):114–116, discussion 116–117

[51] Rozet I. Anesthesia for functional neurosurgery: the role of dexmedetomidine. Curr Opin Anaesthesiol. 2008; 21(5):537–543

[52] Garavaglia MM, Das S, Cusimano MD, et al. Anesthetic approach to high-risk patients and prolonged awake craniotomy using dexmedetomidine and scalp block. J Neurosurg Anesthesiol. 2014; 26(3):226–233

[53] Hudson BF, Ogden J, Whiteley MS. Randomized controlled trial to compare the effect of simple distraction interventions on pain and anxiety experienced during conscious surgery. Eur J Pain. 2015; 19(10):1447–1455

[54] Mitchell M. Patient anxiety and modern elective surgery: a literature review. J Clin Nurs. 2003; 12(6):806–815

[55] Wetsch WA, Pircher I, Lederer W, et al. Preoperative stress and anxiety in day-care patients and inpatients undergoing fast-track surgery. Br J Anaesth. 2009; 103(2):199–205

[56] Mitchell M. Conscious surgery: influence of the environment on patient anxiety. J Adv Nurs. 2008; 64(3):261–271

[57] Carr EC, Nicky Thomas V, Wilson-Barnet J. Patient experiences

of anxiety, depression and acute pain after surgery: a longitudinal perspective. Int J Nurs Stud. 2005; 42(5):521–530
[58] Ip HY, Abrishami A, Peng PW, Wong J, Chung F. Predictors of postoperative pain and analgesic consumption: a qualitative systematic review. Anesthesiology. 2009; 111(3):657–677
[59] Powell R, Johnston M, Smith WC, et al. Psychological risk factors for chronic post-surgical pain after inguinal hernia repair surgery: a prospective cohort study. Eur J Pain. 2012; 16(4):600–610
[60] Mavros MN, Athanasiou S, Gkegkes ID, Polyzos KA, Peppas G, Falagas ME. Do psychological variables affect early surgical recovery? PLoS One. 2011; 6(5):e20306
[61] Legrain V, Crombez G, Verhoeven K, Mouraux A. The role of working memory in the attentional control of pain. Pain. 2011; 152(2):453–459
[62] Bradt J, Dileo C, Shim M. Music interventions for preoperative anxiety. Cochrane Database Syst Rev. 2013(6):CD006908
[63] Shenefelt PD. Anxiety reduction using hypnotic induction and self-guided imagery for relaxation during dermatologic procedures. Int J Clin Exp Hypn. 2013; 61(3):305–318
[64] Thind H, Hardesty DA, Zabramski JM, Spetzler RF, Nakaji P. The role of microscope-integrated near-infrared indocyanine green videoangiography in the surgical treatment of intracranial dural arteriovenous fistulas. J Neurosurg. 2015; 122(4):876–882
[65] Hanel RA, Nakaji P, Spetzler RF. Use of microscope-integrated near-infrared indocyanine green videoangiography in the surgical treatment of spinal dural arteriovenous fistulae. Neurosurgery. 2010; 66(5):978–984, discussion 984–985
[66] Killory BD, Nakaji P, Gonzales LF, Ponce FA, Wait SD, Spetzler RF. Prospective evaluation of surgical microscope-integrated intraoperative near-infrared indocyanine green angiography during cerebral arteriovenous malformation surgery. Neurosurgery. 2009; 65(3):456–462, discussion 462
[67] Golfinos JG, Fitzpatrick BC, Smith LR, Spetzler RF. Clinical use of a frameless stereotactic arm: results of 325 cases. J Neurosurg. 1995; 83(2):197–205
[68] Southwell DG, Birk HS, Han SJ, Li J, Sall JW, Berger MS. Resection of gliomas deemed inoperable by neurosurgeons based on preoperative imaging studies. J Neurosurg. 2018; 129(3):567–575
[69] Ellegala DB, Leong-Poi H, Carpenter JE, et al. Imaging tumor angiogenesis with contrast ultrasound and microbubbles targeted to alpha(v)beta3. Circulation. 2003; 108(3):336–341
[70] Black PM, Moriarty T, Alexander E, III, et al. Development and implementation of intraoperative magnetic resonance imaging and its neurosurgical applications. Neurosurgery. 1997; 41(4):831–842, discussion 842–845
[71] Jolesz FA. 1996 RSNA Eugene P. Pendergrass New Horizons Lecture. Image-guided procedures and the operating room of the future. Radiology. 1997; 204(3):601–612

第 10 章　术中脑功能定位的麻醉注意事项
Anesthetic Considerations for Intraoperative Cerebral Brain Mapping

Elird Bojaxhi　Perry Bechtle　著

摘　要：

术中脑功能定位通常使用以下技术：皮层脑电图有助于识别癫痫源性病灶；直接皮层电刺激通过直接刺激大脑皮层，帮助识别运动皮层、语言皮层、视觉皮层或感觉皮层；微电极记录将脑刺激器置于脑组织深部用于确认深部脑结构；神经认知测试需要患者完全清醒并且能够参与。由于所有的麻醉药都会改变神经元的活性，所以这些神经生理评估主要取决于麻醉的选择和麻醉技术。麻醉药的目的在于为外科手术提供充分的围术期条件、确保神经生理评估的准确性，以及患者的舒适度和安全性，因此需仔细斟酌麻醉药的药理学特性。根据麻醉药和气道管理方法的差异，常用的麻醉类型可概括为全身麻醉（睡眠）、区域麻醉（清醒）或联合麻醉。必须指出，目前没有完美的麻醉药或麻醉技术，因为缺乏此类的随机对照试验，因此根据以往报道的病例，各式麻醉方法均各有利弊。由于患者需求、风险和合并症的不同，术中脑功能定位麻醉技术在临床实践中也不尽相同，但各有其基本原则。

关键词：

头皮阻滞，开颅术，区域麻醉，大脑功能定位，完全静脉麻醉，术中并发症

一、常用麻醉药的药理学特性与脑功能定位

（一）吸入式麻醉药

吸入式的挥发性麻醉药（七氟烷、地氟烷和异氟烷）是最常用的全身麻醉（general anesthesia，GA）维持药物，因为它们给药便捷、可靠、剂量依赖性失忆、催眠和运动失能[1]。吸入式的麻醉药没有特异的作用部位，在整个神经系统内广泛地抑制大脑和脊髓的神经活动。其主要与 γ- 氨基丁酸（gamma-aminobutyric acid，GABA）A 型受体结合发挥催眠作用；但是吸入式麻醉药还有许多其他的作用靶点，如离子通道、烟碱、3 型血清素、细胞膜脂质和谷氨酸受体[2]。这些药物是剂量依赖模式的，通过抑制致痫灶或矛盾的神经兴奋特性而模糊病灶的位置，干扰脑功能定位。在高浓度下，七氟醚可引起爆发抑制，降低皮层脑电图（ECoG）上棘波电活动[3]。然而吸入式麻醉药可引起癫痫样活动和脑电图（EEG）记录的癫痫发作，其原因可能是中枢神经系统活动的全面抑制以致局灶兴奋性神经元刺激[4]。除此之外，在癫痫外科手术中使用吸入式麻醉药，当通过电刺激寻找皮层脑电图棘波电活动明确癫痫病灶时，这种神经元刺激的结果常常不可靠[5]。基于这些原因，虽然有些作者把挥发性麻醉药作为一种潜在的在全麻时刺激脑电图致癫痫的方法，但最常见的方法是将吸入式麻醉药剂量降低至 0.5MAC（minimum alveolar concentration），辅以高剂量的阿片类药物，这种麻醉方案对皮层脑电图的影响是可以忽略不计的[6]。

同样，N_2O 也用于神经外科患者，已经证明它可

以减弱癫痫患者的棘波放电的频率[7]，并且目前认为仅与高剂量阿片类药物联合使用时不会干扰皮层脑电图的结果[6]。与挥发性麻醉药相比，N₂O在全麻期间的效用明显减弱，并且还伴有一些劣势，如气体空间膨胀（即颅内积气风险）[8]和弥漫性缺氧[9]。联合使用N₂O/阿片类药物的麻醉方案也会增加恶心和呕吐的风险，这使它这些年来越来越不受欢迎，并被静脉麻醉方案取代。

吸入式麻醉药的神经抑制作用也可以显著干扰绘制脑图时直接电刺激（direct electrical stimulation，DES）运动皮层的结果。由于吸入式麻醉药仅用于全麻气管插管，因此直接电刺激是唯一一种可以在这种情况下进行的皮层定位方法，通常在刺激时由观察人员观察患者面部和肢体的运动情况。此外，即使吸入式麻醉药浓度控制在0.5MAC以下也可能会导致脑功能定位不精确或失败[10, 11]。由于静脉麻醉药对α运动神经元的影响较小，因此需要在术中进行运动诱发电位时，经常用静脉麻醉药代替吸入式麻醉药[12]。

（二）静脉麻醉药和镇痛药物

静脉麻醉药（丙泊酚、右美托咪定、氯胺酮、瑞芬太尼和舒芬太尼）通常被用作吸入麻醉药的补充或作为全静脉麻醉（total intravenous anesthesia，TIVA）方案的一部分，目的是尽量减少对皮层功能定位的干扰，或者在某些情况下增强其干扰。

丙泊酚是全麻时全静脉麻醉方案中最常用的诱导药物和静脉维持药物。外科手术采取神经阻滞麻醉或局部浸润麻醉，为保护患者自然气道的功能，也可静脉给予低剂量的丙泊酚以达到适度镇静。丙泊酚由于起效快，且术后恶心呕吐（postoperative nausea and vomiting，PONV）风险低，也适用于门诊麻醉。因为丙泊酚是一种A型GABA受体激动药，因此它具有明显的剂量依赖性的焦虑、催眠和抗癫痫作用[13]。与吸入式麻醉药类似，低剂量的丙泊酚初期可引起脑电图电活动呈剂量依赖性的增加[14]，剂量增加则可抑制癫痫灶放电和爆发抑制，高剂量丙泊酚则导致等电势。在癫痫外科手术中，使用丙泊酚达到全身麻醉药量时，皮层脑电图的数据记录可能是一个挑战。然而，由于丙泊酚的代谢和再分布速度快，停药20～30min后获得皮层脑电图的数据是可靠的[15, 16]。

氯胺酮和右美托咪定的药理机制是不同的，因为它们通过非GABA能神经元受体机制产生催眠效果，并还具有镇痛特性。氯胺酮是一种N-甲基-D-天冬氨酸（NMDA）受体拮抗药，具有催眠和解离镇痛效果，而且呼吸抑制较少，因此可用于镇静。虽然氯胺酮是通过抑制谷氨酸能神经传递发挥作用，但它也增加了兴奋性氨基酸如谷氨酸和天冬氨酸的释放[17]。因此，氯胺酮能提高脑电活动和运动皮层的兴奋性，增强皮层脑电图和直接电刺激定位运动区。使用氯胺酮有一个明显的缺点，特别是在清醒镇静或清醒开颅手术中，可引起精神症状的副作用[18]。因此，右美托咪定在神经外科患者中已大量替代氯胺酮用于镇静。右美托咪定是一种选择性α₂肾上腺素受体激动药，它可以间接激活GABA神经元，产生类似于生理睡眠的镇静效果[19]。右美托咪定在全麻时作为镇痛药联合使用，其对皮层脑电图的影响很小，能准确定位脑功能而不需中断输注[20]。低剂量右美托咪定有一个显著的优势，那就是它引起的呼吸抑制最小，并使患者保持放松并配合，使其成为清醒开颅手术时麻醉药的理想选择[21]。

阿片类药物在神经麻醉中发挥着独特而重要的作用，尤其是在脑功能定位中。全麻期间麻醉维持药物，如丙泊酚或吸入式麻醉药，其使用剂量会降低至最低遗忘剂量，以避免干扰脑功能定位。因此，此时使用大剂量阿片类药物可避免患者不适和活动，如气管插管所致的咳嗽。阿片类药物一般不会干扰脑电图记录、皮层脑电图记录、直接电刺激数据或微电极记录（MER）。舒芬太尼或瑞芬太尼注射液等短效阿片类药物经常使用，因为它们便于滴注，停药后患者可迅速苏醒。在清醒开颅手术中，瑞芬太尼可以作为镇痛药物和镇静药物一起输注[21]，并且由于瑞芬太尼在血浆中的快速分解，停用瑞芬太尼后其呼吸抑制作用可迅速消失，患者就能恢复自主呼吸[22]。然而，手术中使用阿片类药物也有一些需要注意的事项。快速输注一支芬太尼可引起中枢介导的肌肉僵硬，本质上这并不是癫痫发作[23]。高剂量的阿片类药物也可以诱导脑电图上癫痫电活动，这一特性已被用于术中增强ECoG记录定位癫痫病灶[24-26]。在动物模型和临床实践中，长时程、大剂量输注短效阿片类药物可能导致术后痛觉过敏和镇痛效果不佳等副作用[28,29]。

二、麻醉技术

麻醉和镇痛药物的整合平衡取决于多种因素，如患者的自我选择、合并症、手术需求和麻醉团队的经验等。开颅手术的麻醉方案可以宽泛的分为全身麻醉（全程睡眠状态）、间歇性适度镇静的区域麻醉（清醒状态）及联合麻醉（"睡眠－清醒－睡眠"）。这些术语几乎交替出现在神经麻醉和神经外科文献中；然而，由于它们在临床实践中存在重叠性，因此不应将其视为完全独立的技术。这些麻醉策略的优缺点在表10-1中做了简要总结。

（一）全身麻醉："睡眠状态"

全身麻醉是最常使用的麻醉技术，因为它能最大限度地保持患者的舒适度、固定体位和提供手术暴露。由于手术前患者接受气管插管保持气道通畅，全麻为手术期间的气道管理、氧合和通气创造了理想条件。然而，正如本章之前所述，全麻期间使用的麻醉药对脑功能定位形成的干扰最大。以下指导建议有助于解决常见的干扰如下。

1. 术前避免使用苯二氮䓬类药物。
2. 输注阿片类药物以避免患者活动或引起呼吸机"抵抗"报警。
 (1) 舒芬太尼 0.2～0.5μg/(kg·h)。
 (2) 瑞芬太尼 0.1～0.5μg/(kg·h)。
3. 在进行脑功能定位前，将麻醉药维持剂量降低至最低遗忘剂量。
 (1) 挥发性麻醉药降至 0.5 MAC 以下。
 (2) 丙泊酚 100～150μg/(kg·min)。
4. 将右美托咪定调整至 0.5～1.0μg/(hg·h) 协助镇痛和镇静催眠，因其对皮层脑电图的影响最小[20]。
5. 其他增强皮层脑电图记录的药物包括一氧化二氮[7]、依托咪酯[30]、甲氧基妥[31]、阿芬太尼[25]和瑞芬太尼[26]。
6. 在通过直接电刺激定位运动皮层时，要避免使用神经肌肉阻滞药和挥发性麻醉药。

建议采用头皮阻滞麻醉技术辅助全麻以提高术中血流动力学稳定性，减少麻醉药用量，降低术后恶心呕吐风险，并提供长达24h的术后镇痛效果[32-34]。后续将详细描述开颅术中头皮阻滞和局部浸润麻醉的技术。

（二）间歇性适度镇静的区域麻醉："清醒状态"

尽管影像学、立体定向导航系统及功能性磁共振成像（fMRI）已取得进展，但理想的术中监测仍是清醒配合的患者。因此"清醒状态"开颅术被认为是切除大脑功能区肿瘤、使用皮层脑电图定位和切除致痫灶、通过微电极记录辨别大脑深部结构的金标准。间歇性适度镇静的区域麻醉的基础是效果良好的双侧头皮阻滞麻醉，它将覆盖头钉固定位置和手术切口位置。患者术前在清醒镇静状态下于等

表 10-1 术中大脑功能定位时麻醉技术

全身麻醉："睡眠状态"	间歇性适度镇静的区域麻醉："清醒"	联合麻醉："睡眠－清醒－睡眠"
• 患者舒适度最高 • 不需患者术中配合 • 气管插管的理想条件 • 术中是固定的安全气道 • 头钉固定时患者不会活动 • 可以对患者进行过度通气 • 可适用于多种神经外科手术 • 对术中脑功能定位干扰最大 • 也可以进行头皮阻滞麻醉	• 需特别关注患者的舒适度 • 需要患者术中参与配合 • 镇静程度需保持患者自然气道功能 • 可能需要紧急气管插管 • 头钉固定时患者可能会活动 • 不能对患者进行过度通气 • 只适用于幕上邻近皮层的病变 • 术中脑功能定位的理想条件 • 头钉固定前需要完成满意的头皮阻滞麻醉	• 手术暴露阶段患者舒适度提高 • 需要患者术中参与配合 • 头钉固定时恢复患者意识和拔除插管的挑战 • 可能需要紧急气管插管 • 头钉固定时患者可能会活动 • 不能对患者进行过度通气 • 只适用于幕上邻近皮层的病变 • 对术中脑功能定位干扰较小 • 预想之外的头皮阻滞麻醉失败风险高

待区进行头皮阻滞麻醉，以保证有足够的时间让麻醉医生和患者相互沟通建立融洽的关系，同时也可以评估患者参与手术过程的能力。在进行头皮阻滞麻醉时，必须考虑靠手术切口位置和头钉固定位置，手术切开前必须评估头皮麻醉阻滞的效果。而切口麻醉通常是使用长效局麻药，常加入肾上腺素以延长阻滞效果和减少注射部位出血。头皮阻滞麻醉，以及注射技术的解剖标志见图 10-1（视频 10-1）。

是否能够接受间歇性适度镇静的区域麻醉下清醒状态手术，首先要看患者自己的选择和术前沟通，因为大多数患者并不愿意接受"清醒状态"手术。每个患者都需要由包括神经外科医生、麻醉师和神经科医师在内的多学科团队从实际情况进行评估。虽然没有明确的年龄限制，但年幼的儿童可能不合适，需要儿童精神病医生参与术前评估以明确患者的认知成熟水平。其他需要明确的禁忌证包括发育迟缓、精神障碍（即极度焦虑）、病态肥胖、严重睡眠呼吸暂停、慢性咳嗽或不能平躺在手术台上。

每个患者都需要提前告知，并且清楚的了解围术期过程，包括头皮阻滞麻醉。患者也必须了解术中脑功能定位过程并需要其参与配合，当不需要患者参与配合时，将间歇性地给予麻醉镇静。全麻是麻醉团队必须要准备的备用方案，需要提前准备好合适的紧急气道相关材料。

不同的术中麻醉方案所使用的麻醉药和剂量也不同；但是要避免使用长效的镇静药物，尤其要注意维持适宜的自主氧合和通气。通常是清醒开颅手术的首选镇静药，不需要像丙泊酚那样严格滴定，因为右美托咪定对呼吸的抑制作用要明显小于丙泊酚，而且在清醒开颅手术中引起的不良呼吸事件极少[21, 35]。

当暴露硬脑膜时，应注意其神经支配来源于上颌神经和下颌神经的脑膜支。头皮阻滞麻醉并不能覆盖硬脑膜，因此牵拉和切开硬脑膜可能导致患者出现明显的不适和恶心。此时需要停用镇静药物，因为丙泊酚需要停药至少 20min，以避免干扰 ECoG 记录[16]。为了减轻患者因切开硬脑膜出现的不适，可以在硬膜上使用局麻药物浸泡的脑棉贴敷或直接在手术区域注射 1% 利多卡因浸润麻醉（图 10-2）。在开放硬脑膜且患者清醒的情况下，可以进行脑功能定位、神经认知测试和 ECoG 记录。在此期间，手术团队需要尽可能的高效，同时仔细关注患者。术前需要医护人员与患者建立良好的沟通关系；医护人员需要在围术期时刻关注患者，确保他们在手术过程中的依

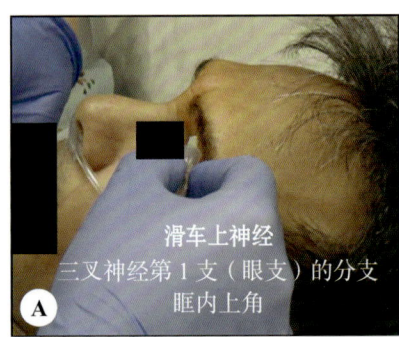
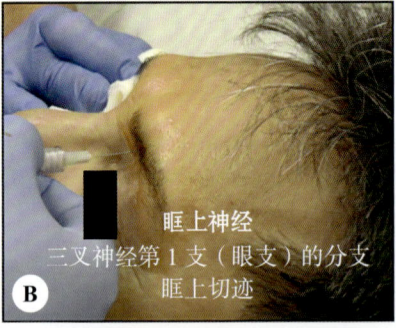
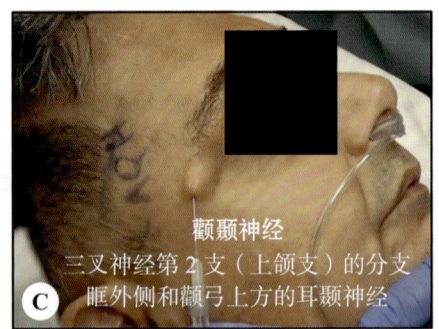
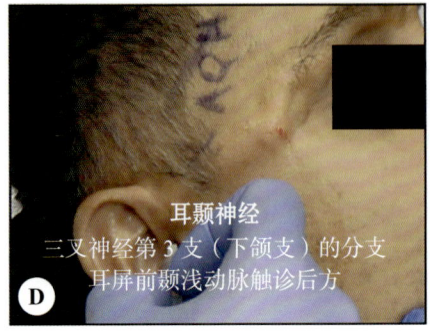
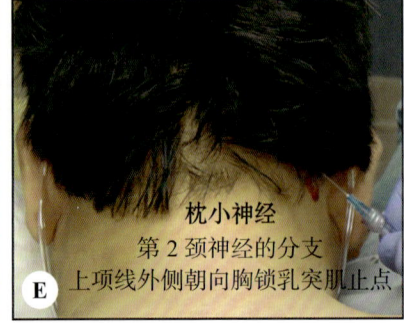
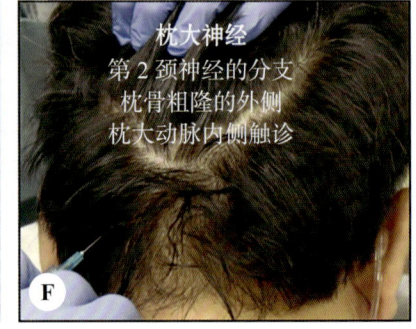

▲ 图 10-1　利用解剖标志进行头皮阻滞麻醉

从性，并避免患者出现任何情绪或生理上的不适。如果在脑功能定位和病变切除过程中需要持续镇痛和抗焦虑，则可以低剂量 [0.1~0.5μg/(kg·h)] 继续输注右美托咪定，因为低剂量右美托咪定对监测指标、唤醒或呼吸抑制的影响极小[36]。缝合硬膜时出现疼痛和不适的程度通常比初始的暴露硬膜要轻。然而为保持患者舒适感，此时通常会将镇静程度恢复至自主通气状态。

（三）联合麻醉："睡眠 – 清醒 – 睡眠"

全身麻醉技术与间歇性适度镇静的区域麻醉技术也可以联合使用，以使患者的舒适度最大化，同时允许在清醒或半觉醒状态下进行脑功能定位和病变切除。在这种情况下，患者接受气管插管及呼吸机通气时，可诱导实现全身麻醉。头皮阻滞麻醉可在患者头部经头架固定后实施，手术切开暴露均是在全麻下完成（图10-3）。当硬脑膜暴露后，患者需要从全麻状态恢复清醒，并拔除气管插管，此时需要继续头钉固定。为了促进患者平稳恢复清醒，通常会使用喉罩，因为喉罩对气道的刺激较小，而且位置足够深以保持气道开放。与单纯使用镇静药物的间歇性适度镇静的区域麻醉技术相比，患者需要

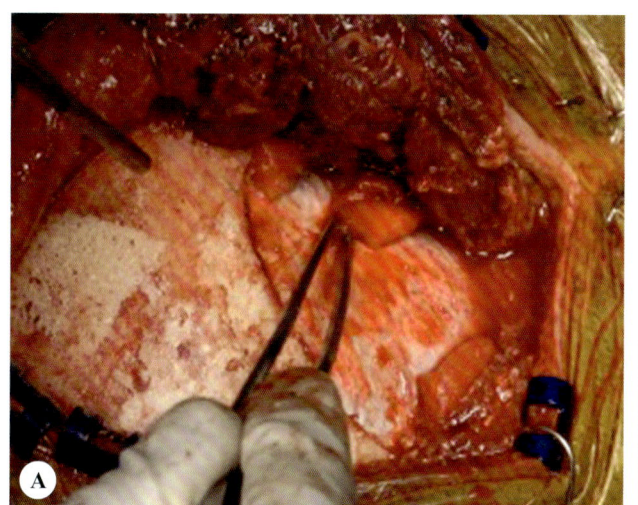
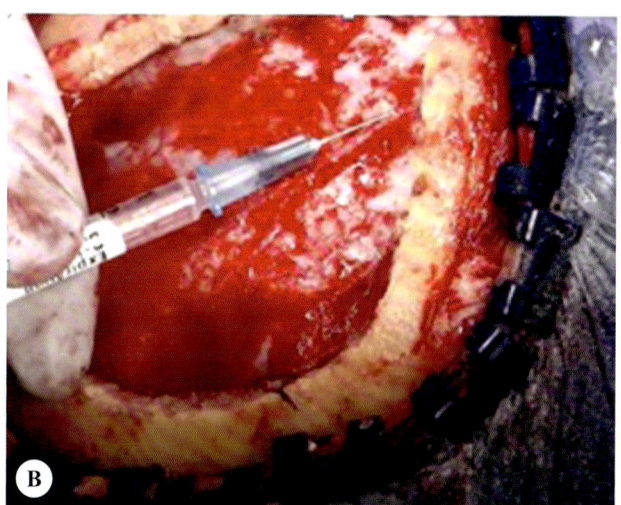

▲ 图 10-2 硬膜麻醉

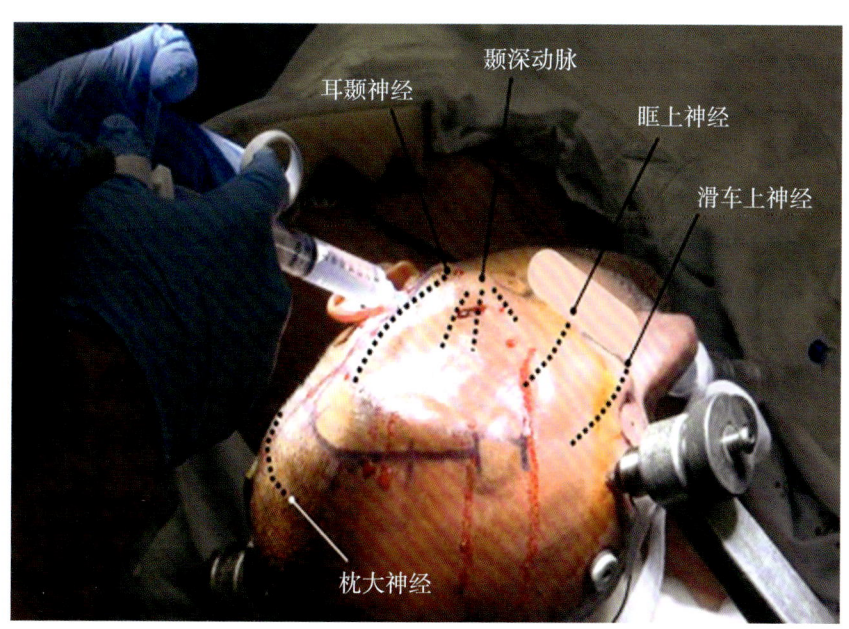

◀ 图 10-3 全麻下头皮阻滞麻醉

更长时间才能从全麻状态恢复到足够清醒来完成神经认知测试。然而一旦当患者恢复清醒，围术期的过程与之前描述的清醒技术类似。

然而，这种联合麻醉技术存在一定的隐患。当患者从全麻状态恢复清醒并拔除气管插管时，患者咳嗽是不可避免的。此外，部分患者易出现谵妄、好斗的倾向，并且由于头部被头钉和无菌手术单固定，难以恢复方向感。在这种情况下可能需要再次进行紧急气管插管。联合麻醉技术也伴有较高的头皮阻滞麻醉失败，一项研究显示有 19% 的患者存在术中有明显的切口疼痛，其中 10% 的患者接受了紧急气管插管[37]。可能是解剖结构变异导致基于解剖标志实施的头皮阻滞麻醉效果不佳，或是患者因头钉固定头部导致解剖结构扭曲，从而影响头皮阻滞麻醉的可靠性。

三、特殊注意事项

无论初始的手术暴露是否在全麻或间歇性适度镇静的区域麻醉下进行，对于"清醒状态"开颅手术还有一些其他的注意事项。

幕上开颅术中过度通气是一种降低颅内压（intracranial pressure，ICP）、增加手术显露和缩小脑体积的常见方法[27]。但是过度通气只有在患者接受气管插管和机械通气时才能实现；清醒的患者可能会出现较高的脑组织张力，特别是使用镇静药引起患者通气不足时。手术团队和麻醉团队需要在术前明确术中降低颅内压的策略，包括抬高床头、甘露醇 0.25～1.0g/kg 静注、地塞米松 4～10mg 静注、呋塞米 10～20mg 静注或使用高渗盐水[28]。

全麻开颅手术患者在术后 24h 内发生术后恶心呕吐的风险高达 50%[29]。由于阿片类药物使用的减少，接受清醒开颅手术患者出现术后恶心呕吐的概率显著降低[38]。但这些患者仍然存在恶心的风险，因为位于手术台上的患者在术中会因使用头架固定而引起不适。通常，会在术中使用双重预防性止吐剂如地塞米松 4mg 静注和昂丹司琼 4mg 静注，效果不佳时可以使用氟哌利多 0.625mg 静注或异丙嗪 6.25～12.5mg 静注加强[39]。

麻醉团队有能力快速、平稳地处理各种挑战，这些技术对患者的生命安全和良好预后至关重要。这些挑战包括未插管患者恶心呕吐、气道阻塞、缺氧、术中惊厥、突发严重幽闭恐惧、焦虑、疼痛和术中出血。据报道开颅手术中的术中惊厥发生率为 2.2%～21.9%[40]，主要原因是患者既往存在癫痫病史而致使直接刺激诱发癫痫发作。术前这些患者通常需要接受抗癫痫药物治疗，某些病例可能需要双重抗癫痫药物治疗[41]。如果术中镇静或清醒的患者发生了术中惊厥，外科医生会立即停止任何对大脑的直接刺激，使用冰盐水冲洗脑组织，避免脑组织从切口部位疝出，而麻醉师会立即使用丙泊酚。几乎所有情况下，癫痫发作结束得很快，患者需要几分钟才能从癫痫发作状态中恢复。

间歇性适度镇静的区域麻醉效果良好，但由于术中突发情况，随时有可能需要紧急插管保护患者气道和转换至全麻。在开颅手术中，患者由于头部被头钉固定、无菌手术单覆盖重要区域，对抢救不利（图 10-2）。约 25% 的麻醉相关死亡是气道梗阻造成的[42]，麻醉团队在气道管理时始终关注气道通畅与否。与围术期的所有其他重要组成部分一样，良好的气道管理需要手术室医护人员、外科医生和麻醉师之间协作和沟通。

参考文献

[1] Campagna JA, Miller KW, Forman SA. Mechanisms of actions of inhaled anesthetics. N Engl J Med. 2003; 348(21):2110–2124

[2] Franks NP, Lieb WR. Molecular and cellular mechanisms of general anaesthesia. Nature. 1994; 367(6464):607–614

[3] Endo T, Sato K, Shamoto H, Yoshimoto T. Effects of sevoflurane on electrocorticography in patients with intractable temporal lobe epilepsy. J Neurosurg Anesthesiol. 2002; 14(1):59–62

[4] Modica PA, Tempelhoff R, White PF. Pro- and anticonvulsant effects of anesthetics (Part II). Anesth Analg. 1990; 70(4):433–444

[5] Watts AD, Herrick IA, McLachlan RS, Craen RA, Gelb AW. The effect of sevoflurane and isoflurane anesthesia on interictal spike activity among patients with refractory epilepsy. Anesth Analg. 1999; 89(5):1275–1281

[6] Soriano SG, Bozza P. Anesthesia for epilepsy surgery in children.

Childs Nerv Syst. 2006; 22(8):834–843

[7] Kurita N, Kawaguchi M, Hoshida T, Nakase H, Sakaki T, Furuya H. Effects of nitrous oxide on spike activity on electrocorticogram under sevoflurane anesthesia in epileptic patients. J Neurosurg Anesthesiol. 2005; 17(4):199–202

[8] Reasoner DK, Todd MM, Scamman FL, Warner DS. The incidence of pneumocephalus after supratentorial craniotomy. Observations on the disappearance of intracranial air. Anesthesiology. 1994; 80(5):1008–1012

[9] Becker DE, Rosenberg M. Nitrous oxide and the inhalation anesthetics. Anesth Prog. 2008; 55(4):124–130, quiz 131–132

[10] Taniguchi M, Cedzich C, Schramm J. Modification of cortical stimulation for motor evoked potentials under general anesthesia: technical description. Neurosurgery. 1993; 32(2):219–226

[11] Neuloh G, Pechstein U, Cedzich C, Schramm J. Motor evoked potential monitoring with supratentorial surgery. Neurosurgery. 2007; 61(1) Suppl:337–346, discussion 346–348

[12] Macdonald DB. Intraoperative motor evoked potential monitoring: overview and update. J Clin Monit Comput. 2006; 20(5):347–377

[13] Trapani G, Altomare C, Liso G, Sanna E, Biggio G. Propofol in anesthesia. Mechanism of action, structure-activity relationships, and drug delivery. Curr Med Chem. 2000; 7(2):249–271

[14] Wood PR, Browne GP, Pugh S. Propofol infusion for the treatment of status epilepticus. Lancet. 1988; 1(8583):480–481

[15] Herrick IA, Craen RA, Gelb AW, et al. Propofol sedation during awake craniotomy for seizures: electrocorticographic and epileptogenic effects. Anesth Analg. 1997; 84(6):1280–1284

[16] Soriano SG, Eldredge EA, Wang FK, et al. The effect of propofol on intraoperative electrocorticography and cortical stimulation during awake craniotomies in children. Paediatr Anaesth. 2000; 10(1):29–34

[17] Liu J, Moghaddam B. Regulation of glutamate efflux by excitatory amino acid receptors: evidence for tonic inhibitory and phasic excitatory regulation. J Pharmacol Exp Ther. 1995; 274(3):1209–1215

[18] Krystal JH, Karper LP, Seibyl JP, et al. Subanesthetic effects of the noncompetitive NMDA antagonist, ketamine, in humans. Psychotomimetic, perceptual, cognitive, and neuroendocrine responses. Arch Gen Psychiatry. 1994; 51(3):199–214

[19] Huupponen E, Maksimow A, Lapinlampi P, et al. Electroencephalogram spindle activity during dexmedetomidine sedation and physiological sleep. Acta Anaesthesiol Scand. 2008; 52(2):289–294

[20] Oda Y, Toriyama S, Tanaka K, et al. The effect of dexmedetomidine on electrocorticography in patients with temporal lobe epilepsy under sevoflurane anesthesia. Anesth Analg. 2007; 105(5):1272–1277

[21] Elbakry AE, Ibrahim E. Propofol-dexmedetomidine versus propofol-remifentanil conscious sedation for awake craniotomy during epilepsy surgery. Minerva Anestesiol. 2017; 83(12):1248–1254

[22] Kapila A, Glass PS, Jacobs JR, et al. Measured context-sensitive half-times of remifentanil and alfentanil. Anesthesiology. 1995; 83(5):968–975

[23] Scott JC, Sarnquist FH. Seizure-like movements during a fentanyl infusion with absence of seizure activity in a simultaneous EEG recording. Anesthesiology. 1985; 62(6):812–814

[24] Tempelhoff R, Modica PA, Bernardo KL, Edwards I. Fentanyl-induced electrocorticographic seizures in patients with complex partial epilepsy. J Neurosurg. 1992; 77(2):201–208

[25] Cascino GD, So EL, Sharbrough FW, et al. Alfentanil-induced epileptiform activity in patients with partial epilepsy. J Clin Neurophysiol. 1993; 10(4):520–525

[26] Wass CT, Grady RE, Fessler AJ, et al. The effects of remifentanil on epileptiform discharges during intraoperative electrocorticography in patients undergoing epilepsy surgery. Epilepsia. 2001; 42(10):1340–1344

[27] Gelb AW, Craen RA, Rao GS, et al. Does hyperventilation improve operating condition during supratentorial craniotomy? A multicenter randomized crossover trial. Anesth Analg. 2008; 106(2):585–594

[28] Li J, Gelb AW, Flexman AM, Ji F, Meng L. Definition, evaluation, and management of brain relaxation during craniotomy. Br J Anaesth. 2016; 116(6):759–769

[29] Latz B, Mordhorst C, Kerz T, et al. Postoperative nausea and vomiting in patients after craniotomy: incidence and risk factors. J Neurosurg. 2011; 114(2):491–496

[30] Hsieh JC, Shih YS, Hwang LD, et al. Activation of epileptogenic activities by etomidate in electrocorticoencephalography (ECoG) during operation for epilepsy. Ma Zui Xue Za Zhi. 1990; 28(2):127–135

[31] Wyler AR, Richey ET, Atkinson RA, Hermann BP. Methohexital activation of epileptogenic foci during acute electrocorticography. Epilepsia. 1987; 28(5):490–494

[32] Pinosky ML, Fishman RL, Reeves ST, et al. The effect of bupivacaine skull block on the hemodynamic response to craniotomy. Anesth Analg. 1996; 83(6):1256–1261

[33] Ayoub C, Girard F, Boudreault D, Chouinard P, Ruel M, Moumdjian R. A comparison between scalp nerve block and morphine for transitional analgesia after remifentanil-based anesthesia in neurosurgery. Anesth Analg. 2006; 103(5):1237–1240

[34] Guilfoyle MR, Helmy A, Duane D, Hutchinson PJ. Regional scalp block for postcraniotomy analgesia: a systematic review and meta-analysis. Anesth Analg. 2013; 116(5):1093–1102

[35] Goettel N, Bharadwaj S, Venkatraghavan L, Mehta J, Bernstein M, Manninen PH. Dexmedetomidine vs propofol-remifentanil conscious sedation for awake craniotomy: a prospective randomized controlled trial. Br J Anaesth. 2016; 116(6):811–821

[36] Souter MJ, Rozet I, Ojemann JG, et al. Dexmedetomidine sedation during awake craniotomy for seizure resection: effects on electrocorticography. J Neurosurg Anesthesiol. 2007; 19(1):38–44

[37] Chaki T, Sugino S, Janicki PK, et al. Efficacy and safety of a lidocaine and ropivacaine mixture for scalp nerve block and local infiltration anesthesia in patients undergoing awake craniotomy. J Neurosurg Anesthesiol. 2016; 28(1):1–5

[38] Manninen PH, Tan TK. Postoperative nausea and vomiting after craniotomy for tumor surgery: a comparison between awake craniotomy and general anesthesia. J Clin Anesth. 2002; 14(4):279–283

[39] Eberhart LH, Morin AM, Kranke P, Missaghi NB, Durieux ME, Himmelseher S. Prevention and control of postoperative nausea and vomiting in post-craniotomy patients. Best Pract Res Clin Anaesthesiol. 2007; 21(4):575–593

[40] Eseonu CI, Rincon-Torroella J, ReFaey K, et al. Awake craniotomy vs craniotomy under general anesthesia for perirolandic gliomas: evaluating perioperative complications and extent of resection. Neurosurgery. 2017; 81(3):481–489

[41] Eseonu CI, Eguia F, Garcia O, Kaplan PW, Quiñones-Hinojosa A. Comparative analysis of monotherapy versus duotherapy antiseizure drug management for postoperative seizure control in patients undergoing an awake craniotomy. J Neurosurg. 2017; 128(6):1661–1667

[42] Cook TM, MacDougall-Davis SR. Complications and failure of airway management. Br J Anaesth. 2012; 109 Suppl 1:i68–i85

第 11 章 语言功能区定位
Speech Mapping

Shawn Hervey-Jumper　Mitchel S. Berger　著

摘　要：

肿瘤细胞减灭术在低级别和高级别胶质瘤患者的管理中起着最根本的作用，但由于肿瘤靠近功能性皮层和皮层下结构而很难实现最大切除。目前的证据表明，更广泛的手术切除与更长的生存期和更好的生活质量相关，因此只要具有可行性，最大限度地安全切除肿瘤是最终目标。使用直接皮层和皮层下刺激进行术中语言区定位是一种有效方法，可以在提高肿瘤切除程度的同时降低肿瘤复发率。本章总结了支持功能区低级别和高级别胶质瘤患者中手术作用的相关证据，重点是皮层和皮层下神经解剖学、术前规划、术中语言区定位技术和避免并发症。

关键词：

胶质瘤，胶质母细胞瘤，低级别胶质瘤，脑部定位，语言

手术切除是治疗脑肿瘤的关键，越来越多的证据表明，肿瘤切除范围对于改善患者预后和提高生活质量（quality of life，QOL）具有重要意义。然而，挑战在于许多脑肿瘤位于具有假定功能意义的区域内，尤其是在肿瘤的皮层和皮层下语言区时。通过清醒开颅术、功能性神经导航和对相关神经解剖学的深入了解，术中脑功能定位是提高肿瘤切除程度、降低肿瘤复发率的有效手段。现有证据显示，对于低级别或高级别胶质瘤患者，更广泛的手术切除与更长的生存期和更好的生活质量相关。本章概述了支持脑肿瘤手术作用的相关证据、手术神经解剖学及术中语言区定位技术，来最大限度地扩大切除范围，同时最大限度地降低复发率。

一、手术神经解剖学：背侧和腹侧语言通路

（一）大脑半球和颅脑关系

当考虑到脑肿瘤所在的语言区定位时，了解皮层标志、解剖学和皮层下结构至关重要。成人大脑分为两个半球，包括额叶、顶叶、颞叶、枕叶和岛叶。大脑被 6 条连续的主沟分隔，即外侧沟、胼胝体沟、顶枕沟、侧副沟、中央沟和距状沟。还有两条中断的沟，即中央前沟和颞下沟。

外侧裂语言网络在语言区的定位中至关重要，除脑岛外，它还基于额叶、顶叶、颞叶。额叶由两条主沟分隔开：额上沟和额下沟，这两条主沟将额叶的侧面分为额上回、额中回和额下回。这些沟自中央前沟朝前后方向延伸。中央前沟平行于中央沟。额下回被外侧裂的前升支和后支进一步分为眶部、三角部和盖部。Broca 运动语言区的经典定义是盖部和三角部。额叶后缘有一个容易辨认的标志，希腊字母 Ω（omega）出现在额上沟和中央前沟的交界处，标志着运动皮层中支配手部的区域。

顶叶的边界包括内侧的纵裂、下方的外侧裂和颞枕线、前方的中央沟和后方的外侧顶颞线。顶叶有两个主沟：中央后沟和顶内沟。顶内沟将顶叶分

为顶上小叶和顶下小叶。顶上小叶位于内上方且较小，并在内侧延续为楔前叶，而顶下小叶由缘上回和角回组成。缘上回是颞上回的后部延续，角回是颞中回（middle temporal gyrus，MTG）的后部延续。颞叶上方有外侧裂。颞叶有颞上沟和颞下沟，将颞叶分为颞上回、颞中回、颞下回，这三个颞回向前会聚形成颞极。

将额叶、顶叶和颞叶分开的是外侧裂，它由深部和浅部组成。外侧裂底深部是被额盖和颞盖所覆盖的岛叶皮层。外侧裂的浅部由一个干和三个支构成，干从钩（stem）向内侧延伸至蝶骨翼的外侧端，并在此处分为前水平支、前升支和后支。外侧裂的深部分为蝶部和岛盖部。蝶部位于岛域的前方，并向前穿质横向延伸[1]。在颈动脉池内侧和外侧裂之间交界处是岛域。岛叶中央沟将岛叶侧面分为三个前短回（前、中、后回）和两个后回（前、后长回）。环绕岛叶的是环状沟（也称为岛叶的上界和下界沟），它将岛叶与覆盖其上的岛盖分开。

（二）白质束

当代人类语言的认知已由僵化的组织转变为更动态的大脑进展观点[2]。大规模的皮层下白质网络促进了如语言、运动和认知等复杂功能的发展。对言语和语言功能具有临床意义的主要纤维束是①上纵束（superior longitudinal fasciculus，SLF）；②钩束（uncinate fasciculus，UF）；③枕额下束（inferior occipitofrontal fasciculus，IFOF）；④弓状束（arcuate fasciculus，AF）；⑤中纵束（middle longitudinal fasciculus，MdLF）和⑥下纵束（inferior longitudinal fasciculus，ILF；图 11-1）。SLF 分为 SLF Ⅱ、SLF Ⅲ 和 SLF-tp。通常 SLF 弧形围绕岛叶并连接额叶、顶叶和颞叶。具体而言，SLF Ⅱ 连接额叶和顶叶，连通背侧运动前皮层和前额叶皮层与角回。SLF Ⅱ 还包含终止于缘上回的额叶至顶叶间连接。SLF-tp 连接颞叶和顶叶，从下顶叶向后延伸至后颞叶。UF 沿岛域位于前岛叶，通过岛叶内的侧裂下方延伸，连接额叶底部和颞叶。IFOF 连接额叶和枕叶以及颞叶和顶叶后部。IFOF 从前到后穿过颞叶内侧外囊的前底，向颞中回（MTG）、颞下回（ITG）和枕叶发送辐射。AF 连接额叶岛盖皮层部位和后颞叶皮层，通常认为

它是连接 Broca 区和 Wernicke 区之间的重要的联合纤维。MdLF 连接前颞区和后颞区，而 ILF 连接颞极和枕叶。

二、循证临床决策

（一）术前规划

术前临床评估包括术后 24 小时内进行的基线语言评估。有无增强的高质量强化磁共振成像（MRI）扫描对于制订最佳手术方案至关重要。白质束弥散张量成像（diffusion tensor imaging，DTI）或基于任务的脑功能性 MRI（fMRI）是有助于术前规划的有价值研究[3, 4]。术前 MRI 可深入了解肿瘤大小、位置、病灶、血管、占位效应、瘤周水肿，以及与具有潜在功能意义区域的接近程度。在言语和语言区定位过程中，经皮层接近固有肿瘤的最佳方法是沿着肿瘤的赤道方向[5]。此外，可以重建 MRI 以创建与可在手术期间使用的纤维束成像相结合的 3D 模型（神经导航；图 11-2）。DTI 纤维束成像、功能性磁共振成像和灌注磁共振成像使临床医生能够做出更准确的术前诊断，并提供有关肿瘤组织与邻近功能性皮层和皮层下通路交接的信息。fMRI 使用血氧水平依赖（blood-oxygenation-level-dependent，BOLD）信号来识别皮层和皮层下的激活区域，以创建手术通道或切除计划，从而最大限度地降低周围结构损伤的风险[6, 7]。灌注 MRI 有助于评估肿瘤血管生成和内皮通透性，有助于区分复发性胶质瘤并做出治疗的相关改变。DTI 纤维束成像用于标记肿瘤周围的皮层下背侧和腹侧语言束，通常用于手术规划[8-10]。对于脑肿瘤外科医生来说，功能和解剖图像指导是确定手术相关风险和随访患者术后潜在神经系统结果的重要组成部分。图像引导还可以在术前对可能发生移位的功能通路与占位性病变之间的关系形成全面的印象。神经导航广泛应用于脑肿瘤手术，可与 DTI 纤维束成像、脑磁图（magnetoencephalography，MEG）或 fMRI 相结合，以识别具有潜在感觉、运动、语言和视觉意义的皮层和皮层下区域（图 11-1 和图 11-2）[11]。因此，神经导航可以生成功能区的个性化定位，以及其与脑内占位性病变的相对关系。然而，这些研究缺乏敏感性，因为考虑到个

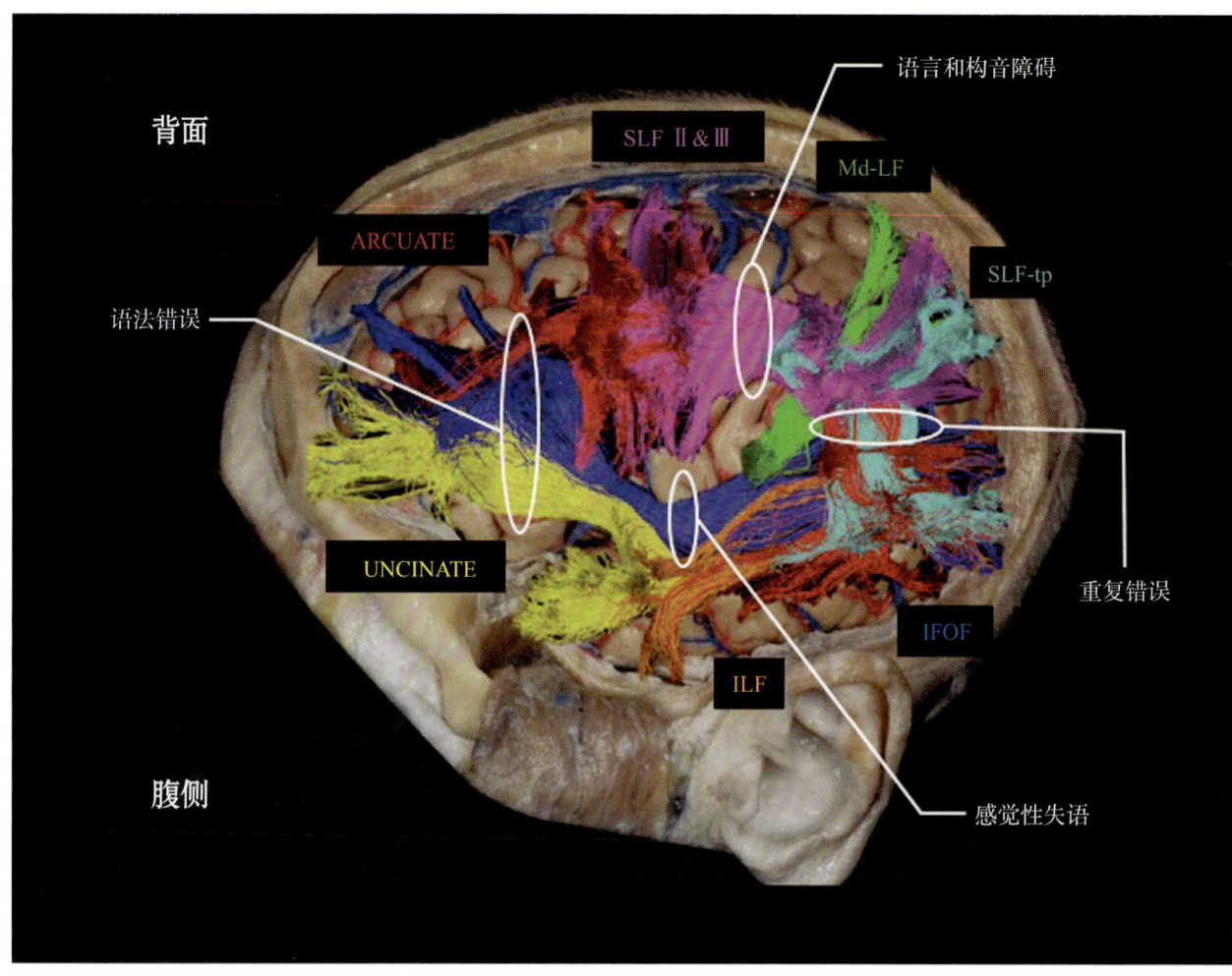

▲ 图 11-1　MRI 纤维束成像识别出背侧和腹侧语言通路，包括弓状束（红色）、上纵束（SLF）Ⅱ和Ⅲ（紫色）、SLF-tp（浅蓝色）、中纵束（Md-LF；绿色）、钩束（黄色）、下纵束（ILF；橙色）、枕额下束（IFOF；深蓝色）

体患者神经解剖结构的可变性、占位性病变引起的扭曲变形，以及可塑性引起的功能重建，使得经典的功能区解剖识别不足[12, 13]。与直接皮层刺激相比，fMRI 对 Broca 区识别的敏感性和特异性分别为 91% 和 64%，对 Wernicke 区识别的敏感性和特异性分别为 93% 和 18%，对运动区识别的敏感性和特异性分别为 100% 和 100%[14]。用 MEG 测量的静息状态一致性能够定位大脑的功能连接[15]。脑肿瘤在静息状态连通性降低后，其术后语言障碍的风险相对较低，而静息状态连通性增加的脑肿瘤则有较高的术后失语症风险[16]。皮层下通路的识别对于防止白质通路损伤和保持功能至关重要。切除语言区内脑肿瘤的金标准方法是皮层和皮层下术中脑功能定位。

（二）药物管理

在语言功能定位之前，术前临床评估包括在术前 24～48h 进行的基准语言和感觉运动评估[17]。皮质类固醇通常在术前用于减轻占位效应和瘤周血管源性水肿的症状。皮质类固醇的使用时间和剂量因肿瘤大小、血管源性水肿和占位效应而异；然而，成人患者的常规方案是每 6 或 8 小时应用 4～6mg 地塞米松。出现癫痫发作的患者应使用初始负荷剂量的抗惊厥药。然而，除了少数例外，没有数据表明预防性使用抗惊厥药可以降低脑肿瘤患者新发癫痫的风险[18-20]。

三、手术技术

（一）支持切除范围的证据

鉴于神经胶质瘤的自然病程，即使是功能区

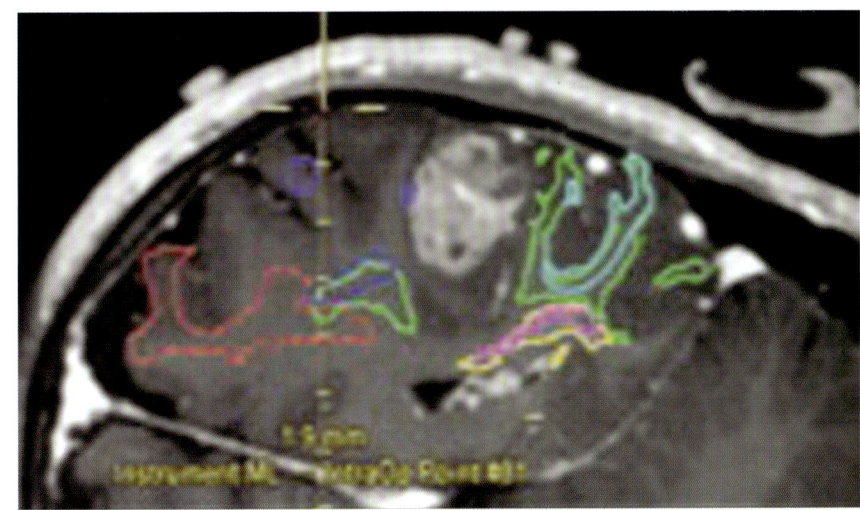

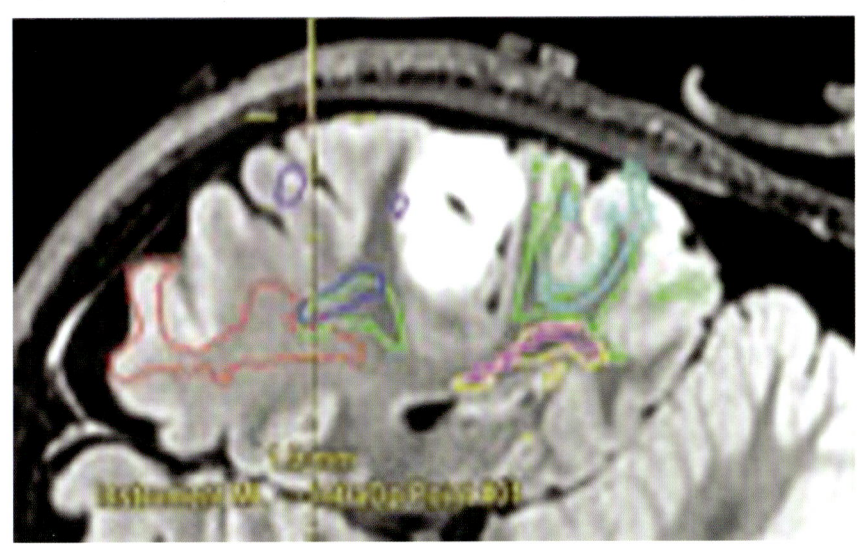

◀ 图 11-2 左顶叶胶质瘤的术中神经导航

无框架导航与相关的纤维束扩散张量成像可使外科医生能够识别占位病变上方和内侧的皮质脊髓束（红色），以及病灶周围的上纵束Ⅱ（绿色）、Ⅲ（蓝色）、弓状束（粉红色）和枕额下束（黄色）

内的肿瘤，也很少鼓励对可手术治疗的胶质瘤进行临床观察。手术的目标是确立正确的诊断和肿瘤细胞减灭术。手术切除还是单纯活检取决于肿瘤的位置和大小，以及患者的年龄和身体状况。在过去的 20 年中，大量的研究加深了我们对于肿瘤切除影响脑肿瘤患者无进展总生存期的理解[21]。全切除会影响胶质瘤的自然病程，包括无进展生存期和恶变时间。出于这个原因，最大限度地安全切除优于活检[22]。在一项基于挪威患者的大样本研究中，早期最大程度切除肿瘤优于活检和观察随访，5 年生存率分别为 74% 和 60%，说明了手术切除优于观察随访[23]。此外，低级别胶质瘤 90% 的切除范围可以延缓和减少恶变，提高生存率。在胶质瘤分子亚分类时代，一个新的关注焦点是了解肿瘤切除范围对低危和高危亚组的影响[24-26]。这方面的调查目前尚未完成。然而，已发表的研究报告强调了一个事实，即临床结果的差异独立于胶质瘤切除的程度和分子亚型。

（二）清醒开颅术用于言语和语言定位

直接皮层刺激定位允许在切除脑肿瘤的术中识别对语言至关重要的皮层和皮层下部位[17]。术中定位非常重要，因为脑肿瘤的个体差异和语言通路异常使得基于 DTI 和 fMRI 的功能性神经导航不太可靠。此外，通常认为位于额下回三角部和盖部解剖范围内的关键功能，如言语中止、失语和失读，可能位于 Broca 区解剖边界之外[27]。因此，直接刺激定位是识别和保护功能区的金标准。

大脑皮层刺激通过脑部重点区域的去极而发挥作用，该区域通过顺向和逆向传播的电流扩散来激发局部神经元。双极刺激探针直径 2mm、正负极间隔 5mm，允许局部扩散，定位更精确[27, 28]。专业的神经麻醉对于完成术中语言定位至关重要[29]，在此期间，神经外科医生、麻醉师、语言病理学家、神经心理专科医师和其他团队成员之间的清晰沟通，可以确保准确性和安全性。手术首先将监护仪应用于患者，并在定位前使用咪达唑仑、芬太尼或右美托咪定[17]。使用丙泊酚[最高 100μg/（kg·min）]或右美托咪定[最高 1μg/（kg·min）]和瑞芬太尼[0.07～2.0μg/（kg·h）]实现语言定位期间的麻醉[30-32]。开始用药后，插入 Foley 导尿管，将患者固定在 Mayfield 头架中。头皮阻滞麻醉使用 1% 利多卡因与 1:100 000 肾上腺素、0.5% 布比卡因的混合物，神经外科医生还会附加使用 8.4% 碳酸氢钠。最佳的头部定位方便操作，使患者舒适，并保持气道通畅。如果需要抑制术中刺激诱发的癫痫发作，则必须在专用的静脉输液管路中输注 1mg/kg 的异丙酚。此外，手术区域可局部外用冰凉的林格乳酸溶液抑制癫痫发作。

术中定位期间言语和语言任务的管理因肿瘤位置和基线表现而异。然而，常用的任务包括图片命名、文本阅读、听觉词语重复和语法理解[17, 33]。定位从 2mA 的刺激电流开始，并增加至术中皮层电图确定的最大值 6mA。采用双相脉冲方波、1.25ms 的脉波宽度、60Hz，进行 4s 刺激。数字标记置于手术区域，间距为 1cm（图 11-3）。连续脑皮层电图描记用于提高定位准确性、监测亚临床癫痫发作活动和检测放电后电位。语言定位的目标是患者通过刺激（或通过放电后电位）执行给定的语言任务。所有语言测试至少在每个皮层部位重复 3 次，而阳性部位被定义为在至少 66% 的刺激期间无法计数、命名物体或阅读单词[17, 34]。大脑皮层语言定位旨在通过刺激测试来识别负责言语中止、失语和失读症的部位。皮层下语言定位采用相同的直接刺激方法，刺激部位取决于外科医生对皮层下白质神经解剖的理解。言语中止定义为在没有同时运动反应的情况下停止计数。运动性咽刺激引起的构音障碍可以通过没有影响言语的不自主肌肉收缩与语言中止相区别[27]，使用这种方法，可以在术中执行非语言认知任务，包括选择性注意、计算和线等分试验[35, 36]。

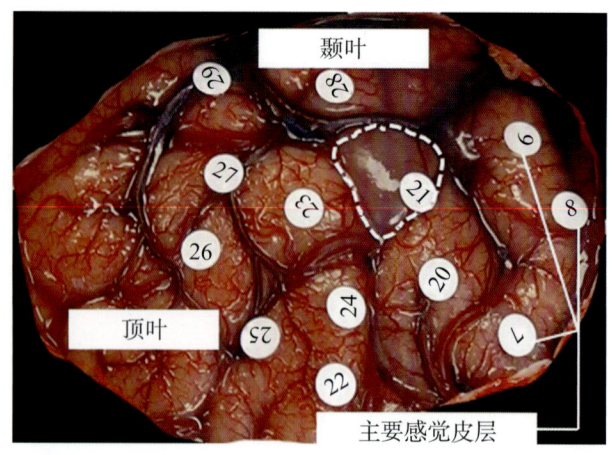

▲ 图 11-3　直接皮层刺激定位是识别功能性语言和感觉运动区的金标准

该示例展示的是左顶叶 WHO Ⅲ级星形细胞瘤病灶位于皮层表面（虚线轮廓内），但在皮层下延伸至语言和感觉运动皮层下方。皮层定位使用以 1cm 间隔放置的编号标识来标记初级感觉皮层（7，舌头感觉；8，9，面部感觉）和语言区域（20～29）。在进行图片命名、文本阅读、四音节重复、听觉命名和语法生成后，所有语言区位点都定位为阴性

四、避免并发症

术后即刻在重症监护病房对患者进行密切观察，并进行一系列神经系统检查[19]。根据肿瘤的位置和切除范围，皮质类固醇使用可在手术后的几天内逐渐减少。对有癫痫病史的患者和已知易诱发癫痫发作部位的肿瘤患者继续使用抗惊厥药物。长期使用抗癫痫药物进行预防仍然存在争议。考虑到胶质瘤患者切除范围的预后意义，以及手术中难以发现残存肿瘤，外科医生在术后 24h 内对患者进行 MRI 强化检查以评估肿瘤切除程度，这已成为标准做法。

功能表现是维持最大健康相关生活质量（maximal health-related QOL，HRQOL）的驱动力，这些指标较 Karnofsky 评分量表更为实用。保持生活质量至关重要，而且还会影响生存。许多大型临床研究对优势半球神经胶质瘤（WHO Ⅱ～Ⅳ级）直接皮层和皮层下刺激定位后的长期语言结果进行了评估[27, 37, 38]，在术后即刻，14%～50% 的患者语言暂时恶化[27, 38, 39]。术后 1 个月，78%～100% 的患者语言功能恢复到术前基线水平[27, 38]。而在 3～6 个月后，只有 0%～2.4% 的患者语言功能恶化，并且大部分患者对其功能结果感到满意[27, 38]。术后 55% 的患者

至少有短暂的认知障碍，主要涉及言语、执行功能、记忆和选择性注意[40-43]。成人胶质瘤患者的功能障碍对生存的影响程度尚未得到充分研究。

五、结论

在美国，胶质瘤是最常见的恶性脑肿瘤。这是肿瘤学和神经学的挑战。已经证实，最大限度地切除肿瘤可提高总体生存率和无进展生存率；但手术目标必须兼顾语言、运动和神经认知网络的保存。对神经解剖安全和手术目标的深入理解，必须与语言、运动和神经认知网络的保留相匹配。术中脑功能定位、功能性神经导航、术中MRI、激光间质热疗和荧光引导手术等技术，使脑肿瘤切除达到最大程度，同时保留了脑基本功能。

参考文献

[1] Ribas EC, Yagmurlu K, Wen HT, Rhoton AL, Jr. Microsurgical anatomy of the inferior limiting insular sulcus and the temporal stem. J Neurosurg. 2015; 122(6):1263–1273

[2] Chang EF, Raygor KP, Berger MS. Contemporary model of language organization: an overview for neurosurgeons. J Neurosurg. 2015; 122(2):250–261

[3] Deng X, Zhang Y, Xu L, et al. Comparison of language cortex reorganization patterns between cerebral arteriovenous malformations and gliomas: a functional MRI study. J Neurosurg. 2015; 122(5):996–1003

[4] Ille S, Sollmann N, Hauck T, et al. Combined noninvasive language mapping by navigated transcranial magnetic stimulation and functional MRI and its comparison with direct cortical stimulation. J Neurosurg. 2015; 123(1):212–225

[5] Morshed RA, Young JS, Han SJ, Hervey-Jumper SL, Berger MS. The transcortical equatorial approach for gliomas of the mesial temporal lobe: techniques and functional outcomes. J Neurosurg. 201 9; 130(3):822–830

[6] Bogomolny DL, Petrovich NM, Hou BL, Peck KK, Kim MJ, Holodny AI. Functional MRI in the brain tumor patient. Top Magn Reson Imaging. 2004; 15(5):325–335

[7] Nimsky C, Ganslandt O, Von Keller B, Romstöck J, Fahlbusch R. Intraoperative high-field-strength MR imaging: implementation and experience in 200 patients. Radiology. 2004; 233(1):67–78

[8] Alexander AL, Lee JE, Lazar M, Field AS. Diffusion tensor imaging of the brain. Neurotherapeutics. 2007; 4(3):316–329

[9] Bello L, Gambini A, Castellano A, et al. Motor and language DTI Fiber Tracking combined with intraoperative subcortical mapping for surgical removal of gliomas. Neuroimage. 2008; 39(1):369–382

[10] Berman JI, Berger MS, Chung SW, Nagarajan SS, Henry RG. Accuracy of diffusion tensor magnetic resonance imaging tractography assessed using intraoperative subcortical stimulation mapping and magnetic source imaging. J Neurosurg. 2007; 107(3):488–494

[11] Trinh VT, Fahim DK, Maldaun MV, et al. Impact of preoperative functional magnetic resonance imaging during awake craniotomy procedures for intraoperative guidance and complication avoidance. Stereotact Funct Neurosurg. 2014; 92(5):315–322

[12] Duffau H. New concepts in surgery of WHO grade II gliomas: functional brain mapping, connectionism and plasticity—a review. J Neurooncol. 2006; 79(1): 77–115

[13] Thiel A, Herholz K, Koyuncu A, et al. Plasticity of language networks in patients with brain tumors: a positron emission tomography activation study. Ann Neurol. 2001; 50(5):620–629

[14] Bizzi A, Blasi V, Falini A, et al. Presurgical functional MR imaging of language and motor functions: validation with intraoperative electrocortical mapping. Radiology. 2008; 248(2):579–589

[15] Guggisberg AG, Honma SM, Findlay AM, et al. Mapping functional connectivity in patients with brain lesions. Ann Neurol. 2008; 63(2):193–203

[16] Sarubbo S, De Benedictis A, Merler S, et al. Towards a functional atlas of human white matter. Hum Brain Mapp. 2015; 36(8):3117–3136

[17] Hervey-Jumper SL, Li J, Lau D, et al. Awake craniotomy to maximize glioma resection: methods and technical nuances over a 27–year period. J Neurosurg. 2015; 123(2):325–339

[18] Chang EF, Potts MB, Keles GE, et al. Seizure characteristics and control following resection in 332 patients with low-grade gliomas. J Neurosurg. 2008; 108(2):227–235

[19] Chang SM, Parney IF, Huang W, et al. Glioma Outcomes Project Investigators. Patterns of care for adults with newly diagnosed malignant glioma. JAMA. 2005; 293(5):557–564

[20] Lima GL, Duffau H. Is there a risk of seizures in "preventive" awake surgery for incidental diffuse low-grade gliomas? J Neurosurg. 2015; 122(6):1397–1405

[21] Hervey-Jumper SL, Berger MS. Role of surgical resection in low- and highgrade gliomas. Curr Treat Options Neurol. 2014; 16(4):284

[22] Smith JS, Chang EF, Lamborn KR, et al. Role of extent of resection in the longterm outcome of low-grade hemispheric gliomas. J Clin Oncol. 2008; 26(8):1338–1345

[23] Jakola AS, Myrmel KS, Kloster R, et al. Comparison of a strategy favoring early surgical resection vs a strategy favoring watchful waiting in low-grade gliomas. JAMA. 2012; 308(18):1881–1888

[24] Kawaguchi T, Sonoda Y, Shibahara I, et al. Impact of gross total resection in patients with WHO grade III glioma harboring the IDH 1/2 mutation without the 1p/19q co-deletion. J Neurooncol. 2016; 129(3):505–514

[25] Cahill DP, Beiko J, Suki D, et al. IDH1 status and survival benefit from surgical resection of enhancing and nonenhancing tumor in malignant astrocytomas. J Clin Oncol. 2012; 30:2019–2019

[26] Wijnenga MMJ, French PJ, Dubbink HJ, et al. The impact of surgery in molecularly defined low-grade glioma: an integrated clinical, radiological, and molecular analysis. Neuro-oncol. 2018; 20(1):103–112

[27] Sanai N, Mirzadeh Z, Berger MS. Functional outcome after language mapping for glioma resection. N Engl J Med. 2008; 358(1):18–27

[28] Nathan SS, Sinha SR, Gordon B, Lesser RP, Thakor NV. Determination of current density distributions generated by electrical stimulation of the human cerebral cortex. Electroencephalogr Clin Neurophysiol. 1993; 86(3):183–192

[29] Taylor MD, Bernstein M. Awake craniotomy with brain mapping as the routine surgical approach to treating patients with supratentorial

[29] intraaxial tumors: a prospective trial of 200 cases. J Neurosurg. 1999; 90(1):35–41

[30] Bekker AY, Kaufman B, Samir H, Doyle W. The use of dexmedetomidine infusion for awake craniotomy. Anesth Analg. 2001; 92(5):1251–1253

[31] Herrick IA, Craen RA, Gelb AW, et al. Propofol sedation during awake craniotomy for seizures: patient-controlled administration versus neurolept analgesia. Anesth Analg. 1997; 84(6):1285–1291

[32] Olsen KS. The asleep-awake technique using propofol-remifentanil anaesthesia for awake craniotomy for cerebral tumours. Eur J Anaesthesiol. 2008; 25(8):662–669

[33] Fernández Coello A, Moritz-Gasser S, Martino J, Martinoni M, Matsuda R, Duffau H. Selection of intraoperative tasks for awake mapping based on relationships between tumor location and functional networks. J Neurosurg. 2013;119(6):1380–1394

[34] Sanai N, Berger MS. Glioma extent of resection and its impact on patient outcome. Neurosurgery. 2008; 62(4):753–764, discussion 264–266

[35] Charras P, Herbet G, Deverdun J, et al. Functional reorganization of the attentional networks in low-grade glioma patients: a longitudinal study. Cortex. 2015; 63:27–41

[36] De Witte E, Satoer D, Colle H, Robert E, Visch-Brink E, Mariën P. Subcortical language and non-language mapping in awake brain surgery: the use of multimodal tests. Acta Neurochir (Wien). 2015; 157(4):577–588

[37] Duffau H, Capelle L, Denvil D, et al. Functional recovery after surgical resection of low grade gliomas in eloquent brain: hypothesis of brain compensation. J Neurol Neurosurg Psychiatry. 2003; 74(7):901–907

[38] Duffau H, Moritz-Gasser S, Gatignol P. Functional outcome after language mapping for insular World Health Organization grade II gliomas in the dominant hemisphere: experience with 24 patients. Neurosurg Focus. 2009; 27(2):E7

[39] Wilson SM, Lam D, Babiak MC, et al. Transient aphasias after left hemisphere resective surgery. J Neurosurg. 2015; 123(3):581–593

[40] Racine CA, Li J, Molinaro AM, Butowski N, Berger MS. Neurocognitive function in newly diagnosed low-grade glioma patients undergoing surgical resection with awake mapping techniques. Neurosurgery. 2015; 77(3):371–379, discussion 379

[41] Douw L, Klein M, Fagel SS, et al. Cognitive and radiological effects of radiotherapy in patients with low-grade glioma: long-term follow-up. Lancet Neurol. 2009; 8(9):810–818

[42] Taphoorn MJ, Klein M. Cognitive deficits in adult patients with brain tumours. Lancet Neurol. 2004; 3(3):159–168

[43] Ahmadi R, Dictus C, Hartmann C, et al. Long-term outcome and survival of surgically treated supratentorial low-grade glioma in adult patients. Acta Neurochir (Wien). 2009; 151(11):1359–1365

第 12 章 运动功能区定位：运动区、运动前区和岛叶皮层区
Motor Mapping (Rolandic, Pre-Rolandic, and Insular Cortex)

N. U. Farrukh Hameed　Wang Peng　Geng Xu　Jie Zhang　Jinsong Wu　著

摘　要：

本章以胶质瘤为肿瘤的代表，探讨围术期脑实质运动区功能定位的作用。在本章内我们讨论术前采用多模态技术进行运动功能的定位，如综合神经心理评估和脑功能成像；术中运动皮层及皮层下运动通路定位监测的神经生理学方法；运动区功能定位相关的神经麻醉技术和全麻及清醒状态时脑功能定位的优劣势，以及一个典型的运动区功能定位案例。

关键词：

运动区，定位，Rolandic 区，Pre-Rolandic 区，岛叶，皮层

胶质瘤切除的范围对于低级别及高级别胶质瘤的治疗具有重要意义。由于胶质瘤浸润生长超出磁共振成像（MRI）显示的边界，因此有人提出，肿瘤切除的范围应该囊括 MRI 显示的肿瘤边界。通过扩大切除 MRI 水抑制序列成像显现的真实的肿瘤范围，延缓肿瘤进展。在明确了手术的收益后，目前胶质瘤手术的主要目标是最大限度地安全切除肿瘤，减少肿瘤细胞残留，从而提高后续辅助治疗的有效率和疗效。在本中心我们对超过 800 例胶质瘤患者进行了研究，将其分为胶质瘤术中切除时是否使用术中神经电生理监测（intraoperative neurophysiological monitoring，IONM）。术中直接对脑功能区域进行电刺激确认脑皮层功能，不仅可以减轻神经损伤的严重程度，还可以扩大切除的范围[1]。这也解释了为何术中脑功能定位已成为脑功能区肿瘤切除的金标准。根据个体定位的皮层和皮层下功能区边界，真正最大程度安全地切除病变，旨在为患者提供肿瘤治疗和神经功能的完美平衡。

运动皮层位于中央沟（rolandic 沟）的前方，可分为 rolandic 皮层（初级运动和感觉中枢）、pre-rolandic 皮层（前运动皮层）和辅助运动区（supplementary motor area，SMA；图 12-1）。rolandic 皮层又称中央叶，由中央前回和中央后回组成[2]。初级运动皮层是 Brodmann 4 区，由中央前回的大部分和中央旁小叶额叶内侧前部组成。pre-rolandic 皮层一般对应 Brodmann 6 区，由中央前回下部、额上回和额中回后部、额上回内侧部分组成。pre-rolandic 皮层和 SMA 组成了次级运动皮层。岛叶皮层像岛屿一样位于外侧裂深部，被岛盖所覆盖，并被重要的神经通路所包围。

一、术前脑功能定位

（一）神经心理评估

在胶质瘤患者的术前检查中，神经心理评估是非常重要的。常用的神经心理评估量表有艾丁伯格优势手调查（Edinburgh Handedness Inventory）、远

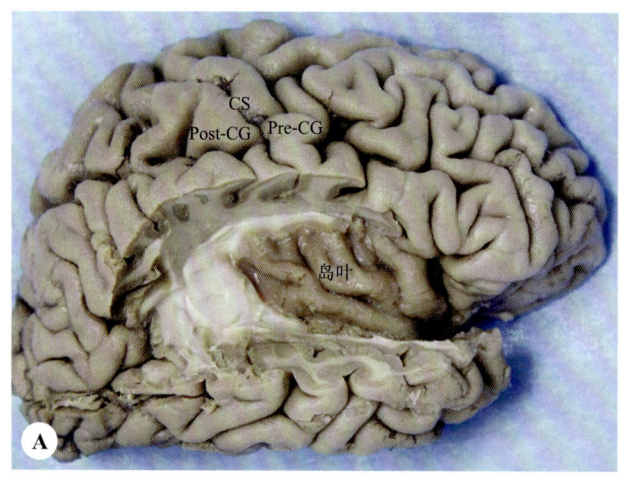 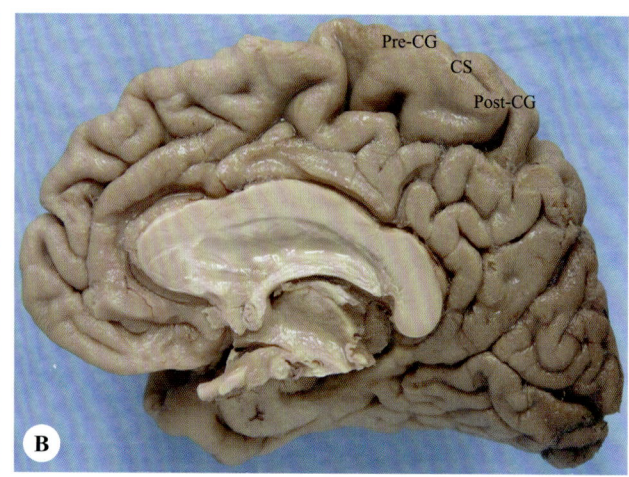

▲ 图 12-1 脑解剖图显示 rolandic 皮层、pre-rolandic 皮层、岛叶
CS. 中央沟；Pre-CG. 中央前回；Post-CG. 中央后回

期生活质量评估（Karnofsky Performance Score，KPS）、简易精神状态检查量表（Mini Mental State Examination，MMSE）、Boston 命名测验（Boston Naming Test，BNT）和失语系列测验。所有患者在术前和术后都必须进行神经心理评估，因为术前全面了解各种显性或隐性神经功能障碍，可以为患者提供个体化治疗、预测术后可能出现的短暂神经功能障碍、制订术后康复方案、为术后神经功能的持续评估提供基线。

（二）功能性磁共振成像

功能性磁共振成像（fMRI）是最常见的神经功能成像技术。当神经元兴奋时，神经血管耦合机制导致局部氧合血红蛋白（反磁）和脱氧血红蛋白（顺磁）的比例增加，这可以通过回波平面成像（一种快速 MRI 技术）检测到。虽然功能性磁共振成像在定位初级运动皮层[3]和感觉皮层方面相当准确，但在定位语言皮层时的敏感性不高[4]。在脑肿瘤手术中使用 fMRI 有一些注意事项。首先，fMRI 只显示皮层血流量增加的区域，这是神经功能活动的间接测量，而且在肿瘤周边的脑组织中很容易出错。此外，神经功能活动与血流变化之间存在时间延迟，因此无法检测到大脑区域的短暂激活。本质上，fMRI 能很好地揭示涉及特定功能的灰质区域，但不能表明哪些区域在功能上是必要的。因此，依赖 fMRI 指导手术可能会导致关键功能皮层区域的切除（假阴性）或阻碍神经外科医生切除实际上功能可以代偿的非关键皮层区域（假阳性）[3, 4]。fMRI 的更合理应用包括术前手术计划和预演[2]；筛查需要术中直接电刺激验证的脑功能区；或为无法进行清醒开颅手术的患者提供皮层运动网络信息，如辅助运动区[3]。

（三）经颅磁刺激

这是一种新型的非侵入性术前皮层功能定位技术，包括通过时变磁场改变皮层神经元的动作电位，并结合导航技术精确定位皮层功能区域。最近的研究表明，经颅磁刺激（transcranial magnetic stimulation，TMS）对皮层运动区域的定位与术中直接电刺激的结果一致[5, 6]。TMS 可用于健康受试者和脑部病变患者。由于其具有调节皮层兴奋性的能力，也可用于研究皮层功能重构。

（四）弥散张量成像

该技术基于白质纤维内水分子扩散的各异向性成像，可用于建立皮层下神经传导通路的三维模型。跟踪成像（tractography）显示了这些通路的形态、结构和投射。弥散张量成像（diffusion tensor imaging，DTI）除了对研究和教学具有重要意义外，它还提供了实质结构的信息，而不是表现其真实的功能。脑肿瘤常伴有水肿，导致 DTI 显示的白质纤维束扭曲和侵扰。我科临床试验的结果表明，DTI 成像在勾画下行运动通路（皮质脊髓束）方面是有临床效益的，但并不完全可靠，在功能区胶质瘤手术中，仍必须

第 12 章 运动功能区定位：运动区、运动前区和岛叶皮层区
Motor Mapping (Rolandic, Pre-Rolandic, and Insular Cortex)

与直接皮层刺激相结合（图 12-2）[7]。除了分别使用 fMRI 和 DTI 来进行皮层功能区定位和皮层下神经传导通路，使用包含 IONM 在内多模态成像技术对于确保术中绘制脑功能图谱的准确性和可靠性还是必备的。

二、术中神经电生理监测

麻醉师、电生理学家和外科医生应该在术前根据手术计划讨论术中皮层和皮层下神经传导通路的麻醉方法、监测模式和监测参数。术中神经电生理监测包含 4 种类型：体感诱发电位（somatosensory evoked potentials，SSEP）定位中央沟；运动诱发电位（motor evoked potentials，MEP）监测运动传导通路完整性；直接皮层电刺激（direct cortical electrical stimulation，DCS）联合肌电图（electromyography，EMG）定位初级运动皮层；直接皮层下电刺激（direct subcortical electrical stimulation，DsCS）来辨别皮层下运动传导通路（皮质脊髓束）。在最近的一项研究中，我们根据术中是否使用 IONM 将原发性胶质瘤患者分为两组。IONM 组患者肿瘤位于优势半球和语言运动中枢的比例高于非 IONM 组患者。我们发现 IONM 组患者术后住院时间、长期语言障碍比例和整体神经功能障碍率方面明显低于非 IONM 组患者，表明使用 IONM 可以降低术后神经功能障碍率[1]。然而，关于 IONM 如何精准影响胶质瘤手术切除范围和提高患者总生存率仍然存在疑问。

（一）体感诱发电位

SSEP 是通过进行周围感觉神经的动作电位刺激，记录大脑皮层相应的电活动，能在一定程度上反映特定躯体感觉的传入通路、脑干网状结构，以及大脑皮层的功能状态。SSEP 记录波形具有连续性、可重复性和可识别性的特点，在解剖监测和技术方面具有优势。该技术使用的刺激电流强度为 15~25mA，以 2.10~4.70Hz 的频率重复刺激，每次刺激持续时间为 0.10~0.30ms。

感觉运动功能定位的一个重要的初始步骤是通过体感诱发电位位相倒置技术确认中央沟的解剖位置（图 12-3）。将一个具有多个触点的条状电极垂直放置在假定的中央沟表面，通过刺激正中神经来记录 SSEP（图 12-4）[8]。在假定的中央沟附近移动条状电极，直至记录波形出现波形反转倒置。此时，神经外科医师和神经生理学家就可以确认中央沟的部位，中央沟位于波形反转倒置之间的区域。虽然

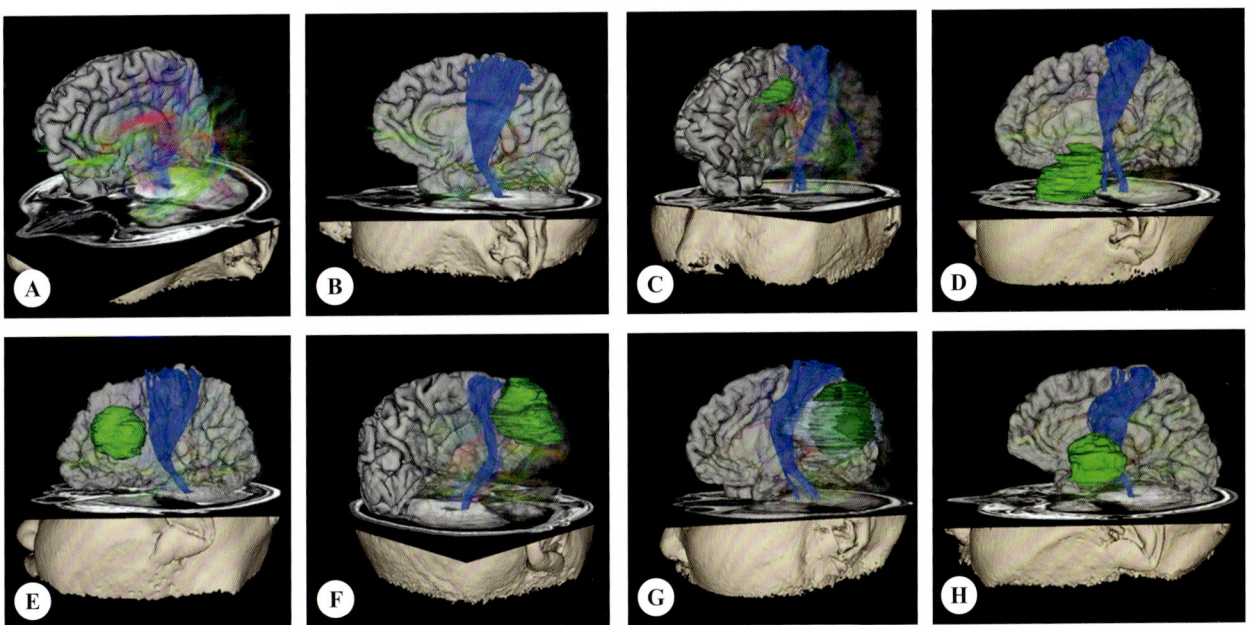

▲ 图 12-2　A. 全脑弥散张量成像；B. 正常人的皮质脊髓束（CST）；C. 扣带回胶质瘤和 CST；D. 颞叶胶质瘤和 CST；E. 额中回胶质瘤（pre-rolandic）和 CST；F. 额上回胶质瘤（pre-rolandic）和 CST；G. 顶上小叶胶质瘤和 CST；H. 岛叶胶质瘤和 CST

大脑功能定位：适应证与技术
Brain Mapping: Indications and Techniques

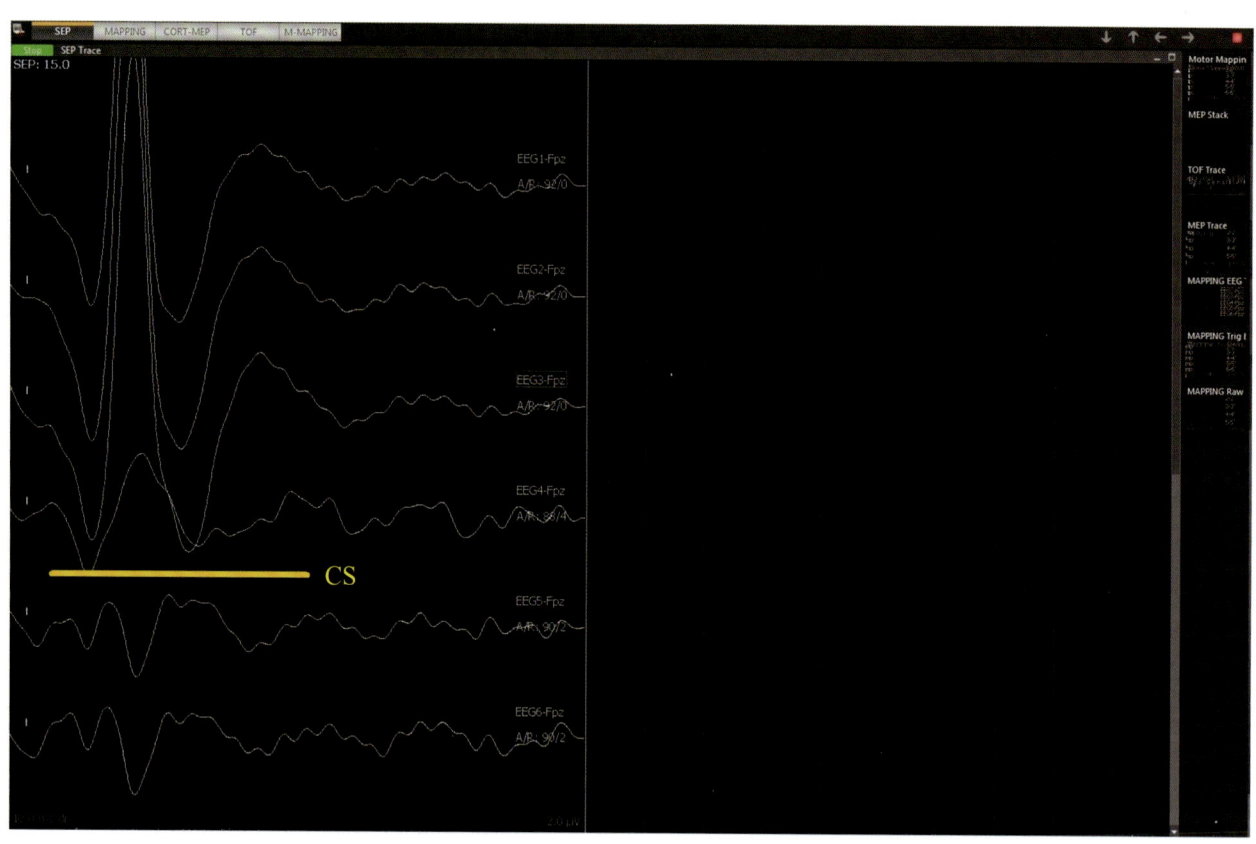

▲ 图 12-3　体感诱发电位记录的截图，显示位相倒置技术辨认中央沟

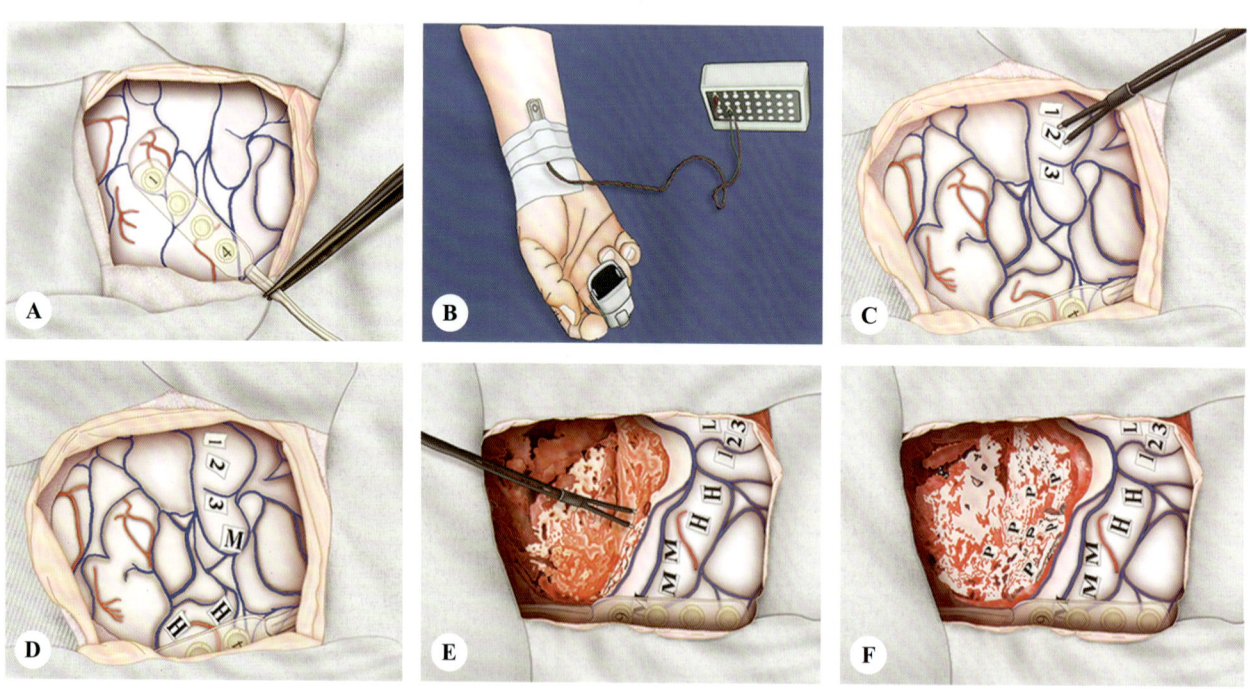

▲ 图 12-4　A. 硬膜下于中央沟放置条状电极连续监测 SSEP；B. 电刺激正中神经诱发 SSEP；C. 语言和运动功能定位；D. 用无菌标签标注功能区（1、2、3，言语中止；M，口腔运动区；H 手部活动），利用棉片覆盖进行显示和保护；E. 肿瘤切除时，进行皮层下刺激，以确保对语言和运动神经束没有直接损伤；F. 标注皮层下功能阳性区域，P 指导外科医生安全切除这些区域周围的肿瘤（图片由 Tongxiong Chen 提供）

096

可以通过神经影像学的解剖标志来辨认中央沟[9]，但大的 rolandic 区和 pre-rolandic 区病变可以导致解剖与神经生理的差异，从而显著影响视觉辨认中央沟的可靠性。

（二）运动诱发电位（MEP）

术中 MEP 监测包括对运动皮层进行电或磁刺激，通过皮质脊髓束形成的下行电活动，最终形成一种可监测的电生理信号，即耦合肌肉的动作电位（compound muscle action potential，CMAP；图 12-5）。临床上常以 CMAP 的潜伏期和振幅作为监测指标。但是需要指出的是，因为头皮刺激产生的电流可以穿透深层的脑组织，激活皮质脊髓束，有时经颅 MEP 不适合于颅内肿瘤。这会在辨认浅表病变时产生误差，形成假阴性结果。经皮层运动诱发电位连续监测广泛用于 rolandic 区、pre-rolandic 区或岛叶皮层的肿瘤手术中，可以监测运动传导通路的完整性，达到最大限度地切除病变的同时保留运动功能（图 12-5）。此外在缝合硬脑膜前，最后进行一次经皮层 MEP 检测以评估远端肢体的运动功能和确认术后短暂的运动障碍。该刺激由 5 个脉冲组成（速率为 250 脉冲/秒），以 5V 为增量在 20～100V 的刺激强度下持续 75μs，速率为 1Hz。在颈动脉内膜切除术或颅内动脉瘤手术中，MEP 也用于监测皮层和皮层下缺血情况。

（三）直接皮层刺激（DCS）和直接皮层下刺激（DsCS）

术中直接进行皮层和皮层下电刺激获取功能成像，以及监测神经通路是目前脑功能成像的金标准（图 12-4C 和 E）。该技术使得在最大限度切除肿瘤的同时降低了长期神经功能障碍，适用于 rolandic 区、pre-rolandic 区或岛叶皮层的轴内胶质瘤手术。直接皮层电刺激确认运动通路常用于辨认病变切除后的残留边缘、白质区、内囊、放射冠、皮质脊髓束边界、肿瘤与皮质脊髓束的关系、切除范围（图 12-4）。

通过 SSEP 识别中央沟后，在清醒或全麻状态下患者脑组织上采用直接皮层刺激激发对侧肌肉的运

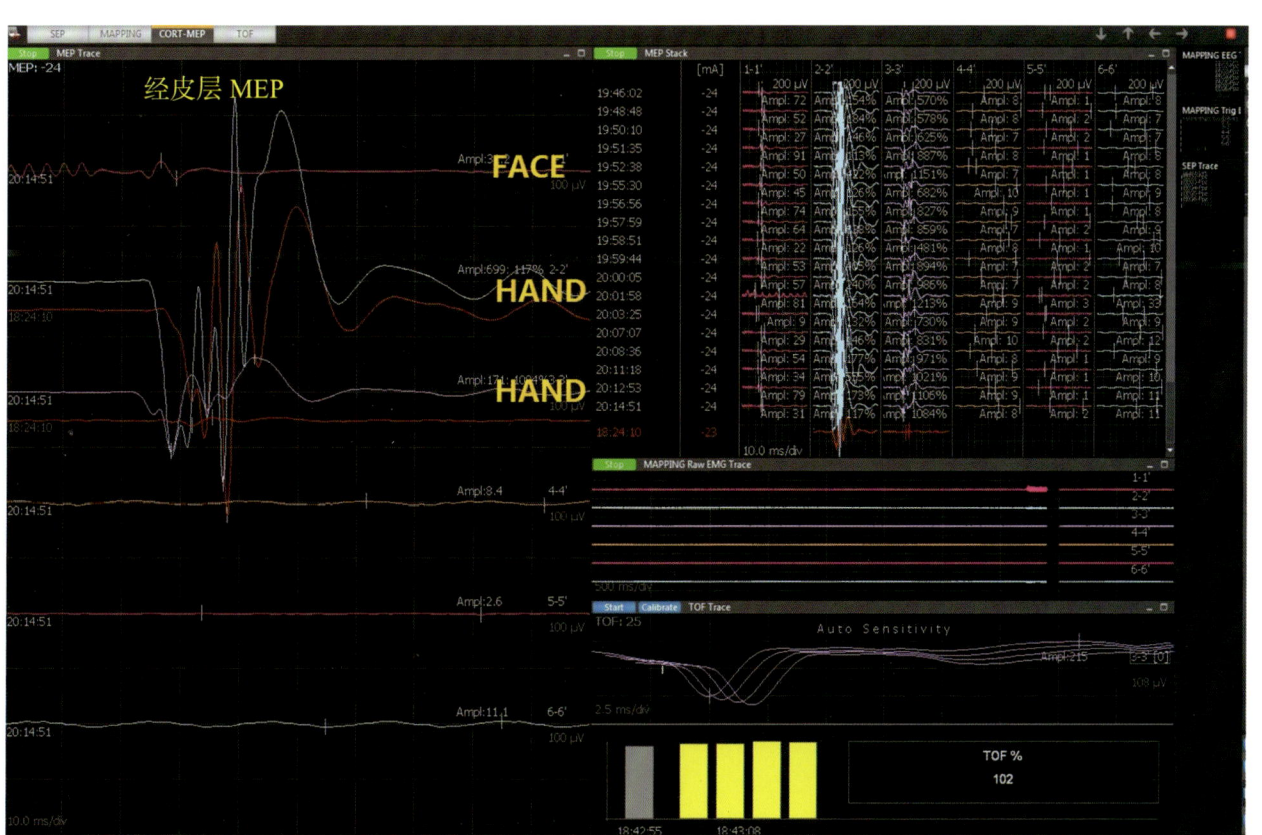

▲ 图 12-5　术中运动诱发电位监测涉及以复合肌肉动作电位的形式测量下游电生理信号

动诱发电位。DCS 技术采用 60Hz 刺激频率，以 0.5mA 为增量进行强度为 1.5～6mA、持续时间为 1ms 的重复刺激。肌电图监测比目测肌肉收缩更敏感，可降低刺激阈值和术中癫痫的风险（图 12-6）。初级运动皮层由最低电流振幅触发的电反应识别，术中通过持续刺激运动区来持续监测初级运动皮层和皮质脊髓束。而初级运动皮层可通过手持电极或最初用于确认 SSEP 位相倒置反转的条状电极进行刺激，将条状电极平行于中央沟重新置于中央前回。手持电极有单极电极和双极电极两种。双极电极具有两个分离的球形尖端，由于不需要额外的回路电极，因此优于单极电极。然而，双极电极的两个电极尖端导致了辨别刺激位置的模棱两可，限制了空间分辨率，原因是很难确定哪一个电极尖端才是有效的刺激部位。因此，当需要精确勾画具体运动功能时，单极电极刺激是更合适的。单极电刺激是大脑功能区域初始定位的首选，因为所需测试的数量与电极的数量相符合，所有电极都作为阳极连接到同一个阴极。而双极刺激的可能性更多，每个触点可能是阳极，也可能是阴极，或两者均是。这在现实生活中是不实用的，因为外科医生将不得不在脑功能定位时等待很长时间。然而，由于 DCS 的空间分辨率高于经颅刺激，双极刺激是脑肿瘤手术中持续监测的首选。双极电极的正负极间隔约 5mm，当切除靠近功能区的皮层下区域时，应频繁重复刺激（每切除肿瘤 2mm 就刺激 1 次）。

这些刺激方法的使用不局限于皮层刺激，也可用于皮层下刺激，以识别和定位皮质脊髓束。双极电极可以同时用于检测皮层下运动通路和语言通路，而单极电极只能检测运动通路。双极电极的 DsCS 技术采用 60Hz 的刺激频率，以 1mA 为增量进行强度为 2～16mA、持续时间为 1ms 的重复刺激（图 12-7）。而单极电极的刺激强度为（5±1）mA，以 1Hz 的频率持续刺激 0.5s，包含 5 个脉冲序列（速率 250 脉冲 / 秒）。在切除过程中，1mA 的变化在距离上约为 1mm，这使得单极电极更适合于皮层下刺激。

识别出的皮层功能区和皮层下的传导通路边界，

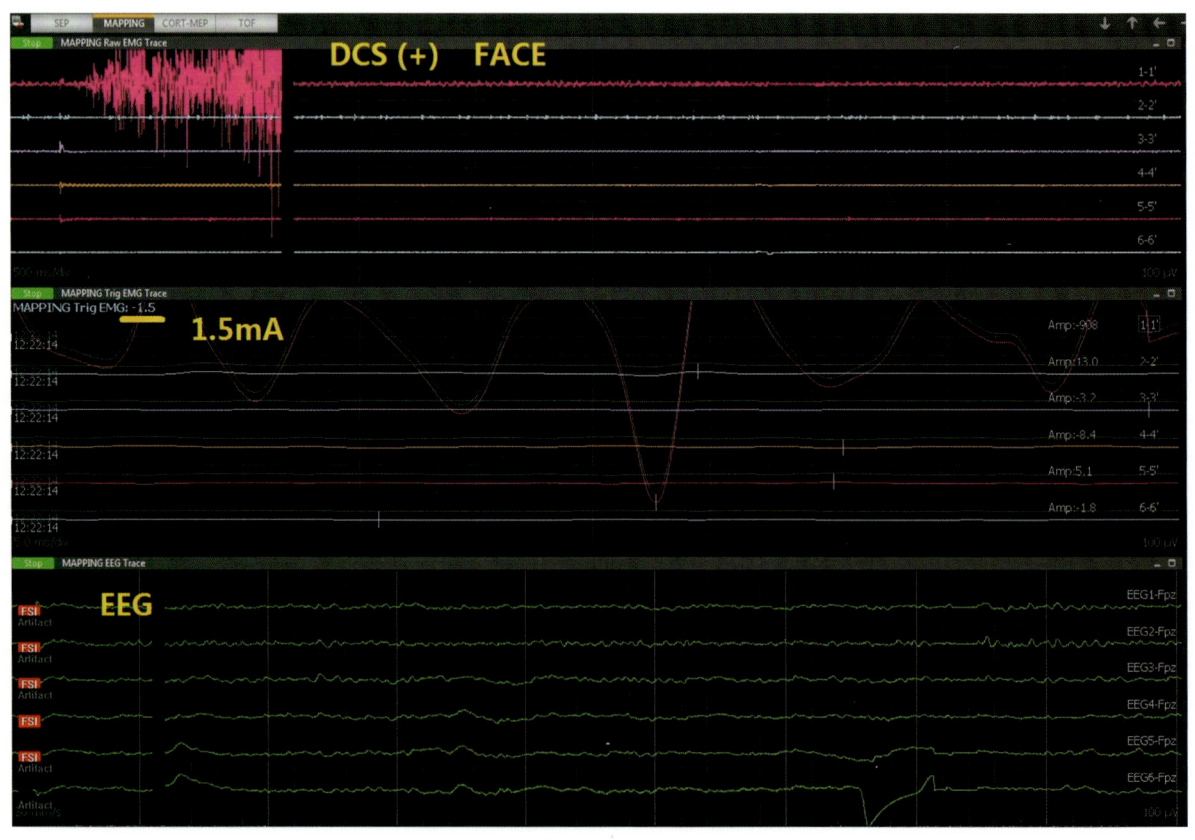

▲ 图 12-6　直接皮层下电刺激记录的截图

用无菌标签标记并录入在 MRI 导航中。随后设计手术切口以抵达深部病灶。当切除病变靠近皮质脊髓束［皮质脊髓束（深部、rolandic 及 pre-rolandic 病变）、内囊（岛叶病变）、大脑脚（内侧颞叶及岛叶病变）］时，使用的 DsCS 刺激参数与 DCS 相似。切除轴内病变时 DsCS 可以用于分辨丘脑灰质的体感通路，避免出现感觉迟钝。除了短暂感觉障碍外，刺激中央区和中央后回的深部白质还可引起运动控制障碍。这可能是因为破坏了它与 rolandic 皮层的初级运动功能的联系。

三、神经外科麻醉

清醒状态的开颅手术是在不使用全身麻醉和避免进行气管插管的情况下进行的。清醒状态下使用术中 DCS 进行脑功能定位，外科医生可以通过刺激功能区诱发短暂功能障碍来确认功能区域位置，从而在肿瘤切除过程中对其进行定位和保护[10-12]。与全身麻醉下的脑功能区定位相比，清醒状态下进行 DCS 和 DsCS 具有许多优势。清醒状态下脑功能定位具有以下优势：①可以测试更多的神经功能，如言语、感觉、视觉和空间位置感，这些都需要患者处于清醒状态；②较全身麻醉只需较低的刺激电流强度，降低术中癫痫的风险，提高准确性；③在清醒时可测试位于辅助运动区和顶叶皮层的辅助运动功能；④监测高级认知功能，如注意力、判断、计算能力和精神状态。

清醒状态下脑功能定位的适应证包括年龄≥14岁、优势侧和功能区肿瘤、患者良好的沟通能力、耐受性和合作。儿童的大脑语言网络是不成熟的和可塑的，因此不建议在清醒情况下进行大脑电刺激。其他禁忌证包括精神状态不稳定（焦虑）、高颅内压、睡眠呼吸暂停综合征、气道不畅、病态肥胖和幽闭恐惧症。对于清醒状态患者进行术中脑功能定位，需要使用监测麻醉（monitored anesthesia care, MAC）技术（图 12-8）。MAC 的过程和麻醉方案包括利多卡因/罗哌卡因用于头皮阻滞，甘露醇用于脑组织松弛/保护，控制性输注右美托咪定和丙泊酚用于镇静，瑞芬太尼用于镇痛。MAC 中不同麻醉药的

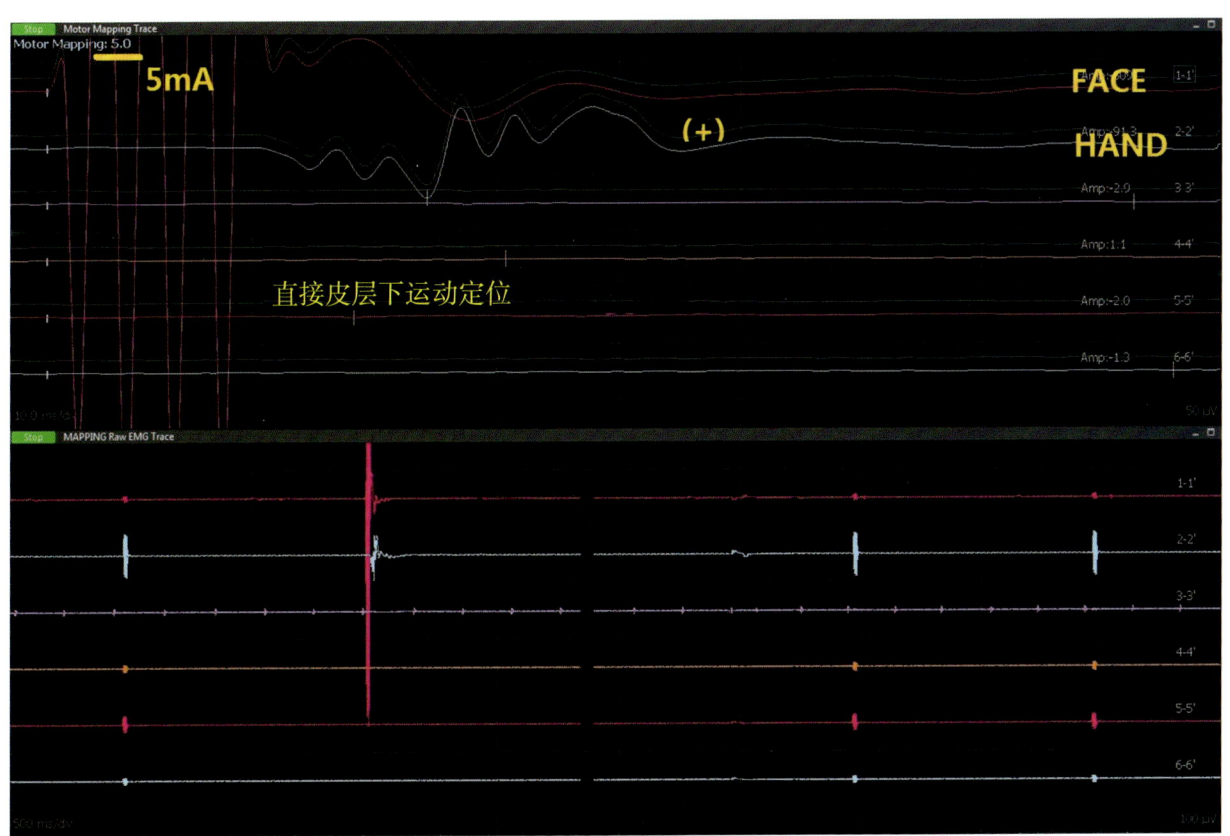

▲ 图 12-7 直接皮层下电刺激记录的截图

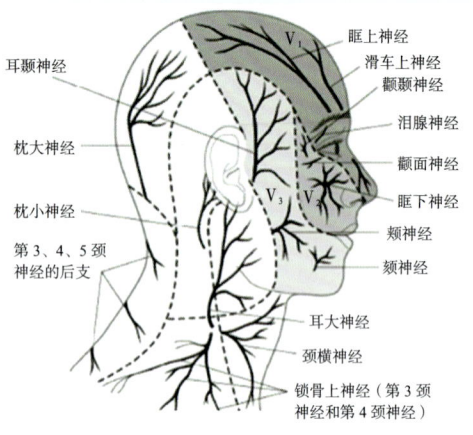
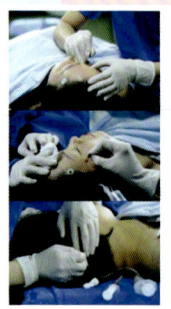
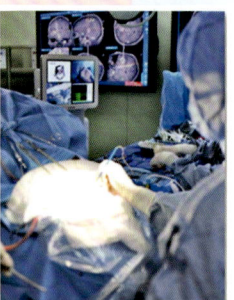
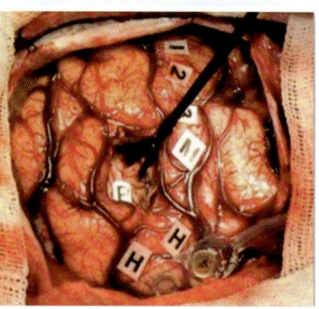

▲ 图 12-8 术中清醒脑功能定位时的监护麻醉方法
OAA/S. 警觉 / 镇静观察评分；BIS. 脑电双频指数监测

对运动诱发电位的影响总结见表 12-1。

四、典型案例

我们展示一个典型病例，是一名 55 岁的男性，突发右肢麻木 4 个月。术前 MRI 提示左侧岛叶一个无强化的病变。在切开颅骨和暴露硬脑膜后，术中在清醒状态下采用 DCS 来定位运动和语言区。当识别了功能区皮层后，在非功能皮层区域造瘘抵达深部肿瘤，然后通过造瘘口仔细地切除肿瘤。豆纹动脉的第 1 支标志肿瘤切除的内侧界。皮层下刺激联合基于 DTI 纤维束成像的神经导航也被用于辨认和保存运动传导束。术中 MRI 检查发现肿瘤残留，再次确认肿瘤并切除。术后病理结果提示病变为 WHO Ⅱ级 IDH 突变型星形细胞瘤。肿瘤全部切除，术后患者无言语或运动障碍（视频 12-1）。

而另外一个病例我们也使用了类似策略，有兴趣的可以去阅读"清醒状态下脑功能定位在优势半球岛叶脑胶质瘤手术的作用：二维手术视频"[13]。

表 12-1 不同吸入用麻醉药和静脉用麻醉药对运动诱发电位影响

麻醉药	MEP 潜伏期	MEP 振幅
地氟烷	↑	↓
恩氟烷	↑	↓
氟烷	↑	↓
异氟烷	↑	↓
七氟烷	↑	↓
N_2O	↑↑	↓
巴比妥酸盐	↑	N
苯二氮䓬类	↑	↓
阿片类	↑	↓
依托咪酯	N	↓
丙泊酚	N	↓
氯胺酮	↑	↓
盐酸右美托咪定	N	↓

MEP. 运动诱发电位；N. 无检测影响

五、结论

位于重要部位和需要最大限度切除的脑胶质瘤，特别是位于优势半球、rolandic 区、pre-rolandic 区或岛叶皮层的胶质瘤，手术具有极大的风险，术后可能出现不可逆的运动和重要功能障碍。结合我们在复杂胶质瘤手术中的经验和文献证据，清醒状态下脑功能定位联合多模态影像指导的手术策略，在神经肿瘤手术中可以保留更好的运动功能。

参考文献

[1] Zhang N, Yu Z, Hameed NUF, et al. *Long-term functional and oncological outcomes of glioma surgery with and without intraoperative neurophysiological monitoring: a retrospective cohort study in a single center. World Neurosurg. 2018; 119:e94–e105

[2] Delev D, Send K, Wagner J, et al. Epilepsy surgery of the Rolandic and immediate perirolandic cortex: surgical outcome and prognostic factors. Epilepsia. 2014; 55(10):1585–1593

[3] Qiu TM, Yan CG, Tang WJ, et al. Localizing hand motor area using resting-state fMRI: validated with direct cortical stimulation. Acta Neurochir (Wien). 2014; 156(12):2295–2302

[4] Qiu T-M, Gong FY, Gong X, et al. Real-time motor cortex mapping for the safe resection of glioma: an intraoperative resting-state fMRI study. AJNR Am J Neuroradiol. 2017; 38(11):2146–2152

[5] Lehtinen H, Mäkelä JP, Mäkelä T, et al. Language mapping with navigated transcranial magnetic stimulation in pediatric and adult patients undergoing epilepsy surgery: comparison with extraoperative direct cortical stimulation. Epilepsia Open. 2018; 3(2):224–235

[6] Garcia-Cossio E, Witkowski M, Robinson SE, Cohen LG, Birbaumer N, Soekadar SR. Simultaneous transcranial direct current stimulation (tDCS) and whole-head magnetoencephalography (MEG): assessing the impact of tDCS on slow cortical magnetic fields. Neuroimage. 2016; 140:33–40

[7] Zhu F-P, Wu JS, Song YY, et al. Clinical application of motor pathway mapping using diffusion tensor imaging tractography and intraoperative direct subcortical stimulation in cerebral glioma surgery: a prospective cohort study. Neurosurgery. 2012; 71(6):1170–1183, discussion 1183–1184

[8] Wood CC, Spencer DD, Allison T, McCarthy G, Williamson PD, Goff WR. Localization of human sensorimotor cortex during surgery by cortical surface recording of somatosensory evoked potentials. J Neurosurg. 1988; 68(1):99–111

[9] Bittar RG, Olivier A, Sadikot AF, Andermann F, Reutens DC. Cortical motor and somatosensory representation: effect of cerebral lesions. J Neurosurg. 2000; 92(2):242–248

[10] De Witt Hamer PC, Robles SG, Zwinderman AH, Duffau H, Berger MS. Impact of intraoperative stimulation brain mapping on glioma surgery outcome: a meta-analysis. J Clin Oncol. 2012; 30(20): 2559–2565

[11] Duffau H, Capelle L, Sichez N, et al. Intraoperative mapping of the subcortical language pathways using direct stimulations. An anatomo-functional study. Brain. 2002; 125(Pt 1):199–214

[12] Sanai N, Martino J, Berger MS. Morbidity profile following aggressive resection of parietal lobe gliomas. J Neurosurg. 2012; 116(6): 1182–1186

[13] Hameed NUF, Zhu Y, Qiu T, Wu J. Awake brain mapping in dominant side insular glioma surgery: 2-dimensional operative video. Oper Neurosurg (Hagerstown) 2018;15(4):477

第 13 章 觉醒状态下语言的腹侧流和背侧流的皮层下映射

Awake Subcortical Mapping of the Ventral and Dorsal Streams for Language

Hugues Duffau 著

摘　要：

脑部病变手术的目的旨在保留正常神经网络结构的同时最大范围切除病灶。对于语言区肿瘤，必须通过电刺激描记映射和认知监测进行唤醒手术，不仅要识别语言的皮层中枢，还要明确这一复杂功能的重要的白质传导通路。最初这个概念包括探索介导发音，音调和语义的语言子网络的各个组织，以及在清醒患者的整个切除过程中实时的动态互动。从传统的基于影像切除到基于功能切除的这种理念的转变，致使涉及语言区病灶切除适应证的增加、永久性失语率下降和切除范围得到优化。这些结果只能从打破传统的 Broca-Wernicke 模型的语言处理体系中获得。外科手术技术应该适应语言的双流分布，即背侧语音通路与腹侧语义通路并行。应该重新审视所谓的右侧非优势半球的作用。神经外科医生必须更好地了解语言的网络组织及其与非语言功能区的相互关系，从而为神经可塑性打开一扇巨大的潜力之门，使原本不能手术切除的病灶得以大范围切除，进而改善其功能和肿瘤学转归。尽管如此，只有当术者采取了保护皮层下白质通路和支撑语言连接系统的深部灰质核团的措施后，这才变得有可能。

关键词：

唤醒手术，直流电刺激，语言映射，白质纤维束，切除范围，基于功能切除，生活质量

脑部病变手术的目标是在保证生活质量的同时，最大范围地切除病灶。在神经肿瘤方面尤为明显，因为对于低级别胶质瘤[1-2]、高级别胶质瘤[3-4]和转移瘤[5]来说，肿瘤切除的范围越大，其总体存活率越高。为了改善肿瘤预后，有人建议实行超全切除，即在弥漫性低级别胶质瘤[6]和胶质母细胞瘤[7]中切除磁共振成像（MRI）上可见的异常信号。

最大化平衡肿瘤切除和功能保留的原则是，将传统的基于影像引导的切除转变为基于功能描记引导的切除，直至皮层和皮层下的各个功能边界。当病灶接近或位于语言区内，比如对语言至关重要的结构，就必须行唤醒手术，不仅要识别和保护皮层中枢，还要识别和保护支撑神经网络的白质纤维束。在整个切除过程中结合认知监测的术中直流电刺激（DES）定位是监测大脑功能至关重要的皮层下通路的有效方法[8]。

本章详细说明了皮层和轴索 DES 如何参与提高我们对皮层下介导语言的网络和他们之间动态交互的了解：对语言连接更好的理解可改善涉及这一复杂环路病变治疗的获益/风险比，以及扩大适合外科手术的适应证。

第 13 章 觉醒状态下语言的腹侧流和背侧流的皮层下映射
Awake Subcortical Mapping of the Ventral and Dorsal Streams for Language

一、经典案例

这是一例有癫痫发作的男性患者，25岁，右利手。神经系统查体正常，但神经认知评估显示有轻微的词语记忆障碍。MRI 显示典型的弥漫性低级别胶质瘤（肿瘤中有少量强化），侵犯左侧额下回后部和中央盖（图 13-1）。术中使用 DES 描记进行唤醒手术。从皮层上看，中央前回皮质腹侧（刺激时出现言语停顿），和面部初级皮层（刺激时引起非自主脸部运动和构音障碍）被描记出来，并作为切除的后界。值得注意的是，刺激时，所谓的 Broca 区并没有产生任何干扰。在皮层下水平通过功能边界切除肿瘤。实际上，在切除结束时，轴索 DES 可检测到背侧路径（引起构音问题）的前部，和腹侧路径（引起语言语义混乱）的前部。术后 MRI 显示完整切除，患者术后神经心理评分较术前改善，尤其是在词语记忆方面，这要归功于术后的认知康复。

二、循证医学临床决策

最新的文献综述显示，最大限度的安全切除是胶质瘤患者的首选方案[9]，而且目前的指南也是这样推荐的[10]。

除了肿瘤学方面的考虑外，术前的功能神经影像在个体水平的语言区描记不太可靠。同时可行整个颅脑功能的无创描记映射，功能性磁共振成像（fMRI）和弥散张量序列不能用于临床上的手术方式选择和规划，因为他们不是神经功能真实的直接反应，只是基于生物空间构造的间接近似反应。在皮层面，术前语言区 fMRI 和术中 DES 的相关性显示，功能性磁共振成像的敏感性和特异性分别只有 37.1% 和 83.4%[11]。一项包括 20 个研究中心在内的开放性国际纤维束研究表明，算法生成的纤维束包含的无效束比有效束多得多，其中一半无效束是跨研究中心系统出现的[12]。

相反，对纳入的 8000 多例接受低级别或高级别

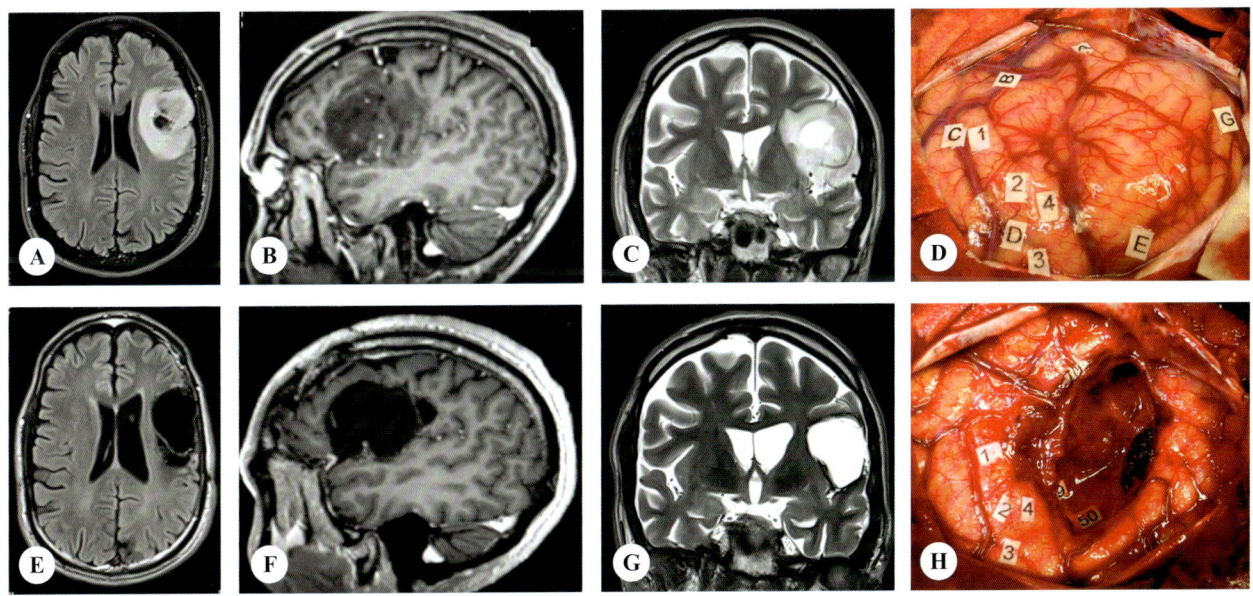

▲ 图 13-1 一例 25 岁，男性，右利手，术前 MRI：FLAIR（A）、矢状位 T_1 增强（B）和冠状位 T_2（C），该患者表现为部分性癫痫发作，MRI 显示左额岛低级别胶质瘤累及 Broca 区。神经系统查体正常，但认知评估发现语言记忆有缺陷。该患者术中唤醒病灶切除前的图片（D）。右侧为左额，左侧为左颞。字母标签为使用超声确定的肿瘤边界。数字标签为 DES 阳性映射的区域：1 和 2，运动前皮质腹侧（言语停顿）；3 和 4，面部初级运动皮层。术后 MRI：轴位 FLAIR（E）、矢状位 T_1 增强（F）和冠状位 T_2（G）均显示包括 Broca 区的完整切除。切除后的术中图片（H）。在皮层水平，切除前检测到的功能区予以保留。此外，白质束的 DES 可以检测上纵束的前部（发音障碍，标签 9）和额枕内侧束下的腹侧束（语义性失语，标签 50）。因此，手术切除是根据功能边界（语言通路）完成的，而不是术前 MRI。术后 3 个月患者恢复了正常的家庭、社交和职业生活，没有功能缺失（无神经功能障碍，无癫痫发作），甚至在术后经认知康复后的神经心理学评估也有所改善

胶质瘤切除术的患者进行的文献 Meta 分析表明，术中 DES 的使用显著减少了术后永久性功能减退，而涉及功能区（尤其是语言区）的肿瘤选择手术的比率增加了。手术切除的范围也有所改进[13]。这与使用术中唤醒映射报道的一致，严重永久性功能减退点的风险不到 2%[14, 15]。

综上所述，目前的文献支持在 DES 映射的指导下进行脑肿瘤的早期和根治性切除。

三、手术技巧

即使解剖标志对脑外科手术很重要，但这还不够。DES 是目前唯一能够检测和保护神经功能，特别是语言、执行功能和情感至关重要的皮层 - 皮层回路的技术[8]。通过模拟局部和短暂虚拟病灶的 DES，在唤醒的患者中测定实时结构 - 功能相关性，以实现获得皮层和白质束的个体化映射的目标。这样我们就能够检查被肿瘤浸润的大脑结构是否仍有必不可少的功能，这在弥漫性胶质瘤中很常见，特别是肿瘤的外围和深层。其原理是，功能区给予 DES 会导致患者此处功能暂时中断，刺激一停止，功能恢复，此处区域必须保留（这只是更复杂的神经回路的一部分）。DES 是一种简便、可靠、重复性好、安全、有效的脑功能定位方法[12, 14, 16]。

从精准切除角度来看，切除前必须获得明确的皮层映射图，以便根据神经网络对患者进行精准切除[17]。在提倡阴性映射的研究中，新发的永久性语言功能缺失高达 9%，说明这种阴性映射方式不能保护关键结构，也不能防止永久性并发症发生[15, 18, 19]。因此，为了以上述方式引出功能反应，建议在开始肿瘤切除之前，切开更宽的骨窗：这样至少可以暴露运动前皮层腹侧，当受到刺激时，一定会出现发音障碍，包括右侧[20]。换句话说，微创神经外科并不是指骨瓣最小，而是指并发症最小。

将一个尖端之间只有 5mm 间距的双岔电极直接放于大脑表面，并给予一个双相电流（脉冲频率 60Hz，单脉冲相位持续时间 1ms）。当给予低强度电流刺激（如 1.5~3mA）时，对于获得明确的皮层映射和降低术中癫痫发作的风险来说，监测皮层脑电图并不是必需的：在一项纳入 374 个幕上脑损伤的没有脑电图监测的前瞻性研究中，该风险<3%，均在唤醒下手术[14]。每次刺激的持续时间为 1~4s。为避免癫痫发作，没有对任何位点连续刺激两次。骨瓣所暴露的整个皮层的每个部位（探头的空间分辨率大小为 5mm×5mm）应进行三次测试。事实上，三次测试足以确认该皮层位点是否存在重要功能。给予刺激时，患者永远不被告知。此外，由于皮层下的连通性是神经再生潜能的主要限制因素[21]，保护白质纤维对于避免永久性神经功能缺失至关重要。为了绘制和保护这些位于大脑皮层下方的通路，整个切除过程必须在皮层下 DES 监测下进行[8]。刺激参数与皮层使用的参数相同。

除 DES 映射外，还需要对唤醒的患者进行实时认知监测，无论哪侧手术，都要确认切除手术不会产生神经和（或）神经心理障碍[20, 22]。手术中，患者、神经外科医生和语言治疗师 / 神经心理学家之间的密切协作至关重要。值得注意的是，目前的要求是在左侧优势半球进行唤醒手术以映射和监控语言功能，在右侧非优势半球全身麻醉下（可能使用运动映射）实施切除。即使这样，当进行精细的神经心理学检查时，即使是右侧手术，也往往会在术后出现一些认知和行为障碍。因此，为了保证生活质量，还应考虑采用皮层和轴索 DES 映射的唤醒手术来切除右侧肿瘤。右脑在运动执行和控制、视觉形成和空间认知、语言和语义处理、执行功能（如注意或记忆）和社会认知（心智和情绪识别）中起着关键作用[20]。总之，每次手术前后都必须进行客观的神经认知评估。

综上所述，最初的概念是从切除开始前就检测到的功能边界处断开肿瘤浸润的脑组织，而不是从内到外的切除肿瘤。由于功能区可能位于胶质瘤内，传统的从内部切除肿瘤的原则并不安全，尤其是在弥漫性低级别胶质瘤中。此外，如果只有在切除结束时才接近功能区（尤其是皮层下纤维束），患者的配合度就会降低。相反，一旦被浸润的脑组织被离断到个性化映射所能反应极致，就可以在手术的最后阶段进行全麻下切除，而不再需要患者的实时反馈[17]。

四、并发症的避免

为了防止术后永久性功能缺失，神经外科医生应根据功能区的子网络及其动态相互作用的映射，以及个人神经再生潜能的使用，向连接体外科发展[16]。由于肿瘤通常侵及语言通路，因此必须更清楚地了解这一复杂功能的神经结构基础，尤其是关于DES的原始数据问题。理论上说，语言连接体是通过双重途径实现的，包括腹侧语义通路和背侧语音通路，前者致力于将视觉信息映射到含义（是什么），后者则通过视觉语音转换将视觉信息映射到发音[23]。从解剖学的角度来看，腹侧通路由额枕下束（IFOF）代表的直接子通路和由下纵束前部构成的平行间接子通路所支配，后者连接枕后区和颞极区，然后由钩状束传递。类似地，背侧路由两条平行的支路支撑：弓形束和更外侧的上纵束的外侧部分。从功能角度看，IFOF的DES可出现语义性失语，而刺激间接腹侧通路则导致词汇通达障碍（如命名性失语）。弓状束的DES引起传导性失语（即语音性失语和重复障碍），而刺激外侧SLF则导致发音障碍。此外，保留深部灰质核团（分别在刺激尾状核头或豆状核头时引起持续言语或构音障碍）也是至关重要的。因此，这些新的数据引起了我们对语言结构的重新认识，从传统的Broca-Wernicke区域化模型到基于语音、发音和语义过程中隐含的多个直接和间接的皮层 – 皮层下互联子回路的连接描述。

但是，语言映射不足以避免并发症的发生。正如前面提到的，DES也应该在整个切除过程中应用，以检测和保护维持感觉运动功能、视觉空间处理（防止视野缺损或偏瘫的发生）、执行功能和情绪处理的连接性。此外，很有必要去整合这些基于多通道语义过程，以及不同水平的意识（特别是自我意识和环境意识）的子功能，以维持正常的行为。

总之，尽管大脑有很强的神经可塑性，部分是由肿瘤本身产生的（尤其是对于生长缓慢的病变，如低级别胶质瘤），还应该考虑一些限制性因素，以避免术后神经功能缺失。这些限制性因素主要为输入结构（如视觉皮层）、输出结构（如初级运动皮层）和皮层下结构，这些结构必须在术中加以保护。因此，当由于保护功能原因无法完全切除时，也可以通过术后康复促进神经重建，并在神经重建后可考虑重新定位进行后续手术，以提高切除完整度，同时保证生活质量[24]。

最后，除了功能标测外，另一个重要的神经胶质瘤手术是通过进行膜下解剖和最小限度地使用凝血来保护整个血管（动脉和静脉）[17]。

五、结论

DES映射有助于挑战传统的中枢神经系统固定和模块化模型，它是一个基于并行和交互的大型子网络的动态反应。更好理解大脑间连接，促使重新定义颅脑外科解剖学，这对肿瘤切除尤为重要。切除一部分被弥漫性胶质瘤细胞侵袭的脑实质，直至术中唤醒描记的功能边界，这样就可以进行"连接体神经外科手术"。这一概念可以改善脑肿瘤患者的肿瘤切除与功能保留的平衡，延长生存期，提高生活质量。

参考文献

[1] Jakola AS, Myrmel KS, Kloster R, et al. Comparison of a strategy favoring early surgical resection vs a strategy favoring watchful waiting in low-grade gliomas. JAMA. 2012; 308(18):1881–1888

[2] Capelle L, Fontaine D, Mandonnet E, et al. Spontaneous and therapeutic prognostic factors in adult hemispheric WHO grade II gliomas: a series of 1097 cases. J Neurosurg. 2013; 118:1157–1168

[3] Sanai N, Polley MY, McDermott MW, Parsa AT, Berger MS. An extent of resection threshold for newly diagnosed glioblastomas. J Neurosurg. 2011; 115(1):3–8

[4] Chaichana KL, Jusue-Torres I, Navarro-Ramirez R, et al. Establishing percent resection and residual volume thresholds affecting survival and recurrence for patients with newly diagnosed intracranial glioblastoma. Neuro-oncol. 2014; 16(1):113–122

[5] Kamp MA, Rapp M, Slotty PJ, et al. Incidence of local in-brain progression after supramarginal resection of cerebral metastases. Acta Neurochir (Wien). 2015; 157(6):905–910, discussion 910–911

[6] Duffau H. Long-term outcomes after supratotal resection of diffuse low-grade gliomas: a consecutive series with 11-year follow-up. Acta Neurochir (Wien). 2016; 158(1):51–58

[7] Li YM, Suki D, Hess K, Sawaya R. The influence of maximum safe resection of glioblastoma on survival in 1229 patients: Can we do better than gross-total resection? J Neurosurg. 2016; 124(4):977–988

[8] Duffau H. Stimulation mapping of white matter tracts to study brain functional connectivity. Nat Rev Neurol. 2015; 11(5):255–265

[9] Sanai N, Berger MS. Surgical oncology for gliomas: the state of the art. Nat Rev Clin Oncol. 2018; 15(2):112–125

[10] Weller M, van den Bent M, Tonn JC, et al. European Association for Neuro-Oncology (EANO) Task Force on Gliomas. European

Association for Neuro-Oncology (EANO) guideline on the diagnosis and treatment of adult astrocytic and oligodendroglial gliomas. Lancet Oncol. 2017; 18(6):e315–e329

[11] Kuchcinski G, Mellerio C, Pallud J, et al. Three-tesla functional MR language mapping: comparison with direct cortical stimulation in gliomas. Neurology. 2015; 84(6):560–568

[12] Maier-Hein KH, Neher PF, Houde JC, et al. The challenge of mapping the human connectome based on diffusion tractography. Nat Commun. 2017; 8(1):1349

[13] De Witt Hamer PC, Robles SG, Zwinderman AH, Duffau H, Berger MS. Impact of intraoperative stimulation brain mapping on glioma surgery outcome: a meta-analysis. J Clin Oncol. 2012; 30(20):2559–2565

[14] Boetto J, Bertram L, Moulinié G, Herbet G, Moritz-Gasser S, Duffau H. Low rate of intraoperative seizures during awake craniotomy in a prospective cohort with 374 supratentorial brain lesions: electrocorticography is not mandatory. World Neurosurg. 2015; 84(6):1838–1844

[15] Sanai N, Mirzadeh Z, Berger MS. Functional outcome after language mapping for glioma resection. N Engl J Med. 2008; 358(1):18–27

[16] Duffau H. Mapping the connectome in awake surgery for gliomas: an update. J Neurosurg Sci. 2017; 61(6):612–630

[17] Duffau H. A new concept of diffuse (low-grade) glioma surgery. Adv Tech Stand Neurosurg. 2012; 38:3–27

[18] Serletis D, Bernstein M. Prospective study of awake craniotomy used routinely and nonselectively for supratentorial tumors. J Neurosurg. 2007; 107(1):1–6

[19] Kim SS, McCutcheon IE, Suki D, et al. Awake craniotomy for brain tumors near eloquent cortex: correlation of intraoperative cortical mapping with neurological outcomes in 309 consecutive patients. Neurosurgery. 2009; 64(5):836–845, discussion 345–346

[20] Vilasboas T, Herbet G, Duffau H. Challenging the myth of right "non-dominant" hemisphere: lessons from cortico-subcortical stimulation mapping in awake surgery and surgical implications. World Neurosurg. 2017; 103:449–456

[21] Herbet G, Maheu M, Costi E, Lafargue G, Duffau H. Mapping neuroplastic potential in brain-damaged patients. Brain. 2016; 139(Pt 3):829–844

[22] Fernández Coello A, Moritz-Gasser S, Martino J, Martinoni M, Matsuda R, Duffau H. Selection of intraoperative tasks for awake mapping based on relationships between tumor location and functional networks. J Neurosurg. 2013; 119(6):1380–1394

[23] Duffau H, Moritz-Gasser S, Mandonnet E. A re-examination of neural basis of language processing: proposal of a dynamic hodotopical model from data provided by brain stimulation mapping during picture naming. Brain Lang. 2014; 131:1–10

[24] Picart T, Herbet G, Moritz-Gasser S, Duffau H. Iterative surgical resections of diffuse glioma with awake mapping: how to deal with cortical plasticity and connectomal constraints? Neurosurgery. 201 9; 85(1):105–116

第 14 章 围绕命令和控制轴进行手术：默认模式、控制和额叶斜束系统

Surgery Around the Command and Control Axis: The Default Mode, Control, and Frontal Aslant Systems

Michael E. Sughrue 著

摘 要：

启动轴是神经外科解剖学中的一个新概念，它基于这样的想法：大脑的某个部分需要发出"开始"信号才能发生目标导向的行动。本章将描述这一解剖结构，并讨论在脑外科手术中避免损伤启动轴的方法。

关键词：

默认模式网络，显著网络，意志缺乏，额叶斜束

长期以来，额叶在神经外科中一直是"安全"的代名词。大多数外科手术方案中，功能区主要是运动区、语言区、也许还有辅助运动区（SMA）。功能区是神经外科领域的一个主要术语，指的是大脑中当被侵犯时会出现明显的可观察到的功能缺陷的区域，通常是一个非专家就能描述的区域，如不能说话或移动手臂。在这种情况下，我们唯一的任务是避免破坏这些区域，理论上，我们有权对人脑最大脑叶的其余部分做任何事情。

最近，这一模式受到了越来越多的质疑，因为脑叶不太可能进化为吸收脑脊液，且人脑的各个部分都有分工。当然，我们从神经心理学中了解到一点，额叶综合征是可重复的，大致映射定位到大部分额叶区域，而且是衰弱的，功能成像界对此已争论了一段时间。在这种模式下，我们应该尊重大脑的各个部分，就像重视运动皮层一样。

我认为，不加批判地应用任何一种策略都是荒谬的，剥夺了患者想要的治疗方法。虽然这两种缺陷都不理想，但将成年患者的智商降为儿童智商，这并不比手部瘫痪好，而且在许多方面，会留下一个功能较差的患者：与处事能力严重受损的患者相比，一些遗留运动障碍患者反而可以找到工作。同时，传统观点也不是完全没有根据的，在很多人的表现中，额叶明显比初级运动皮层更具有冗余性、双侧性和可塑性，而过于谨慎地对待额叶恶性肿瘤，以挽救功能为目的，往往会以既不能挽救功能，也不能挽救患者而告终。平衡我们目标的一个关键问题是我们对额叶如何工作，以及如何在那里进行合理手术的认识非常有限。

毫无疑问，额叶内侧的功能缺陷往往可以警醒粗心大意的神经外科医生，通常是以一种 5 分制很难确定的方式出现，但这会对患者的生活质量造成严重的伤害。同样，一个可以说话，但很少说话或很少发起任何活动的患者，肯定比一个努力想说话的患者功能更差。一个手臂瘫痪的患者比一个只是茫然盯着天空的患者更容易康复。

本章介绍额叶的命令和控制轴，它总结了额叶启动行为并将意图传递到可以对其意图有反应的区

域。这个中轴线由几个相互关联的大型功能网络组成，人们发现这些网络在这些过程中发挥着关键作用，我越来越相信，这些网络就是我们在手术中或在额叶内侧周围看到的许多临床综合征的基础；如果你将功能评估仅限制在活动四肢，这些综合征往往会被忽视，但观察家庭生活可以注意到，这些综合征对生活往往有更深刻的影响。了解这些区域的准确解剖位置，可以优化手术计划，因为许多并发症我们一直以来认为某些手术是无法避免的，但在许多具有更好解剖知识的特别是连接外科的医生手里是可以避免的。

一、命令轴和控制轴的定义

我们理所当然地认为，大脑里有一套决策系统，比如口渴了，可以把这些决定转化为一系列动作，从伸手拿一杯水开始，然后把它放到嘴里喝。虽然下丘脑、运动计划、视觉、体感、注意力和执行系统都是这一系列行为的一部分，但大脑的某个部分需要自私地说"开始"，或者换句话说，需要告诉你停止一项任务，开始另一项任务。鉴于在临床神经病学中，有很大比例的启动和动机问题是由于额叶内侧损伤造成的，因此至少一些启动和动机的关键机制位于额叶内侧似乎也是不言而喻的。鉴于许多运动障碍和意志缺失问题的根源在于中风、创伤和医源性外科操作，如用于不确定病变的前大脑半球间入路，我们长期以来对此认识不足，那么又如何避免呢？

目前还没有人能完全理解这一点，但大量证据支持这一观点，即三个大规模大脑网络 – 默认模式网络（DMN）、中央执行或控制网络（CTRL）和显著网络（CTRL）– 的相互协调作用与从内部心理状态向外部心理状态的转换过程，以及目标导向行为和走神等几种相关行为密切相关。这些网络与 SMA 接近的事实，以及与这些区域综合征性质相关的特定临床观察，增加了这样一种可能性，即这就是启动行动所需的轴心，而破坏这一轴心的后果是某种形式的行动失败，或者是缺乏这样做的动力。在某些方面，这是一个类似于视觉通路的轴，不同位置的病变导致同一基本问题上的不同变异，尽管启动是一个更微妙的问题，比视野切割术更难确定。本文随后的内容将提供关于这些网络的一些已知的概述，我们的工作尽可能准确地定义了这些网络的解剖结构，这将提供一些关于它们如何准确地相互联系的想法，并最终明确如何做出关于适合大脑这些部分胶质瘤手术的正确决定。我们将从关键的大规模功能网络开始，然后进入关于包含 SMA 和凸起网络互连的额叶斜束（FAT）的讨论。

二、大型功能网络

DMN 是由 Marcus Raichle 及其同事于 2001 年首次注意到的，当时他们注意到额叶前内侧、扣带回后部和顶叶外侧的区域只在任务否定状态下被激活。从那时起，数以千计的报告证实，这些区域在相关的时间进程上的激活（从而形成一个功能网络），并与参与执行外部定向目标的其他几个网络负相关，特别是 CTRL 网络。DMN 可能是大脑中最容易识别的网络，它涉及许多复杂的认知功能，如言语、心智理论和记忆等。

图 14-1 提供了 DMN-CTRL 相互作用的简单示意图。显著网络是第三个网络，似乎是这一转变过渡的关键。人们发现，在微小意识状态和植物人患者中无法改变这些网络，而在有严重阴性症状的精神分裂症患者中，这种网络被证实是受损的。因此，似乎有理由假设，这一系统的中断可能会削弱患者组织想法、制订计划和向执行计划过渡的能力，这显然是一个复杂的过程。

（一）网络解剖

人类连接组计划（HCP）最近公布了根据功能连接性和物理特征分割的人类新皮层的方案。图 14-2 是该方案的一个例子，我们大量使用该方案来描述

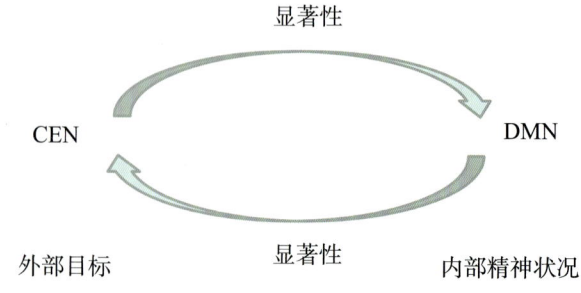

▲ 图 14-1 展示默认模式、显著和中央执行网络之间的交互作用的示意

大脑连通性，其方式可以被外科医生比较、复制和使用。接下来，我们将描述基于坐标的 Meta 分析，结合扩散光谱束成像，以现有技术为基础，为这些网络提供可能的最佳解剖模型的大规模功能网络的解剖。人类大脑皮层存在极端的个体间差异，而胶质瘤可以导致功能重组，因此这些模型只是讨论的起点，但与之前对这些区域缺乏了解相比，它也是一个关键的起点。

（二）默认模式网络

DMN 是由三个部分组成的一个典型的系统，包括额叶前内侧、PCC 和角回。细致的研究表明，这并不完全足够，因为在许多数据集中，部分颞中回、丘脑和海马体也与这些区域密切相关。图 14-3 显示了我们的 DMN 模型。额前区包括 a24、s32、p32 和 10r 区。PCC 区包括 31a、31pd、31pv、d23ab、v23ab、7m、PO1、POS2 区和后压部皮层。外侧顶区包括 PFm、PGs 和 PGi 区。前额叶和 PCC 区之间有明显的扣带连接。我们没有发现白质与顶叶外侧区和内侧区有直接联系的证据，这表明该网络是由丘脑皮层节律或通过与其他邻近区域的相互作用而构建的（见下文）。

（三）中央执行网络

CTRL 基本上是一个包含额极和顶叶的网络（图 14-4）。目前，我们认为这可能涉及 Hcp 区、前额区 9a、9p、9-46d、a9-46v，46，极区 a10p、p10p 和额下沟区 IFSa，IFSp 与顶区 Pft 和 PF、顶区 OP4 和顶内沟区 AIP、IP1 和 IP2。这些区域可能由上纵束（SLF）连接。

（四）显著网络

显著网络（图 14-5）是一个包含中扣带回和前岛叶的网络。它的中扣带回结构包括 a32Prime 区、p32Prime 区和补充扣带状视野（SCEF）区，其岛叶区包括前腹岛（AVI）、中岛（MI）和额盖区 FOP4

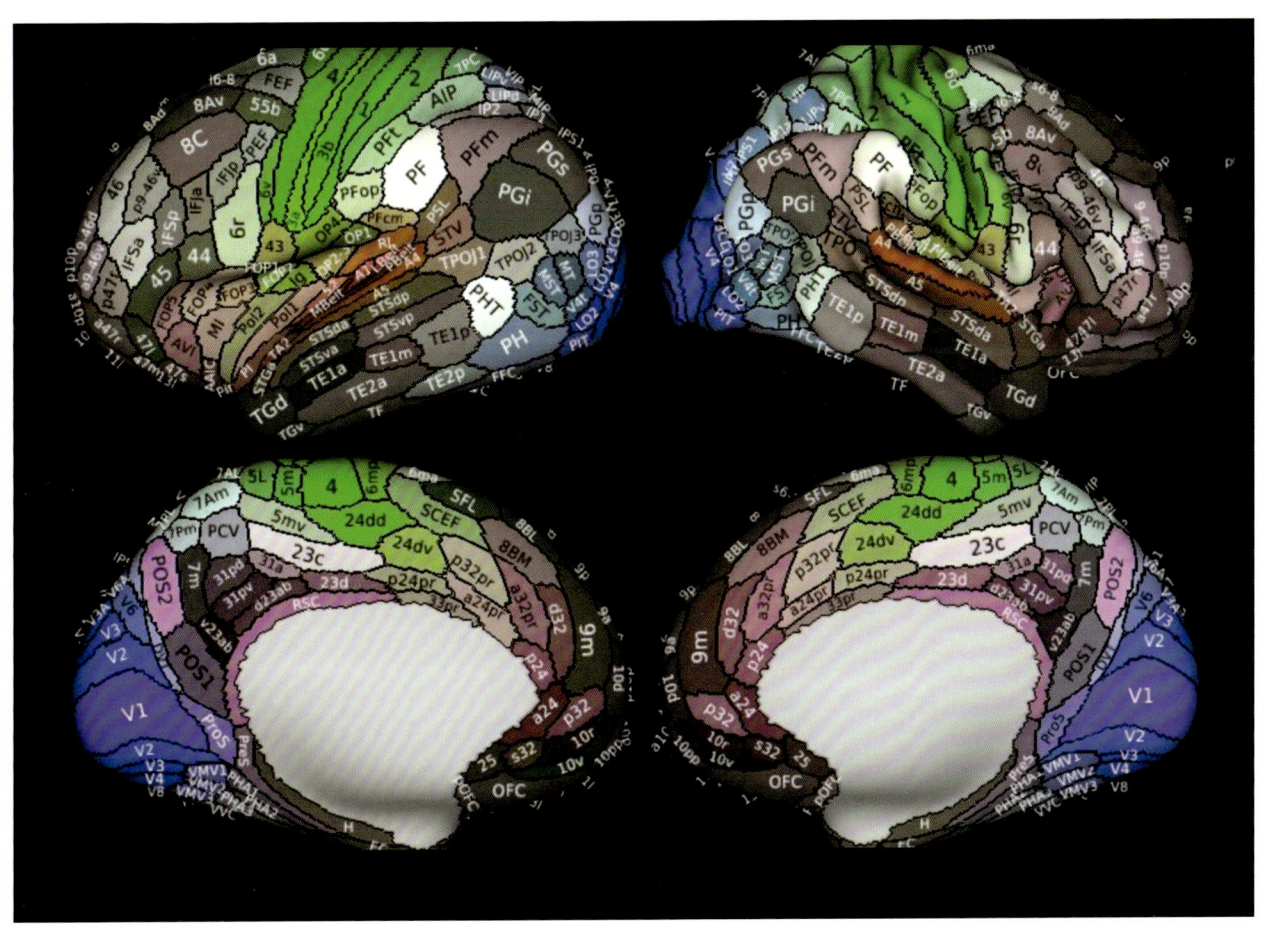

▲ 图 14-2　基于人类连接组计划的数据演示了大脑皮层分割方案

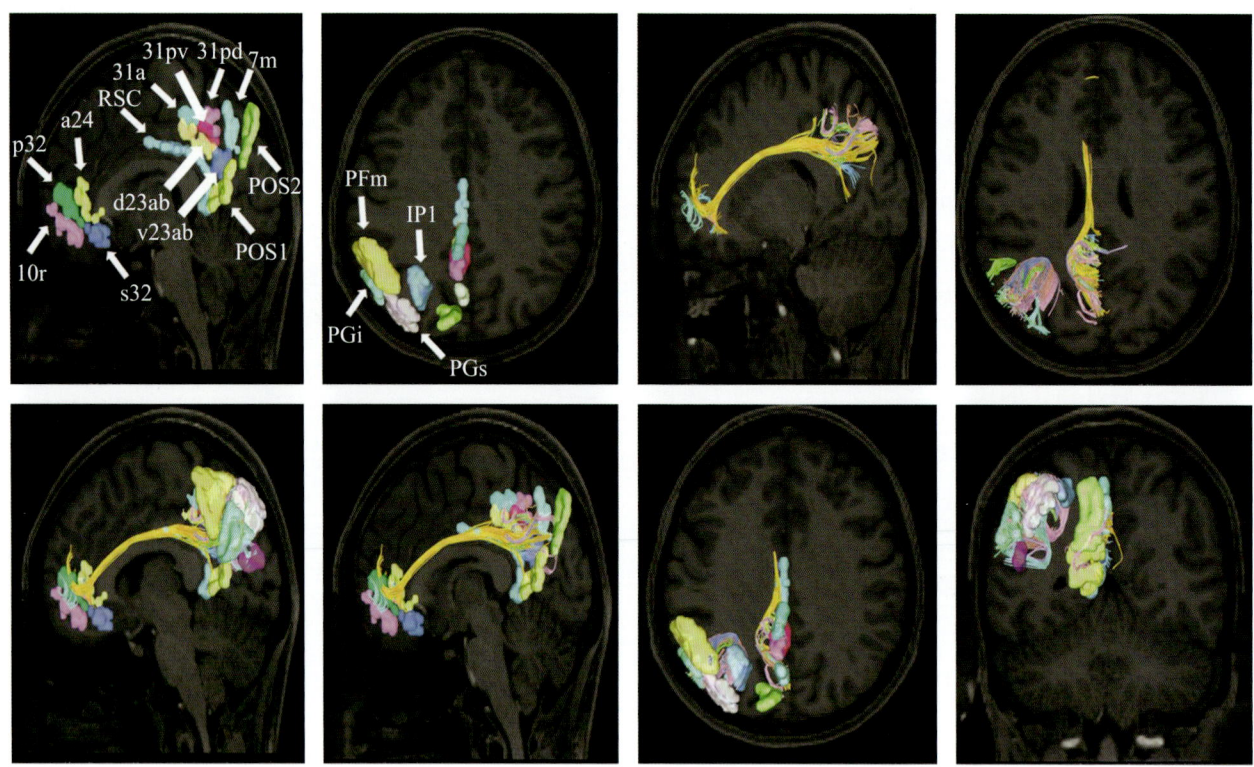

▲ 图 14-3 默认模式网络的连接图

和 FOP5。它们通过脂肪联系在一起。最有趣的是，SCEF 也是 SMA 综合体的一部分，在大型网络和运动规划系统之间提供了关键的联系。

（五）辅助运动区

这些位于额上回后部内侧岸的区域包括 6ma 区、6mp 区、SCEF 区和额上语言区（图 14-6）。除其近邻外，SMA 还与对侧 SMA 相连接，其同侧运动前区、盖区和岛状区通过脂肪与对侧 SMA 相连，对侧运动前区通过中间的交叉脂肪与对侧 SMA 相连，并参与纤维进入基底节和皮质脊髓束的活动。有趣的是，直接连接到大脑皮层的纤维稀疏得出奇。SMA 区包含 SFL 区和典型的 Broca 区（如 44 区）之间的联系，这可能是 SMA 综合征缄默成分背后的一个机制。

三、如何围绕命令和控制系统进行操作

无论你对自己"停留在肿瘤内"的能力有什么幻想，在胶质瘤手术中，你正在切除某个地方的神经元，或者你正在严谨的进行肿瘤次全切除，除了胶质瘤边界的浸润性没有其他原因。因此，我发现，最好从一系列连接中断的角度来考虑切除胶质瘤，目的是将可挽救的网络中的不必要损伤降至最低（请注意，并不是所有的网络都是可挽救的，特别是对于高级别胶质瘤）。术中使用纤维束造影不够准确，不能盲目跟随，但对于构建如何绕过大脑网络的计划非常有帮助，没有它就没有里程碑来构建你在皮层下白质中的动作结构。

额叶后内侧根部切开术

1. 运动系统和 FAT

最好将运动系统看成一束花：圆锥形，靠近分枝的顶部变宽（图 14-7）。在前面的章节中，我们的大部分切除都是通过平行于这些纤维并在平行于中央前沟或中央后沟的冠状平面上切除来保护这一系统，这维持了皮层运动网络及其与小脑、基底节、丘脑和脊髓的连接。

在我的经验中，保留 FAT 在很大程度上消除了胶质瘤实践中的 SMA 综合征。同样，考虑到它所联系的东西，这并不意外。这通常也涉及冠状切割伤，类似于运动皮层。我发现，在保留 FAT 的情况下，从盖区开始到脊髓前角结束的冠状切开

第 14 章 围绕命令和控制轴进行手术：默认模式、控制和额叶斜束系统
Surgery Around the Command and Control Axis: The Default Mode, Control, and Frontal Aslant Systems

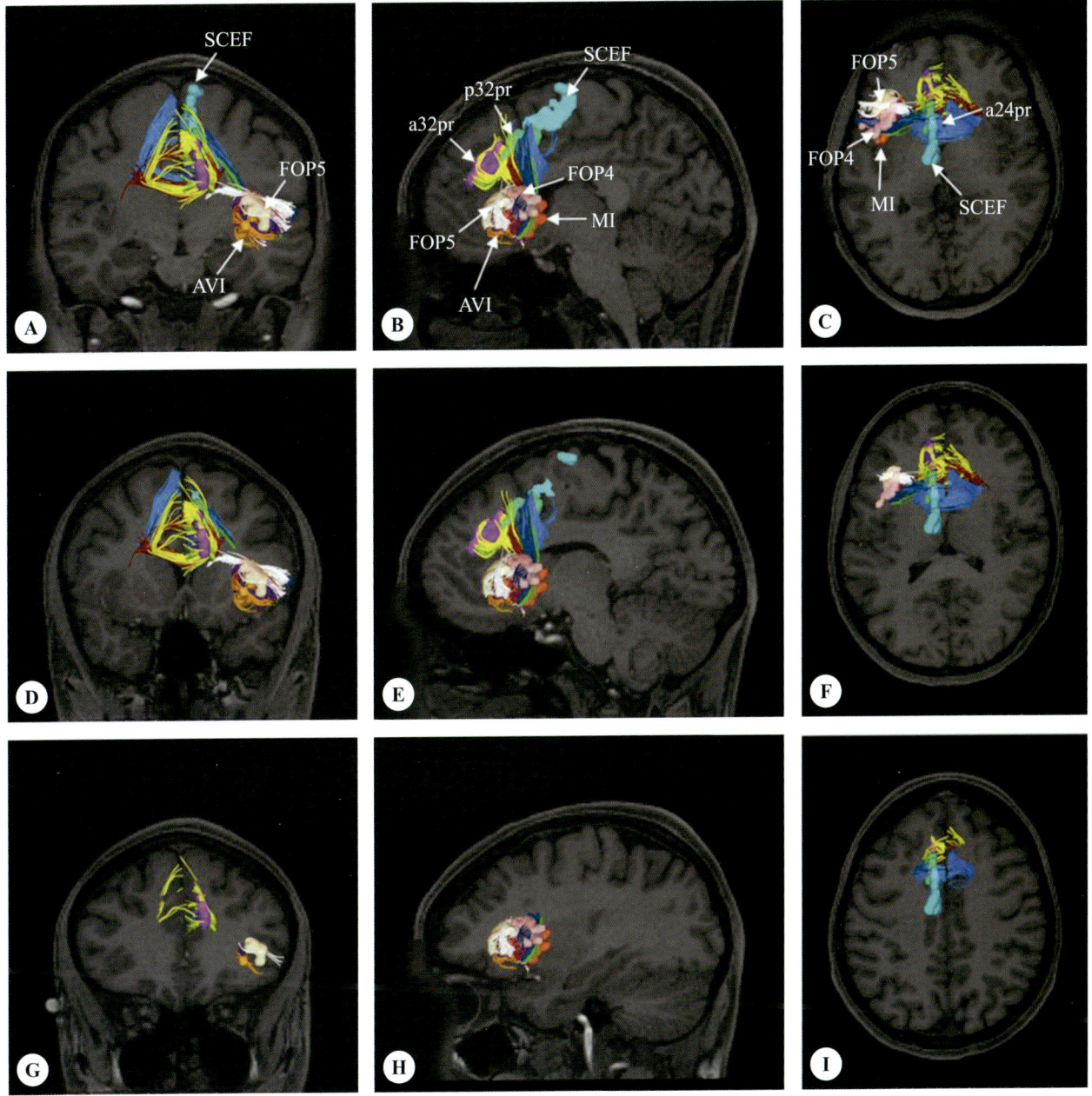

▲ 图 14-4 控制网络连接图

是安全的。

如果你认为额叶后部的所有动作都保护包括 FAT 和尾状核头在内的冠状平面，你很少会出现意想不到的运动障碍后遗症。

此外，根据我的经验，如果你同时损伤了胼胝体中部和 SMA 区，SMA 综合征就无法恢复。在手术计划中考虑交叉 FAT（图 14-8）。

2. 切开扣带回

胼胝体纤维绕着扣带回束弯曲，因为它们主要连接旁矢状面的相似部分，即 SFG 到 SFG，中央旁小叶到中央旁小叶等。这一重要事实表明，是有可能在切除胼胝体的同时，保留扣带回系统的。这并不意外，因为我们多年来一直在这样安全地操作，并且一直是经皮层进入额角（这会切断胼胝体小钳的一部分）。

值得注意的是，胼胝体前部肿瘤实际上是累及胼胝体的额叶肿瘤，应该通过额中切除，这既解决了肿瘤的问题，又避开了 DMN 和显著系统。这

111

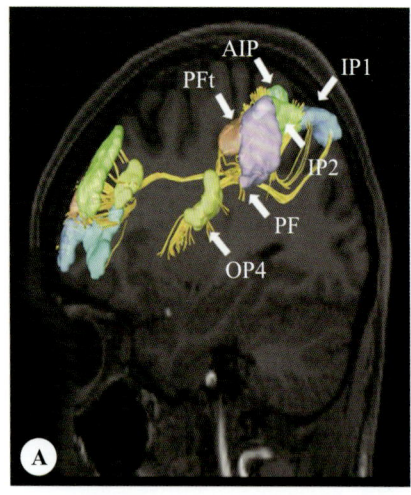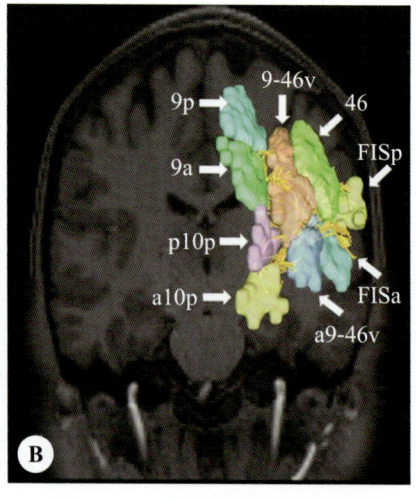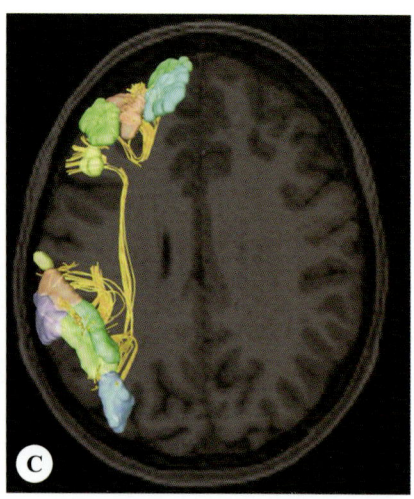

▲ 图 14-5　显著性网络的连接组图

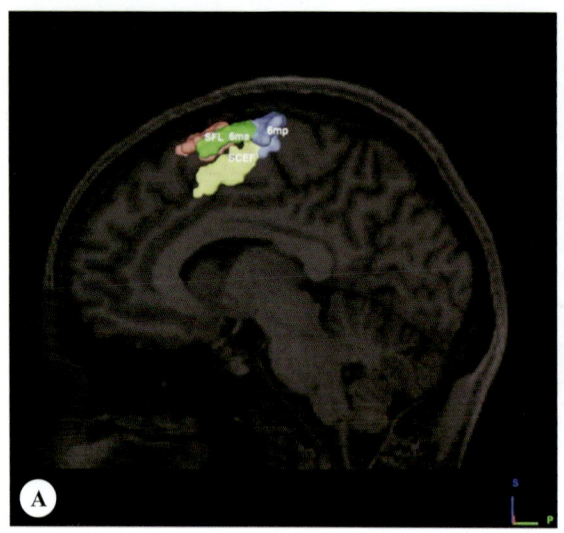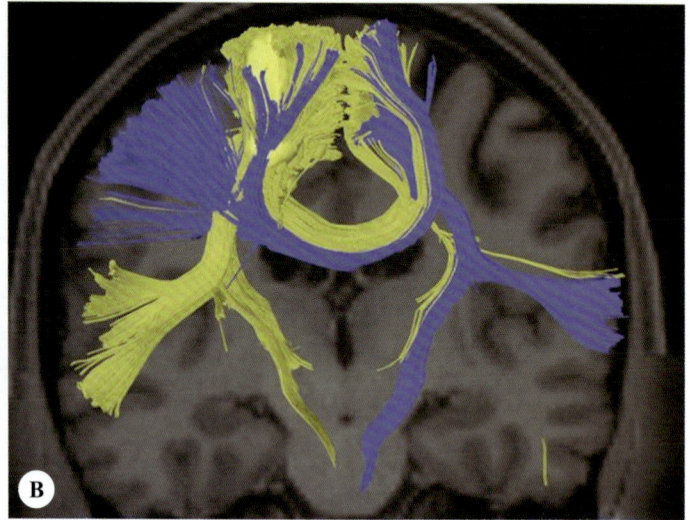

▲ 图 14-6　A. 辅助运动区（SMA）连接图；B. SMA 区示踪，以不同颜色显示每个 SMA 的连接
注：从 SMA 综合征中的恢复可能需要这些双边连接

意味着你可以在它的深面找到扣带沟。除了使用扣带沟作为关键标志外，术中映射还会告诉你何时需要向外操作，以避免在前往脑室的途中切断扣带束。因此，扣带需矢状切开，且需要避免在这个矢状面上因患者的不同而变化的偏差。

四、术中如何测试命令与控制系统

神经外科对这一系统知之甚少的原因之一在于它相对难以进入。额叶内侧通常很难想象，至少在术中我们是从白质侧进入的。更重要的是，它缺乏一个可以通过直流电刺激来告诉我们就是这个地方的较易识别的标记。

这些肿瘤的术中测试基本上是对警觉性和专注度的持续考验。这是一项具有挑战性的测试，需要一名专业的、经验丰富的术中测试员，因为问题可能很微妙；患者经常在基线时就出现一些损害表现，而且几乎每个人在打开脑部及血液中有一些麻醉药的情况下注意力均较差。

理想的测试范例是需要重点关注的多通道测试的组合。我们让患者缝针、组装汽车部件、演奏乐器等。如果没有特别的东西可用，通常可以在在凹槽的钉板内和外放置钉子（视频 14-1）。更多的有损伤的患者可能只需要执行一项简单的任务，这提示我们，我们没有让他们的功能变得更糟。理想情况

第 14 章 围绕命令和控制轴进行手术：默认模式、控制和额叶斜束系统
Surgery Around the Command and Control Axis: The Default Mode, Control, and Frontal Aslant Systems

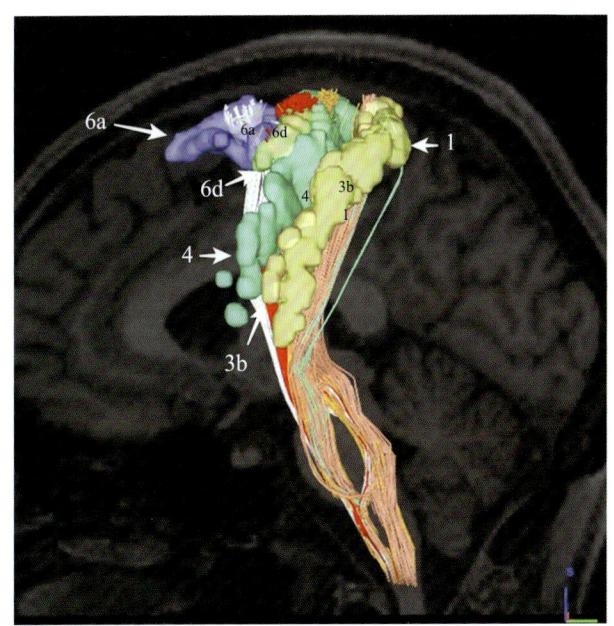

▲ 图 14-7 感觉运动和运动规划系统的轨迹图
注：它呈一个花束形状，安全切开通常在冠状平面可见

下，他们会同时命名物体，但通常只有功能较完整的患者才能做到这一点。

这段视频演示了两种形式的功能缺陷，我们在接近扣带时通常会看到这种缺陷。一种是冻结，这通常涉及物体掉落。另一种是对任务缺乏关注。在这两种情况下，最好的做法是停止操作，先让患者恢复，然后从侧面避开进行切除。

五、命令与控制轴线附近肿瘤的特殊技术和策略

（一）额叶内侧肿瘤

额叶内侧肿瘤的后缘毗邻运动规划系统和 FAT，肿瘤内侧毗邻 DMN 和显著网络，以及它们与 SMA 的联系，影响着它们的功能。

该区域手术可以行 L 形切开，有助于将肿瘤从运动系统和 SMA/FAT 网络的后方、SLF 和部分额枕下束外侧分离出来，最终终止于侧脑室的前角。

这种切开方式的外侧支需要首先完成，通常是手臂/命名双重任务。这是因为后部切开可能会导致萎靡不振或沉默，这可能会阻止我们监测其他区域功能，如语言网络或扣带区。

后部切开时通常需要切换到基于运动的任务，特别是需要集中注意力的任务，因为这些任务可以

用来保护 SMA/FAT 和中间网络作为 DMN。我从找到中线开始，继续向下切到大脑镰。这让我可以找到扣带沟，我希望在那里找到注意力网络。切开的其余部分尽可能沿着沟由上至下的方向，目的是不偏移到 FAT 中或与皮层下基底节/丘脑的下行交通。

（二）额叶内侧肿瘤病例

图 14-8 显示大的额叶胶质母细胞瘤切除，保留了眶额皮层。这位患者基本上是个哑巴，术前有严重的腹胀；然而，考虑到功能欠佳，我们尽可能地进行了映射，以方便我们使用 SLF 和 FAT 系统进行切除。

1. 这是一个巨大的肿瘤，占满了额叶上部的大部分。扣带回受压，但没有侵及，眶额皮层也没有受累，肿瘤并没有特别靠近它。

2. 扩散张量成像显示了他的缄默的原因：FAR 被肿瘤压迫。这是一个很有难度的病例，因为我们没有从映射中获得太多信息。

3. 我们切除时保留了眶额皮层和扣带，患者恢复良好，基本接近正常。本病例显示了保持 FAT 解剖连续性的重要性。

图 14-9 展示了一个有趣的病例，肿瘤位于 FAT （红色）和运动系统（蓝色）之间。通过在这两条纤维束之间手术，我们能在不出现运动障碍的情况下切除肿瘤，这表明 SMA 和运动带之间的直接连接并不是维持功能所必需的。

（三）胼胝体前部蝶形胶质瘤

必须观察到胼胝体及其纤维缠绕在扣带回周围，因此肿瘤可以从四面八方包围它。通过尽可能早地确定扣带回和胼胝体沟并尽可能深地进行侧边处理，保护扣带回非常重要。通过对复杂任务的唤醒映射的研究，我们可以远离扣带，你可以从外侧过渡到扣带，因为没有软膜保护，就像软膜在其他表面上一样，保护你免受损伤。在解剖室里，扣带回和胼胝体可以分离开来，在仔细解剖患者时，这也是可能的。

你应该始终意识到，这些肿瘤主要发生在额叶，而非胼胝体。如果你把时间花在胼胝体上（这例病例比较特殊），那么你就无法处理肿瘤的主体部分。

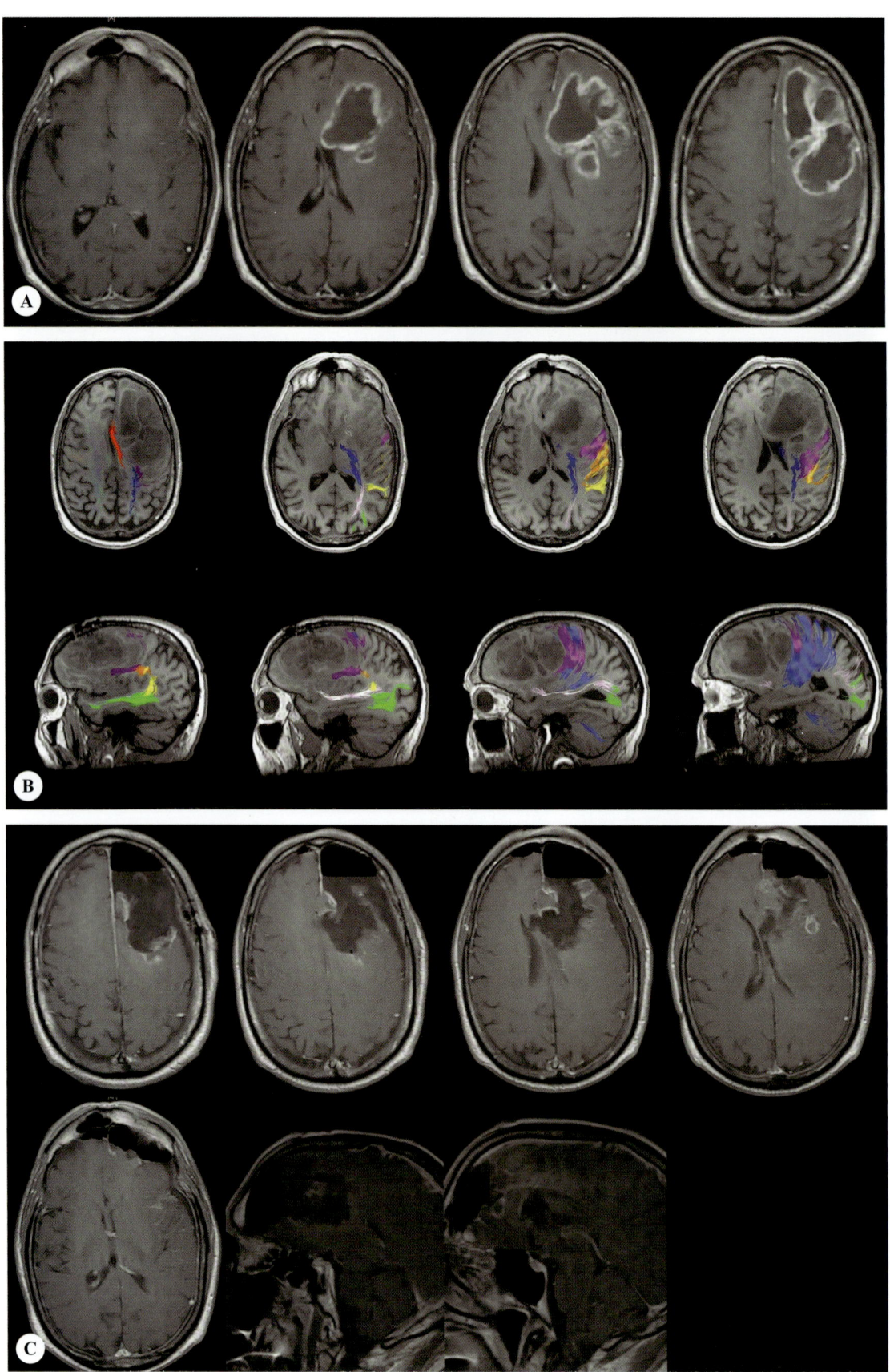

▲ 图 14-8 A. 术前磁共振成像（MRI）；B. 术前弥散张量成像纤维束成像；C. 文中描述的一例额叶内侧胶质瘤的术后 MRI

第 14 章 围绕命令和控制轴进行手术：默认模式、控制和额叶斜束系统
Surgery Around the Command and Control Axis: The Default Mode, Control, and Frontal Aslant Systems

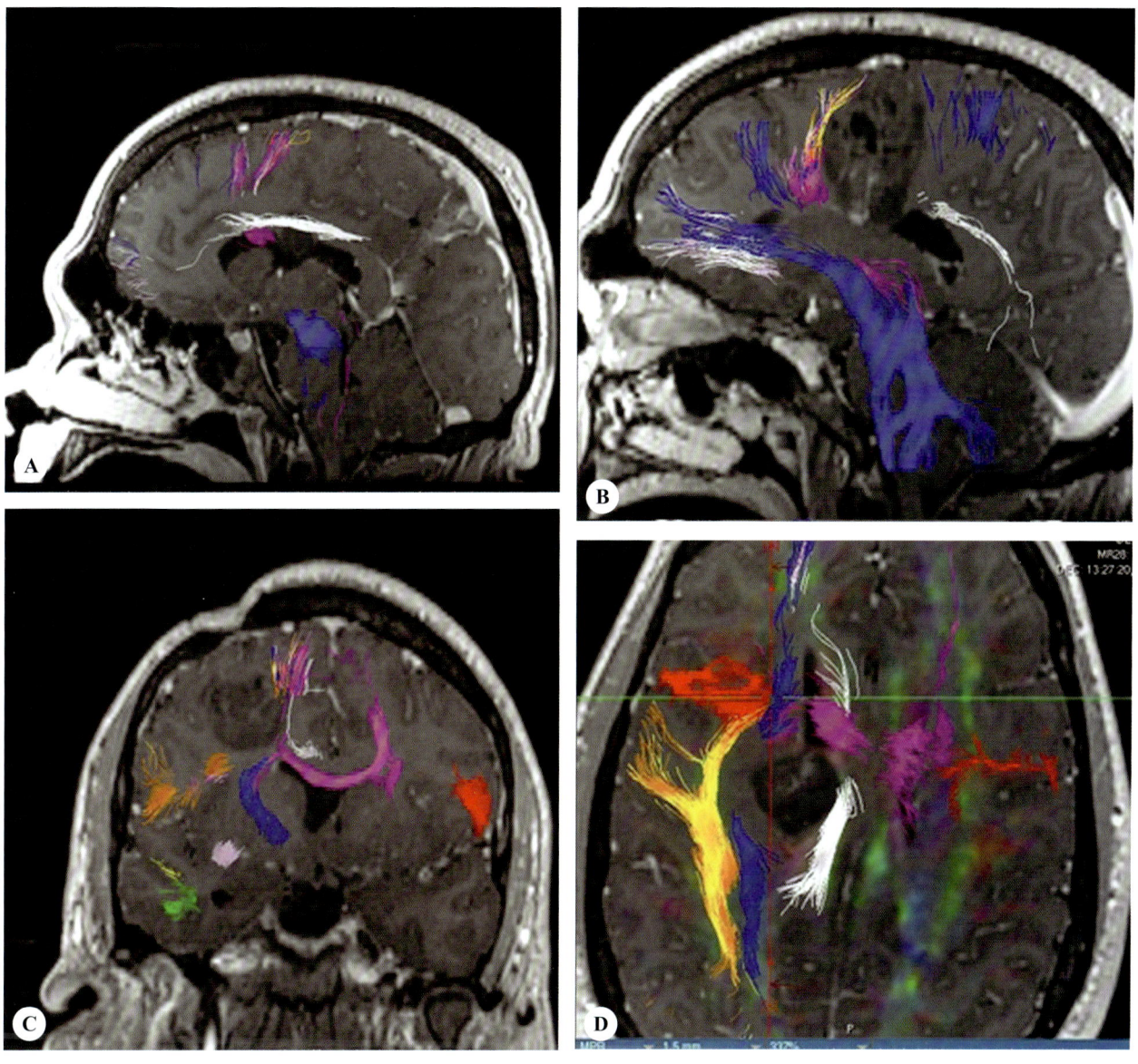

▲ 图 14-9 文中描述的一例额叶内侧胶质瘤患者的术前弥散张量成像

切除蝶形胶质瘤意味着要打开两个侧脑室。这无法避免，分流往往也是不可避免的。我都会让患者做好准备。肿瘤采用经皮层额中回入路。你所需要的路径是由以下两者之间的平衡决定的：你有一个想向下俯瞰胼胝体纤维长轴的横向路径的愿望；SLF 和 FAT 可能迫使你更偏内侧。在你接近肿瘤的角度上，切除胼胝体通常涉及沿着胼胝体长轴向下操作，直到你广泛地切除了两个额角的前壁。扣带沟和大脑前动脉（ACA）复合体是保留扣带回和前脑基底的关键标志。当在胼胝体嘴部和膝部操作时，要记住小钳对额叶有上下部的辐射。值得注意的是，下部辐射在离开嘴部进入双侧额叶下部时形成一个金字塔形。如果你越过这些金字塔并向下头部，就进入了扣带下结构和（或）隔核/前脑基底。这是应该避免的。

简而言之，手术步骤如下（视频 14-1）。

- 从内侧将肿瘤与扣带回、外侧 SLF 和后方的运动系统分离。
- 进入脑室，确定尾状核头的边界。根据脑室壁的标志和尾状核组织的大体外观，从尾状核的前缘清除肿瘤。
- 切除同侧额叶肿瘤。

- 确定胼胝体沟和（或）大脑前动脉，并熟悉脑室解剖结构和室壁。这可显示胼胝体的位置。
- 明确需要切除的部位。按照要切除的部位，到胼胝体替补和嘴部设计手术切除计划。
- 切除胼胝体，直到广泛开放两个脑室。将肿瘤与透明隔分离。
- 顺着小钳操作直到清除了另一侧肿瘤，或出于保护功能的考虑被迫停止。注意保持在金字塔上方操作，金字塔覆盖隔核和胼胝体下区域。

图 14-10 展示了一个主体位于单侧的蝶形胶质瘤，使用唤醒映射技术进行了积极切除。

- 这例患者表现为轻度的精神不振，可能由肿瘤挤压扣带回导致。请注意，如本章中的几幅图所示，肿瘤几乎完全沿着胼胝体纤维走行，与扣带回的关系很小。
- 在这种情况下，扣带回在哪一侧都不能很好地显示，可能与水肿有关，这要求我们使用解剖标志和功能映射来保护扣带回的解剖结构。
- 肿瘤大部分切除。至少，如果尾状核头不包起来，很难止血，会导致术腔内出血。解剖学上保留扣带回的大部分，但有些地方很薄。患者术后恢复良好。

（四）胼胝体中部蝶形胶质瘤

这些都是恶性肿瘤，因为它们威胁到两侧的 SMA 及命令和控制轴，从而有可能造成另一侧无法弥补的功能缺陷。根据我的经验，对于这些病例，要想达到最好效果的方法是：只关注胼胝体部，并通过大脑半球间经胼胝体入路将其移除。在这种情况下，制订合理的目标非常重要，因为缄默和虚弱可能会成为永久性的功能缺陷，无法达成术前目标。

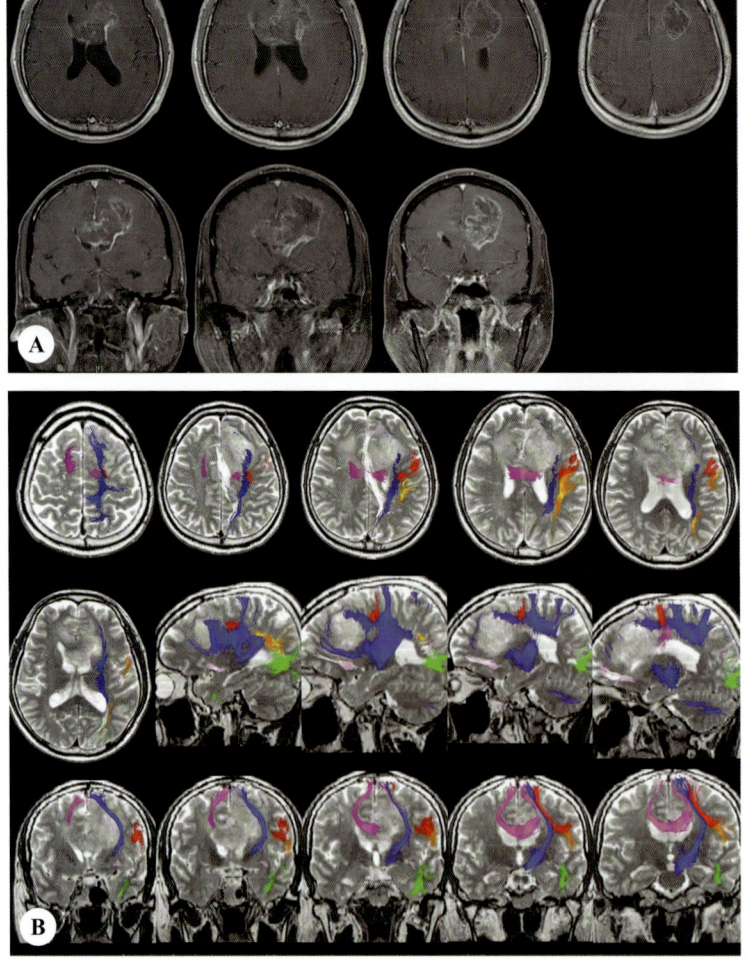

◀ 图 14-10　A. 术前磁共振成像（MRI）；B. 术前弥散张量成像纤维束成像

第 14 章 围绕命令和控制轴进行手术：默认模式、控制和额叶斜束系统
Surgery Around the Command and Control Axis: The Default Mode, Control, and Frontal Aslant Systems

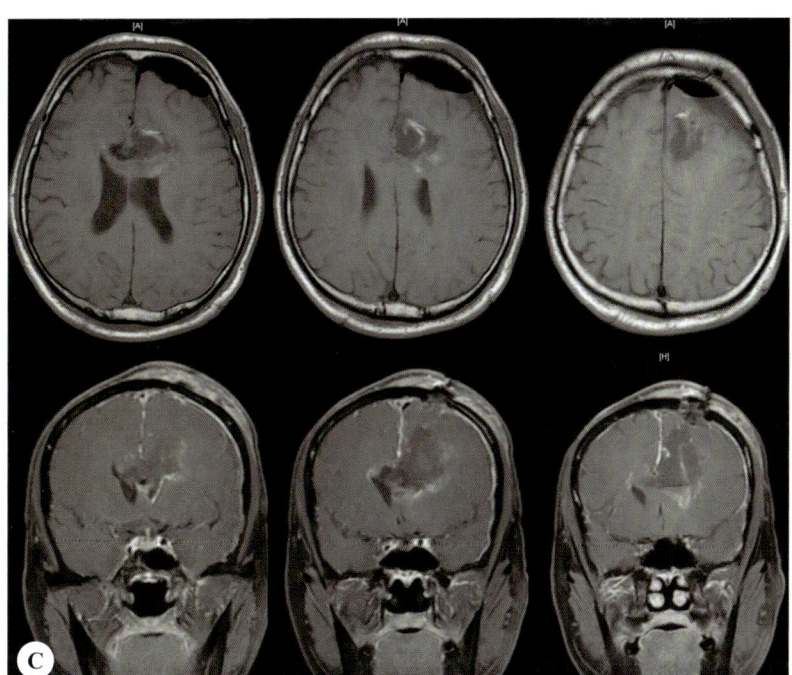

◀ 图 14-10（续） C. 文中描述的一例前蝶形胶质瘤的术后 MRI

117

第 15 章 岛叶肿瘤的映射和手术

Mapping and Surgery of Insular Tumors

Matthew A. Kirkman　D. Ceri Davies　George Samandouras　著

摘　要：

岛叶肿瘤切除一直是神经肿瘤外科最具挑战性的领域之一。本章将探讨岛叶肿瘤的发生率和独特特征，以及尝试最大化切除范围的证据。随后，将描述岛叶复杂外科解剖的关键要素，包括表面和相关解剖、动脉网络、功能强大的皮层包层和皮层下结构，以及基于我们目前对功能的理解提出的映射范例。然后重点介绍分类方案、手术原则和分步示范，以及实现最大限度地安全切除的细微差别和注意事项。

关键词：

清醒开颅术，脑映射，皮层映射，岛叶胶质瘤，岛叶手术，白质纤维束

岛叶胶质瘤的手术治疗仍然是一项艰巨的挑战，因为①岛叶被功能强大的皮层覆盖，由复杂的动脉和静脉网络包围；②有争议的功能；③被白质纤维束包围；④有基底神经节核。因此，着手进行最大程度安全切除岛叶肿瘤的外科医生应对其手术和生理解剖有明确的了解；熟悉皮层和皮层下直流电刺激（DES）技术，该技术是基于对皮层和皮层下的功能重要性的全面了解；并在包括高级神经功能成像、神经麻醉、神经心理学和认知神经科学领域专家的多学科团队的支持下进行。

一、流行病学

胶质瘤是成人最常见的原发性脑实质内肿瘤，发病率为每 10 万人中 4.7~5.7 人。岛叶是胶质瘤的常见部位，研究报告显示低级别和高级别神经胶质瘤的发病率分别约为 25% 和 10%。尽管已经提出了多种学说，但仍不清楚为什么岛叶在胶质瘤流行病学中的比例相对较高[1]。

岛叶胶质瘤被认为较其他部位的胶质瘤预后更差，星形细胞表型的概率更高，因此，预后较好的少突胶质细胞瘤的发生率降低。一项世界卫生组织（WHO）的涉及岛叶的 II 级神经胶质瘤研究显示，没有患者出现 1p 和 19q 的完全缺失，只有 25% 患者有部分缺失[2]。实际上，一个纳入 1210 个高级别和低级别胶质瘤（LGG）的中国大样本显示，岛叶的病变更可能是 IDH 突变型星形细胞瘤（29.6%）[3]。但是，也有其他作者认为岛叶胶质瘤比其他位置的胶质瘤更具有惰性[4]。尽管已经描述了其他类型肿瘤，包括胚胎发育不良性神经上皮肿瘤和神经节细胞瘤，但本章的重点是岛叶最常见的肿瘤——胶质瘤的映射。

二、临床表现

岛叶胶质瘤的临床表现往往不同于与其他位置的胶质瘤。尽管有些人认为它们的病程多较长，进展缓慢[5]，但也有其他人提出，岛叶胶质瘤患者中顽固性癫痫的发生率很高[6]。事实上，癫痫通常是岛叶胶质瘤的唯一临床表现[5, 7, 8]。其他临床症状和体征包括运动性失语伴或不伴面瘫[9]。认知功能障碍在岛叶胶质瘤患者中也很常见，可能是由于白质纤维束

受到浸润，尤其是参与模式上语义加工的额枕下束（IFOF）[10]。在手术处理之前要进行全面的神经心理评估和认知评估。

三、关于切除范围的证据

（一）低级别胶质瘤

无论位置如何，当前文献强烈支持将 LGG 的最大程度安全切除作为首选方案[11-15]。虽然目前文献中关于能产生统计学上显著生存获益的残余肿瘤体积百分比和绝对残余肿瘤体积（cm^3）的说法，存在差异，但无进展生存率（PFS）、总生存率（OS）和恶变转化率，在统计学上，随着切除范围（EOR）的增加而逐渐改善。更具体地说，Smith 等报告称，至少需要 90% 以上原始体积的 EOR 才能产生生存获益，其将绝对肿瘤残留体积分为 $0cm^3$、$0.1cm^3$ 到 $5.0cm^3$ 和 $>5.0cm^3$ 组，其生存获益出现连续下降趋势[11]。此外，在一项近乎随机的试验中，Roelz 等称，记录的生存获益显示，绝对肿瘤残余体积 $<15cm^3$ 患者的生存获益甚至低于活检组[12]。最后，考虑到分子亚型，最近的一项大型回顾性研究显示，无论肿瘤的分子特征如何，术后任何残余体积都会对 OS 产生负面影响，即使残余体积仅为 $0.1\sim5.0cm^3$ [3, 15]。

（二）岛叶低级别胶质瘤

EOR 已被证明对 OS 和 PFS 有很大影响，此外还有其他因素，如年龄、体能状态、肿瘤体积、组织学分级和分子谱等[16-20]。多项研究表明，在低级别和高级别的岛叶胶质瘤中，更大的 EOR 与 OS 和 PFS 的改善[5, 21, 22] 以及癫痫控制率有关[17, 23, 24]。在一系列报告中的部分研究显示，短期术后即刻功能恶化并不少见（14.4%～59%）[5, 7, 23, 25]，但是近期系列研究显示永久性神经功能缺失的发生率较低（0%～6%）[5, 7, 23, 25, 26]。

一个研究小组提出把四个因素作为指标，以筛选最有可能在岛叶胶质瘤根治性切除术后降低风险和改善预后的因素：肿瘤边界清晰、无强化、豆纹动脉未受累和岛中央沟上肢保留[27]。另一个研究小组发现，术前通过弥散张量成像（DTI）识别 IFOF，可大概率实现手术切除 $>80\%$ [28]。

在纳入 115 例岛叶胶质瘤患者系列研究中，有 70 例低级别（WHO Ⅰ和Ⅱ级）和 45 例高级别（WHOⅢ和Ⅳ级），当 EOR 为 90% 或更高时，低级别组的 5 年 OS 增加了 16%，高级组的 2 年 OS 增加了 16%[5]。至关重要的是，EOR≥90% 时，无恶性进展生存期增加了 17%[5]。在一项德国研究中，纳入的 72 例接受岛叶胶质瘤术中连续运动映射的患者中，40 例（56%）术中运动诱发电位（MEP）保持稳定[29]。在其余的病例中，有 21 例（29%）观察到可逆性恶化，该研究中有 9 例（13%）没有出现新的永久性功能缺陷。此外，与永久性麻痹相关的不可逆 MEP 丢失相比，未进行有效 MEP 监测的患者发生永久性运动功能缺陷的发生率更高（18% vs. 4%）。

一项纳入 51 例 WHO Ⅱ级岛叶胶质瘤的单中心研究，术中使用 DES（部分唤醒），显示，虽然超过一半的患者（59%）出现术后即刻功能缺损，但在随访期间，除 2 例患者外，其他所有患者都恢复到术前水平[7]。该研究还发现，78% 的慢性癫痫患者在手术后癫痫发作得到缓解[7]。同一作者的另一项研究纳入 24 例接受了清醒开颅并术中进行 DES 的语言映射的 WHO Ⅱ级岛叶胶质瘤患者，发现类似的结果：刚好 50% 的患者术后立即语言恶化，但均在 3 个月内恢复，6 例患者术前的神经功能缺损在术后得到了改善[26]。

一项对纳入的 22 例经岛盖入路的岛叶胶质瘤患者进行回顾性研究发现，大多数（91%）患者在平均随访 33.4 个月后没有癫痫发作，只有 1 例患者出现持续的神经功能缺损。在该项研究中，73% 的患者 EOR≥90%，其余患者进行了肉眼全切除术。最后，最近一组对因复发而再次手术的岛叶胶质瘤患者进行的回顾性研究分析，无论病变位于岛区的位置和病理如何，这种手术都可以得到安全合理的切除[30]。

（三）岛叶映射和手术的解剖学基础

使用改良的 Klinger 技术，作者使用福尔马林固定尸体大脑，随后在 $-10\sim-15℃$ 下冷冻 10～14 天，然后在流水下以文献中广泛描述的技术解冻。作者在蔡司手术显微镜（Zeiss, Oberkochen, Germany）下使用显微器械和木铲对大脑进行解剖。观察解剖结构。根据 2004 年《人体组织法》《人体解剖学单位最佳实践指南》和1998年《数据保护法》，从可识别和电子标记的标本中获取解剖和照片的机构许可。授权是从英国伦敦帝国理工学院外科部门人体解剖单位获得的。对解剖结构依次进行识别，并在下面进行了描述，并附有照片。

（四）岛叶皮层解剖

岛叶呈金字塔状的三维结构位于外侧裂的深处，由额叶、顶叶和颞叶的岛盖覆盖。岛叶由副边缘中皮层组成，在系统发育上介于等（或新）皮层和旧皮层之间。其他旁边缘结构包括尾侧眶额皮层、颞极、海马旁回和扣带回。

岛叶由三角形边界沟（而非圆形边界沟）及其三个部分（前边界沟、上边界沟和下边界沟）划分；没有后界沟。界沟的表面投影包括：①三角部的前部为前界沟（ALS）；②额下回前方和缘上回（SMG）后方为上界沟（SLS）；③颞上沟深部为下界沟（ILS）（图15-1）[31]。ALS和SLS是直的脑沟，但ILS是弯曲的，分为前部和后部，两部分的交界处位于Heschl回的前部内侧[32]。

岛叶的表面被岛中央沟分成前后两部分，岛中央沟位于同侧大脑半球中央沟的同一平面上。前岛叶位于最前部并被眶部遮盖，其有5个脑回，即前、中和后短回，还有横回和副回。所有这五个脑回都汇合到岛叶的顶点，即岛叶表面最突出的部分。岛后短回被认为是Dronkers区域，参与语音的发音规划（图15-1）[33]。

前侧裂点是三角部底部侧裂蛛网膜下腔的明显扩张，对应于岛的顶端，使外科医生在心理上重建

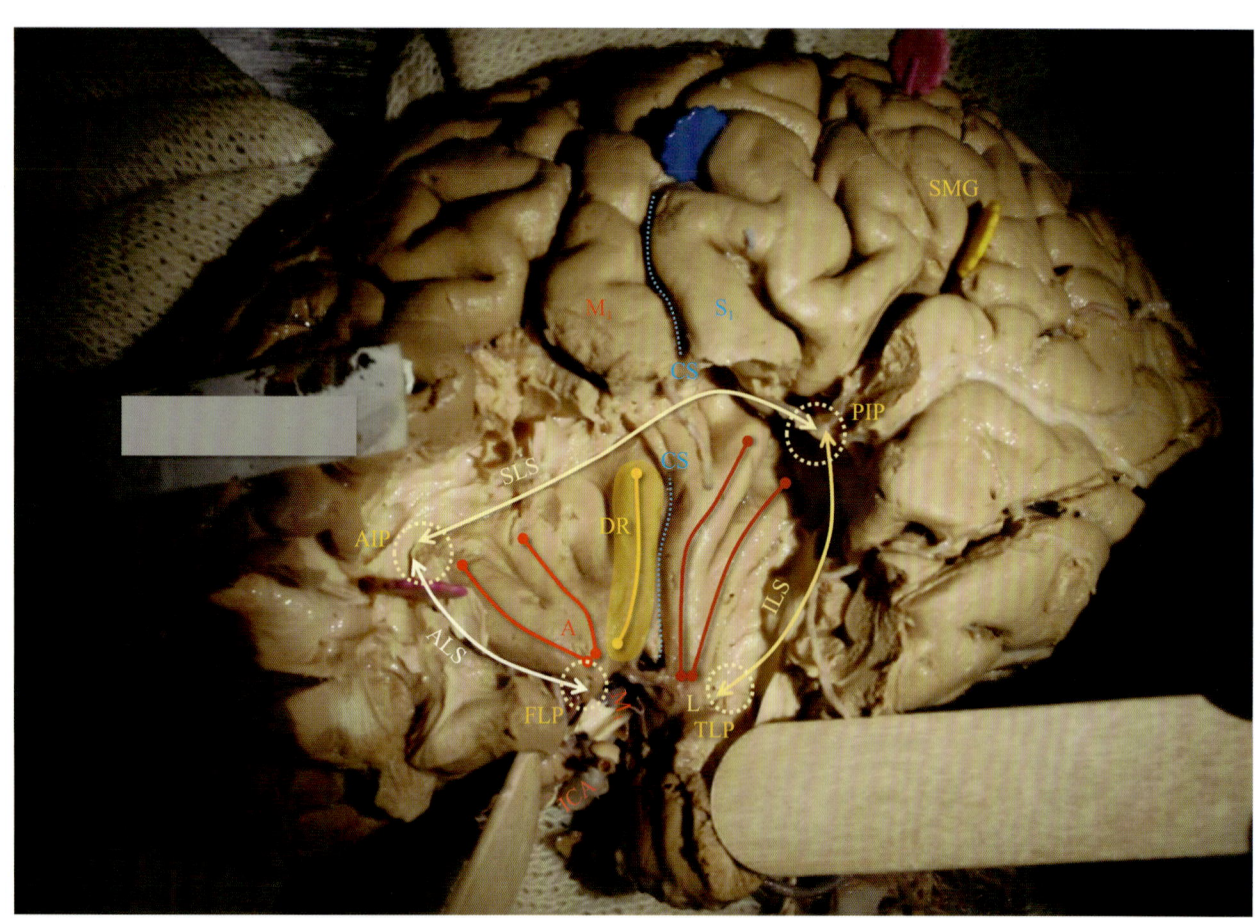

▲ 图15-1 左岛解剖结构概览（切除额叶、顶叶和颞盖，并用木铲分离眶额和颞极部分）

岛叶由前（ALS）、上（SLS）和下（ILS）界沟环形分隔。淡红色和黄色的岛短回会聚到岛尖（A）。黄色的短中央前回是Dronker区（DR）的位置，位于岛中央沟（CS）的前面，与大脑皮层中央沟位于同一平面，介于初级运动皮层（M$_1$）和躯体感觉皮层（S$_1$）之间。AIP. 前岛点；FLP. 额阈点；ICA. 颈内动脉；L. 岛阈；M$_1$（上方，大字）. 初级运动皮层；M$_1$（下方，小字）. 大脑中动脉第一段；PIP. 后岛点；SMG. 缘上回，深红色的长回；TLP. 颞阈点

岛叶向大脑侧面的投影。后岛叶有两个长回，前部和后部，由中央后沟隔开。

岛阈是一个钩状结构，由一条狭窄嗅皮层[34]组成，在 ALS 和 ILS 之间形成一个间隙。扒开侧裂时很容易看到[32]，并代表前穿质的外侧界[35]。覆盖部分钩状束（UF）的岛阈位于岛尖正下方，岛尖前下方有颞切迹（颞部连接），前上方有后内侧眶小叶（额部连接）。

四个浅表岛点具有重要的位置意义：①前岛点，位于 ALS 和 SLS 的交界处；②后岛点，位于 SLS 和 ILS 的交界处；③额阈点，位于 ALS 和岛阈交界处；④颞阈点，位于 ILS 和岛阈的交界处（图 15-1）[31]。

（五）岛区血管解剖

虽然本章的重点是映射，但岛叶肿瘤的手术受到岛叶区域密集、复杂的动脉系统的影响。关键分支动脉的损伤可能导致永久性神经功能缺损，使映射变得无关紧要；因此，血管识别和保护是成功映射的必要和先决条件。岛区的特点是有大约 100 根血管（77～112 根），大多数为亚毫米直径（0.1～0.8mm）的动脉[35]。此外，正常岛叶复杂动脉解剖结构因胶质瘤的存在变得更加复杂：胶质瘤往往包裹和扭曲大脑中动脉的蝶骨嵴段（M_1）和岛段（M_2）动脉的走行[36]。

对于外科医生来说，必须从概念上和解剖位置上将岛区的动脉分成三组。

- 浅表组，主要供应岛叶皮层、极囊、屏状核。
- 中间组，主要供应后岛，偶尔也供应外囊、壳核、苍白球，极少数可到达内囊。
- 豆纹外侧动脉不供应岛叶，但供应壳核、苍白球和内囊。尽管岛叶动脉和 LLA 距离很近，但它们是独立的动脉系统，没有直接的联系。

以上三组动脉均起源于大脑中动脉（MCA）及其主要分支。MCA 的 M_1 段延伸到颈内动脉（ICA）的后续部分，从更小的大脑前动脉的分支开始，一直延伸到 M_1 的分支，多数情况下构成 M_2 段的两段（上、下），发出多个分支覆盖岛叶皮层；分叉部位于岛阈。岛盖（M_3）段从界沟延伸到皮层；由于延续过程中形成锐角，M_3 分支被称为烛台动脉[35]。侧裂旁段（M_4）和皮层段（M_5）仅供应皮层，M_5 段肉眼可见但不分隔外侧裂。

M_1 段发出 3 个动脉组。

- 7 到 8 根（范围:1～-15），直的，细长的（<0.5mm），彼此平行，由 M_1 的下内侧发出的 LLA，并不供应岛叶或邻近的浅表结构，而是穿过前穿质，供应壳核、前连合、无名质、苍白球、尾状核和内囊。
- 额支。
- 颞支。

这个被 Yasargil 称为"假"的分叉，是在 M_1 分成上干和下干之前观察到的。M_1 的额支和颞支应与 M_2 的上、下干相区别，尽管它们可能是平行走行的。存在许多分支变异；最常见的是仅有一个颞支（>50%），第二常见的变异是同时存在额支和颞支（35%）[35]。

岛叶皮层由 M_2 段供应，偶有少数分支来自 M_1 段，或更罕见 M_3 段。M_2 的上干和下干发出大约 10 个分支（8～12 支），从前到后为：额前动脉、中央前动脉、中央沟动脉、顶前动脉、顶后动脉和角回动脉。M_1 颞支常发出颞中和颞后动脉。

大脑中动脉 M_1 段（近端或蝶骨嵴段）由颈内动脉在前穿支区域的分叉发出，并延伸至岛阈，在那里它有多种分支模式，包括最常见的上、下干分叉、三分叉、四分叉或不分叉。M_2 段最常见的形式包括上干和下干，在 SLS 到 M_3 段水平以锐角（烛台动脉）延续之前，发出 9 到 12 支动脉分支，大多来自上干。

四、岛叶肿瘤的分类方案

已经提出了许多种岛叶肿瘤的手术分类方案，旨在更好地了解解剖上的受累程度[36, 37]、可切除性和手术并发症发生率[5]。

（一）Yasargil 分类系统

1992 年，Yasargil 在一篇经典的文章中回顾了 177 例肿瘤病例，这些肿瘤影响到皮层边缘系统（岛叶、颞极、海马旁回和扣带回）和系统发育较老的皮层旁边缘系统（杏仁核、海马、隔核、无名质和梨状皮层），并观察到肿瘤倾向于在中皮层或异皮层区生长。他将这些肿瘤分为颞中基底、岛叶和眶额岛颞极肿瘤[36]。Yasargil 的分类是一种解剖/发育分类模型（表 15-1）：3 型肿瘤侵及岛叶的全部或部分结构（3A）或可能累及相邻的岛盖（3B）；5 型肿瘤可能累及眶额和（或）颞极（旁边缘）（5A），还可能累及边缘系统（5B）[38]。

表 15-1 边缘和旁边缘系统肿瘤的 Yasargil 分类（1992）

3A 型	仅累及岛叶
3B 型	累及邻近岛盖
5A 型	累及至眶额部(±)/颞极（旁边缘系统）(±)
5B 型	累及颞中结构（边缘系统）

引自 Yasargil et al 1992[36]

（二）Berger-Sanai 区域分类系统（2010 年）

该分类系统使用两个平面，一个沿侧裂，一个横跨 Monro 孔，将岛区划分为四个象限：向上顺时针从额盖开始 I 和 II，向下至侧裂平面 III 和 IV（表 15-2）。因此，象限 I 和 IV 在前面，象限 II 和 III 在 Monro 平面之后（表 15-2）。由于岛叶肿瘤不依附于任何平面，其分级取决于肿瘤大部所在的位置。Berger-Sanai 模型是一种手术计划/手术并发症发生率预测模型。已经证实，这种分类可以可靠地预测 EOR[5, 21] 和岛叶胶质瘤并发症的发生率[21]。由于它与解剖位置和手术计划相关，本章的余下部分将使用 Berger-Sanai 分类系统。

表 15-2 岛叶肿瘤的 Berger-Sanai 分类系统（2010 年）

I 型	前上象限
II 型	后上象限
III 型	后下象限
IV 型	前下象限

引自 Sanai et al 2010[5]

（三）壳核分类系统（2017 年）

这个分类系统基于一个中国团队的工作，该团队研究了 211 例接受连续治疗的岛叶胶质瘤患者，根据是否累及壳核对它们进行分类[37]。有人提出，壳核与岛叶对应的较大表面平行，可以阻挡或延迟胶质瘤向内侧侵袭。与屏状核相比，壳核可以在高分辨率磁共振成像（MRI）中轻松识别。该研究项目中，47% 的患者有壳核受累；这些肿瘤明显更大，不太可能与癫痫发作相关，更有可能是 IDH1 野生型，并且不太可能完整切除。此外，该研究发现壳核分类系统可以独立预测生存结果。二元壳核分类系统是基于壳核参与的单一事实的生存预测系统。但是，应该注意的是，累及壳核的岛叶肿瘤体积较大，往往会成比例地累及其他相邻结构，并且也不太可能被完整切除。

五、岛叶手术中皮层/皮层下区域的外科解剖和映射范例

（一）岛盖

在岛叶手术中，额盖的三个部分是相关的，并根据其精确的解剖位置进行映射。文献中关于特定皮层和皮层下区域的功能和测试，没有达成共识，不同机构和团队的映射结果存在很大差异[39]。以下讨论基于资深作者在其多学科团队支持下的实践，以及对文献进行的批判性评论。以下描述的部分功能和测试并不普遍适用，因为其中许多功能仍然存有争议[39]。

眶部（Brodmann 47 区）是额下回最突出的部分，前面与眶外侧回相连，后面被侧裂的前水平支与三角部隔开[40]。

眶部的功能尚存争议。大多数证据支持其优势半球侧在语义加工中的作用[41]，但它也在语音处理中起着重要作用[42, 43]。因此，它很可能在这两个过程中都起作用。最近的证据还表明，眶部在语义和情感方面发挥作用[44]。眶部的语义功能可以通过语义联想任务和使用波士顿命名测试的单词检索来测试，而语音功能可以通过单词生成任务来测试，例如要求患者说出以特定字母开头的单词。

三角部（Brodmann 45 区）位于侧裂前水平支（前部）和前升支（后部）之间[40, 45]，并指向前侧裂点和岛尖。优势侧三角部与句法处理和语法有关，可以通过句子补全和否定任务进行测试。一些语义功能也被归于眶部，并可以通过波士顿命名测试的单词检索进行测试。

盖部（Brodmann 44 区）位于三角部的后方，两个皮层被侧裂的前升支隔开。盖部继续与中央前回

的下部呈 U 形连接。

优势侧盖部参与语音处理和单词生成，可测试：要求患者生成以特定字母开头的单词。非优势侧的三角部和盖部参与了情感语调（我不相信）和语义隐喻意义（我的肚子里有蝴蝶）。但是，这些功能还没有被常规地用于非优势侧岛叶映射。好像盖部的后部还参与了语言的产生[46, 47]。

斜行排列的中央前回的下部（初级运动皮层或 M_1；Brodmann 4 区）在其基底部与中央后回的下部呈另一个 U 形连接，中央下回位于颞叶 Heschl 回的上方[40]。切除 Heschl 回，通常用于Ⅲ型岛叶胶质瘤，预计不会出现听力障碍[46]。M_1 的下部，即面部运动皮层，可以切除，通常会出现暂时性的单侧中央性面瘫[38, 46]。对于Ⅱ型岛叶胶质瘤，切除 S_1 的下部可能会出现对侧面部的躯体感觉障碍[46]。

（二）岛叶皮层

1996 年，Nina Dronkers 描述了一组 25 例中风患者，他们位于左侧岛后短回的分散区域，伴有言语运动（发音）规划障碍，导致言语失用（AOS；图 15-1）。AOS 患者发音错误，不一致且费力，并多次尝试自我纠正[33]。参与言语的肌肉并不虚弱，这是 AOS 与构音障碍的区别。

Dronkers 区可以通过要求患者重复五次多音节（>三个音节）单词和初始辅音簇（如重力；意大利面条）来测试[33, 48]。

但是，应该注意的是，其他团队随后使用功能性磁共振成像（fMRI）研究提出了不同的发现[49]，表明任何此类关联可能是由于该区域缺血性损伤和 fMRI 激活的基础率高[50]，以及由于靠近更直接支持语音清晰度的区域，如中央前回或额叶下回的后部所致[51]。最近，一项纳入 42 例健康成年人的 fMRI 研究的 Meta 分析显示，语音感知任务优先激活左侧岛叶中部背侧，而表达性语言任务激活了左侧岛叶中部腹侧，这表明岛叶中部的不同区域在言语和语言处理中扮演着不同的角色[52]。有趣的是，所有的任务都会导致双侧岛叶区域的激活。

前腹侧岛叶（图 15-2）参与社会和情感意识和同理心[53, 54]。术前神经心理评估通常会记录这一点，虽然已有在唤醒大脑映射中进行情绪映射的报道，

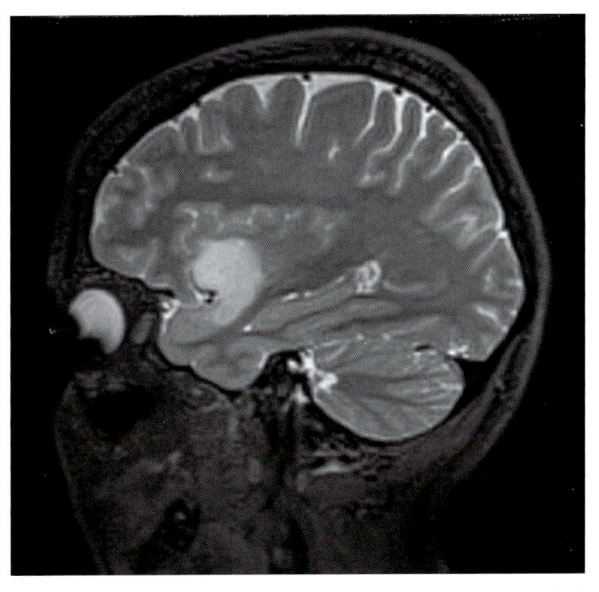

▲ 图 15-2 矢状位 T_2 加权 MRI 显示，一位 33 岁以癫痫发作为主诉的患者，前腹侧岛叶高信号病变。术前的神经心理评估报告记录：心理理论任务表现良好（眼神阅读测试，第 48 个百分位数）。主观上，虽然她没有意识到自己理解他人意图和情绪的能力有所改变，但她现在感觉到同理心比之前少了

但术中仍很难进行测试。

（三）极囊

极囊（图 15-3）在切除岛叶皮层后可显露出来，由连接相邻岛回的短联合纤维组成，但它也包含连接额下区、颞上回和顶下小叶的长联合纤维，这表明它在语言的语义处理中发挥作用[39, 55]。据推测，极囊含有 IFOF 和 UF 纤维[56, 57]。极囊不常规做 DES 测试。

（四）外囊

切除极囊可见两白质纤维束——一个从上而下，另一个从前至后。它们分别是背侧外囊和腹侧外囊（图 15-4）。岛叶灰质位于该两条纤维束之间，称为屏状核，它有两个组成部分：①一个清晰的、致密的、较大的屏状核背侧，位于后上方；②一个界限不清、不完整的屏状核腹侧，位于前下方，嵌于 IFOF 和 UF 白质纤维束之间（图 15-4）。

背侧外囊起源于屏状核背侧，类似于太阳射线，并作为屏状核皮层投射纤维向放射冠投射。腹侧外囊由 UF 和 IFOF 联合纤维组成（图 15-4）。背侧外囊的功能可能涉及多种感觉方式的整合（视觉 - 听

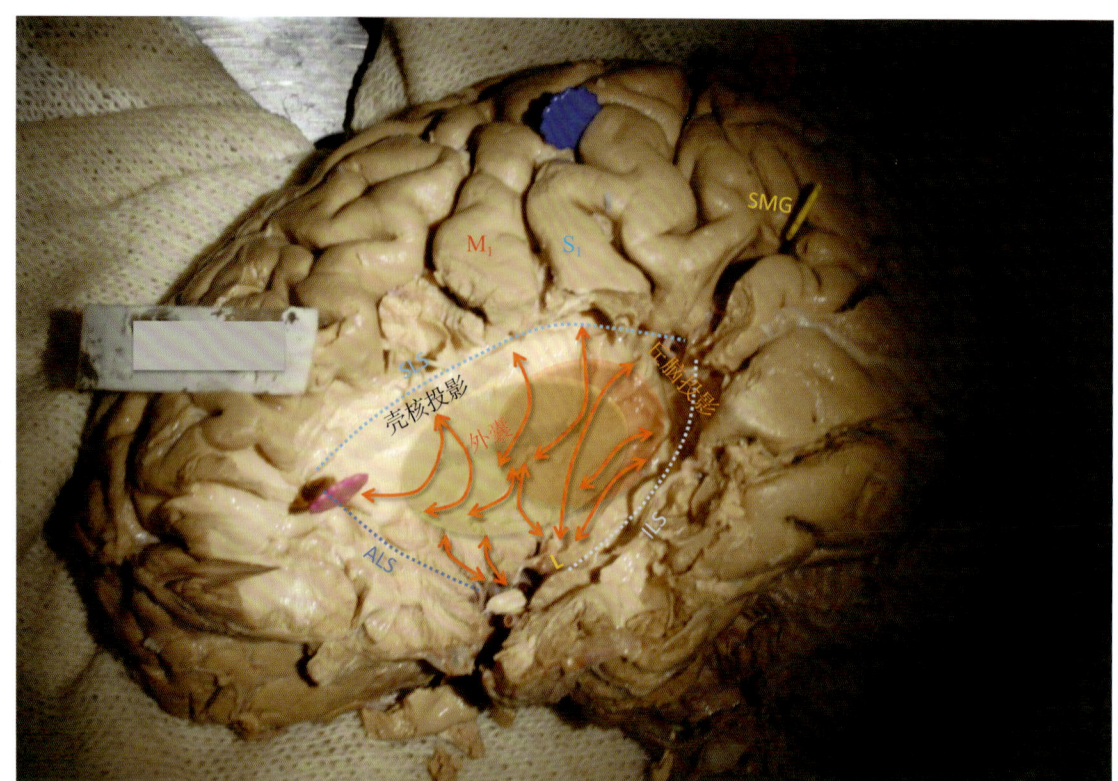

▲ 图 15-3 切除岛叶长短回后，极囊的短联合纤维以白质皱折（橙箭）的形式出现。值得注意的是，外囊还含有额枕下束和钩束的长联结纤维。请注意极囊（前面）和丘脑（后面）的表面投影
ALS. 前界沟；ILS. 下界沟；L. 岛阈；M_1. 初级运动皮层；S_1. 躯体感觉皮层；SLS. 上界沟；SMG. 缘上回

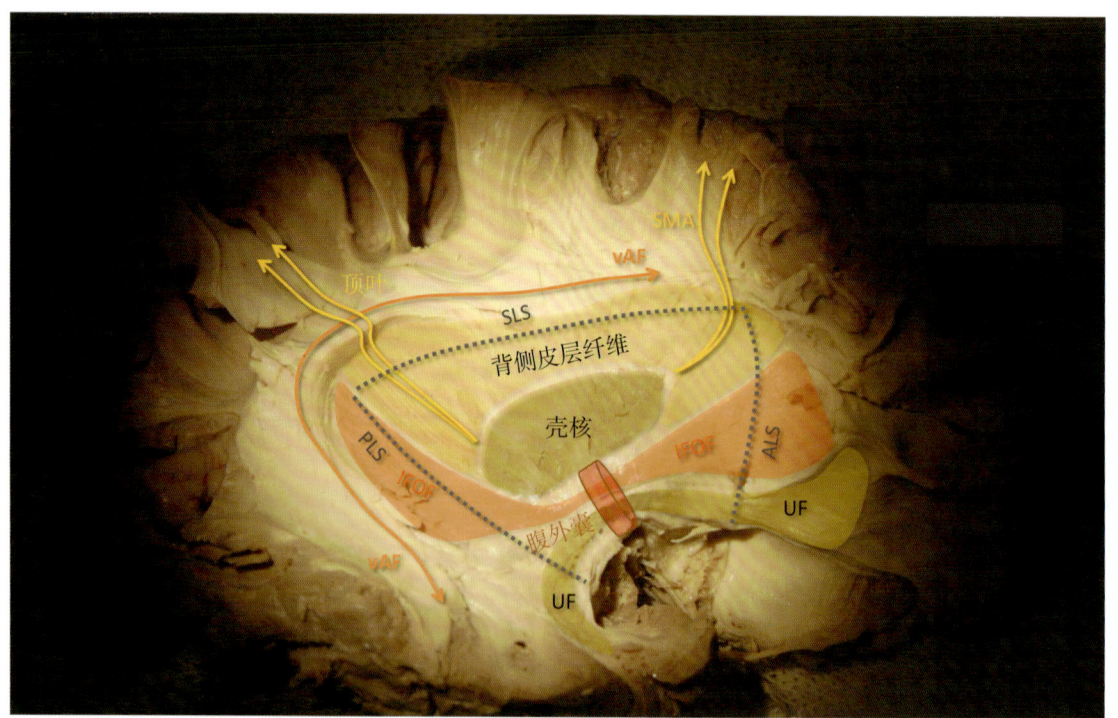

▲ 图 15-4 切除极囊后，显露外囊的背侧和腹侧部分
请注意额枕下束（IFOF）和钩束（UF）的关系，特别是它们在岛阈水平汇合的关系。两个主要的屏皮质纤维背侧终止于 SMA 前面和顶叶后面。ALS. 前界沟；SLS. 上界沟；SMA. 辅助运动区；vAF. 腹侧弓状束

觉 - 触觉）。最近的研究表明，由于屏状核与前额叶皮层的广泛连接，它可能参与检测异常感觉刺激和引导注意[58]。

电刺激背侧外囊（屏状核和屏皮层背侧纤维），因其功能特性的一致性较弱及不确定性而无法得出结果，目前还无法进行映射。有关腹侧外囊的映射，请参考 IFOF 和 UF。

（五）钩状束

UF 是一种短的钩状额颞联合纤维系统，构成了极囊和外囊的一部分，弓形跨过被岛阈灰质覆盖的 M_1 上，在这个区域，UF 位于 IFOF 的下方和略内侧（图 15-4）。它主要通过外侧眶额皮层与钩回和杏仁核双向连接，并分别通过其背外侧部和腹内侧部与内侧眶额内侧皮层和隔核连接[31, 59, 60]。

UF 与许多精神疾病和两种神经系统疾病—癫痫和额颞叶痴呆有关。一般认为 UF 的功能，与其和边缘系统的位置关系有关，包括情景记忆（基于奖励 / 惩罚的学习）、名人面孔命名及社会 / 情感处理[59, 61]。

虽然可以弥补缺陷，但可以使用名人面孔命名、言语流畅性、物体命名和语义测试等进行 UF 的 DES 测试[62, 63]。

（六）额枕下束

类似于 UF，IFOF 构成极囊和外囊的一部分（图 15-4）；但是，与 UF 不同的是，它前后走行很长，大于 80mm，将额中回的前额叶背外侧皮层、眶部和三角部连接到颞叶、顶后和枕叶。在额叶，它被上纵束（SLF）Ⅱ、SLF Ⅲ 和弓状束（AF）覆盖，但也覆盖了颞叶后部和枕叶的视辐射[31]。

1909 年 Curran 首先描述了 IFOF，目前认为 IFOF 是腹侧语义流的一部分。在 2007 年，Hickock 和 Poeppel 提出了一个双流语言模型，该模型主要由参与理解的双侧、腹侧语义流和参与发音的背侧语音流组成[64]。SLF 和 AF 参与背侧语音流，DES 测试可产生构音障碍和其他语音障碍[65]。虽然 UF 似乎得到了补偿，目前仍认为 IFOF 和 UF 参与腹侧语义流[63, 65]。IFOF 的 DES 会出现语义性失语[65, 66]，而在非优势半球可能出现的非言语语义障碍[67, 68]。

（七）上纵束Ⅲ

关于 SLF 和 AF 侧裂旁系统的文献和众多解剖和神经外科图谱仍有争议。一些研究将这些术语互换使用，或将 AF 视为 SLF 的一部分[56]。需要注意的是，SLF 是顶颞束，而 AF 是颞额束。SLF Ⅰ、Ⅱ 和 Ⅲ 分别位于额上回（F_1）、额中回（F_2）和额下回（F_3）（图 15-5）。SLF Ⅲ 将前额叶后下方和腹侧运动前皮层与 SMG 和顶内沟相连[69]。一种假说认为 SLF Ⅲ 位于右侧半球，而 AF 位于左侧半球[70, 71]。在优势半球，SLF 参与语音与发音功能；DES 可出现发音困难或言语讷吃。

（八）腹侧弓状束

在文献中对 AF 的解剖、成分和功能有很大的争议，不同研究团队使用不同甚至相似的方法制作的模型都有很大的差异。作者目前同意一个解剖学模型，因为这与他们自己使用 Klinger 技术进行的解剖学研究的方法是一致的，该模型描述了 AF 的腹侧（vAF）和背侧（dAF）成分（图 15-5）。vAF 通过 SMG 将 T_1 和 T_2 与 F_3 连接；dAF 通过角回将 T_2 和 T_3 与 F_2 和 F_3 连接。vAF 位于额盖 SLF Ⅲ 的内侧；dAF 位于 SLF Ⅱ 的腹侧（图 15-5）。

在优势半球侧，vAF 参与语音功能，DES 会产生犹豫、构音障碍和重复障碍；如果是后者，让患者重复刚刚听到的短语，例如，"没有如果、和或但是"。在阳性 DES 期间，患者要么无法重复这个短语，要么表现出明显的迟疑。

（九）内囊

放射冠在岛叶 SLS 和壳核上方水平向内囊延续（图 15-6）[72]。皮质脊髓纤维位于内囊的后肢，外侧覆盖苍白球。但是，内囊在 SLS 水平上仍未受到壳核和苍白球的保护（图 15-6）[33]。SLS 中部深处的 DES 可以出现运动停止并定位皮质脊髓束（CST）。

六、病例研究

一例 40 岁的患者有感觉性惊厥病史，影响到口面部。MRI 显示，左侧病变累及岛长回上部。有微弱的强化。别的科室认为该病变不能手术，转至我科。患者完成磁共振灌注成像、fMRI、弥散张量成

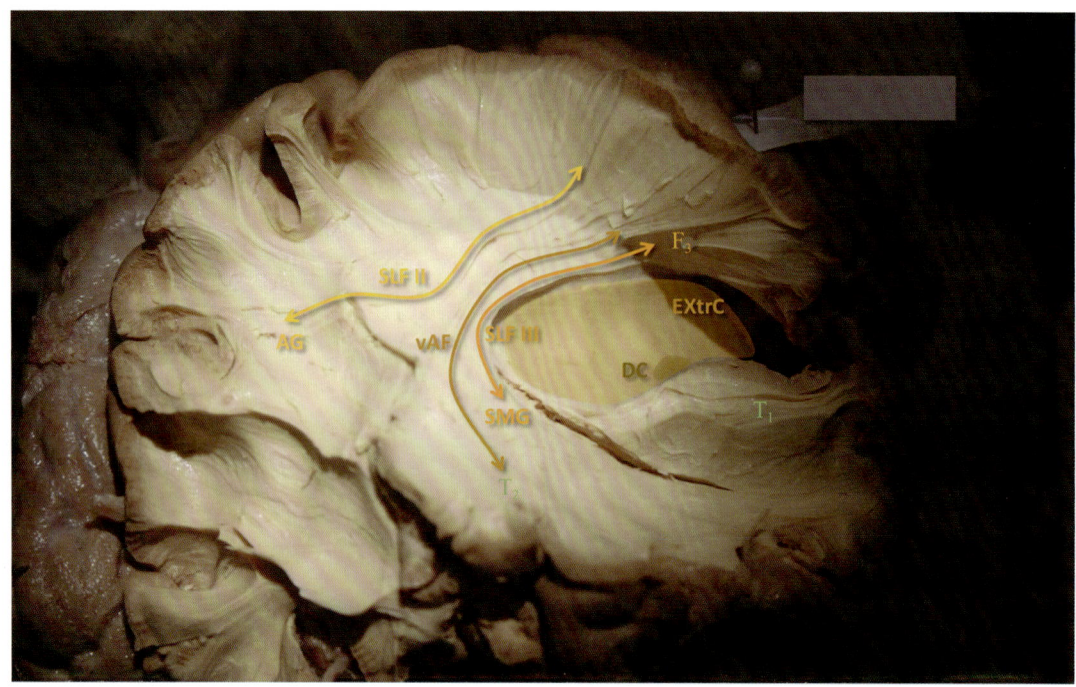

▲ 图 15-5 上纵束（**SLF**）Ⅱ和 **SLF** Ⅲ之间腹侧弓状束的起源、终止和相互关系

AG. 角回；DC. 屏状核背侧；ExtrC. 极囊；F_3、T_1、T_2. 额下回、颞上回和颞中回；SMG. 缘上回

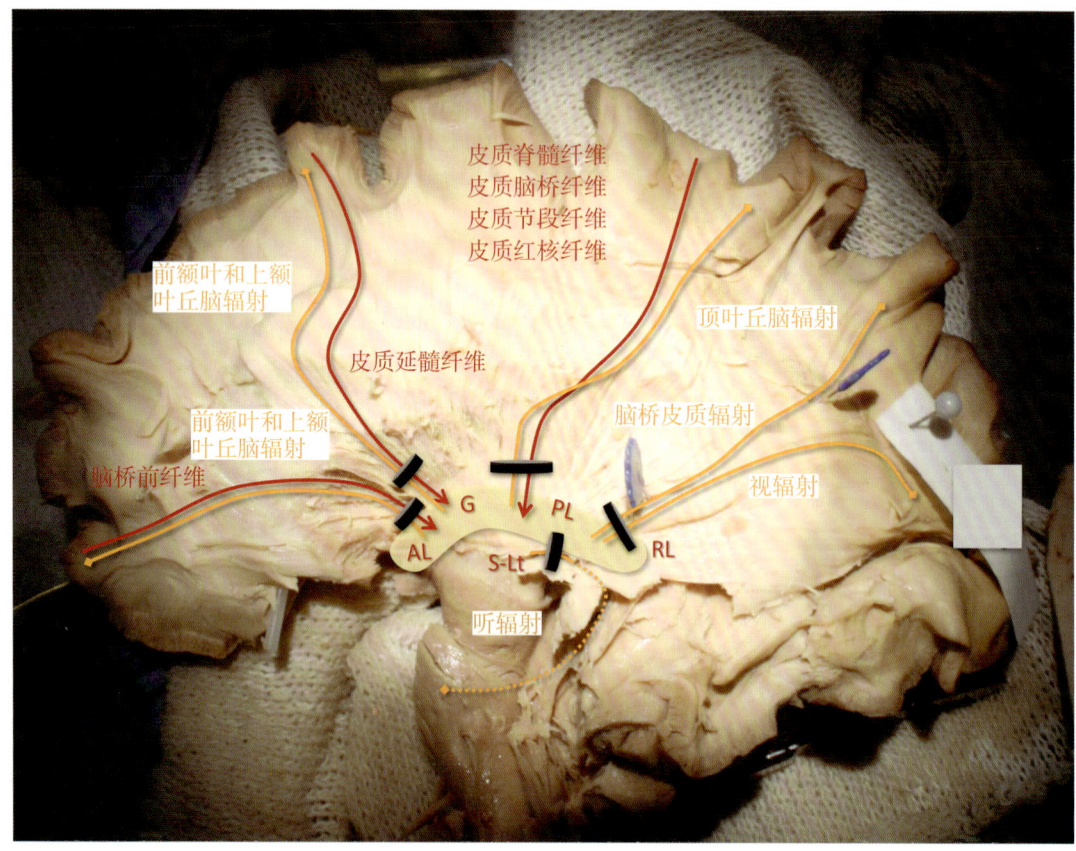

▲ 图 15-6 显示了通过投射的 IC（内囊）的五个节段汇聚时的复杂纤维排列：前肢（**AL**）、膝（**G**）、后肢（**PL**）、内囊晶状体后肢（**RL**）和内囊晶状体下肢（**S-Lt**）

注：丘脑辐射（暗黄色）的广泛纤维网络，包括视辐射。皮质脊髓纤维构成 IC 的一小部分

第 15 章 岛叶肿瘤的映射和手术
Mapping and Surgery of Insular Tumors

像和经颅磁刺激（TMS；图 15-7）检查。

在向患者和家属介绍了治疗方案后，他们选择了使用唤醒大脑映射进行最大限度地安全切除。行术中 MRI（iMRI）检查。将体积结构 MRI、fMRI、DTI 和导航 TMS 上传到神经导航软件中，并对图像进行融合。使用波士顿命名测试、句子重复任务和语音任务进行映射。在 4mA 时发现明显的阳性皮层区，并确定了无功能的安全入口点。肉眼上完整切

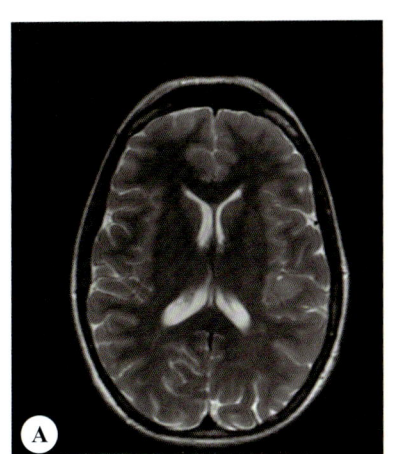
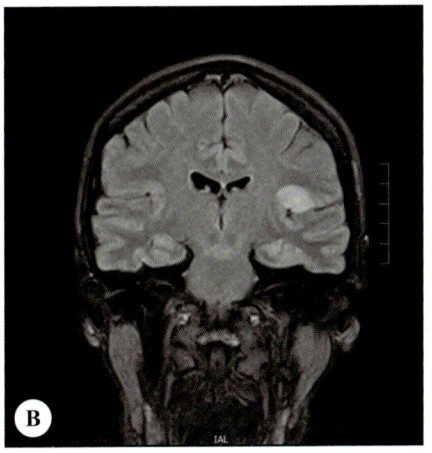
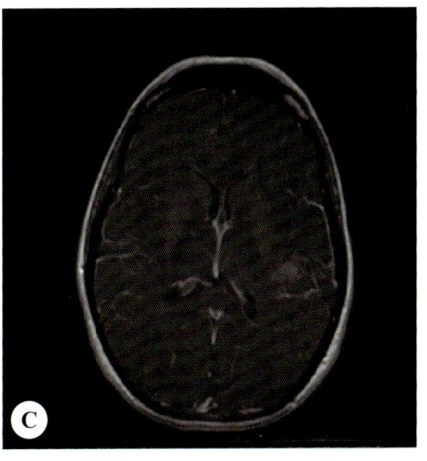

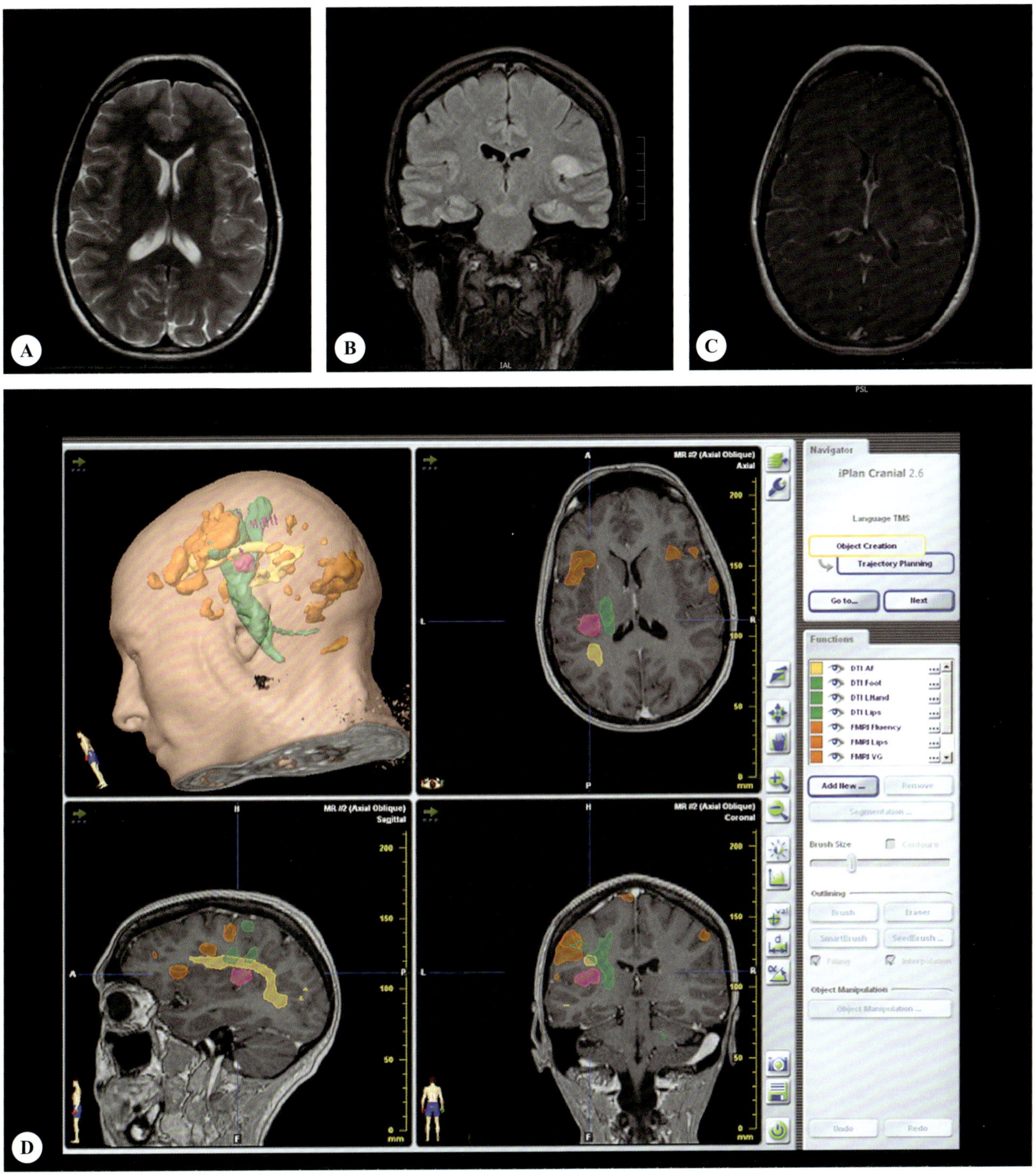

▲ 图 15-7 范例的神经影像和神经导航图片
轴位 T_2 加权磁共振成像（A）、冠状位液体衰减反转恢复扫描（B）和注射 Gd 剂后的轴位 T_1 扫描（C）显示后岛/上岛叶病变并有轻微强化。（D）上传到神经导航的功能影像显示：病变（洋红）邻近弓状束（黄色）、皮质脊髓束（绿色）和语言流利皮层（橙色）。明确的经导航引导下经颅磁刺激（nTMS）位点被描画成洋红色

除了肿瘤。手术后，患者出现一过性语音缺陷，几天内消失。手术结束时 iMRI 显示无明显肿瘤残留（图 15-8）。

七、外科技术

由于复杂的三维解剖结构、优势侧皮层和皮层下结构，以及存在多根动脉，要想最大限度安全切除岛叶胶质瘤仍然是很大的挑战。主要采用两种入路：经侧裂入路（TS）和经岛盖/皮层入路（TC）。

（一）经侧裂入路

TS 入路最初由 Yasargil 提出，在处理前岛叶肿瘤（Ⅰ区和Ⅳ区）时，目前认为 TS 入路是 TC 入路的有效替代[36, 46]。TS 入路有三个潜在的缺点：需要牵拉岛盖、动脉损伤或痉挛，以及需要牺牲静脉，尤其是在岛后病变（Ⅱ和Ⅲ型）中[46, 73]。

虽然理论上，TS 入路不损伤优势侧岛盖组织，除非被肿瘤直接侵蚀，但至少需要牵开 2～2.5cm 岛盖才能显露岛叶[46, 73]。岛尖到岛 SLS 之间的距离为 19.1mm（17～23mm），胶质瘤的存在进一步延长了这一距离[34, 73]。这样的牵拉在前岛叶肿瘤（Ⅰ型和Ⅳ型）中可能损伤三角部和盖部，在后岛叶肿瘤（Ⅱ型和Ⅲ型）中可能损伤 SMG，也可能造成 M_3 分支缺血[73]。Yasargil 推荐使用棉球而不是金属牵开器[36]。

在 TS 入路中，虽然理论上可以牺牲岛叶短的和中间长度的血管，因为它们无法到达放射冠或壳核/苍白球，但肿瘤切除过程中撕裂的血管也可以撕裂发出它们的 M_2 上干或下干[35, 73]。另外，术者无法判断穿支动脉是短的、中的、还是长的，或是供应放射冠的一部分，只是在理论上认为长穿支更有可能存在于后岛叶[35]。

Yasargil 对经侧裂入路描述的原则是，初步明确肿瘤位于侧裂的前部还是后部，通常沿其全长打开侧裂，从而控制 M_1～M_3 段。Yasargil 强调要细致的显微外科操作并保留侧裂静脉[74]。该技术是切断小的供血动脉以断掉肿瘤血供，然后内部减压切除肿瘤。他还建议使用柔软的海绵而不是牵开器来牵拉岛盖，并使用罂粟碱来防止血管痉挛[74]。

Bonn 团队，最初的大样本岛叶胶质瘤系列研究中心之一，使用 TS 入路治疗局限于岛叶的肿瘤，但增加了经岛盖入路切除岛盖肿瘤的路径，无须清醒开颅或术中大脑映射[75]。在他们的 101 例手术中，他们在 94 名患者中采用了这项技术，42% 的病例 EOR＞90%，51% 的病例 EOR＞70%。他们没有发现 EOR 和手术入路之间的关系，或者是，优势半球和非优势半球之间没有关系[75]。

TS 入路的一个潜在缺点是：在尸体研究中，超过 50% 的病例显示静脉聚集在三角部、盖部和 M_1 区域，阻塞了岛叶胶质瘤前至 Monro 孔的通道、Ⅰ型和Ⅳ型，以及岛叶胶质瘤后到 Monro 孔的重要静脉回流，Ⅱ型和Ⅲ型，这可能导致 30% 的患者发生静脉梗塞[46]。目前尚不清楚岛叶是否存在深静脉系统引流，但尸体研究显示，有许多浅层静脉系统的吻合[76]，同时也强调了侧裂桥静脉的重要性。对于位于岛叶后方的肿瘤，TS 入路中可能有必要牺牲桥静脉，但增加通过 Labbé 静脉或上矢状窦引流的侧支循环不良的患者发生静脉梗塞的风险[46]。

（二）经岛盖/皮层入路

虽然传统的岛叶手术都是在全身麻醉下进行的，但从最近的研究和 Yasargil 早期的系列研究[36, 73]可以推断，TC 入路，尤其是左侧岛叶，需要唤醒的大脑映射。大量研究表明，对岛叶肿瘤的大脑映射，可使肿瘤切除的范围最大化，并防止并发症发生[77]。对超过 8000 例胶质瘤患者的 Meta 分析表明，DES 安全且耐受性较好，具有较高的 EOR 和较低的永久性神经缺陷率[78]。理论上，非优势侧的肿瘤可以在全身麻醉下通过面部区域的运动映射来切除，而优势半球的肿瘤则需要清醒的语音映射。但有些外科医生会在不考虑肿瘤的偏侧性的情况下将所有岛叶胶质瘤切除。有经验的术者在临床实践中发现，大多数非优势侧岛叶肿瘤都能在唤醒下大脑映射切除，其主要作用是监测和保护运动功能。

TS 入路不需要打开外侧裂，而是通过一个或多个环形切口进入，因此需要皮层映射来确定安全入点。准确描述这项技术的文献仍然很少。该入路的目的是在 M_2 的上、下干和 M_3 分支的内侧形成手术路径，避免损伤动脉主干或侧裂桥静脉，特别是肿瘤长在后岛叶时。经验丰富的术者在左、右侧岛叶

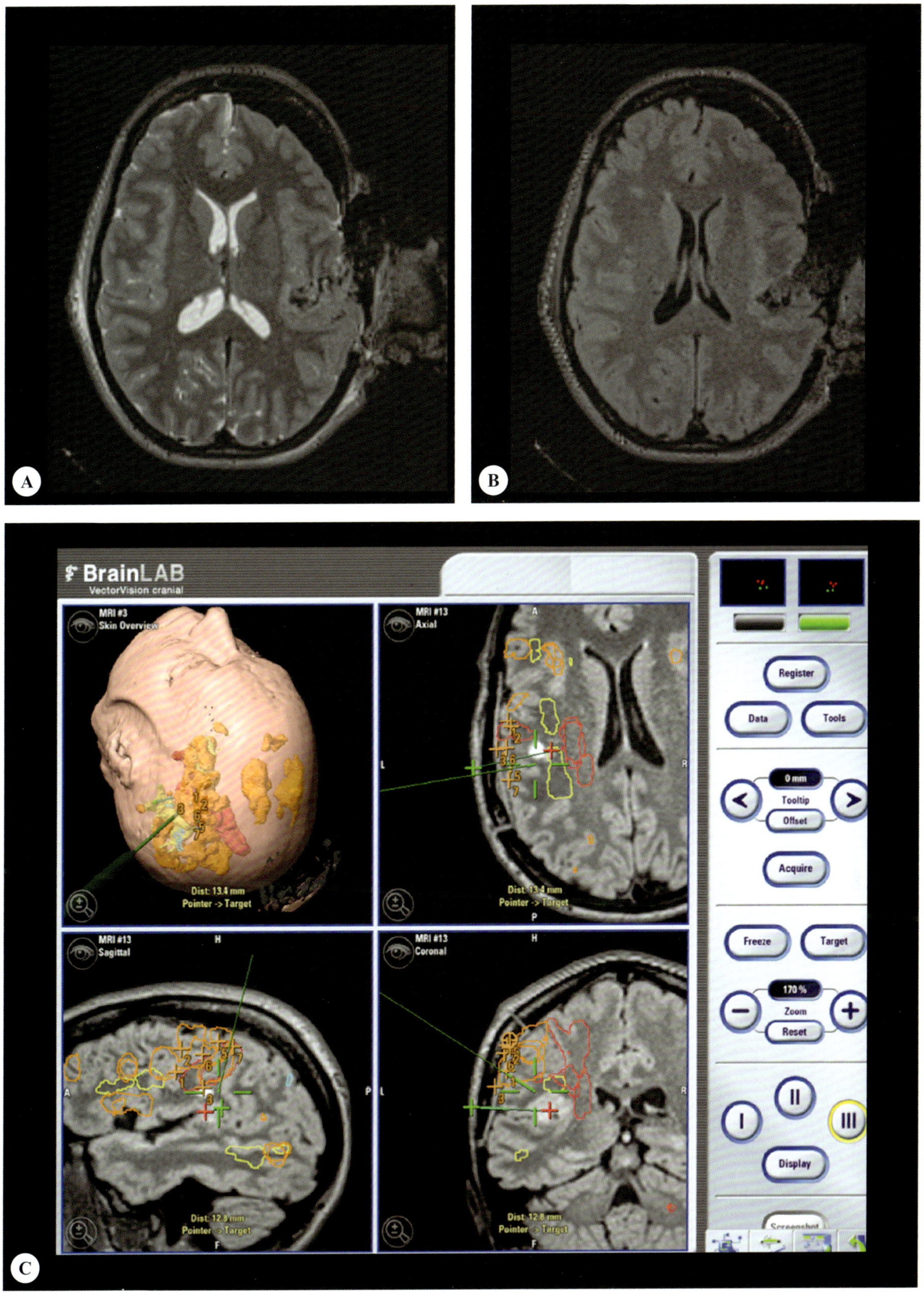

第 15 章 岛叶肿瘤的映射和手术
Mapping and Surgery of Insular Tumors

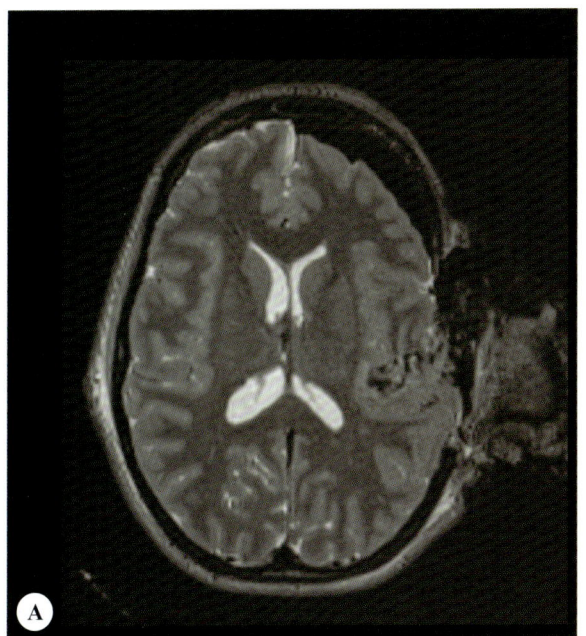
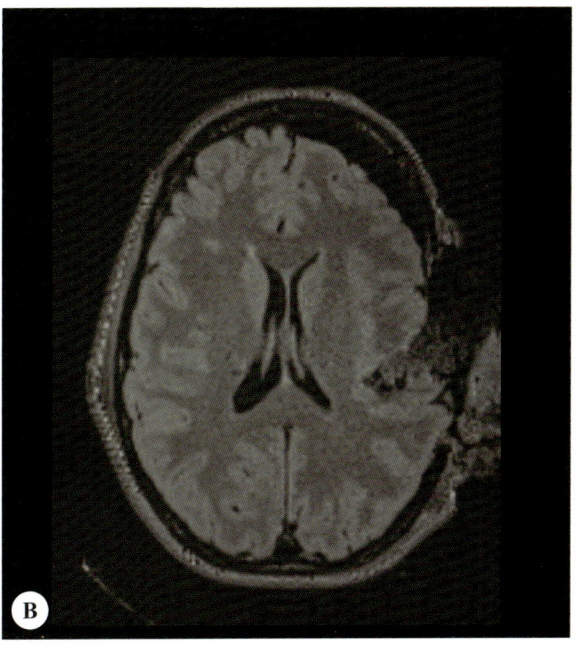

▲ 图 15-8　肿瘤切除后，术中磁共振成像显示：轴位 T_2（**A**）和轴位 T_1 液体衰减反转恢复（**B**）序列未见残留病变。神经导航显示器的屏幕截图（**C**）显示弓状束（黄色）、语言流畅性（橙色）和皮质脊髓束（红色）。明确的神经导航引导下经颅磁刺激部位用青色圆点表示。数字对应于映射过程中的阳性直流电刺激位点。尽管技术越先进越有用，但它们并非手术成功的先决条件，无法替代外科知识和手术技能

胶质瘤中均使用唤醒大脑映射，其映射结果取决于精准的解剖定位。虽然 TC 入路可以用于所有岛叶肿瘤，但对于后岛叶（Sanai-Berger 分类中的 2 区和 3 区）病变来说，TC 入路可能更有用，因为此时经侧裂入路会受到狭窄的侧裂池的限制。这项技术将在下文中进行详细描述。

八、岛叶手术和映射的步骤

（一）术前评估

神经肿瘤多学科讨论会（MDT）（相当于肿瘤委员会会议）讨论了所有岛叶肿瘤病例，与脑肿瘤类似，神经肿瘤专家们重新回顾了各自的病例。患者在神经肿瘤学 MDT 门诊就诊时，专家们与患者及其家属深入讨论保守治疗、潜在辅助治疗 – 活检和最大限度安全切除（通常使用唤醒大脑映射）的选择。还向患者提供了专门针对决策中的难点的书面解决方案。根据经验丰富术者的体会，绝大多数 LGG 患者，包括那些肿瘤位于像岛叶这样功能区的患者，可以选择进行最大限度的安全切除。岛叶胶质瘤的部分术前检查包括结构 MRI、MRP、MRS、fMRI，以及 CST 和侧裂周围旁路的 DTI。应进行 PET 扫描，以确定肿瘤内潜在的高代谢区。常规进行神经心理评估。术前未做 CTA 或 DSA 去评估 M_2 和 M_3 的 LLA 的位置，因为虽然肿瘤会挤压血管，但动脉解剖位置通常变化不大。

此外，作者还在每周一次的专设的大脑映射 MDT 上介绍病例，每个病例至少要和神经心理学家、认知神经科学家、言语和语言治疗师、神经放射科医生和其他神经外科医生讨论 30～40min，特殊的病例还会和神经眼科医生和运动神经生理学家讨论。这次讨论之后，团队审查了功能影像、影像解剖、神经心理学和认知神经学方面的内容，根据患者的个体解剖结构、假定的功能和患者的术前检查参数制订了映射计划。然后，神经心理学家和言语与语言治疗师在术前反复排练测试，以便患者充分准备好并熟悉术中测试的所有细节。

（二）手术技巧

所有患者在术前和术中都有专人指导。采用 1% 利多卡因、1∶20 万肾上腺素和 0.25% 布比卡因等比例混合液进行切口阻滞，靶控输注异丙酚和瑞芬太尼，目标血药浓度分别为 0.8～1.2μg/ml 和 1～2ng/ml。异丙酚的输注速度通常为 15～50μg/(kg·min)，瑞芬太尼的输注速率为 0.003～0.008μg/(kg·min)。这种方法可以快速滴定镇静程度和快速抵消药物作用，以确保快速恢复，如此患者才可以顺利依从术中测试。在此期间，患者完全清醒，可睁开眼睛，正常互动。我们发现，在这个阶段，即使略高于必要的镇静程度，也可能失去理想效果，因此严格控制镇静是必不可少的。术中不必使用气管插管或喉罩。一旦使用 Mayfield 头架，就不用镇静。

有些经验丰富的专家采用一种改良的 TC 入路。患者仰卧，头部转向对侧。患者在肩部和颈背的支撑下自行调整姿势，以最大限度地获得舒适感。患者应该看起来并感觉舒适，没有颈部伸展或头部姿势不自然；这对患者术中的耐受性很重要。术者坐于术侧，侧视大脑，而非示意图描绘的那样倒置位置。

额颞开颅手术的确切范围和位置取决于肿瘤的大小和解剖位置。经验丰富者采用 TC 入路，但选择在皮层造瘘前切开侧裂，以显示 M_2 的上干和下干。所有肿瘤的切除都是通过 TC/经岛盖入路完成的；软膜下切除通常是避免血管损伤的安全方法，但软脑膜很容易被破坏，不仅是超声吸引器，哪怕是吸引器或微型器械。对 M_2 上、下干的位置精确的解剖定位，可保障安全性，可将通过软膜下入路的血管损伤的风险降至最低。此外，为了避免小的血管梗死，专家们都尽量避免电凝任何动脉或静脉；任何小的出血通常很容易通过止血材料（如 Surgiflo, Ethicon, Somerville, NJ）控制。

在手术显微镜下，从近端到远端切开侧裂，识别 M_1 和 M_2 的上、下干，进行皮层映射。6 年来，专家们都是使用 OCS2 型（INTERA, Plainsboro, NJ）Ojemann 皮层刺激器上 5mm 手持式双叉探头，刺激参数：脉冲持续时间 0.5ms，脉冲频率 50Hz，电流输出 2.0～6.0mA，每次与神经组织接触 3s。但是，Ojemann 刺激器已暂停生产，现在使用 C2 Xend 神经监测仪（Inomed, Emmendingen, Germany）进行刺激，高频、五次训练、用于运动系统测试的单极刺激和用于语言测试的低频双极刺激。使用 6 触点电极条（Brain Quick EEG System, MicroMed, Treviso,

Italy）进行皮层脑电图监测，记录后放电电位。用冰盐水在刺激放电间期对大脑表面进行冲洗；也可用于术中罕见的癫痫发作。使用带有数字的无菌片进行标记阳性映射位点。DTI 和 fMRI 的序列与用于神经导航的体积流体淡化反转恢复序列进行融合，这是使用 StealthStation S8（明尼苏达州美敦力）完成的，除非进行 iMRI，因为该套件配备了 BrainLab（Munich, Germany）。需要强调的是，解剖学比神经导航更重要，iMRI 是外科医生医疗设备的强大补充，但不是必不可少的。

皮层窗的位置和数量取决于岛叶肿瘤的位置和大小。基于解剖学，根据上文详细描述的皮层和皮层下映射原理，在 DES 上没有记录到缺陷的情况下，进入额盖通常是通过眶部和三角部的前半部分完成的。对于累及前/上岛的肿瘤，开个额窗可能就足够了；对于累及上、下前岛的较大肿瘤，也可以在映射后，在颞上回开颞窗。对于更多位于后方的肿瘤，要对面部运动区和 SMG 进行映射。非优势侧面部运动区可以切除，因为它有双侧支配，可在几个月内恢复[79]，但是，应注意避免手的运动区损伤。

在成功映射并打开了通向岛叶的经岛盖入路后，旨在利用一个或多个皮层窗进行软膜下切除，目标是在 M_2 的上干和下干后面连接额叶和颞叶边界。皮层和皮层下映射在 TC 入路进入到后区（Ⅱ区和Ⅲ区）期间尤为重要，因为可能涉及面部和躯体感觉功能（Ⅱ区）和语言区（Ⅲ区）[46]。如上所述，皮层下映射有时与关键白质纤维束相邻。肿瘤的切除可使用吸引器和超声吸引器组合，最好设置为低空化和中/高组织选择选项，以最大限度地避免血管损伤。

另外需要强调两点：第一，在 SLS 上方，内囊不受壳核和苍白球的保护[73]。SLS 水平以下的皮层下 DES 可出现运动停止[73]。这与Ⅱ区肿瘤尤为相关；虽然在全麻期间可以监测锥体束[80]，但唤醒映射能更敏感地识别内囊后肢的躯体感觉丘脑皮质束[7, 26]。第二，虽然采用软膜下切除技术，LLA 仍然会暴露，且较脆弱，避免其损伤的最佳方法是对其确切位置的可靠解剖学知识的了解—分支从内侧到 UF、从前方到前连合，并呈扇形上升至壳核、苍白球和内囊。

九、优势

- 了解岛叶的复杂解剖结构和部分已明确的生理基础，仍然是成功进行岛叶手术的关键。
- 前侧裂点指向岛尖，这为解剖游离提供了准确的岛叶体表投影。
- 岛阈标志着解剖下界和 LLA 的起点。
- 在岛叶 SLS 中部的深处有内囊，因此，如果再向深处切，就有术后运动障碍的风险。
- 应尽可能避免使用超声吸引器，它可能导致血管损伤[81]；靠近动脉时最安全操作是选择高、中/低振幅的组织。该超声吸引器具有较好和精准的抽吸能力，可以作为一种非常有效的、高效的吸引装置，而不会产生任何空化效应。

十、结论

最大限度地安全切除岛叶肿瘤仍是一项艰巨的挑战。本章试图根据经验丰富的术者的体会，提供具体而实用的建议。文中也描述了一些技术上的差异和注意事项。由于岛内和岛周的浅表、动脉和深层白质纤维束，解剖复杂，很难概念化理解，因此鼓励外科医生进行尸体解剖探索。由于大脑皮层和皮层下区域的功能测试结果缺乏一致性，该区域的映射仍有很大困难。但是，努力深入了解外科解剖和相关的认知神经科学可在最大限度地安全切除方面给予强有力的支持。

参考文献

[1] Duffau H, Capelle L. Preferential brain locations of low-grade gliomas. Cancer. 2004; 100(12):2622–2626

[2] Gozé C, Rigau V, Gibert L, Maudelonde T, Duffau H. Lack of complete 1p19q deletion in a consecutive series of 12 WHO grade II gliomas involving the insula: a marker of worse prognosis? J Neurooncol. 2009; 91(1):1–5

[3] Jiang H, Cui Y, Wang J, Lin S. Impact of epidemiological characteristics of supratentorial gliomas in adults brought about by the 2016 world health organization classification of tumors of the central nervous system. Oncotarget. 2017; 8(12):20354–20361

[4] Johannesen TB, Langmark F, Lote K. Progress in long-term survival in adult patients with supratentorial low-grade gliomas: a population-based study of 993 patients in whom tumors were diagnosed between 1970 and 1993. J Neurosurg. 2003; 99(5):854–862

[5] Sanai N, Polley M-Y, Berger MS. Insular glioma resection: assessment of patient morbidity, survival, and tumor progression. J Neurosurg. 2010; 112(1):1–9

[6] Michaud K, Duffau H. Surgery of insular and paralimbic diffuse low-grade gliomas: technical considerations. J Neurooncol. 2016; 130(2):289–298

[7] Duffau H. A personal consecutive series of surgically treated 51 cases of insular WHO Grade II glioma: advances and limitations. J Neurosurg. 2009; 110(4):696–708

[8] Duffau H, Capelle L, Lopes M, Bitar A, Sichez JP, van Effenterre R. Medically intractable epilepsy from insular low-grade gliomas: improvement after an extended lesionectomy. Acta Neurochir (Wien). 2002; 144(6):563–572, discussion 572–573

[9] Signorelli F, Guyotat J, Elisevich K, Barbagallo GMV. Review of current microsurgical management of insular gliomas. Acta Neurochir (Wien). 2010; 152(1):19–26

[10] Almairac F, Herbet G, Moritz-Gasser S, de Champfleur NM, Duffau H. The left inferior fronto-occipital fasciculus subserves language semantics: a multilevel lesion study. Brain Struct Funct. 2015; 220(4):1983–1995

[11] Smith JS, Chang EF, Lamborn KR, et al. Role of extent of resection in the longterm outcome of low-grade hemispheric gliomas. J Clin Oncol. 2008; 26(8):1338–1345

[12] Roelz R, Strohmaier D, Jabbarli R, et al. Residual tumor volume as best outcome predictor in low grade glioma—a nine-years near-randomized survey of surgery vs. biopsy. Sci Rep. 2016; 6(1):32286

[13] Jakola AS, Myrmel KS, Kloster R, et al. Comparison of a strategy favoring early surgical resection vs a strategy favoring watchful waiting in low-grade gliomas. JAMA. 2012; 308(18):1881–1888

[14] Jakola AS, Skjulsvik AJ, Myrmel KS, et al. Surgical resection versus watchful waiting in low-grade gliomas. Ann Oncol. 2017; 28(8):1942–1948

[15] Wijnenga MMJ, French PJ, Dubbink HJ, et al. The impact of surgery in molecularly defined low-grade glioma: an integrated clinical, radiological, and molecular analysis. Neuro-oncol. 2018; 20(1):103–112

[16] Capelle L, Fontaine D, Mandonnet E, et al. French Réseau d'Étude des Gliomes. Spontaneous and therapeutic prognostic factors in adult hemispheric World Health Organization grade II gliomas: a series of 1097 cases: clinical article. J Neurosurg. 2013; 118(6):1157–1168

[17] Pallud J, Audureau E, Blonski M, et al. Epileptic seizures in diffuse low-grade gliomas in adults. Brain. 2014; 137(Pt 2):449–462

[18] Pallud J, Mandonnet E, Duffau H, et al. Prognostic value of initial magnetic resonance imaging growth rates for World Health Organization grade II gliomas. Ann Neurol. 2006; 60(3):380–383

[19] Metellus P, Coulibaly B, Colin C, et al. Absence of IDH mutation identifies a novel radiologic and molecular subtype of WHO grade II gliomas with dismal prognosis. Acta Neuropathol. 2010; 120(6):719–729

[20] Gozé C, Blonski M, Le Maistre G, et al. Imaging growth and isocitrate dehydrogenase 1 mutation are independent predictors for diffuse low-grade gliomas. Neuro-oncol. 2014; 16(8):1100–1109

[21] Hervey-Jumper SL, Li J, Osorio JA, et al. Surgical assessment of the insula. Part 2: validation of the Berger-Sanai zone classification system for predicting extent of glioma resection. J Neurosurg. 2016; 124(2):482–488

[22] Eseonu CI, ReFaey K, Garcia O, Raghuraman G, Quiñones-Hinojosa A. Volumetric analysis of extent of resection, survival, and surgical outcomes for insular gliomas. World Neurosurg. 2017; 103:265–274

[23] Ius T, Pauletto G, Isola M, et al. Surgery for insular low-grade glioma: predictors of postoperative seizure outcome. J Neurosurg. 2014; 120(1):12–23

[24] Wang DD, Deng H, Hervey-Jumper SL, Molinaro AA, Chang EF, Berger MS. Seizure outcome after surgical resection of insular glioma. Neurosurgery. 2018; 83(4):709–718

[25] Wu AS, Witgert ME, Lang FF, et al. Neurocognitive function before and after surgery for insular gliomas. J Neurosurg. 2011; 115(6):1115–1125

[26] Duffau H, Moritz-Gasser S, Gatignol P. Functional outcome after language mapping for insular World Health Organization grade II gliomas in the dominant hemisphere: experience with 24 patients. Neurosurg Focus. 2009; 27(2):E7

[27] Kawaguchi T, Kumabe T, Saito R, et al. Practical surgical indicators to identify candidates for radical resection of insulo-opercular gliomas. J Neurosurg. 2014; 121(5):1124–1132

[28] Martino J, Mato D, Marco de Lucas E, et al. Subcortical anatomy as an anatomical and functional landmark in insulo-opercular gliomas: implications for surgical approach to the insular region. J Neurosurg. 2015; 123(4):1081–1092

[29] Neuloh G, Pechstein U, Schramm J. Motor tract monitoring during insular glioma surgery. J Neurosurg. 2007; 106(4):582–592

[30] Morshed RA, Young JS, Han SJ, Hervey-Jumper SL, Berger MS. Perioperative outcomes following reoperation for recurrent insular gliomas. J Neurosurg. 2018; 151(18):1–7

[31] Yagmurlu K, Vlasak AL, Rhoton AL, Jr. Three-dimensional topographic fiber tract anatomy of the cerebrum. Neurosurgery. 2015; 11 Suppl 2:274–305, discussion 305

[32] Ribas EC, Yağmurlu K, de Oliveira E, Ribas GC, Rhoton A. Microsurgical anatomy of the central core of the brain. J Neurosurg. 2018; 129(3):752–769

[33] Dronkers NF. A new brain region for coordinating speech articulation. Nature. 1996; 384(6605):159–161

[34] Türe U, Yaşargil DC, Al-Mefty O, Yaşargil MG. Topographic anatomy of the insular region. J Neurosurg. 1999; 90(4):720–733

[35] Türe U, Yaşargil MG, Al-Mefty O, Yaşargil DC. Arteries of the insula. J Neurosurg. 2000; 92(4):676–687

[36] Yaşargil MG, von Ammon K, Cavazos E, Doczi T, Reeves JD, Roth P. Tumours of the limbic and paralimbic systems. Acta Neurochir (Wien). 1992; 118(1–2):40–52

[37] Wang Y, Wang Y, Fan X, et al. Putamen involvement and survival outcomes in patients with insular low-grade gliomas. J Neurosurg. 2017; 126(6):1788–1794

[38] Duffau H, Capelle L, Lopes M, Faillot T, Sichez JP, Fohanno D. The insular lobe: physiopathological and surgical considerations. Neurosurgery. 2000; 47(4):801–810, discussion 810–811

[39] Dick AS, Tremblay P. Beyond the arcuate fasciculus: consensus and controversy in the connectional anatomy of language. Brain. 2012; 135(Pt 12):3529–3550

[40] Ribas GC. The cerebral sulci and gyri. Neurosurg Focus. 2010; 28(2):E2

[41] Devlin JT, Matthews PM, Rushworth MFS. Semantic processing in the left inferior prefrontal cortex: a combined functional magnetic resonance imaging and transcranial magnetic stimulation study. J Cogn Neurosci. 2003; 15(1):71–84

[42] Leff AP, Schofield TM, Stephan KE, Crinion JT, Friston KJ, Price CJ. The cortical dynamics of intelligible speech. J Neurosci. 2008; 28(49):13209–13215

[43] Hope TMH, Prejawa S, Parker Jones, et al. Dissecting the functional anatomy of auditory word repetition. Front Hum Neurosci. 2014; 8(787):246

[44] Belyk M, Brown S, Lim J, Kotz SA. Convergence of semantics and emotional expression within the IFG pars orbitalis. Neuroimage. 2017;

156:240–248

[45] Naidich TP, Hof PR, Gannon PJ, Yousry TA, Yousry I. Anatomic substrates of language: emphasizing speech. Neuroimaging Clin N Am. 2001; 11(2):305–341, ix

[46] Benet A, Hervey-Jumper SL, Sánchez JJG, Lawton MT, Berger MS. Surgical assessment of the insula. Part 1: surgical anatomy and morphometric analysis of the transsylvian and transcortical approaches to the insula. J Neurosurg. 2016; 124(2):469–481

[47] Rolston JD, Englot DJ, Benet A, Li J, Cha S, Berger MS. Frontal operculum gliomas: language outcome following resection. J Neurosurg. 2015; 122(4):725–734

[48] Baldo JV, Wilkins DP, Ogar J, Willock S, Dronkers NF. Role of the precentral gyrus of the insula in complex articulation. Cortex. 2011; 47(7):800–807

[49] Fedorenko E, Fillmore P, Smith K, Bonilha L, Fridriksson J. The superior precentral gyrus of the insula does not appear to be functionally specialized for articulation. J Neurophysiol. 2015; 113(7):2376–2382

[50] Yarkoni T, Poldrack RA, Nichols TE, Van Essen DC, Wager TD. Large-scale automated synthesis of human functional neuroimaging data. Nat Methods. 2011; 8(8):665–670

[51] Richardson JD, Fillmore P, Rorden C, Lapointe LL, Fridriksson J. Re-establishing Broca's initial findings. Brain Lang. 2012; 123(2):125–130

[52] Oh A, Duerden EG, Pang EW. The role of the insula in speech and language processing. Brain Lang. 2014; 135:96–103

[53] Chang LJ, Yarkoni T, Khaw MW, Sanfey AG. Decoding the role of the insula in human cognition: functional parcellation and large-scale reverse inference. Cereb Cortex. 2013; 23(3):739–749

[54] Uddin LQ, Kinnison J, Pessoa L, Anderson ML. Beyond the tripartite cognitionemotion-interoception model of the human insular cortex. J Cogn Neurosci. 2014; 26(1):16–27

[55] Makris N, Pandya DN. The extreme capsule in humans and rethinking of the language circuitry. Brain Struct Funct. 2009; 213(3):343–358

[56] Fernández-Miranda JC, Rhoton AL, Jr, Alvarez-Linera J, Kakizawa Y, Choi C, de Oliveira EP. Three-dimensional microsurgical and tractographic anatomy of the white matter of the human brain. Neurosurgery. 2008; 62(6) Suppl 3: 989–1026, discussion 1026–1028

[57] Kier EL, Staib LH, Davis LM, Bronen RA. MR imaging of the temporal stem: anatomic dissection tractography of the uncinate fasciculus, inferior occipitofrontal fasciculus, and Meyer's loop of the optic radiation. AJNR Am J Neuroradiol. 2004; 25(5):677–691

[58] Brown SP, Mathur BN, Olsen SR, Luppi P-H, Bickford ME, Citri A. New breakthroughs in understanding the role of functional interactions between the neocortex and the claustrum. J Neurosci. 2017; 37(45):10877–10881

[59] Von Der Heide RJ, Skipper LM, Klobusicky E, Olson IR, Heide Von Der RJ. Dissecting the uncinate fasciculus: disorders, controversies and a hypothesis. Brain. 2013; 136(Pt 6):1692–1707

[60] Schmahmann JD, Pandya DN, Wang R, et al. Association fibre pathways of the brain: parallel observations from diffusion spectrum imaging and autoradiography. Brain. 2007; 130(Pt 3):630–653

[61] Papagno C. Naming and the role of the uncinate fasciculus in language function. Curr Neurol Neurosci Rep. 2011; 11(6):553–559

[62] Papagno C, Gallucci M, Casarotti A, et al. Connectivity constraints on cortical reorganization of neural circuits involved in object naming. Neuroimage. 2011; 55(3):1306–1313

[63] Duffau H, Gatignol P, Moritz-Gasser S, Mandonnet E. Is the left uncinate fasciculus essential for language? A cerebral stimulation study. J Neurol. 2009; 256(3):382–389

[64] Hickok G, Poeppel D. The cortical organization of speech processing. Nat Rev Neurosci. 2007; 8(5):393–402

[65] Chang EF, Raygor KP, Berger MS. Contemporary model of language organization: an overview for neurosurgeons. J Neurosurg. 2015; 122(2):250–261

[66] Duffau H, Moritz-Gasser S, Mandonnet E. A re-examination of neural basis of language processing: proposal of a dynamic hodotopical model from data provided by brain stimulation mapping during picture naming. Brain Lang. 2014; 131:1–10

[67] Duffau H. Stimulation mapping of white matter tracts to study brain functional connectivity. Nat Rev Neurol. 2015; 11(5):255–265

[68] Moritz-Gasser S, Herbet G, Duffau H. Mapping the connectivity underlying multimodal (verbal and non-verbal) semantic processing: a brain electrostimulation study. Neuropsychologia. 2013; 51(10):1814–1822

[69] Wang X, Pathak S, Stefaneanu L, Yeh F-C, Li S, Fernández-Miranda JC. Subcomponents and connectivity of the superior longitudinal fasciculus in the human brain. Brain Struct Funct. 2016; 221(4):2075–2092

[70] Thiebaut de Schotten M, Dell'Acqua F, Forkel SJ, et al. A lateralized brain network for visuospatial attention. Nat Neurosci. 2011; 14(10):1245–1246

[71] Glasser MF, Rilling JK. DTI tractography of the human brain's language pathways. Cereb Cortex. 2008; 18(11):2471–2482

[72] Ribas GC. Applied Cranial-Cerebral Anatomy: Brain Architecture and Anatomically Oriented Microneurosurgery. Cambridge: Cambridge University Press; 2018

[73] Lang FF, Olansen NE, DeMonte F, et al. Surgical resection of intrinsic insular tumors: complication avoidance. J Neurosurg. 2001; 95(4):638–650

[74] Yaşargil MG. Microneurosurgery: Operative Treatment of CNS Tumors 4B. Stuttgart: Thieme; 1995

[75] Simon M, Neuloh G, von Lehe M, Meyer B, Schramm J. Insular gliomas: the case for surgical management. J Neurosurg. 2009; 110(4):685–695

[76] Tanriover N, Rhoton AL, Jr, Kawashima M, Ulm AJ, Yasuda A. Microsurgical anatomy of the insula and the sylvian fissure. J Neurosurg. 2004; 100(5):891–922

[77] Alimohamadi M, Shirani M, Shariat Moharari R, et al. Application of awake craniotomy and intraoperative brain mapping for surgical resection of insular gliomas of the dominant hemisphere. World Neurosurg. 2016; 92:151–158

[78] De Witt Hamer PC, Robles SG, Zwinderman AH, Duffau H, Berger MS. Impact of intraoperative stimulation brain mapping on glioma surgery outcome: a meta-analysis. J Clin Oncol. 2012; 30(20):2559–2565

[79] LeRoux PD, Berger MS, Haglund MM, Pilcher WH, Ojemann GA. Resection of intrinsic tumors from nondominant face motor cortex using stimulation mapping: report of two cases. Surg Neurol. 1991; 36(1):44–48

[80] Nossek E, Korn A, Shahar T, et al. Intraoperative mapping and monitoring of the corticospinal tracts with neurophysiological assessment and 3–dimensional ultrasonography-based navigation. Clinical article. J Neurosurg. 2011;114(3):738–746

[81] Rey-Dios R, Cohen-Gadol AA. Technical nuances for surgery of insular gliomas: lessons learned. Neurosurg Focus. 2013; 34(2):E6

第 16 章 视觉通路映射
Mapping of the Visual Pathway

Lina Marenco-Hillembrand　Kaisorn L. Chaichana　著

摘　要：

视觉是由多个步骤组成的复杂过程，涉及几个不同的解剖区域，光学信号从视网膜开始产生，并通过大脑的不同区域进行传输。这个过程很复杂，除了可视化目标之外，还可以帮助我们执行更高级别的任务，例如目标识别、动作获取、识别和命名等。脑胶质瘤，可能位于这些视觉通路组件的附近和（或）干扰其功能。在本章中，我们将讨论初级视觉中涉及的解剖通路、分级视觉处理中涉及的通路，以及用于识别视辐射和分级视觉功能的大脑映射技术。保有视力是一个人生活质量的关键，但往往被忽视。

关键词：

大脑映射，脑肿瘤，视觉，视觉通路

视觉是由多个步骤组成的复杂过程，涉及几个不同的解剖区域，光学信号从视网膜开始产生，并通过大脑的不同区域进行传输[1-3]。要想产生视觉感知，视觉信号需由视网膜识别，识别后产生的脉冲信号需通过视神经传递到视觉通路，然后这些神经信号经由大脑的不同区域进行处理，包括枕叶、顶叶和颞叶，最后到达额叶[1-3]。这个过程很复杂，除了可视化目标之外，还可以帮助我们执行更高级别的任务，如目标识别、动作获取、识别和命名等[1, 2, 4]。视觉功能，包括视野和视觉处理，是一个人日常功能的重要组成部分，术中对这些通路的损伤可能严重影响一个人的生活质量[5]。脑胶质瘤，可能位于这些视觉通路组件的附近和（或）干扰其功能[1, 2, 4]。了解这些通路，以及如何在术中描记这些通路的映射可有助于最大范围的切除和尽量避免并发症的发生[1, 2, 4, 5]。在本章中，我们将描述如何经直流电刺激对涉及视觉通路的病变进行唤醒脑映射。

一、视觉通路与视觉的认知加工

视觉感知是物体被可视化和认知识别的过程[1-3]。这个过程涉及多个步骤、多个不同的解剖结构，以及一个横跨整个大脑矢状面的连接体[6-8]。病灶可能位于整个路径上，并因路径损伤的位置和程度出现不同的缺陷[6-8]。由于颅脑影像和大脑映射技术的进步，以及对大脑连接体越来越深的了解，因此，对于视觉感知过程的了解也越来越深入[1-3]。

光照射到视网膜神经节细胞，产生的脉冲通过视网膜神经节细胞轴突传入视神经[6-8]。然后视神经经视网膜穿过眶内间隙、视神经管，然后到达视交叉，在那里有部分的颞侧视神经轴突相交叉[6-8]。携带两侧视神经轴突的交叉后视神经或视束在丘脑外侧膝状体核中形成突触[6-8]。来自外侧膝状体核的神经纤维形成视辐射，穿过与侧脑室相邻的白质，到达枕叶、颞叶和顶叶的初级视皮层和纹外皮层[6-8]。

枕叶被称为初级视觉皮层，而颞叶和枕叶是晚期视觉皮层[6-8]。在初级枕叶中，距状沟的下沿代上视野，而上背部代表下视野[6-8]。此外，右侧视野在左侧枕叶处理，左侧视野在右侧枕叶处理[6-8]。中央凹在枕叶的大块皮层区，其中有大量神经元能够实现精细的空间视觉[6-8]。因此，要想把物体可视化，要求从视网膜到枕叶初级视觉皮层的通路是完整的[1-3]。

虽然可视化只是一项基本功能，还有其他层次的功能，但视觉是其中的一个组成部分。这些分级系统涉及许多任务，包括物体识别、物体命名、动作检测和记忆，并且需要来自其他种类感觉系统和大脑区域的输入[1-3]。在该分级系统中，几个不同的网络，联合它们来自较低级别的输入，并且信息在允许视觉分析的较高级别中被组合和处理[1-3]。与语言和听觉一样，也存在辅助视觉的腹侧流和背侧流[9]。在该双流模型中，腹侧流涉及物体识别和认知，而背侧流参与空间定位[9]。腹侧流参与丘脑外侧膝状核小细胞层的信息处理，并将这些信息投射到枕叶皮质的 V_1 细胞层，然后是 V_2 和 V_4 细胞层，然后通过下纵束（ILF）投射到颞叶下部[9]。该区域受到损伤将导致物体识别困难，但主要是人脸和面部表情的识别[9]。ILF 的后部，特别是颞枕区在阅读中起着关键作用[9]。与腹侧流相比，背侧流涉及枕叶初级视觉皮层的 V_1 细胞层，将信息传递到顶叶，并在检测和分析运动和空间意识方面发挥重要作用[9]。这种空间意识在右侧颞顶交界处最为明显，信息通过上纵束的第二部分（SLF Ⅱ）进行传递[9]。该区域的损伤会导致动作不协调和空间分辨率变差。除了此双流路径外，胼胝体的枕叶 - 胼胝体纤维还可以将信息传递到两侧枕叶进行视觉处理[1-3]。

二、术前影像学检查

术前影像可有助于识别和勾勒视觉通路的组成[10-14]。视神经通常要用高分辨率的 T_2 加权 MRI 才能显示得更好[10-14]。由于视神经和脑脊液之间的信号强度存在显著差异，我们可以从眼球的后面，经视神经管，至视交叉来勾勒视神经[10, 11]。在侵及视神经或靠近视神经的病变中，像反转恢复（快速采集灰质和白质，T_1 反转恢复）、使用稳态采集的对比增强快速成像（Fiesta）序列，重 T_2 序列可更好地显示视神经和视交叉，尤其是邻近骨质段[12-14]。

涉及视辐射的视交叉后视觉通路可以经多种不同的 MRI 序列显示[10, 11]。最常用的方法是弥散张量成像（DTI；图 16-1）[10, 11]。这种方法是基于水分子在细胞内、外空间的弥散成像[10, 11]。当这种弥散不是随机的，并且仅限于诸如轴突样的定向结构时，水的弥散就沿着这些轴突束而不是随机弥散[10, 11]。这种各向异性弥散可识别白质纤维束[10, 11]。除了 DTI，功能性磁共振成像（fMRI）也可以帮助识别视觉通路的结构，即初级视觉皮层[10, 11]。fMRI 基于神经血管耦合，其中特定皮层区域中的神经活动将触发在 MRI 上能显示的局部血流量变化[10, 11]。该 fMRI 的一个部分被称为视网膜皮层映射[10, 11]。在视网膜皮层映射中，视觉刺激被呈现到不同的视野，其在大脑皮层产生特定神经活动波[10, 11]。这可以帮助我们识别刺激在视野内的位置和要识别的皮层之间的对应关系[10, 11]。更复杂的功能映射涉及诸如物体感知，以及物体运动识别之类的分级功能，可识别在特定任务期间激活的皮层区域[10, 11]。对于物体感知，物体以其完整的形式显示，或者以混乱形式显示；

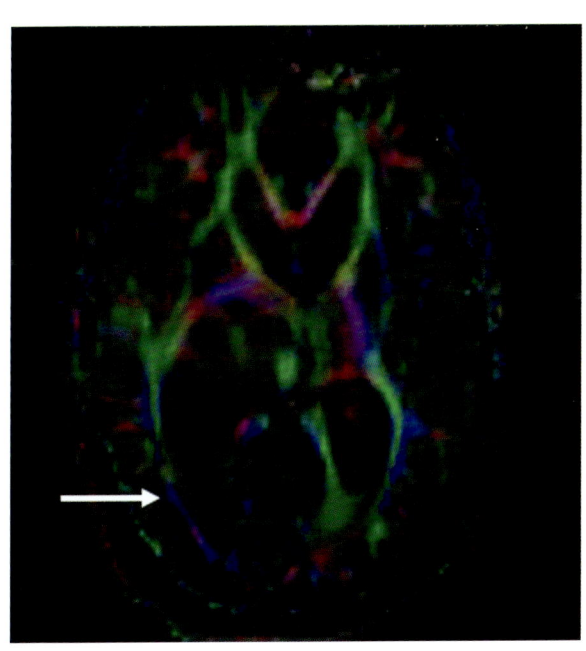

▲ 图 16-1 视觉通路的弥散张量成像

物体形成视觉后的神经信号起始于视网膜，然后通过视交叉在视神经中传递，之后到达视觉通路。视觉通路从视交叉到丘脑外侧膝状体，然后在脑室周围形成视辐射（白箭），最后到达枕叶的初级视觉皮层。来自初级视觉皮层的信息通过腹侧流和背侧流（未在上图中指示）传输到控制其他视觉功能的分层区域

对于运动，物体以运动或静止显示[10, 11]。然后以其各自的功能可识别被激活的相应皮层[10, 11]。

这些术前影像形式对于术中使用有很大局限性[10-14]。对于视辐射尤其如此[10, 11]。对于DTI，水的正常各向异性弥散可能会被各种病理变化干扰[10, 11]。可引起病灶周围水肿的病变会干扰水的各向异性弥散，从而使这种成像方式不太准确，结果术中出现假阳性和假阴性的识别[1, 2, 4]。此外，破坏和（或）浸润这些白质纤维束的病变也会干扰这些区域内水的各向异性弥散[1, 2, 4]。fMRI除了有与DTI类似的局限性外，还可能有误差相关的问题，因为这种成像方式需要针对特定任务进行大规模神经激活[10, 11]。这些神经激活区可能与术中直流电刺激的假阳性和假阴性结果相关[1, 2, 4]。尽管这些成像方式及其他方式得到广泛应用，但问题仍然是他们与功能区和非功能区的假阳性和假阴性有关[1, 2, 4]。最重要的是，他们不能准确区分功能区与非功能区，因此不能单独用于脑功能区的识别和术中回避[1, 2, 4]。这就是为什么许多人主张在手术期间避开这些重要的皮层和DTI、fMRI所能识别的皮层下区域5～10mm，这将显著限制切除范围[1, 2, 4]。

三、术中映射 - 视觉诱发电位

视觉诱发电位（VEP）不常用于胶质瘤手术[15-17]。VEP记录枕叶头部对光刺激反应的电信号[15, 16]，这种光刺激必须具有可重复性，且限定时间，以便在脑电图（EEG）上准确识别[15, 16]。VEP旨在评估视觉传入通路，因此传入信号的减少或丢失意味着视觉传入通路的某些部分受损[15, 16]。在EEG上，VEP波形通常由初始负峰值（N_1）组成，然后依次是正峰值（P_1）、第二负峰值（N_2）和第二正峰值（P_2）[15, 16]。分析光刺激后峰值出现的潜伏期，以及较小程度的振幅可以检测视力损伤情况[15, 16]。将这些值与起始VEP、健侧值对比，以及两个大脑半球之间进行比较，可描绘视路中发生损伤的位置[15, 16]。

但是，VEP监测尚未用于脑内手术，因为它主要用于评估中心视觉功能[15-17]。在最近的一项术中唤醒的研究中，Shahar及其同事发现使用VEP监测与视野缺损的发生之间没有关系[17]。黄斑的中央视觉功能遍布在枕叶皮层的大部分区域，头皮电极不够敏感，无法检测到视野缺陷[15, 16]。这种监测已用于鞍区和鞍上手术，但更常用于检测婴儿和不能说话的成年人的视觉通路损伤及检测非器质性疾病[15, 16]。由于其检测周边视力缺损的能力有限，因此在脑内手术中使用较少。

四、唤醒脑部手术和直流电刺激的术中映射

（一）直流电刺激对唤醒脑部手术的重要性

众所周知，只要避免医源性损伤，低级别和高级别胶质瘤的切除范围与预后相关[18-26]。在主要涉及语言和运动皮层及其各自的皮层下白质束的功能区，采用直流电刺激的唤醒手术与预后相关[27-29]。在DeWitt Hammer等的Meta分析研究中，1990—2010年发表的90项研究，评估了直流电刺激映射的效果，发现远期严重神经功能障碍较少（3.4% vs. 8.2%），完整切除率较高（75% vs. 58%），且该技术更普遍地应用于功能区病灶（99.9% vs. 95.8%）[29]。当比较"清醒 - 睡眠 - 清醒"状态和全麻状态下切除脑胶质瘤时，"清醒 - 睡眠 - 清醒"状态下手术时间更短，而术中并发症（如癫痫发作、中止手术和转为全麻手术等）无差异[30]。对于累及Rolandic周围区域的肿瘤，与全麻手术相比，唤醒手术结合大脑映射的术后Karnofsky评分较高（93 vs. 81）、切除范围更大（86.3% vs. 79.6%）、全切率也更高（25.9% vs. 6.5%）、住院时间更短（4.2 天 vs.7.9 天）[27]。唤醒手术可降低住院费用，并改善低级别和高级别胶质瘤患者的生活质量[28]。

绝大多数术中映射唤醒手术通常用于涉及语言和（或）运动皮层和其皮层下白质的病变[27-29]。以映射视觉皮层、视觉通路和分级视觉功能为目的的研究很少[1, 2, 4, 17, 31]。由于某些原因，视交叉后视觉通路和视辐射比语言和（或）运动功能更难映射。视野功能不是人们主要关注的问题，且这一功能一直被认为是较语言和（或）运动更为次要的功能[4]。此外，由于术中视野映射无法在入睡状态下完成，且需要患者更密切的配合和检查，因此很难完成[1, 2, 4, 17, 31]。此外，对更高层次视觉功能，如物体识别和运动，以及负责这些功能的脑区的了解有限[1, 2, 4, 17, 31]。然而，视野功能是一个人生活质量的重要组成部分，

因为它决定了驾驶和参与社会活动的能力。视觉功能对多种其他职业也很重要，因此，尽量保留视觉功能对许多患者来说很重要。

（二）视野映射

视觉功能广泛遍布大脑各处。视野映射是视觉功能的一个组成部分，只是映射工具的一部分，因为我们通常将语言和运动功能与视野功能同时映射。因为这些区域彼此相连，功能相互补充，且病变通常累及多个控制不同关键神经功能的皮层和皮层下区域[2, 3, 4, 31]。对于视野映射，我们通常对涉及颞叶后部和任一大脑半球颞 - 枕 - 顶交界处大脑区域的病变进行脑功能映射。此外，我们通常仅对术前视野测试中无或极少视野缺损的患者进行视野功能映射。由于术中检查存在一定难度，很难在已有视野缺损的患者中进行视野功能映射。手术的重要目标是避免同向偏盲，而象限盲是可以接受的，因为患者仍然可以在象限盲的情况下驾驶[1, 2, 4]。

如前所述，局部麻醉，患者取侧卧位[28, 30]。患者处于镇静状态，直至开颅完成，打开硬膜之前。开颅术通常跨越多个皮层和皮层下功能区以进行正负映射，并且通常也包含除视野之外的运动和语言功能。一旦硬脑膜显露完毕后，患者将被唤醒并不断进行检查，直至肿瘤与功能区分离，然后再次给予镇静。该过程通常不超过 30min，因为如果患者疲劳会干扰各种神经功能的评估，尤其是语言功能，包括语义和错语评估。直流电刺激作用于大脑时，是使用尖端有 5mm 间距的双叉电极完成，该电极提供频率为 60Hz 的脉冲，单脉冲持续时间为 1ms、幅度从 1 到 6mA 的双相电流（Nicolet Cortical Stimator, Natus, Middleton, WI）。该波幅是基于与感觉运动器或语言皮层刺激，通过直流电刺激引起瞬时运动、感觉异常、言语停顿或图片命名抑制。对于涉及非优势半球的病变，通常首先进行感觉运动映射，因为视野和初级视觉皮层与感觉运动皮层非常接近。当发生瞬时运动、感觉异常和（或）言语停止计数时，该区域实现正映射。对于累及优势半球的病变，通常首先通过图片命名任务进行语言映射。但是，应该强调的是，运动和语言功能也在同时并持续地进行测试。

一旦确定映射阈值，切除与映射同时进行，其中刺激后切除在皮层和皮层下空间重复进行。只要刺激未引发明确阳性功能缺陷，切除就会继续。视野映射过程如前所述[1, 2, 3, 4, 17]。在要保留的象限和对角象限中显示患者的连续图片，其主要焦点位于屏幕中心，由红十字表示（图 16-2）。例如，当需要切除的病灶位于左后颞时，关注的图像的位置在右上象限，对角线图像在左下象限。指示患者将注意力集中在屏幕中央的十字上。检查者要确保患者的视线固定在中心的十字上并且没有眼球运动，以准确评估视野。当患者在对侧半视野（即右上象限）内出现主观瞬时性视觉障碍，命名困难，但在同侧对角象限（即左下象限）内无。这些视觉干扰可以是模糊、光环或光斑（也称为光幻视）和（或）黑暗的任意组合。一般来说，光幻视被称为正面效应，而视力模糊和黑暗被称为负面效应。这两种效应都可以通

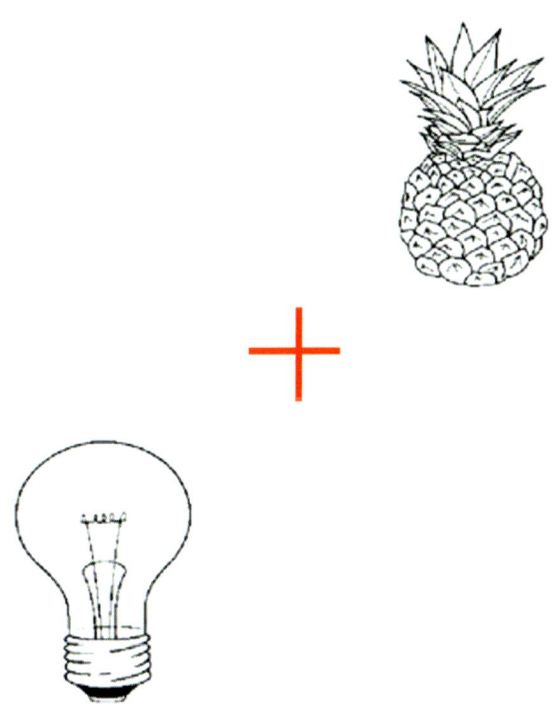

▲ 图 16-2　术中视野测试

向患者展示了几张不同的图像，并告知将焦点放在中心的红十字上，来评估他们的视野，尽量减少眼球运动。对于左侧颞部/枕部病变，主要关注点在右上角。要求患者说出他们看到的两个物体的名字，如果他们看到物体的光或光幻视（正效果）或阴影或模糊（负效果），但无法命名，则形成正面映射，应避免切除该区域。无法命名提示语言缺陷，而不一定存在视野缺陷

过电刺激发生。无法命名两个物体通常意味着是语言或认知缺陷，而不是视野缺陷。当通过直流电刺激引起视野中的这些缺陷时，停止切除以保留视野。一旦病变与已知的功能区［视觉、运动、感觉和（或）语言］断开连接，患者可重新镇静入睡并切除残余肿瘤。硬脑膜、颅骨和皮肤以标准方式缝合固定。患者在术后 48h 内复查 MRI，并在术后约 3 个月进行正式的视野测试。

（三）分层视觉功能映射

分层视觉功能的映射仍处于起步阶段[1, 2, 3, 4, 9, 17]。该映射中的大部分是通过评估语言功能间接映射[1, 2, 3, 4, 9, 17]。例如，物体命名需要可视化和物体识别，除了记忆、语义和语音等之外，还涉及视觉通路和腹侧流视觉[1, 2, 3, 4, 9, 17]。因此，我们提倡连续映射几个不同的功能，包括物体命名、运动强度和视野同时进行。然而，对可能涉及的常见皮层和皮层下白质纤维束更深的了解将使外科医生对直流电刺激期间引起的潜在缺陷有清晰的认识。这些功能对于某些职业来说至关重要，而且是一个人生活质量的重要组成部分。

术中映射可以通过映射参与这些功能的白质纤维束来识别腹侧流和背侧流的参与[9]。如前所述，在这个双流模型中，腹侧流涉及物体识别和认知，而背侧流涉及空间位置[9]。腹侧流和 ILF 可以通过显示面部表情的和阅读的图像在术中进行评估，而电刺激会中断面部表情识别和（或）出现阅读障碍[9]。这些功能对于正常人的生活质量至关重要，特别是对于某些职业，如警察[9]。背侧流和 SLF Ⅱ 可以在术中通过线段等分测试进行评估[9]。尤其是在右侧顶颞交界处进行刺激时，线段等分会出现向右偏差（图 16-3）[9]。此外，刺激可引起眩晕，尤其是右侧 SLF Ⅱ 在岛顶皮层、感觉运动皮层和视觉皮层的不同区域[9]。背侧流区域的损伤会导致严重的动作不协调，而这些功能对于音乐家和运动员来说至关重要[9]。

五、案例

这是一例 57 岁男性患者，右利手，飞行员，有高血压和冠心病病史，主要表现为癫痫发作。他的健康状况良好，但突发急性进展性头痛。完善颅脑

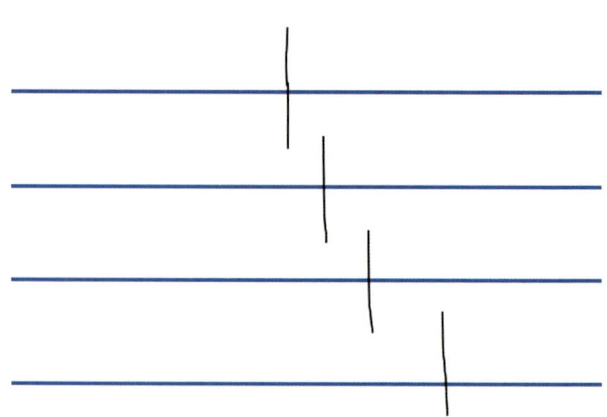

▲ 图 16-3　线段等分测试

这项测试主要是为了评估右侧顶颞交界处和视觉分层功能的背侧流的意识和感觉缺失。要求患者画一条穿过中点的垂线，并在顶颞交界处刺激上纵束的第二部分，刺激越多，他们越容易忽视左侧，致使患者画的线逐渐向右偏离，如图所示

CT，提示右后颞枕区病变。随后完成了 MRI 检查，证实了位于颞叶后部和枕叶的皮层下病变，并伴有轻微的血管源性水肿（图 16-4）。没做 DTI。常规视野检查显示双侧视野完整，无缺失。进行唤醒的右侧开颅手术，及直流电刺激。通过 3mA 诱发面部抽动，将运动皮层识别为阳性映射。用该刺激强度刺激其他皮层。向患者展示带有间歇性面部表情画面的视野图像（图 16-4）。直流电刺激提示刺激肿瘤内侧时出现光幻视并停止切除。在该区域也诱发了间歇性面容失认。术后 MRI 显示病灶全部切除。病理学是异柠檬酸脱氢酶（IDH）野生型、甲基鸟嘌呤 DNA 甲基转移酶甲基化胶质母细胞瘤。术后 3 个月进行的视野测试证实了视野完整。之后进行放疗和替莫唑胺化疗，术后 18 个月没有复发迹象。他已恢复飞行工作，享有正常的生活质量。另一个涉及空间感知的视觉皮层、视束和右顶枕交界处的案例见图 16-5。

六、结论

视力是我们日常生活质量的重要功能之一。视力的产生是一个复杂的过程，不仅仅是将一个物体可视化。它涉及物体识别、命名、运动检测和记忆等。这些功能涉及几个不同的脑区，包括视网膜、视神经、丘脑、枕叶的初级视觉皮层，以及涉及顶

第 16 章 视觉通路映射
Mapping of the Visual Pathway

叶、颞叶和额叶的背侧流和腹侧流的分层视觉处理区域。脑内的病变会侵及这些功能，切除这些病变可能会进一步影响这些功能。要想在神经外科手术中识别和避免损伤这些脑区可以通过唤醒的大脑映射和直流电刺激来实现，仅需要我们在术中理解并测试这些功能。

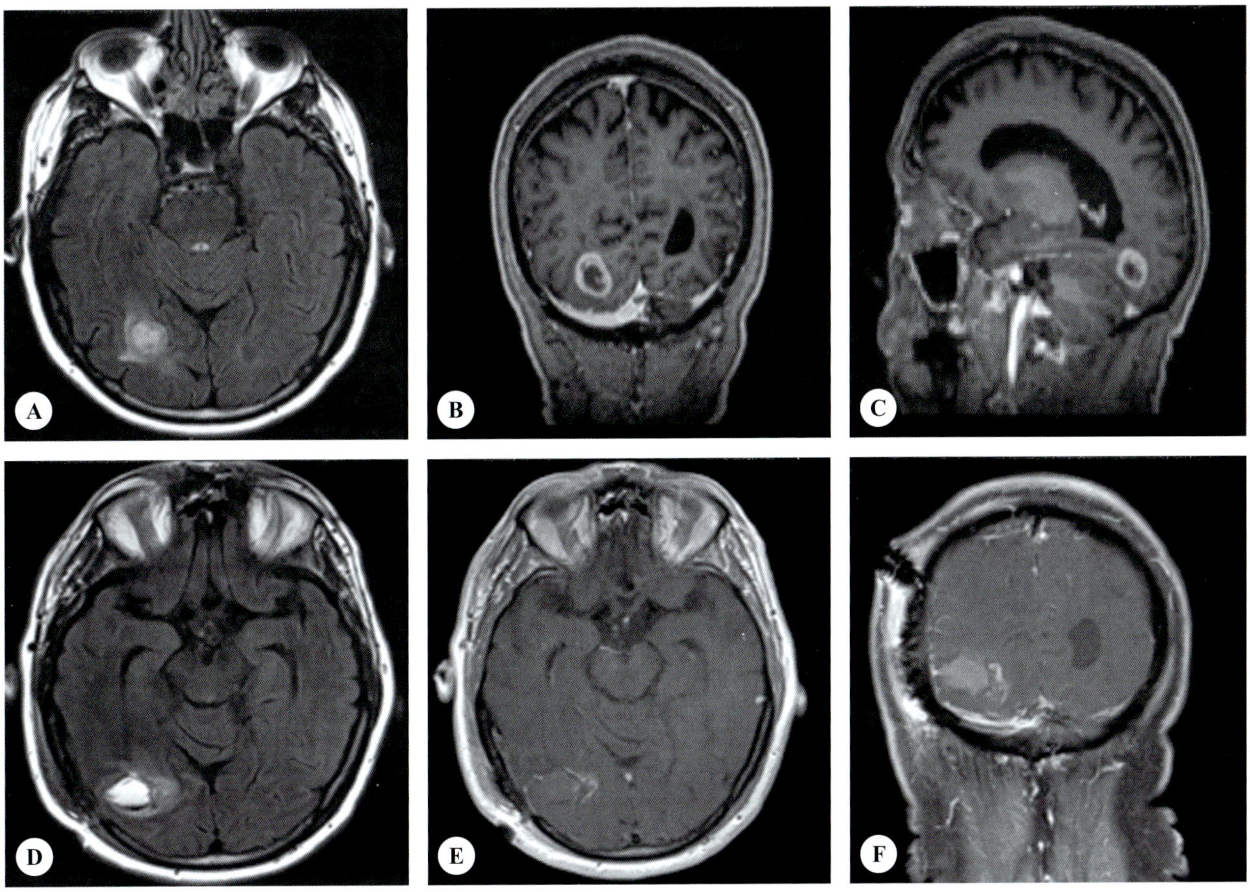

▲ 图 16-4 一例侵及视束的病例

患者 57 岁，男性，右利手，飞行员，症状为头痛。轴位 T_2 加权液体衰减反转恢复（FLAIR）（A）、轴位 T_1 加权（B）和矢状位增强（C）MRI 显示右侧颞后－枕部胶质母细胞瘤。患者进行了直流电刺激的唤醒手术，包括评估感觉运动皮层，以确定阳性映射参数。然后，进行了视野和面部表情识别的评估。在肿瘤最深、最内侧都发现了阳性映射。患者完成了无神经功能缺失的病变全切术后轴位 T_2 加权 FLAIR（D）、轴位 T_1 加权（E）和矢状位增强（F）MRI

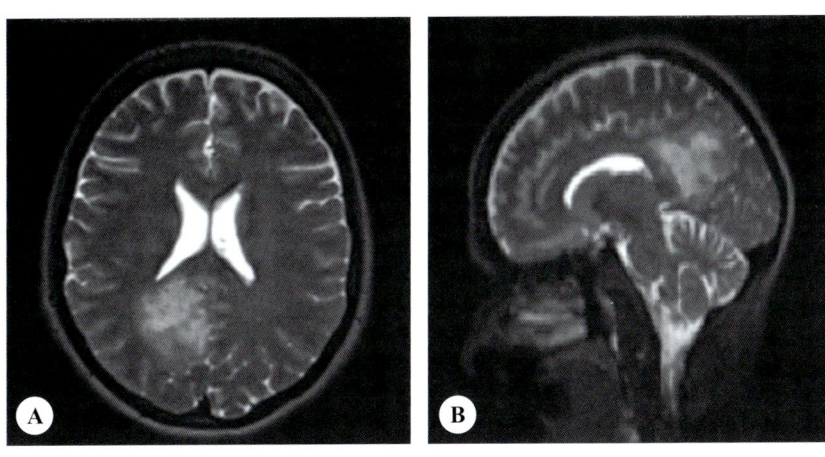

◀ 图 16-5 一个累及右侧顶颞叶和胼胝体的病例

患者 47 岁，女性，右利手，临床表现为癫痫发作，轴位 T_2 加权（A）和矢状位（B）MRI 检查发现右侧顶颞部低级别少突胶质细胞瘤，对患者进行直流电刺激的唤醒手术，包括评估感觉运动皮层，以确定阳性映射参数。然后对患者进行视野评估和线段平分测试。在术腔的最前面和最深部发现阳性映射，并中止切除。患者完成了无神经功能缺失的病变全切后轴位 T_2 加权 MRI（C 和 D）

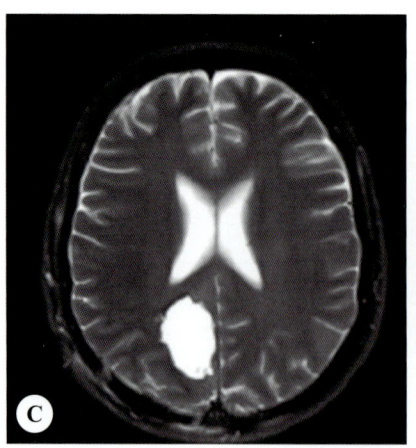
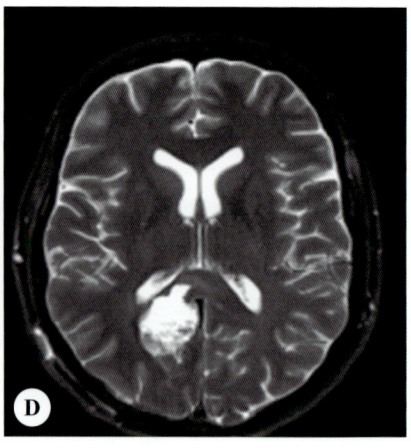

◀ 图 16-5（续） 一个累及右侧顶颞叶和胼胝体的病例

参 考 文 献

[1] Bartolomeo P, Thiebaut de Schotten M, Duffau H. Mapping of visuospatial functions during brain surgery: a new tool to prevent unilateral spatial neglect. Neurosurgery. 2007; 61(6):E1340

[2] Duffau H, Velut S, Mitchell MC, Gatignol P, Capelle L. Intra-operative mapping of the subcortical visual pathways using direct electrical stimulations. Acta Neurochir (Wien). 2004; 146(3):265–269, discussion 269–270

[3] Gras-Combe G, Moritz-Gasser S, Herbet G, Duffau H. Intraoperative subcortical electrical mapping of optic radiations in awake surgery for glioma involving visual pathways. J Neurosurg. 2012; 117(3):466–473

[4] Duffau H. Intraoperative monitoring of visual function. Acta Neurochir (Wien). 2011; 153(10):1929–1930

[5] Chaichana KL, Jackson C, Patel A, et al. Predictors of visual outcome following surgical resection of medial sphenoid wing meningiomas. J Neurol Surg B Skull Base. 2012; 73(5):321–326

[6] De Moraes CG. Anatomy of the visual pathways. J Glaucoma. 2013; 22 Suppl 5:S2–S7

[7] Ribas EC, Yagmurlu K, Wen HT, Rhoton AL, Jr. Microsurgical anatomy of the inferior limiting insular sulcus and the temporal stem. J Neurosurg. 2015; 122(6):1263–1273

[8] Rubino PA, Rhoton AL, Jr, Tong X, Oliveira Ed. Three-dimensional relationships of the optic radiation. Neurosurgery. 2005; 57(4) Suppl:219–227, discussion 219–227

[9] Rauschecker JP. Where, when, and how: are they all sensorimotor? Towards a unified view of the dorsal pathway in vision and audition. Cortex. 2018; 98:262–268

[10] Hana A, Husch A, Hana A, Boecher-Schwarz H, Hertel F. DTI of the visual pathway in cerebral lesions. Bull Soc Sci Med Grand Duche Luxemb. 2012; (2):15–24

[11] Shi Y, Toga AW. Connectome imaging for mapping human brain pathways. Mol Psychiatry. 2017; 22(9):1230–1240

[12] Saeki N, Murai H, Kubota M, et al. Heavily T_2 weighted MR images of anterior optic pathways in patients with sellar and parasellar tumours—prediction of surgical anatomy. Acta Neurochir (Wien). 2002; 144(1):25–35

[13] Speckter H, Bido J, Hernandez G, et al. Inversion recovery sequences improve delineation of optic pathways in the proximity of suprasellar lesions. J Radiosurg SBRT. 2018; 5(2):115–122

[14] Watanabe K, Kakeda S, Yamamoto J, et al. Delineation of optic nerves and chiasm in close proximity to large suprasellar tumors with contrastenhanced FIESTA MR imaging. Radiology. 2012; 264(3):852–858

[15] Dotto PF, Berezovsky A, Cappellano AM, et al. Visual function assessed by visually evoked potentials in optic pathway low-grade gliomas with and without neurofibromatosis type 1. Doc Ophthalmol. 2018; 136(3):177–189

[16] Kurozumi K, Kameda M, Ishida J, Date I. Simultaneous combination of electromagnetic navigation with visual evoked potential in endoscopic transsphenoidal surgery: clinical experience and technical considerations. Acta Neurochir (Wien). 2017; 159(6):1043–1048

[17] Shahar T, Korn A, Barkay G, et al. Elaborate mapping of the posterior visual pathway in awake craniotomy. J Neurosurg. 2018; 128(5):1503–1511

[18] Duffau H. Long-term outcomes after supratotal resection of diffuse low-grade gliomas: a consecutive series with 11-year follow-up. Acta Neurochir (Wien). 2016; 158(1):51–58

[19] McGirt MJ, Chaichana KL, Attenello FJ, et al. Extent of surgical resection is independently associated with survival in patients with hemispheric infiltrating low-grade gliomas. Neurosurgery. 2008; 63(4):700–707, author reply 707–708

[20] Chaichana KL, Cabrera-Aldana EE, Jusue-Torres I, et al. When gross total resection of a glioblastoma is possible, how much resection should be achieved? World Neurosurg. 2014; 82(1–2):e257–e265

[21] Chaichana KL, Chaichana KK, Olivi A, et al. Surgical outcomes for older patients with glioblastoma multiforme: preoperative factors associated with decreased survival. Clinical article. J Neurosurg. 2011; 114(3):587–594

[22] Chaichana KL, Garzon-Muvdi T, Parker S, et al. Supratentorial glioblastoma multiforme: the role of surgical resection versus biopsy among older patients. Ann Surg Oncol. 2011; 18(1):239–245

[23] Chaichana KL, Halthore AN, Parker SL, et al. Factors involved in maintaining prolonged functional independence following supratentorial glioblastoma resection. Clinical article. J Neurosurg. 2011; 114(3):604–612

[24] Chaichana KL, Jusue-Torres I, Navarro-Ramirez R, et al. Establishing percent resection and residual volume thresholds affecting survival and recurrence for patients with newly diagnosed intracranial glioblastoma. Neuro-oncol. 2014; 16(1):113–122

[25] McGirt MJ, Chaichana KL, Gathinji M, et al. Independent association of extent of resection with survival in patients with malignant brain

astrocytoma. J Neurosurg. 2009; 110(1):156–162

[26] McGirt MJ, Mukherjee D, Chaichana KL, Than KD, Weingart JD, Quiñones-Hinojosa A. Association of surgically acquired motor and language deficits on overall survival after resection of glioblastoma multiforme. Neurosurgery. 2009; 65(3):463–469, discussion 469–470

[27] Eseonu CI, Rincon-Torroella J, ReFaey K, et al. Awake craniotomy vs craniotomy under general anesthesia for peri-Rolandic gliomas: evaluating perioperative complications and extent of resection. Neurosurgery. 2017; 81(3):481–489

[28] Eseonu CI, Rincon-Torroella J, ReFaey K, Quiñones-Hinojosa A. The cost of brain surgery: awake vs asleep craniotomy for peri-Rolandic region tumors. Neurosurgery. 2017; 81(2):307–314

[29] De Witt Hamer PC, Robles SG, Zwinderman AH, Duffau H, Berger MS. Impact of intraoperative stimulation brain mapping on glioma surgery outcome: a meta-analysis. J Clin Oncol. 2012; 30(20):2559–2565

[30] Eseonu CI, ReFaey K, Garcia O, John A, Quiñones-Hinojosa A, Tripathi P. Awake craniotomy anesthesia: a comparison of the monitored anesthesia care and asleep-awake-asleep techniques. World Neurosurg. 2017; 104:679–686

[31] Rolland A, Herbet G, Duffau H. Awake surgery for gliomas within the right inferior parietal lobule: new insights into the functional connectivity gained from stimulation mapping and surgical implications. World Neurosurg. 2018; 112:e393–e406

第 17 章 癫痫定位手术
Seizure Mapping Surgery

John P. Andrews   Edward F. Chang   著

摘　要：

在针对众多癫痫与颅脑肿瘤的外科治疗中，控制癫痫的发作是关键的环节之一。在本章中，我们将会回顾，用于改善难治性癫痫发作患者的术中功能区定位技术。尤其是我们将会讨论，使用术中皮层脑电图（ECoG）定位病灶和使用个体化的脑部分切除术，以解决癫痫发作间期的癫痫样放电。

关键词：

癫痫发作，癫痫，皮层脑电图，定位

使用电极直接记录大脑皮层的放电与癫痫手术的起源是密不可分的。在慢性，手术外的颅内研究中，ECoG 是用于定位癫痫发作起始区的金标准，但在判断疾病的致癫痫性和脑部分切除术的必要性时，术中 ECoG（常限于发作间期癫痫样活动）与手术外的 ECoG 相比，两者之间有着细微的差别。作为多种神经外科技术之一，ECoG 技术可因医院的条件和术者的偏好而改变。

目前研究的主题是，为了达到手术所希望的疗效，是应选择仅切除有害基质，还是应选择轻微损毁致癫痫网络。无论如何，癫痫发作是一个电生理现象，同时出现的肉眼病变往往是导致癫痫发作的原因，描绘癫痫样活动的脑电图研究，始终为我们提供了一个更为精确的视角。当涉及脑分区作为癫痫发作网络的一部分时，术中 ECoG 可作为一种有效的治疗工具。自 Wilder Penfield 的开创性工作后，术中 ECoG 就成了癫痫手术中必不可少的医疗设备。这项技术随着科技的发展进步了许多，但仍保留了许多当初发明时的关键要点。本章将详细介绍一些关于癫痫手术的术中 ECoG 的局限、优势及注意要点。

一、注意要点与局限性

了解术中 ECoG 的局限性，可以更好地帮助我们使用这项技术。值得注意的一个限制是术中所提供的记录有限。与硬膜下置入电极的长期记录相比，手术固定时间的限制不能允许等待患者的习惯性癫痫发作。因此，ECoG 的推断主要来源于发作间期的数据。发作间期的棘波与尖波不一定与癫痫发作的起始区相关。尽管它们可能在某种程度上，代表存在更宽的刺激区域和包含癫痫发作起始区，但它们不应该直接代表癫痫发作的焦点[1-4]。这是一个很重要的区别，因为术中 ECoG 应作为一种手术外的癫痫发作研究的补充，而不是作为一个可以单独指导使用癫痫切除术的独立诊断方式。

术中 ECoG 的另一个独有的特征是麻醉的本底活度与癫痫样放电间的相互影响[5]。例如，阿片类药物会增强皮层的癫痫样活动，增加棘波的频率，以便于让术者更容易识别出棘波的活动区域[6]。据报道显示，异丙酚、苯二氮䓬类、巴比妥类和依托咪酯有抑制癫痫样活动的作用，这可能会干扰 ECoG[7]。目前仍存在的问题是，药物激活的棘波与原生棘波的活动之间有何种相关性[8]。一个麻醉实验方案引导下的术中ECoG可能涉及局部麻醉、一氧化二氮、麻醉药和右旋美托咪定的使用。在这些场景中，麻醉师应当熟知手术的目标与阶段，以便于制订恰当的麻醉方案。

在术中ECoG的规划中应着重强调多学科相互作用的重要性（图17-1）。术中ECoG的有效性主要取决于存在能即时的解释ECoG输出的研究。在大型癫痫三级转诊中心，投入专门的神经内科医生和癫痫的手术与决策一样重要。一个团队中，受过术中脑电图（EEG）和术中ECoG训练的癫痫专家，应当在手术室中辅助外科医生，实时的解释来自ECoG的数据并将其纳入手术的下一步计划（图17-1）。

二、技术概论

正如下一节所讨论的，ECoG的技术细节取决于研究提出了什么样的问题。然而，ECoG技术还是有一些方面是可以通用的。可以使用柔性条带和电极网格来记录脑皮层表面电活动，这些电极是由嵌入聚四氟乙烯或硅胶护套的铂，银或不锈钢的扁平圆盘（电极触点）组成[9]（图17-2）。因为它们的柔软性和薄厚度，使它们在作为电极时很有优势。它们可以越过开颅术的边缘，滑入硬膜下的间隙，以记录手术难以暴露到的区域的电活动[10]（图17-3）。此外，这些电极被设计用于长期的脑电监测，所以在术中可以将电极置入颅内进行长期的研究。或者在术中，可以将一些固定排列的电极通过环状框架固定在颅骨上。单个，硬质的线性电极可以在皮层表面策略性的定位放置，这些电极的尖端都被导电材料（如碳等）所覆盖[11]。虽然这种方式只能在术中应用，但在定位皮层的分区方面十分有效。固定排列的电极还具有可重复利用的优势。

当使用ECoG时，应考虑到的一个重要的因素是时间，同时也应当考虑到在标准手术中，暴露皮层的管理注意事项应适当增加。在记录特定区域的特征性癫痫样活动的耗时方面，没有明确的时间要求。快速、早期的确定癫痫样活动直接回答了棘波是否产生于此区域这一问题，但当排除了皮层受累之后，可能很难定义耗时多久是足够的。在使用ECoG衡量外侧颞叶受累的颞叶癫痫（TLE）中，常使用5min作为粗略的截止时间，且这似乎是一个合理的大概时间[12]。

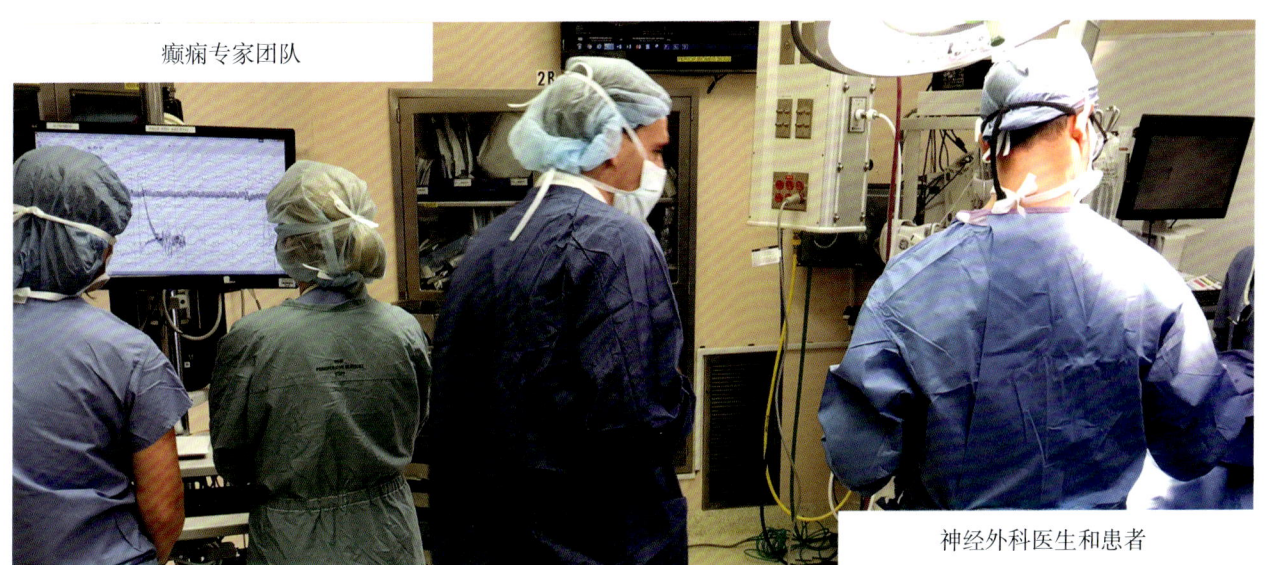

▲ 图17-1 癫痫定位手术团队与术中皮层脑电图（ECoG）
在手术室内癫痫专家应陪同脑电图技术专家一同使用ECoG。在手术室中，脑电图技术专家应有一个可以合理观察到手术区域的视角，以便于了解电极放置的位置。安全、高效的ECoG需要癫痫外科医生和癫痫内科同事的紧密合作

大脑功能定位：适应证与技术
Brain Mapping: Indications and Techniques

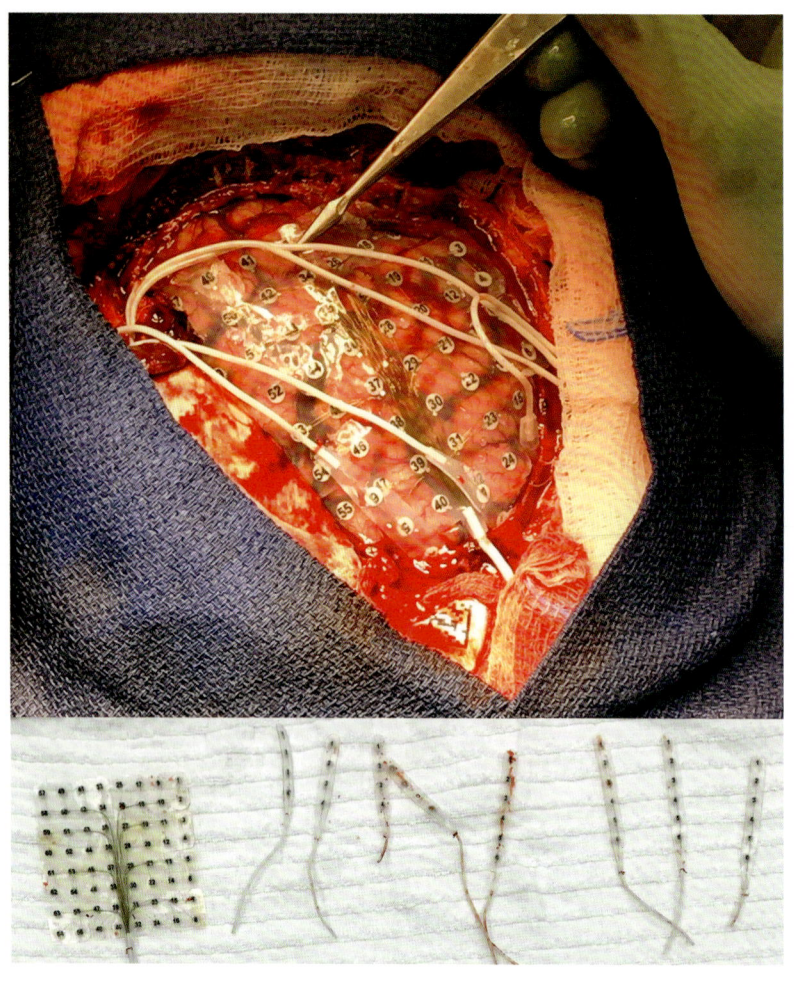

◀ 图 17-2 顶部：64 位的网格接触电极可应用于术中脑电图，也可在行癫痫切除术之前，置入电极进行长期的颅内分期研究。在理想状态下，通过开颅术暴露视野以便于网格电极可以覆盖大部分大脑皮层分区。4-6 位的条带接触电极可以塞入于开颅术的边缘之下以补充覆盖范围
底部：移除 64 位的网格接触电极与 4-6 位的条带接触电极

三、问题

当回答特定的问题时，术中 ECoG 可作为一个有用的指标。ECoG 技术的使用，取决于提出了一个什么样的问题。在进行颅内 EEG 之前，应先使用 ECoG，用于指导电极的放置位置，从而进行长期颅内 EEG 监测。在术中，ECoG 应在切除术前或术中使用，从而可使受累的皮层区域作为其中的一个致癫痫节点，尽可能的计入癫痫发作网络中。同样，ECoG 可以作为此皮层区癫痫未受累和免于手术切除的证据[13]。切除术前后的 ECoG 有时也被用于，监测感兴趣的区域的切除术后的发作间期活动的影响，然而切除术前和术后的棘波对预后的价值的方面，目前仍在研究讨论中[14-16]。

四、放置电极的指导

术中 ECoG 常作为分期手术治疗癫痫的第一步。

在进行第二步切除术之前，常常先进行长期的硬膜下脑电记录和术外癫痫定位。术外癫痫定位会在其他章节详细介绍，但需要注意的是，术外癫痫定位应始于术中的记录。术中出现的问题可能十分简单，比如电极就位后是否能正常工作。当首次进行硬膜下电极置入术或立体定向深部电极之前，应先确保电极为解释工作记录了充足的数据和可被接受小部分失真。理想状态下，患者住院期间测定的数据应由负责解释记录的癫痫团队成员给出。在记录中，衡量电极的阻抗可以辨别电极与皮层的接触情况。例如，以上的衡量方法可以用于当电极与皮层间存在大静脉时，调整电极的位置[9]。网格和条带电极应该多次重复定位，直到位于适当的位置。此外，如果深部电极已放置完成，在术中检查电极阻抗，可明确电极是否穿过或接触脑室。

反应性神经电刺激（RNS）通过置入颅内电极成为许多不准备进行病灶切除术或病灶切除术干预失

第 17 章 癫痫定位手术
Seizure Mapping Surgery

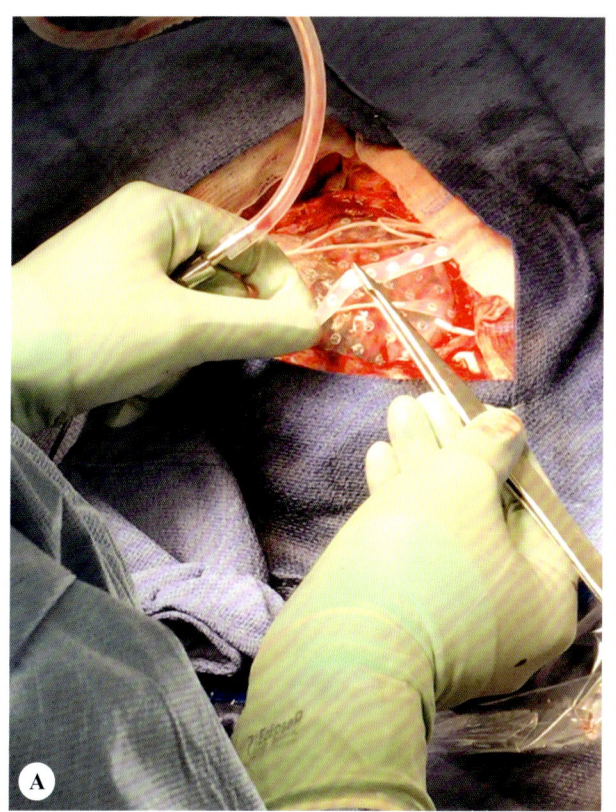 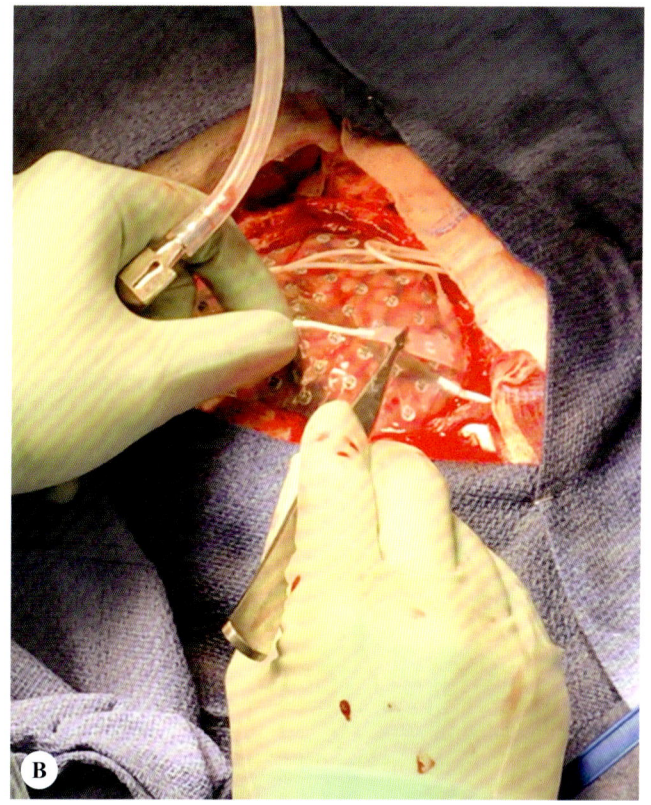

▲ 图 17-3 作为一种高效的工具，柔性条带电极可以越过开颅术的边缘以扩大电极的覆盖范围。由于其狭窄的外形和柔性的材料，可以使这些电极更好地适应脑部的轮廓。长度更长的条带电极弯曲后可用于到达例如前颞极这些难以到达的区域

败的癫痫患者的首选。在这些病例中，对于电刺激的潜在影响来说，电极的位置是至关重要的。精确定位下的皮层条带电极所输入的 ECoG 数据，对指导诊断和开发有效疗法有重要意义。

MRI 阴性的新皮层癫痫是目前的难题，因为它可能表现为弥漫性病变而非局灶性病变。若致痫底物在大脑皮层广泛分布，即使是 ECoG 引导下切除术也难以准确定位致癫痫区域。为了使患者达到手术标准，他们可能需要长期进行颅内监测以定位病变区。若长期颅内监测仍不能准确定位病灶，则切除术不能作为一种治疗方法。然而，此种情况下，术中 ECoG 可在二期手术去除电极时发挥作用，可用于搜寻可能被遗漏的位点，或作为反应性神经电刺激的候选条带。图 17-2 和图 17-3 列举了一个接受长期硬膜下监控的额叶癫痫的患者。研究人员发现，癫痫发作是由多个病灶引起的，通常起源于网格的边缘，这使得网格电极难以确定此病灶是否是首次发作，还是由其他未被发现的发作部位播散而来。在二期时，电极移动并分布到靠后的位置，由此观察是否有证据表明癫痫样活动会越过最初的网格放置边缘，以便于得到后期在何处放置反应性神经电刺激的刺激器的相关信息（视频 17-1）。

五、判断切除术的范围

对于 TLE 和有 MRI 存在明显颞叶内侧硬化（MTS）的患者的标准切除术来说，ECoG 通常是非必需的[17]。前内侧颞叶切除术已经成了标准术式，可以在没有 ECoG 引导下，对高癫痫发作率的 TLE 和 MTS 患者进行手术。需注意的是，在同侧新皮层中，有一种可能作为癫痫病灶的可疑皮质发育不良（MCD），称为双重病理学[18, 19]。有一些证据表明，在 MRI 阴性的 TLE 病例中，完整切除发作间期的基线放电区域，可能会改善无癫痫发作[12, 20, 21]。在 MRI 阴性的 TLE 队列研究中，术中 ECoG 成功的支持了内侧 TLE 综合征的假说，该假说对标准的前内侧切

145

除术的反应最好[20]。在这些病例中，如果有证据和其他术前研究指出内侧起病，但 MRI 上未见到病变，则 ECoG 可在术中用于筛查外侧皮层的癫痫样活动。外侧的癫痫样活动（或内侧组织缺乏癫痫样活动）可作为需进行长期颅内监测的分期手术的证据，但缺乏外侧棘波作为支持，可行前外侧切除术。为了确定这些事实，需要从前内侧和外侧组织开始充分监测一直延伸到顶枕和额叶下的部分。

皮层发育不良是新皮层癫痫的特征之一，MRI 检测不出来。完全切除病灶是无癫痫发作的最佳预后因素[22]。虽然使用 MRI 和术中配准可以更容易地切除这些病灶，但也可能产生能被 ECoG 所检测到的发作间期的棘波活动[22]。如在对皮层发育不良等难治性癫痫的相关病变的手术中，术中 ECoG 可以深入了解切除术边缘的情况。研究表明，发育不良的组织是致癫痫性的源头，且切除这个在 ECoG 显示出棘波活动的刺激区，可大大提高无癫痫发作的结果[23-25]。

然而，我们应避免掉入盲目追求棘波这一陷阱。虽然棘波活动可以表明存在致癫痫性，但是它并不具有诊断性。当前的证据并不支持扩大切除范围以达到所有棘波的消失[14]。在术前的手术规划中，以更精确的方式拟定问题，可以有效地避免落入这一陷阱。正如以上所讨论的许多技术一样，ECoG 引导下切除肿瘤相关癫痫的准确数据参差不齐，但仍有许多此技术有效性的报道，尤其在低级别胶质细胞瘤方面[26-29]。术者的偏好在这种技术中扮演重要角色，与这些手术的其他方面一样，一种技术的优越性可能难以量化，但是通过使用不同的技术可以达到良好的效果[30-32]。

六、结论

综上所述，术中 ECoG 可用于与癫痫定位相关的各种用途。当提出特定的问题，将问题集中在一个相对狭窄的范围，并结合术前和术中发现时，此类研究会产生更为有用的数据。

参考文献

[1] de Curtis M, Avanzini G. Interictal spikes in focal epileptogenesis. Prog Neurobiol. 2001; 63(5):541–567

[2] Staley KJ, Dudek FE. Interictal spikes and epileptogenesis. Epilepsy Curr. 2006; 6(6):199–202

[3] Schramm J, Clusmann H. The surgery of epilepsy. Neurosurgery. 2008; 62(2) Suppl 2:463–481, discussion 481. SHC--463–SHC-481

[4] Schramm J. Temporal lobe epilepsy surgery and the quest for optimal extent of resection: a review. Epilepsia. 2008; 49(8):1296–1307

[5] Kuruvilla A, Flink R. Intraoperative electrocorticography in epilepsy surgery: useful or not? Seizure. 2003; 12(8):577–584

[6] Wass CT, Grady RE, Fessler AJ, et al. The effects of remifentanil on epileptiform discharges during intraoperative electrocorticography in patients undergoing epilepsy surgery. Epilepsia. 2001; 42(10):1340–1344

[7] Herrick IA, Gelb AW. Anesthesia for temporal lobe epilepsy surgery. Can J Neurol Sci. 2000; 27 Suppl 1:S64–S67, discussion S92–S96

[8] Chui J, Manninen P, Valiante T, Venkatraghavan L. The anesthetic considerations of intraoperative electrocorticography during epilepsy surgery. Anesth Analg. 2013; 117(2):479–486

[9] Voorhies JM, Cohen-Gadol A. Techniques for placement of grid and strip electrodes for intracranial epilepsy surgery monitoring: pearls and pitfalls. Surg Neurol Int. 2013; 4:98

[10] Cohen-Gadol AA, Spencer DD. Use of an anteromedial subdural strip electrode in the evaluation of medial temporal lobe epilepsy. Technical note. J Neurosurg. 2003; 99(5):921–923

[11] Yang T, Hakimian S, Schwartz TH. Intraoperative electrocorticography (ECog): indications, techniques, and utility in epilepsy surgery. Epileptic Disord. 2014; 16(3):271–279

[12] Burkholder DB, Sulc V, Hoffman EM, et al. Interictal scalp electroencephalography and intraoperative electrocorticography in magnetic resonance imaging-negative temporal lobe epilepsy surgery. JAMA Neurol. 2014; 71(6):702–709

[13] McKhann GM, II, Schoenfeld-McNeill J, Born DE, Haglund MM, Ojemann GA. Intraoperative hippocampal electrocorticography to predict the extent of hippocampal resection in temporal lobe epilepsy surgery. J Neurosurg. 2000; 93(1):44–52

[14] Wray CD, McDaniel SS, Saneto RP, Novotny EJ, Jr, Ojemann JG. Is postresective intraoperative electrocorticography predictive of seizure outcomes in children? J Neurosurg Pediatr. 2012; 9(5):546–551

[15] Cascino GD, Hulihan JF, Sharbrough FW, Kelly PJ. Parietal lobe lesional epilepsy: electroclinical correlation and operative outcome. Epilepsia. 1993; 34(3):522–527

[16] Leijten FS, Alpherts WC, Van Huffelen AC, Vermeulen J, Van Rijen PC. The effects on cognitive performance of tailored resection in surgery for nonlesional mesiotemporal lobe epilepsy. Epilepsia. 2005; 46(3):431–439

[17] Schwartz TH, Bazil CW, Walczak TS, Chan S, Pedley TA, Goodman RR. The predictive value of intraoperative electrocorticography in resections for limbic epilepsy associated with mesial temporal sclerosis. Neurosurgery. 1997; 40(2):302–309, discussion 309–311

[18] Lévesque MF, Nakasato N, Vinters HV, Babb TL. Surgical treatment of limbic epilepsy associated with extrahippocampal lesions: the problem of dual pathology. J Neurosurg. 1991; 75(3):364–370

[19] Ho SS, Kuzniecky RI, Gilliam F, Faught E, Morawetz R. Temporal lobe developmental malformations and epilepsy: dual pathology and bilateral hippocampal abnormalities. Neurology. 1998; 50(3):748–754

[20] Luther N, Rubens E, Sethi N, et al. The value of intraoperative electrocorticography in surgical decision making for temporal lobe epilepsy with normal MRI. Epilepsia. 2011; 52(5):941–948

[21] Quigg M. The reliability of intraoperative electrocorticography in magnetic resonance imaging-negative temporal lobe epilepsy: spikes mark the spot. JAMA Neurol. 2014; 71(6):681–682

[22] Krsek P, Maton B, Jayakar P, et al. Incomplete resection of focal cortical dysplasia is the main predictor of poor postsurgical outcome. Neurology. 2009; 72(3):217–223

[23] Palmini A, Gambardella A, Andermann F, et al. Intrinsic epileptogenicity of human dysplastic cortex as suggested by corticography and surgical results. Ann Neurol. 1995; 37(4):476–487

[24] Wang DD, Deans AE, Barkovich AJ, et al. Transmantle sign in focal cortical dysplasia: a unique radiological entity with excellent prognosis for seizure control. J Neurosurg. 2013; 118(2):337–344

[25] Chang EF, Wang DD, Barkovich AJ, et al. Predictors of seizure freedom after surgery for malformations of cortical development. Ann Neurol. 2011; 70(1):151–162

[26] Chang EF, Clark A, Smith JS, et al. Functional mapping-guided resection of low-grade gliomas in eloquent areas of the brain: improvement of long-term survival. Clinical article. J Neurosurg. 2011; 114(3):566–573

[27] Tran TA, Spencer SS, Javidan M, Pacia S, Marks D, Spencer DD. Significance of spikes recorded on intraoperative electrocorticography in patients with brain tumor and epilepsy. Epilepsia. 1997; 38(10):1132–1139

[28] Pilcher WH, Silbergeld DL, Berger MS, Ojemann GA. Intraoperative electrocorticography during tumor resection: impact on seizure outcome in patients with gangliogliomas. J Neurosurg. 1993; 78(6):891–902

[29] Berger MS, Ghatan S, Haglund MM, Dobbins J, Ojemann GA. Low-grade gliomas associated with intractable epilepsy: seizure outcome utilizing electrocorticography during tumor resection. J Neurosurg. 1993; 79(1):62–69

[30] Salanova V, Andermann F, Olivier A, Rasmussen T, Quesney LF. Occipital lobe epilepsy: electroclinical manifestations, electrocorticography, cortical stimulation and outcome in 42 patients treated between 1930 and 1991. Surgery of occipital lobe epilepsy. Brain. 1992; 115(Pt 6):1655–1680

[31] Téllez-Zenteno JF, Hernández Ronquillo L, Moien-Afshari F, Wiebe S. Surgical outcomes in lesional and non-lesional epilepsy: a systematic review and meta-analysis. Epilepsy Res. 2010; 89(2–3):310–318

[32] Wennberg R, Quesney LF, Lozano A, Olivier A, Rasmussen T. Role of electrocorticography at surgery for lesion-related frontal lobe epilepsy. Can J Neurol Sci. 1999; 26(1):33–39

Part B 睡眠
Asleep

第 18 章 全麻下运动功能区的定位
Asleep Motor Mapping

Deependra Mahato　Alison U. Ho　Javed Siddiqi　著

摘　要：

多年以来，神经外科医生一直致力于开发幕上开颅术，为邻近脑重要功能区病变（如脑胶质瘤）提供安全的、最大范围的切除。除神经外科手术技术的进步外，在过去十年内，术中电刺激定位术的创新引领了一个新的技术时代，它可以允许神经外科医生根据功能的边界来进行手术。在本章中我们将讨论术中脑功能区定位的细微差异，从术前计划开始到选择适当的方法以确定和保护运动皮层，使在全身麻醉下行开颅术时，安全、完整的切除已识别的病变。

关键词：

脑功能区定位，全麻下开颅术，运动皮层

作为一种近些年来才兴起的技术，除功能成像外，术中脑功能区定位技术已被广泛应用于需要接受唤醒或全身麻醉的开颅术的患者[1]。与在唤醒开颅术下行功能定位不同，全麻下的、用于脑重要功能区肿瘤切除的脑功能定位，需要更为细致的步骤。为减少载瘤负担、增加生存率，目前常使用术中躯体感觉诱发电位（SEEP）相位逆转和电刺激功能区定位引导下的全切术[2]。与此同时，因为在全麻下行最大范围的切除术时，缺乏与患者的互动和反馈，故我们应注意避免由此产生的术后神经性缺损反应。

一、运动通路

初级运动皮层位于大脑额叶的中央前回，其在运动方面的功能至关重要。该区域产生神经冲动，并沿着复杂的神经通路前进以产生神经兴奋，这些兴奋来源于称为 Brez 细胞的巨大锥体细胞，其作用是产生运动[3]。

这些信号沿着通路传播并越过中线，例如从大脑右半球传出的信号会控制左半躯体的运动活动。此外，大脑中的躯体特定区域的排列代表了躯体部位，即特定的区域控制特定的躯体部位。其他的皮层区域也会影响运动功能，如顶叶后部涉及与运动引导相关的视觉信息的解析，还有比如位于 MC 前外侧的前运动皮层，其涉及运动感觉的引导、躯体和近端肢体的控制。与前运动皮层相联系的结构有扣带回运动区（CMA）和辅助运动皮层区（SMA）[4]。SMA 位于前运动皮层的内侧和上侧，其功能是设计复杂运动和双手运动。锥体束纤维是由来自皮层的神经元组成。这些纤维投射至后连合核与丘脑下核（STN）的特定部位[4]。运动皮层投射至背外侧 STN、前运动皮层，CMA 投射至背内侧 STN。这些上运动神经元（UMN）从大脑皮层处传出信号，至中脑及延髓。运动皮层的 UMN 通过皮质脊髓束下行至内囊的后肢，经过大脑脚进入脑桥，然后到达延髓锥体，在那里大部分轴索越过中线交叉至对侧[3]。与此同时，它们有两种下行方式：一种是经皮质脊髓侧束下行控制四肢肌，另一种是经皮质脊髓前束下行支配躯干肌。皮质脊髓前束不会在延髓处交叉至对侧，而是会在同侧脑干处直接下行并进入脊髓，并在该水平处与下运动神经元（LMN）联络。皮质脊髓侧束则会与脊髓的腹内侧LMN联络。皮质延髓束遵循与上述通路相似路径下行，但当到达延髓时，不会交叉而是继续下行，在脑干水平与脑神经（CN），特别是非眼的中枢神经系统联络。皮质延髓束纤维也参与感觉信息的传递，其终止于脑干的感觉核团，如薄束核[3]。

二、适应证

神经生理的脑功能区定位能提供对皮层及皮层下功能的实时评估，以提高识别大脑基本区域的特异性。这对神经外科医生确定脑重要功能区肿瘤的正确的切除路径和保护其功能方面至关重要（图18-1）。为了确定脑重要功能区，例如初级运动皮层，初级躯体感觉皮层，如Broca和Wernick的语言区和视觉区，脑功能区定位不可或缺。在所有医疗技术中，只有运动功能区定位可在全麻下进行，其他形式的功能区定位都必须要求患者在术中清醒，以便于在手术期间提供反馈。

全麻下运动功能区定位手术适用于有（血管、肿瘤、致癫痫病灶）病变的患者和不能安全、有效进行唤醒开颅术的患者。同时也适用于有焦虑，发育迟缓，任何形式所致的沟通障碍等并发症的患者。全麻下行脑功能定位的禁忌证主要是那些会增加全麻风险的原发病。例如，肥胖、阻塞性睡眠呼吸暂停，以及任何原因所致的困难气道[5]。

三、术前成像

术前成像最重要的一点是能轻松识别被探究区域的解剖结构，从而保护包括初级运动皮层在内的

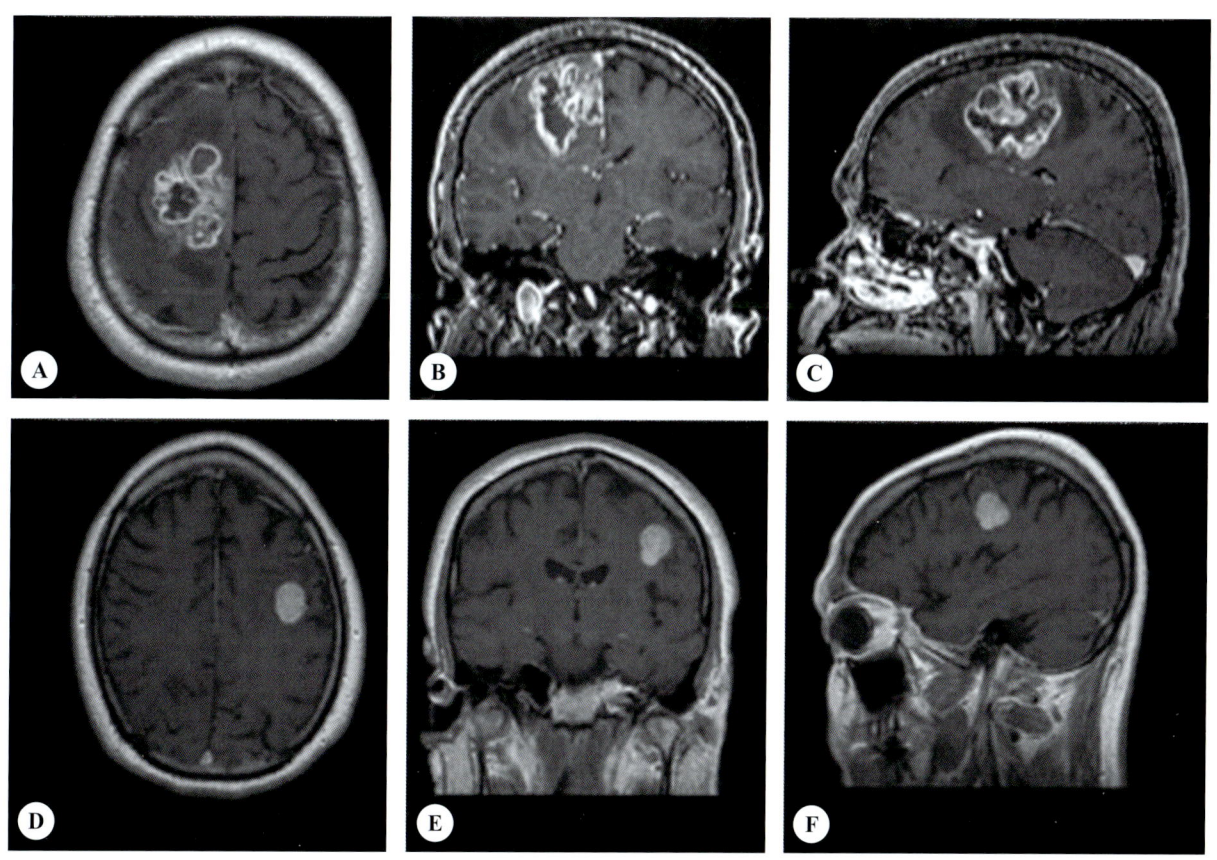

▲ 图 18-1　钆类造影剂下的横断位（A）冠状位（B）矢状位（C）的 T_1 加权像显示右侧额叶运动皮层对比度增强的病变，横断位（D）冠状位（E）矢状位（F）的 T_1 加权像显示左侧额叶前运动皮层对比度增强的病变

脑重要功能区。传统上，计算机断层扫描（CT）、CT血管造影（CTA）、磁共振成像（MRI）、MR血管造影（MRA）和导管血管造影等一系列对神经系统解剖的放射学检查，一直是制订神经外科术前计划的基础。以上放射检查对于术前拟定计划非常有用，且每一种检查都有其独特的优势，并有助于制订计划。CT平扫可以检查脑组织的整体，进行脑回成像，发现异常衰减和占位效应。它还为许多肿瘤受累，破坏性病变或肿瘤内出血提供了重要的颅脑穹窿视角。

1982年，Lee及其同事首次报道了术中CT扫描仪用于形态和功能立体定向手术，以及随后的使用MRI选择功能性病灶和肿瘤病例。可以使用已熟知的解剖标志逐步定位病变[6]。在CT平扫和T_1、T_2序列的加权MRI中，额上沟的后部止于中央前回，而在横断位中的Ω征的两侧与手的运动有关，双侧扣带回边缘支形成的括弧征的前方是中央沟（CS；图18-2）[7]。

CTA是一种可视性肿瘤供血血管及其周围脉管的非侵入性检查，它在术前计划与设计手术入路中扮演着重要角色。虽然CTA在脉管系统的识别中具有高度特异性，但金标准仍是脑血管造影。MRI能提供与CT相同的可视性优势，且没有辐射暴露或静脉造影剂使用的风险，因此对于那些有静脉造影剂和放射禁忌证的患者（包括但不限于，有显著的放射造影剂过敏、肾功能受损），使用MRI相对于造影

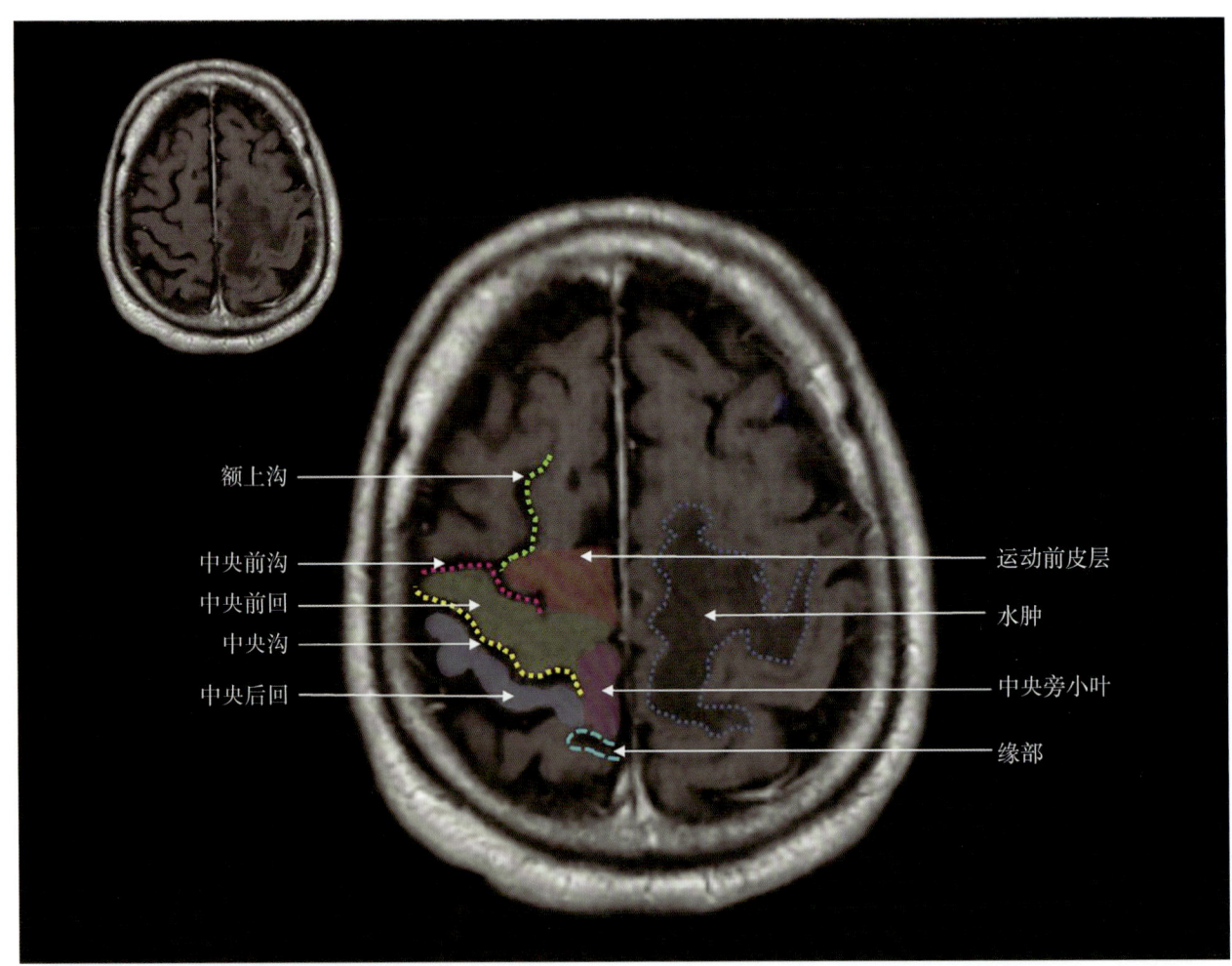

▲ 图 18-2　首先找到额上沟以确定运动皮层（绿色虚线），它通向中央前沟（紫色虚线）。在中央前沟之后是中央前回，又名运动皮层（绿色阴影区），它向后通向中央沟（黄色虚线），然后是中央后回，也就是感觉皮层（蓝色阴影区）。最后中央旁小叶（紫色阴影区）就位于扣带沟边缘支之前，这是一个短沟，是扣带沟向后上方的延伸，到达顶部但不横向延伸（蓝色虚线）。前运动皮层是在额叶初级运动皮层的正前方。在此图的右侧给出了病理性水肿（蓝色虚线）

剂过敏和肾功能受损来说更好，我们应尽可能减少钆类造影剂的使用，因为钆类造影剂会有导致肾衰竭从而引起肾源性系统性纤维化的风险，但钆类造影剂可以在使用非对比时间飞跃法和相位对比法的MRA时提供更多细节。

血氧水平依赖的功能性磁共振成像（BOLD fMRI）是用来定位处于活跃状态的感觉运动区或语言功能区[8]。通过执行所述任务，从而监测负责运动、感觉感知或语言产生的大脑区域的毛细血管和静脉中的脱氧血红蛋白（与氧合血红蛋白的顺磁性相比存在差异）[7]。这是可行的，因为虽然在被激活的脑组织中血红蛋白的氧摄取量增加，但活动时增加的含氧血流量与体积不成比例，与非活跃区相比，取样区的脱氧血红蛋白数量更少。然而，根据 Glover 的说法，BOLD fMRI 在额叶、眼眶、侧顶叶区会面临低时间分辨率、信号丢失和（或）空间失真等限制。这是由于空气与脑组织之间存在约 9ppm 的磁化率差异，导致腹侧、颞侧、前额叶皮层区缺失 BOLD 信号。此外，过度移动和任务执行不佳也会导致数据质量不佳。切换磁场时会使扫描仪出现巨大噪音，这可能会使进行听力和静息态网络研究时出现异常结果，尽管这可以通过某些技术来解决[9, 10]。fMRI 最令人惊讶的限制是对语言的偏侧优势的低敏感度（命名任务只有 22%，造动词任务只有 36%）[7]。

在其他成像技术中，包括弥散加权成像（DWI）和弥散张量成像（DTI）都是非侵入性的 MRI 序列，这些技术可用于术前可视化与术中锥体束导航，从而便于定位脑重要功能区[7]。必须要强调的是，在手术中使用神经导航和应用甘露醇、地塞米松时，会使脑组织的体积和移动位置产生变化，从而导致即时图像与术前图像间的差异[7]。因此在手术过程中使用神经导航时，必须要牢记这一现象。此外，还有一个必须要牢记的脑功能是脑的可塑性——在需要代偿病理性破坏的时候出现的解剖和功能方面的重组[11, 12]。因此，术前图像识别到的正常功能区解剖结构在功能区存在不断增大的病变时，术中可能与预期不同。DWI 和 DTI 序列只是单纯提供锥体束的术前预测，这随时可被替代，术中脑功能区定位可提供即时的功能区定位以确保切除术安全、有效。

四、麻醉的注意事项

在脑功能区定位时，行全身麻醉的首要目标是在保证患者术中安全的基础上，尽可能对功能定位的干扰最小化。不推荐使用挥发性麻醉药，因为它具有双重效应：一是可减少癫痫患者的棘波活动，二是大剂量用药时的致癫痫特性[5]。静脉内全麻药与短效肌松药如琥珀酰胆碱、苯磺酸阿曲库胺、罗库溴安的联用是麻醉诱导的首选[14]。但是，如果可能的话，建议尽量避免使用肌松药[14, 15]。需要注意的是，所有肌松药在应用于脑功能区定位之前，都需要进行四个成串刺激监测（TOF，TOF 刺激可以观察肌颤搐的收缩强度和各次肌颤搐之间是否依次出现衰减，观察衰减可以确定肌松药阻滞特性及评定肌松作用）以逆转和确定[13]。最常见的全麻方案包括异丙酚或右旋美托咪定与芬太尼、雷米芬太尼、舒芬太尼、阿芬太尼的联用[13-16]。

五、术中功能区定位

自 2002 年美国食品药品管理局批准后，术中脑功能区定位广泛应用于临床，并取得了良好的效果[17]。尤其是对于脑肿瘤患者，它有助于安全切除肿瘤，降低致残率，最终提高患者的生存率[15, 17, 18]。遗憾的是，由于不能产生足够的运动诱发电位（MEP）来提供可靠的记录，故无法应用于术前有明显残疾症状的患者[19, 20]。

SSEP 相位逆转与电刺激功能区定位通过直接皮层电刺激（DCS）以定位中央沟和 peri-Rolandic 回[14]。通过 SSEP 相位逆转的感觉运动定位，仅能识别 peri-Rolandi 病变中的正常中央沟（扭曲的正常中央沟）图像。经 4 个成串刺激监测肌松药的逆转与确定后，将具有 10mm 电极间距的条带或 4×5 的网格电极垂直放在皮层的假定中央沟上[14]。神经诊断设备将均分由对侧周围神经刺激所产生的皮层活动电位。当出现中央沟后部负峰与中央沟前部正峰的逆转时，中央沟的位置得以确定[15, 21]。这种相反极性的信号被称为相位逆转。由图 18-1 所示，巨大正峰和负峰之间存在延迟差异，因此有人将此称为伪相位逆转（图 18-3）。

为了收集准确的波形，可能需要多次定位条带，

大脑功能定位：适应证与技术
Brain Mapping: Indications and Techniques

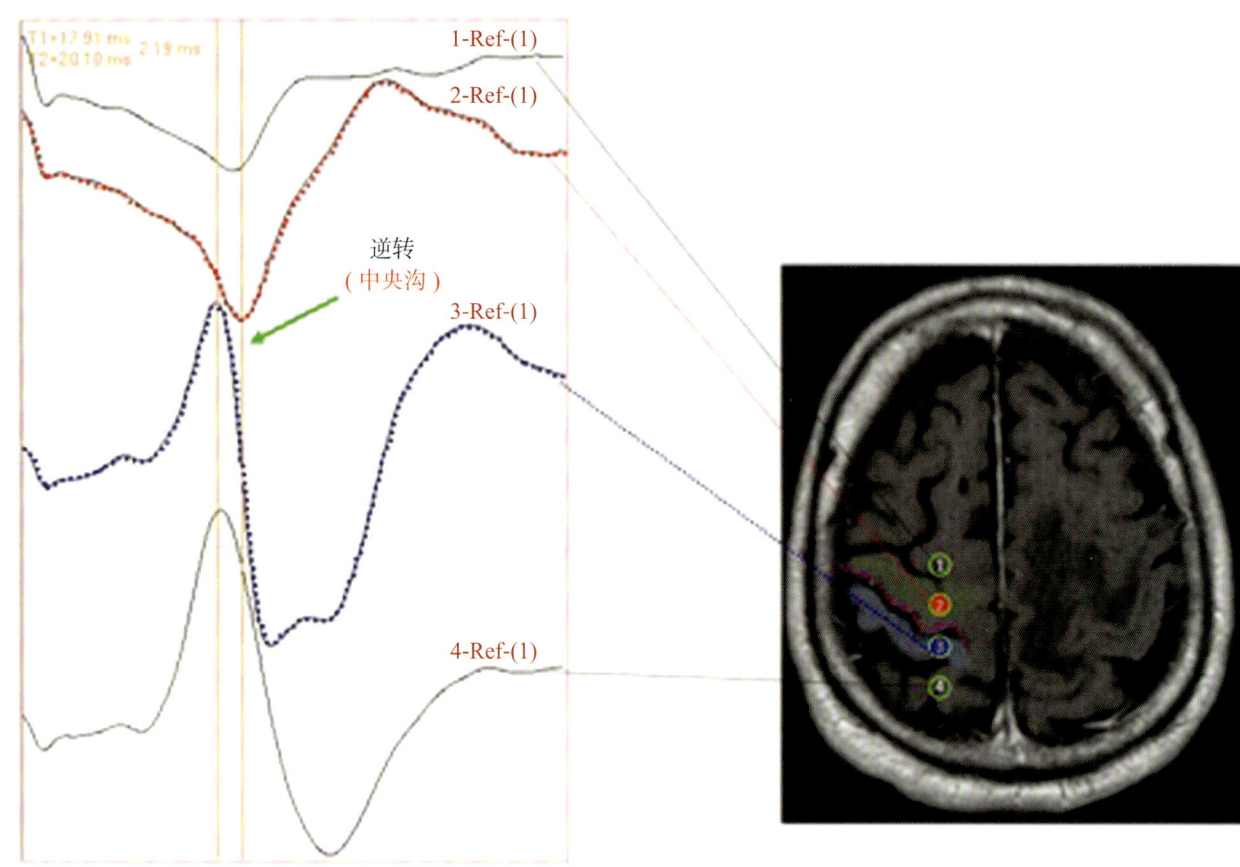

▲ 图 18-3　通过在大脑皮层的假定中央沟上垂直放置 10mm 间距的电极，以确定中央沟（紫色虚线）的位置。当出现中央沟后部（蓝色阴影）负峰（蓝色虚线）顶点与中央沟前部（绿色阴影）正峰（红色虚线）的逆转，中央沟的位置得以确定。中央沟在 2-Ref 与 3-Ref 之间

以便解释数据并减少无法获得的相位逆转记录。皮层 SSEP 基线提供了有价值的信息，如最大极性潜伏期的预测和刺激强度，以及参数的需要值。在浸润性或中枢周围的病变出现中央沟解剖改变时，相位逆转记录只用于确定此时的中央沟位置。然而，相位逆转 SSEP 只能提供在相邻暴露的大脑结构上的特定运动功能分布的有限信息。因此通过相位逆转 SSEP 确定中央沟后，直接皮层 MEP（dcMEP）可用于确定运动皮层。相位逆转的位置距离可在 10mm 或中央沟的一个沟距之间改变[20]。

dcMEP 或 DCS 可作为脑功能区定位的一个金标准。电流通过恒定的 250 个矩形脉冲，以 50.1HZ 的速率发送，持续时间为 1ms，或者通过使用恒定电流双向波 60HZ 的双极刺激器在 0.3ms 内以 3.17HZ 重复脉冲发送[15]（与 Ojemnn 电极间有 5mm 距离）或使用单极探针（1.6mm 电极单相电流高达 22mA）[13]。强度从 2mA 开始增加（最大 20[13] 到 30mA[14]）直到

观察到对侧拇指活动或 MEP 检测到来自正中神经探针或粘贴电极上的信号[14]。在进行更高水平的电刺激之前，必须确定初级运动皮层区受到的刺激强度最低，由此我们可以发现，病变皮层含的阈值水平更高。记录肌肉变化取决于暴露的区域，有两种方法可用于记录肌肉活动。每个肌肉上有 2 个探针，可以提供准确的记录并减少刺激伪迹；然而，这种方法可能会受到监测肌肉数量的限制。为了增强运动监测的敏感度和增大肌群的覆盖面，每个肌肉使用单电极更好。皮层下运动功能区定位可在肿瘤切除时进行。单电极低强度负极刺激可用于皮层下白质。与 MEP 信号联用可以达到安全、最大化切除肿瘤的目标。图 18-4 A 和 D 展示了运动功能区定位。基于刺激部位和刺激强度我们可以看到一个肌肉或一个肌群的收缩。

可通过两种方式使用的 DCS：负向功能区定位与正向功能区定位。在正向功能区定位中当产生肌

第 18 章 全麻下运动功能区的定位
Asleep Motor Mapping

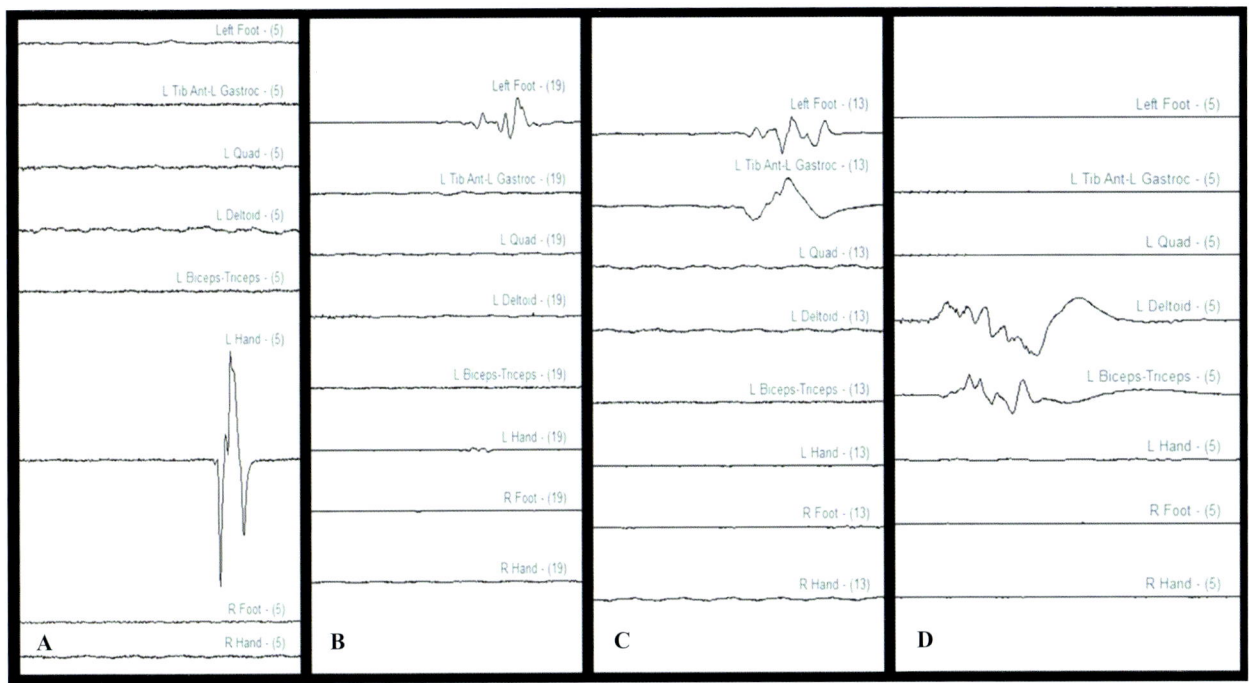

▲ 图 18-4 在单肌群中，直接皮层电刺激可以引出运动反应。（A）左手（B）左脚或多肌群（C）左脚与左腓肠肌（D）左侧三角肌、肱二头肌与肱三头肌

肉动作电位或对侧目标肌（脸、上肢、下肢）产生运动时，运动皮层得以确定。这样，外科医生就能避开这些区域，找到一条不带功能区的路径以最大程度切除肿瘤[21]。

负向功能区定位中没有确定的功能区，切除术需要进行至肌肉的动作电位产生为止。在全麻下开颅术中，定位的假阴性会导致严重的、相反的结果，由于不能被检测到如语言区（Broca 区和 Wernick 区）、初级视觉区、角回、用于记忆的内侧颞区等其他功能区[2, 22]。经研究报道，有持续性障碍（如语言、视觉、运动）的患者，在切除病灶前没有检测到阳性的区域，且在这些病例中阳性对照组的阳性皮层没有在术中暴露[2, 22]。因此，建议取得更宽的骨瓣，以得到全身性阳性定位[21]。特别是低级别胶质瘤，联合正向功能区定位与负向功能区定位可更好地确定肿瘤切除术的皮层界限。

术中常见的、重要的脑功能区定位并发症是DCS 术中的癫痫发作。然而研究表明，此并发症为低风险（4%）[13]。应用冷 Ringer 平衡盐溶液[13, 15, 23] 和静脉镇静药如苯二氮䓬类药物[12, 15]，可在 5～10s 快速终止癫痫发作。Raabe 及其同事发现约 33% 的

患者会出现术后短暂的运动障碍这一并发症[13]。此障碍大部分是暂时性的，但约 3% 的患者在 3 个月后还存在运动障碍，这是由血管损伤而非不精确的定位皮质脊髓束所致[13]。

六、病例展示

一位 65 岁男性，右利手，既往有睡眠呼吸暂停病史，主诉右臂无力 2 周（视频 18-1）。CT 平扫显示额顶区有微小高密度灶，周围伴低密度影。随后，非对比 MRI 显示，左额皮层下增强病变，伴有周围轻度血管性水肿（图 18-5）。由于他长期有睡眠呼吸暂停史，脖子短而粗，因此他无法进行唤醒开颅术。所以他接受了全麻状态下的运动功能区定位和左侧开颅术，通过 SSEP（图 18-6）相位逆转和 DCS 确定了其运动皮层的位置。对于这位患者来说，DCS 从 5mA 开始，增加至 7mA 时，肌电图（EMG）上出现了反应。根据肌电图和对患者肌肉活动的观察，使用 DCS 识别控制右侧手、前臂、脸的脑区（图18-7）。负向功能定位被用于确定手术病变切除中的沉默区域。在切除期间存在提示癫痫发作的电活动，因此该区域使用冷 Ringer 溶液所浸没，且给予了苯

大脑功能定位：适应证与技术
Brain Mapping: Indications and Techniques

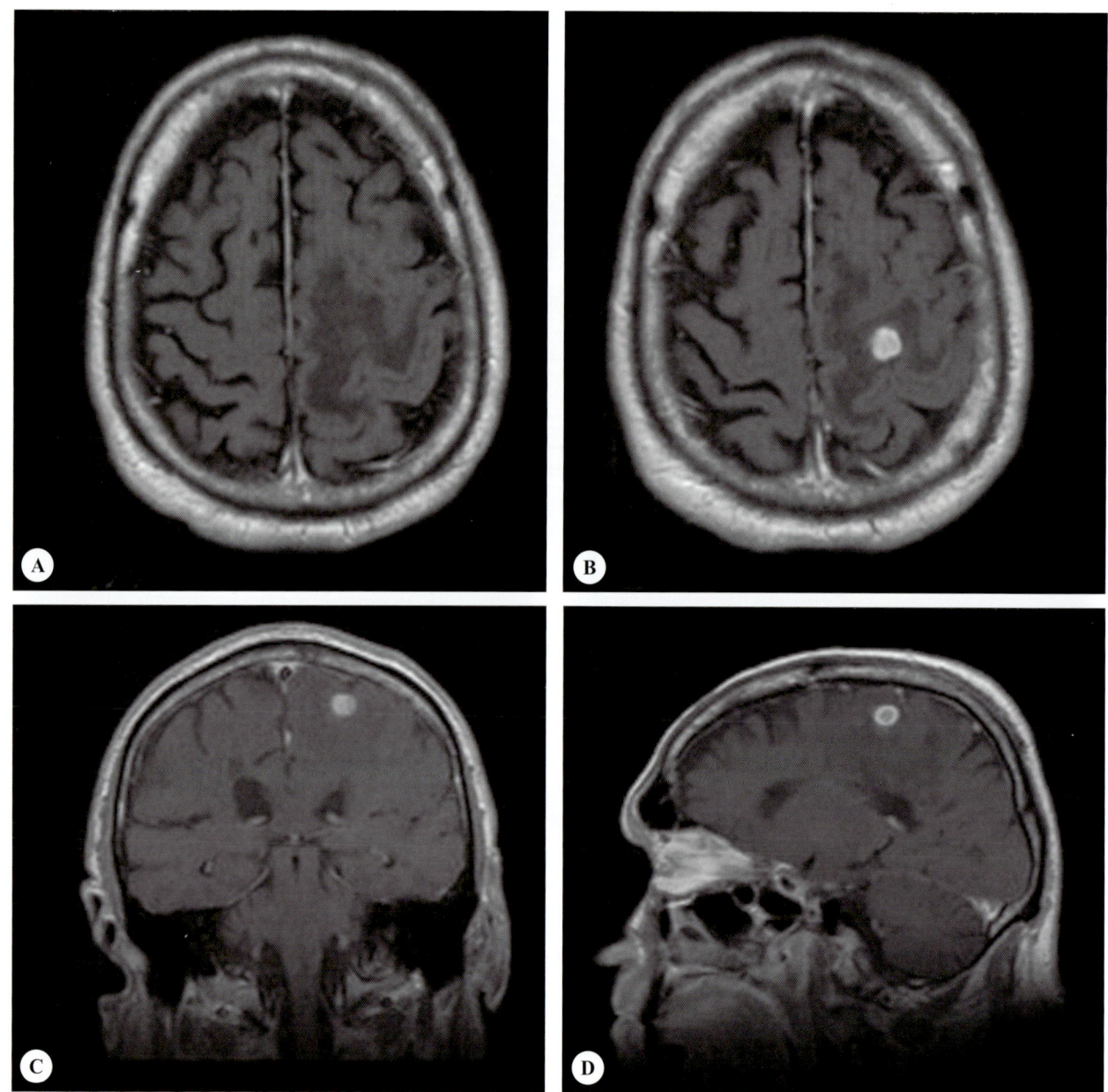

▲ 图 18-5　A. 无对照的横断面 T_1 加权成像；B. 钆类造影剂下的横断面 T_1 成像；冠状位（C）和矢状位（D）T_1 加权像显示，在初级运动皮层和外周皮层下组织的交界处，左额叶对比增强的左侧额叶病变

二氮䓬类药物直到癫痫放电停止。继续切除直至全切。术后 MRI 证实了这一点。

七、结论

目前全麻下行开颅脑功能区定位仅限于运动功能区定位。在进行手术切除时，建议选择穿过非功能区的最短路径，且需要避免损伤到重要皮层的引流动、静脉[20]。从术前功能成像，到选择全麻药，再到术中脑功能区定位，这样一个精心制订的计划，对于减少手术死亡率与术后后遗症来说十分必要[24]。尽管有记录显示，在术中脑功能区定位引导的功能区肿瘤切除术后立即出现神经功能障碍，但大多数患者在 3～6 个月都能恢复至基线功能[13, 25]。研究表明，在不能安全切除病灶的情况下，使用术中脑功能区定位使脑部肿块全切成为了可能，包括那些浸润良好的脑肿瘤，如低级别胶质瘤。脑功能定位不仅使切除术成为可能，而且能提高患者的生存率。

第 18 章　全麻下运动功能区的定位
Asleep Motor Mapping

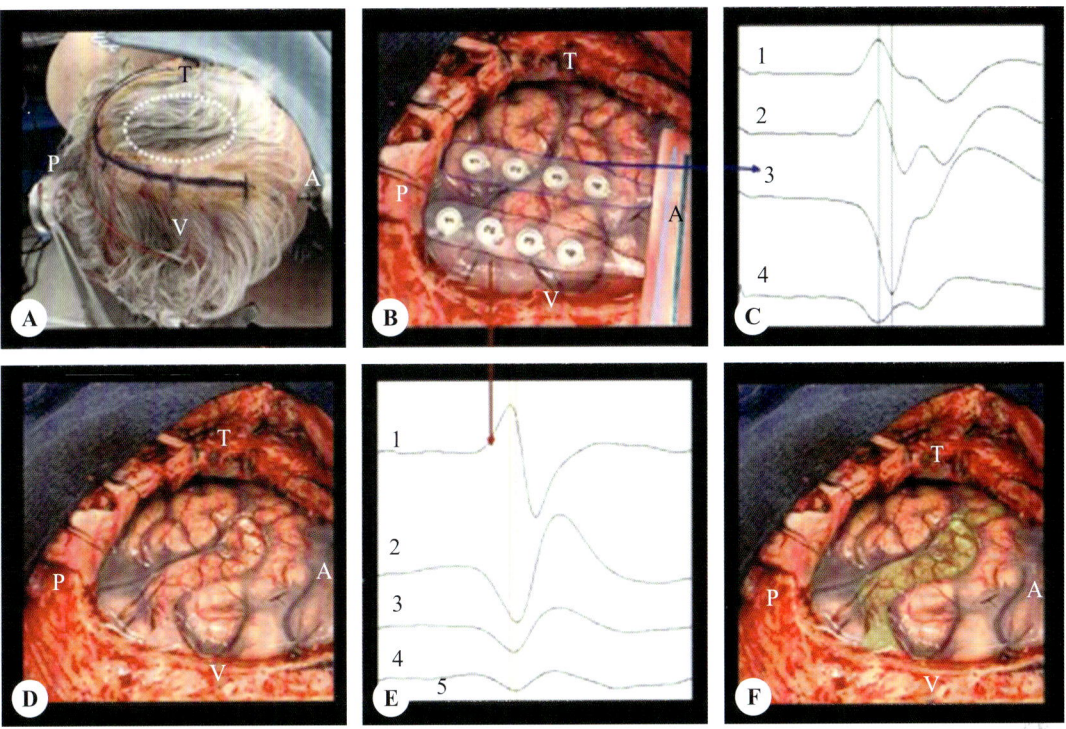

▲ 图 18-6　A. 患者左侧朝上，头部固定在 3 针 Mayfield 支架中，黑线为反向问号的预计切口，白色虚线为计划骨瓣切除区；B. 将用于 SSEP 相位逆转测试的 2 条间距为 10mm 的皮层条带放置于预测中央沟所在位置的区域上；最靠近颞区（T）的条带显示（C）相位逆转主要在线 2 和线 3 之间，然而最靠近颅顶（V）显示（E）相位逆转在线 1 和线 2 之间，（D）中央沟前方的脑回被确定为初级皮层

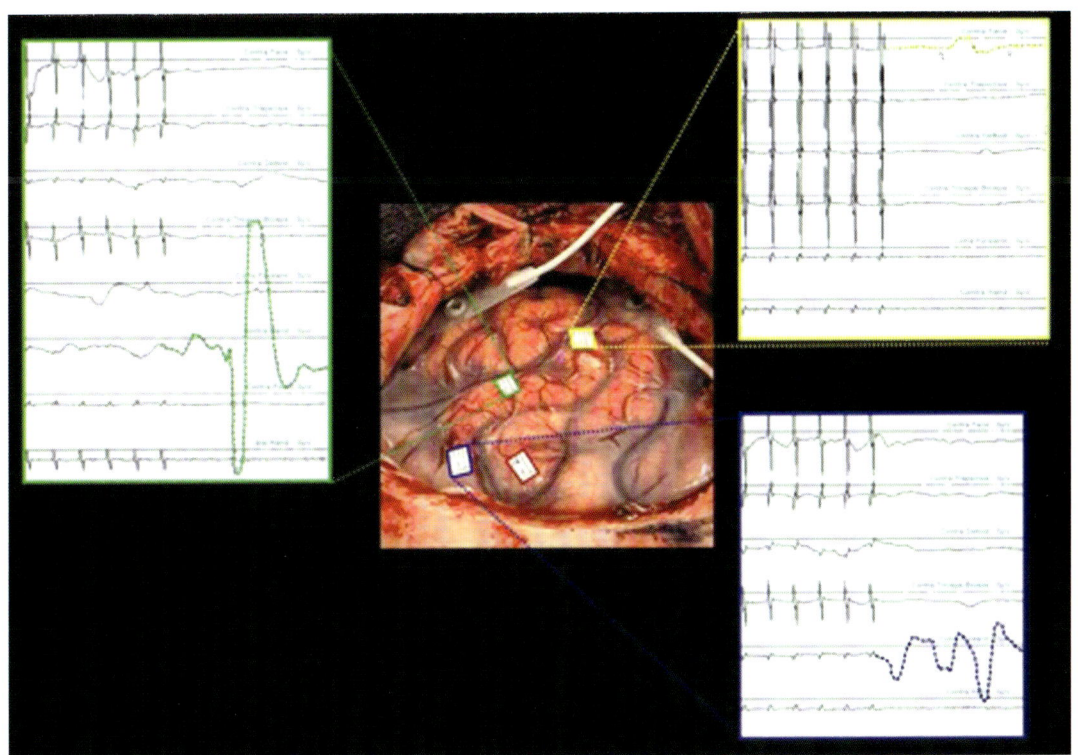

▲ 图 18-7　使用 7mA 电刺激的直接皮层映射在 # 1（蓝线）、手 # 2（绿线）和面部 # 3（黄线）的前臂肌电图中引起响应。基于导航，肿瘤位于 # 4（红色方块）

155

参考文献

[1] Zakaria J, Prabhu VC. Cortical mapping in the resection of malignant cerebral gliomas. In: De Vleeschouwer S, ed. Glioblastoma. Codon Publications; 2017

[2] Quiñones-Hinojosa, AM. Schmidek & Sweet Operative Neurosurgical Techniques: Indications, Methods, and Results. 1st ed. Elsevier Saunders

[3] Lemaster M. Antomy and Physiology. Oregon State University; 2018

[4] Winn, RH. Youmanns Neurological Surgery. 6th ed. Elsevier Saunders; 2011:721–729

[5] Piccioni F, Fanzio M. Management of anesthesia in awake craniotomy. Minerva Anestesiol. 2008; 74(7–8):393–408

[6] Lee JY, Lunsford LD, Subach BR, Jho HD, Bissonette DJ, Kondziolka D. Brain surgery with image guidance: current recommendations based on a 20–year assessment. Stereotact Funct Neurosurg. 2000; 75(1):35–48

[7] Waldau B, Haglund MM. Motor, Sensory, and Language Mapping and Monitoring for Cortical Resections | Clinical Gate. Available at: https://clinicalgate.com/motor-sensory-and-language-mapping-and-monitoring-for-corticalresections/#bib58. Accessed: 21st July 2018

[8] Blumenfeld, H. Introduction to clinical neuroradiology. In: Bluemenfeld H, ed. Neuroanatomy Through Clinical Cases. Sutherland: Sinauer Associates; 2010, 85–123

[9] Glover GH. Overview of functional magnetic resonance imaging. Neurosurg Clin N Am. 2011; 22(2):133–139, vii

[10] Janecek JK, Swanson SJ, Sabsevitz DS, et al. Language lateralization by fMRI and Wada testing in 229 patients with epilepsy: rates and predictors of discordance. Epilepsia. 2013; 54(2):314–322

[11] Duffau H. Brain plasticity and tumors. Adv Tech Stand Neurosurg. 2008; 33:3–33

[12] Duffau H. Brain plasticity: from pathophysiological mechanisms to therapeutic applications. J Clin Neurosci. 2006; 13(9):885–897

[13] Raabe A, Beck J, Schucht P, Seidel K. Continuous dynamic mapping of the corticospinal tract during surgery of motor eloquent brain tumors: evaluation of a new method. J Neurosurg. 2014; 120(5):1015–1024

[14] Romstöck J, Fahlbusch R, Ganslandt O, Nimsky C, Strauss C. Localisation of the sensorimotor cortex during surgery for brain tumours: feasibility and waveform patterns of somatosensory evoked potentials. J Neurol Neurosurg Psychiatry. 2002; 72(2):221–229

[15] Sarmento SA, de Andrade EM, Tedeschi H. Strategies for resection of lesions in the motor area: preliminary results in 42 surgical patients. Arq Neuropsiquiatr. 2006; 64(4):963–970

[16] Tharin S, Golby A. Functional brain mapping and its applications to neurosurgery. Neurosurgery. 2007; 60(4) Suppl 2:185–201, discussion 201–202

[17] Stecker MM. A review of intraoperative monitoring for spinal surgery. Surg Neurol Int. 2012; 3 Suppl 3:S174–S187

[18] McGirt MJ, Chaichana KL, Gathinji M, et al. Independent association of extent of resection with survival in patients with malignant brain astrocytoma. J Neurosurg. 2009; 110(1):156–162

[19] Winn HR. Youmans Neurological Surgery. 1st ed. Elsevier Saunders; 2011:743–753

[20] Kim S-M, Kim SH, Seo D-W, Lee K-W. Intraoperative neurophysiologic monitoring: basic principles and recent update. J Korean Med Sci. 2013; 28(9):1261–1269

[21] Simon MV. Intraoperative neurophysiologic sensorimotor mapping and monitoring in supratentorial surgery. J Clin Neurophysiol. 2013; 30(6):571–590

[22] Sanai N, Mirzadeh Z, Berger MS. Functional outcome after language mapping for glioma resection. N Engl J Med. 2008; 358(1):18–27

[23] Sartorius CJ, Berger MS. Rapid termination of intraoperative stimulationevoked seizures with application of cold Ringer's lactate to the cortex. Technical note. J Neurosurg. 1998; 88(2):349–351

[24] Berger MS, Ojemann GA. Intraoperative brain mapping techniques in neurooncology. Stereotact Funct Neurosurg. 1992; 58(1–4):153–161

[25] Duffau H, Capelle L, Denvil D, et al. Usefulness of intraoperative electrical subcortical mapping during surgery for low-grade gliomas located within eloquent brain regions: functional results in a consecutive series of 103 patients. J Neurosurg. 2003; 98(4):764–778

第 19 章 脑干和脊髓的定位
Brainstem and Spinal Cord Mapping

Mohammad Hassan A. Noureldine　Nir Shimony　Rechdi Ahdab　George I. Jallo　著

摘　要：

在过去数十年中，术中神经监测和定位技术（IONMM）不断发展，已经极大解除了脑干与髓内脊髓（IMSC）病变的切除限制。监测形式（如脑干听觉诱发电位、躯体感觉诱发电位、运动诱发电位、D 波记录、自发肌电图）提供了即时的、对神经组织功能完整性的检测，并且使用手持探针和改良手术器械的定位技术可以对神经结构进行准确的定位，为脑干和 IMSC 病变的大范围手术切除、神经系统功能无损伤及患者无损伤预后打下基础。在检测即将发生的神经损伤方面，比起单独使用，上述的多种方法联用会使其敏感性和特异性显著增加。确保 IONMM 成功的唯一重要因素是多学科合作。以团队为基础，外科医生、神经生理学家和麻醉师间的开放式交流可以确定和控制 IONMM 信号改变的可能因素和避免神经的不可逆损伤。

关键词：

监测，定位，脑干，脊髓，躯体感觉诱发电位，运动诱发电位，D 波

概述

即使神经外科经过几十年的发展，在详细的神经解剖学描述和精细的显微外科技术下，对于脑干和髓内脊髓病变的手术仍是一个极具挑战性的干预措施。与其他解剖部位相比，颅脑部位的全切术（GTR）常是不可能的，且与其他解剖部位相比，颅脑部位的术后并发症率往往较高。保守治疗的存在常常打消外科医生切除肿瘤的想法，因此，医生多选择切除活组织检查。尽管许多病例都不能单独用外科切除来治愈，但由于其他干预措施（化疗、放疗等）经长期随访未能显示出其显著的益处，因此以最小的肿瘤残余负荷，实现最大程度的安全切除仍然是最好的方式。这可以理解为，过去 30 年来，术中神经监测和定位（IONMM）技术的发展，鼓励外科医生更积极，但更安全地切除脑干和 IMSC 病变，从而使患者预后更好。本章的目的是简要概述，在手术期间用于切除脑干和 IMSC 病变的 IONMM 方式，并强调神经生理学家，外科医生和麻醉师之间有效沟通的作用和意义，从而允许安全的切除这些具有挑战性的病变。

手术导致的神经损伤的病理生理学

神经损伤可以被大致归为脱髓鞘病变和轴突病变（图 19-1）。就脱髓鞘损伤而言，轴突保持完整，通常在几周内就可迅速恢复。但轴突的再生很慢且通常再生不完整，因此轴突损伤预后较差。在此机制的基础上，早期压迫最初会损伤髓鞘；如果在此阶段采取纠正措施，完全恢复是可能的。在受到更多、更剧烈的压迫下，轴突最终会损伤，且会导致永久性的神经性障碍。这在根本上与缺血性损伤是不同的，因为它首先影响轴突，如果不及时采

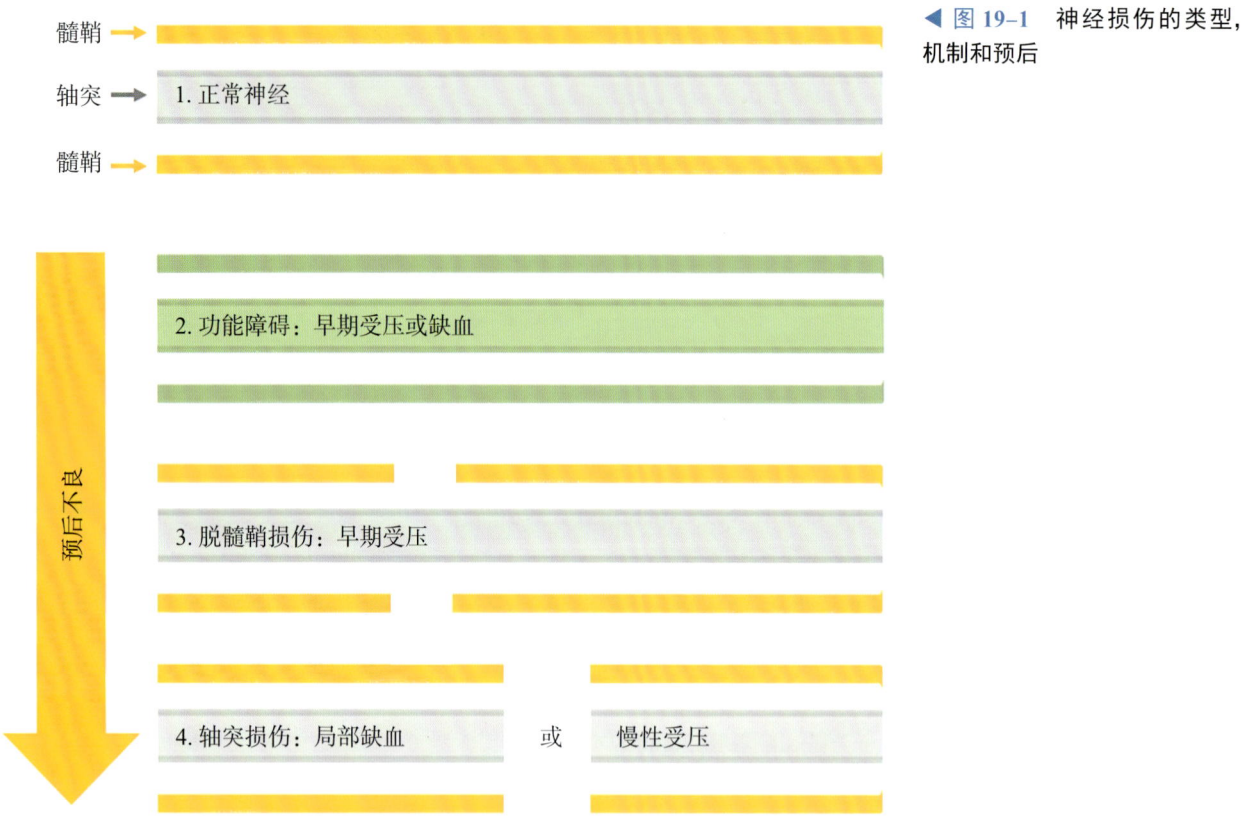

▲图 19-1 神经损伤的类型、机制和预后

取纠正措施，就会导致永久性损伤。在缺血和压迫的超早期，轴突和髓鞘在结构上是完整的，只是没有正常的功能。如果能立即消除潜在的损害，预计在数秒到几分钟之间可迅速恢复其功能（图 19-2）。IONMM 的目标就是检测超早期的损伤。

一、中神经成像和定位法

总的来说，神经生理学技术主要分为两类：监测和定位，其被用于评估脑干和脊髓的功能完整性。监测法提供关于脑干和脊髓不同部分功能状态的持续、即时的数据，然而定位技术在外科领域和防止医源性神经损伤方面，基于手持探针以确定解剖结构的技术。近些年来，多种手术器具如吸引器和双极电刀被改良以适用于持续、即时的定位术中[1,2]。

（一）监测技术

1. 脑干听觉诱发电位

脑干听觉诱发电位（BAEP）通过监测听觉脑干中的多个轴突通路所产生的一系列固定波形，测试从听觉神经到下丘的这一听觉通路的完整性。这些波形由听觉刺激诱发，且在正常受试者中，10ms 内发生[3]。解释 BAEP 通常涉及测量 3 个最突出的顶点正峰 I、III 和 V 的绝对潜伏期和相对波间潜伏期。基于目前所了解到的 BAEP 的产生器和 BAEP 改变的方式，可以粗略推知机能障碍的位置。

耳蜗/远端听神经、耳蜗核/斜方体和下丘产生波 I、III 和 V。因此，波 V 的选择性丢失提示脑干损伤。另一方面，由于内耳动脉损伤，使耳蜗和远端听神经缺血，可见所有的波 III 突然消失。

刺激是通过患者耳内插入的耳塞所传递的、高度重复的、高于人耳听力阈值的 70~60db 的声音[4]。记录电极放置在患者同侧耳垂（或乳突）上，并参考放置在头顶上的电极 [Cz 根据国际 10-20 脑电图系统（EEG）电极放置][3]。经过数百项独立试验平均后，可获得高质量的记录。有关此技术和结果解释的更多详细信息，请参阅美国临床神经生理学（ACNS）指南：指南 9C[3] 和 Petrova 等[4]。

术中 BAEP 的指征包括脑神经（CN）Ⅷ或从听觉通路到下丘的病变手术切除[5,6]，微血管减压术治疗三叉神经痛/舌咽神经痛和面肌痉挛[7,8]，其他涉

第 19 章　脑干和脊髓的定位
Brainstem and Spinal Cord Mapping

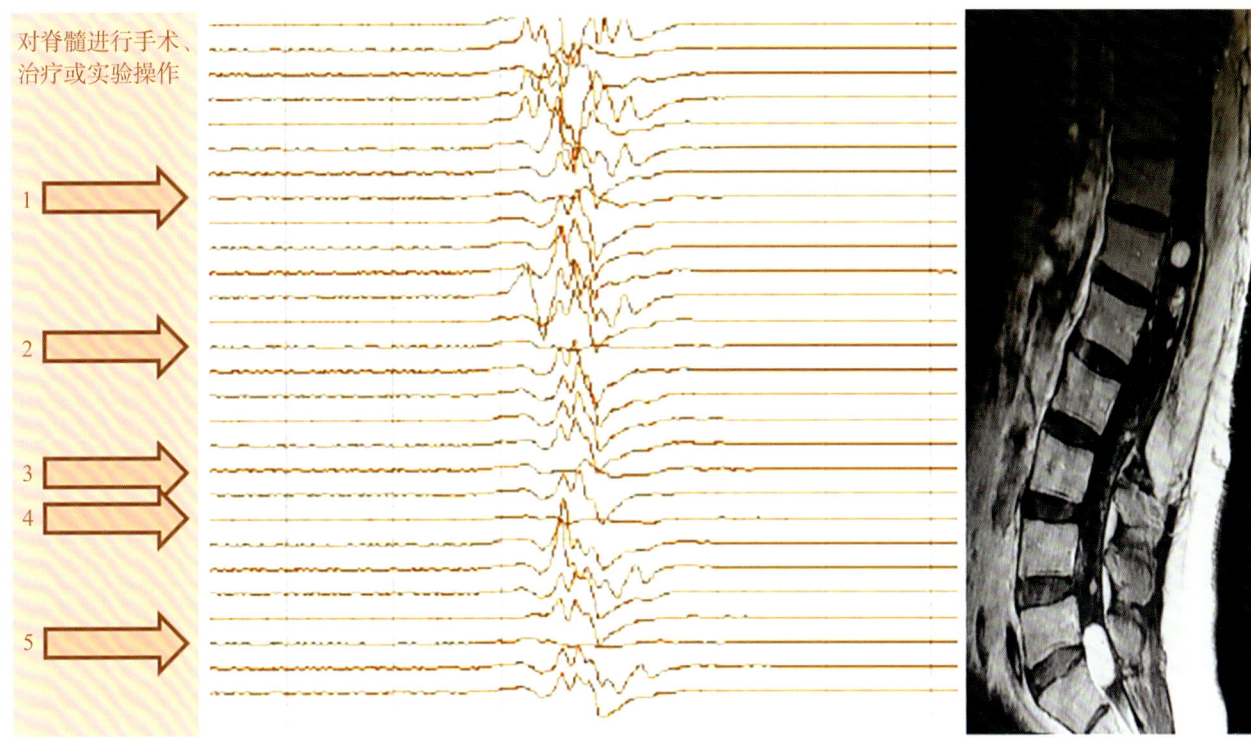

▲ 图 19-2　患有 Von Hippel-Lindau 病的 35 岁男性的脊柱血管母细胞瘤切除术中的下肢运动诱发电位。当牵引肿瘤以试图将其从周围组织分离时，首先观察到的是，幅度骤然损失超过 90%（箭 1）。对周围组织的压力解除的几秒钟后，波形迅速恢复，表明出现了短暂的功能性神经损伤。随后，每次尝试对肿瘤操作时，都伴随着类似的振幅下降（箭 2～5）

及使用小脑牵开器的小脑桥脑角手术时，这可能会对听觉神经施加过度牵拉，从而出现神经缺血的风险[9]，以及手术切除位于脑桥髓质交界处和下丘脑之间的脑干病变（肿瘤、动静脉畸形等）[10]。一些学者还在其他与脑干损伤风险相关的手术中，使用了 BAEP（如小脑扁桃体下疝畸形的减压术[11]）。

对听觉通路损害来说，BAEP 是敏感的指示剂，且在手术结束后缺少波 V，常提示听力的丧失。另一方面来说，对波 V 更细微变化的预测价值，仍然难以确立，迄今为止还没有普遍认可的预警标准。在听神经瘤手术中尤其如此，无论在波 V 中观察到的变化程度如何，听力损失都可能容易发生[12, 13]。但是，人们普遍认为，波 V 的潜伏期振幅下降 50% 和（或）在 0.5～1ms 内增加，可预测神经损伤[14, 15]。然而，在某些类型的手术中，这些标准可能过于保守，例如微血管减压，当波 V 完全和永久丢失时，听力损失的概率最高。因此，预警标准的定义应考虑手术类型，特别是听神经瘤手术还是附近的其他病变手术。同样要注意的是，BAEP 是听觉通路所特有的，故不会检测到附近其他结构的损伤。

2. 躯体感觉诱发电位

躯体感觉诱发电位（SSEP）用于评估快速传导的、大感觉纤维通路的完整性，而无法检测到传递痛、温觉的慢传导小纤维通路的损伤[16]。SSEP 通过使用自粘电极表面传递的短暂电流，刺激腕部正中神经（上肢 SSEP）或内踝后胫神经（下肢 SSEP）。这诱发了一个感觉电位，该电位通过同侧脊柱上行到丘脑核，在颈髓交界处附近交叉，通过对侧的内侧丘系上行至丘脑，最后投射到对侧顶叶感觉皮层。放置在特定位置的记录电极，在三个不同的水平上记录这种电活动：周围神经水平、脊柱水平和皮层水平，其中后者的反应与 IONMM 最相关。通常需要平均 500～1500 个响应才能获得高质量的记录。因此，更新 SSEP 数据可能需要几分钟时间，这是该技术的主要缺点之一。这可能会显著延迟神经损伤的检测，并增加永久性损伤的风险[17]。此外，SSEP 对电流干扰十分敏感。手术室中丰富的电子设备会显著影响其波的质量，并进一步延长记录时间

（图 19-3）。有关此技术和结果解释的更多详细信息，请参阅 ACNS 指南：指南 9D[18]。

与手术开始时获得的基线值相比，潜伏期延迟 10% 和（或）皮层反应幅度降低 50% 被认为是 SSEP 信号的关键变化[19]。

3. 三叉神经 SSEP

自 1970 年以来，三叉神经刺激和长潜伏期 SSEP 的有效记录，已被应用于患有不同神经系统疾病的清醒患者[20]。与清醒患者相比，全麻下行三叉神经 SSEP 的患者的反应通常没有清醒患者成功[21]。最近的一项研究能够优化神经生理和麻醉条件，并记录稳定的、可靠的三叉神经 SSEP 的术中反应[22]。三叉神经 SSEP 在脑干手术的临床应用目前尚未明确，且需要更多的研究来评估与其他 IONMM 相比这项技术的意义。

4. 经颅运动诱发电位

经颅运动诱发电位（TcMEP）被用于监测皮质脊髓束（CST）的完整性。经颅激活的运动皮层产生的运动电位，随运动通路下行至相应的肌肉。因此，普通 TcMEP 依赖皮质脊髓束、下运动神经元、神经肌肉接头的完整性。当大脑皮层暴露（例如，在脑肿瘤手术）的时候，可以使用硬膜外 / 硬膜下电极或手持探针 MEP 刺激运动皮层，以引出 MEP。

使用头皮电极（针型、螺旋型或常规脑电图电极）将电脉冲序列传递到运动皮层，这些电极位于 10-10 EEG 系统的 C_1/C_2 或 C_3/C_4 头皮位置[23]。背侧 C_1/C_2 的组合是引出下肢反应的最佳组合，而 C_3/C_4 组合常用于上肢。通常，C_3/C_4 组合会引起更多的电流穿透，因此更有效，然而这也导致了患者运动更为频繁。它还有一个缺点，那就是激活下颌肌肉，因此患者可能出现咬伤[24]。使用探针、表面电极插入靶肌肉记录电位，建议选择手内部肌肉、拇展肌、胫骨前肌或外伸肌等皮质脊髓束分布多的肌肉。虽然 CST 的手术损伤只会影响手术水平以下的 MEP，但建议也监测手术水平以上的 MEP。后者将作为一种控制条件，以区分手术引起的损伤和其他因素（图 19-4）[25]。MEP 对麻醉药和各种其他全身因素非常敏感，如全身性低血压、贫血、低氧血症和体温过低。当涉及上肢时，此记录为臂丛神经和周围神经提供监测和保护（图 19-5）。有关此技术和结果解释的更多详细信息，请参阅 Legatt 等的论文[25]。

MEP 是多相波形，手的延迟约为 20ms，脚的延迟约为 45ms（图 19-6）[26]。MEP 经常在形态和振幅方面表现出显著的实验间变异性。因此，判断 MEP 振幅变化与变异性或手术损伤是否有关，并不简单，

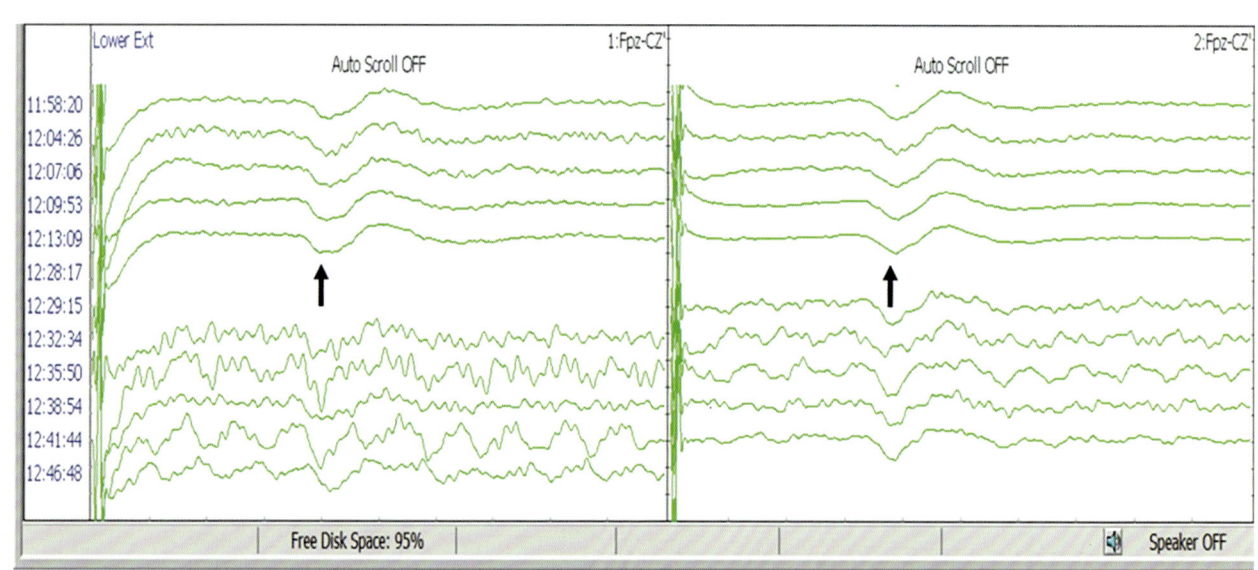

▲ 图 19-3　髓内脊髓（IMSC）肿瘤切除术期间下肢躯体感觉诱发电位（SSEP）监测

在打开显微镜之前，在两侧（箭）记录了高质量的波形（上四个波形）。下五个波形说明了电子设备对 SSEP 记录质量的不利影响

这就解释了为什么没有普遍接受的预警标准。一些方案采用"全或无"原则[26]，而另一些方案则认为振幅下降 50%~80% 是重要的[27]。虽然，在整个手术过程中 MEP 完全稳定的病例里，振幅下降 50% 可能更显著，但当在基线记录时，高度可变的 MEP 可能是纯生理性的（图 19-7）。总之，MEP 基于潜伏期的标准，作为独立标准并不可靠[28]。与 SSEP 相比，TcMEP 因为不需要平均而具有瞬时的优点。因此，可以快速更新数据，检测损伤。然而，TcMEP 有一个缺点，那就是患者会在术中移动，在某些手术环境中可能发生危险。其他问题包括对 MEP 局部麻醉需要避免使用肌肉松弛药，这些都可能给外科

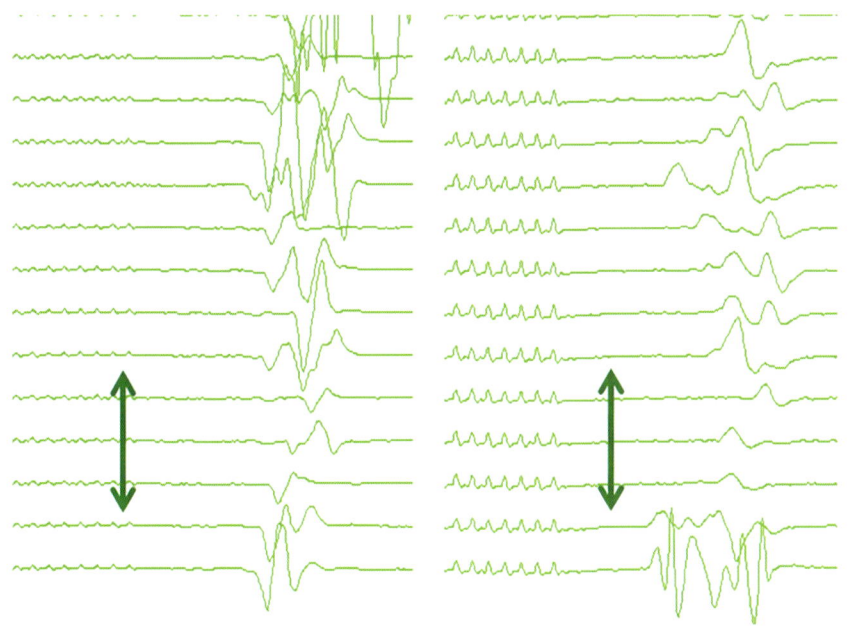

◀ 图 19-4 脑干轴内肿瘤切除术时下肢运动诱发电位监测

在打开硬脑膜之前观察到振幅下降（箭）。这个下降可能代表皮质脊髓束损伤的这种说法，是有失公允的。在这种特殊情况下，这些恶化的反应不是由于手术损伤，而是由于一个复杂因素——外科医生要求在开始暴露期间进行短暂的肌肉放松。观察到上肢的类似振幅下降（未显示），这进一步证实了混杂因素的作用，而不是手术损伤

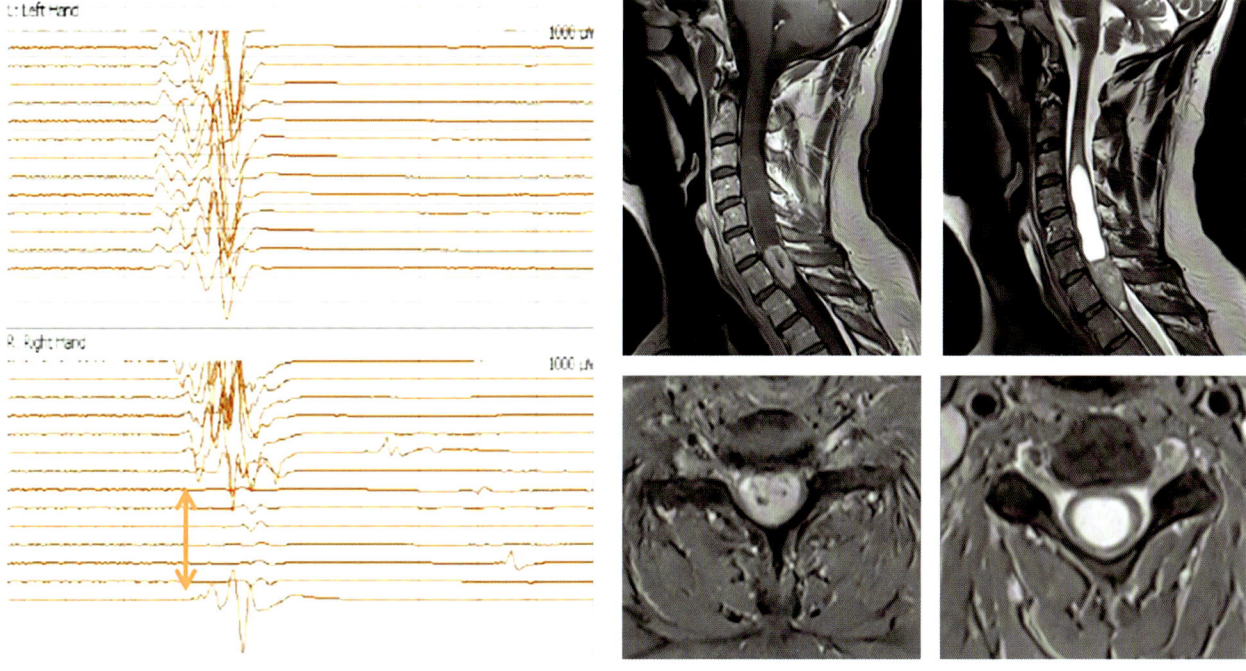

▲ 图 19-5 胸椎（T_9~T_{12}）脊柱室管膜瘤切除术中的运动诱发电位监测

右拇短展肌（箭）发生选择性振幅下降，而其他下肢和上肢肌肉的反应不变（未显示）。怀疑正中神经损伤。取下血压袖带并重新定位右上肢几分钟后，反应恢复正常

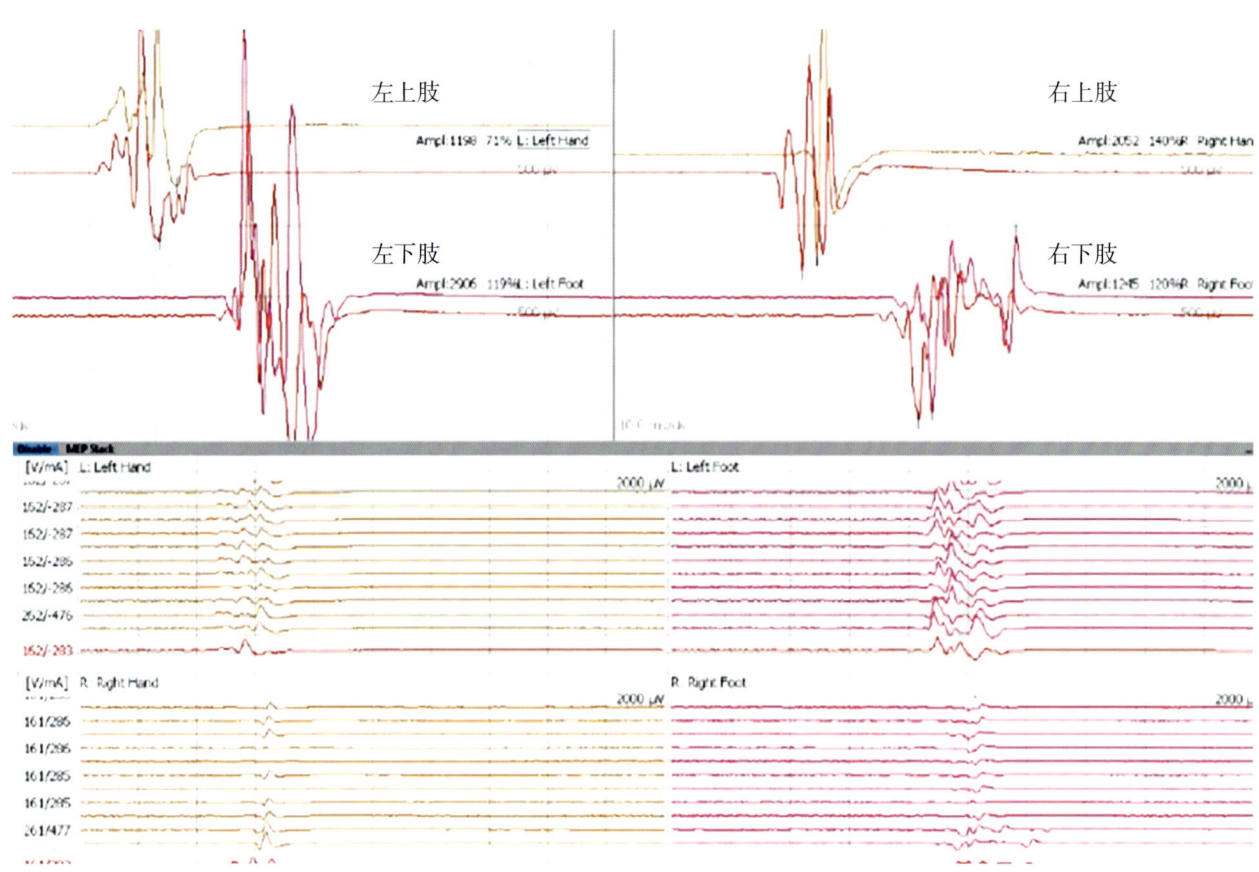

▲ 图 19-6 上肢和下肢的正常运动诱发电位（MEP）记录

正常 MEP 是多相的，并且显示出波形的实验间变异性。一旦记录下来，MEP 随后就会被堆叠（图中的下半部分），以便与以前的反应相比较

医生带来不便。

5. 皮质延髓 MEP

与 TcMEP 的概念相同，皮质延髓 MEP（CoMEP）监测可以提供，对从下行皮质延髓束到 CN 核，以及 CN 间的皮质延髓通路的即时功能评估，这对于脑干手术来说是具有重大意义。使用头皮电极将一系列脉冲施加到运动皮层的背外侧（C_3/C_4[29] 或 C_5/C_6[30]）。可在面肌、三叉肌和延髓肌上得到记录。这种技术的一个缺点是，给定刺激电极的横向位置，可以通过电流扩散到颅底直接激活 CN。当这种情况发生时，此皮质延髓束的捷径会导致假阴性结果。改用单脉冲刺激应该废用 CoMEP，可有助于区分这两种情况。有关该技术的详细说明，请参阅 Deletis、Fernández-Conejero[29] 及 Deletis[31] 等。

6. D 波记录

D 波技术涉及经颅刺激运动皮层，并通过椎板切除术在硬膜外 / 硬膜下放置的记录电极或使用经皮（Touhy）针刺记录脊髓的 CST 反应。若病变高于 $T_{10}\sim T_{11}$，则将电极放置在手术部位的尾部和嘴部，后者作为对照。所在颈椎和胸脊中上部水平记录的 D 波更加可靠，因为当纤维在脊柱水平离开运动通路时，CST 会逐渐变薄。D 波是完全可重复的，受各种混杂因素的影响较小，并且患者在神经肌肉阻滞下时也可以记录；所有的这些比 MEP 更有优势。因此，在进行轴内脊髓肿瘤切除术时，D 波被认为是 CST 监测的金标准。峰与峰之间幅度下降 50% 是一个主要的预警标准[25]。D 波和 MEP 联用的效用包括对 D 波的连续监测。只要 D 波信号正常，或递减低于 50%，MEP 的病变可能被忽视，在最坏的情况下，它可能导致术后短暂的功能缺陷。然而，外科医生应该谨慎地解释 D 波信号的变化；如 D 波的信号振幅下降 30%，外科医生应考虑中止切除，改变切除部位和（或）放松牵拉，并认识到如果继续切除同一部位，可能造成永久性的术后损伤。

第 19 章 脑干和脊髓的定位
Brainstem and Spinal Cord Mapping

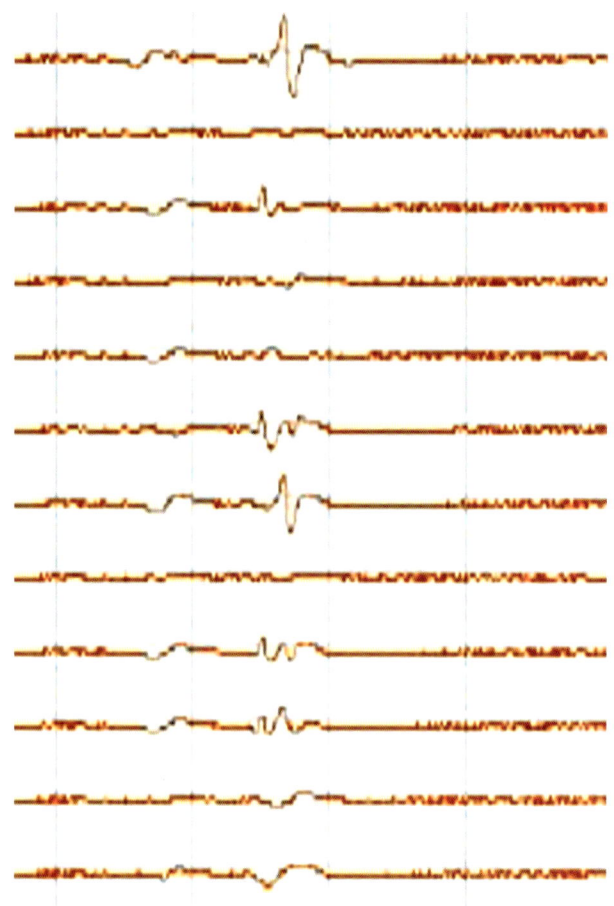

▲ 图 19-7 运动诱发电位（MEP）的实验间变异性的例子

使用相同的刺激参数和手术操作之前的条件下，连续 10 次获得 MEP。观察到 MEP 振幅的显著变化，有时超过基线振幅的 95%。虽然大多数病例并不想这个病例那么戏剧化，但实验间的变异往往使解释 MEP 变得更加复杂

7. 下传神经源性诱发电位

下传神经源性诱发电位（dNEP）用于记录下肢神经（主要是腘窝处的坐骨神经），并通过脊髓水平施加刺激（在硬膜外或间接地通过在连续的棘突之间，放置探针电极）。自此技术最初应用于监测运动反应时，dNEP 被称作"神经源性 MEP"[32]。然而，经研究发现，记录的信号是经脊柱背柱逆行传导的，如果 CST 受损，则可能不会显示变化[33, 34]。因此 dNEP 在 IMSC 手术中使用受限，除非辅以其他的监测方式。

8. 自发肌电图

自发肌电图（EMG）技术是记录神经被刺激时，自发的神经放电。异常的活动被插入肌肉的探针电极所记录到。并不是所有的自发肌电图活动都预示着损伤。例如，经常观察到的单电位或定期发生的三相波，无害的机械和热损伤，例如神经受牵拉和冷溶液灌洗。然而，它们的发生可能会有帮助，因为它们表明神经功能正常，肌肉收缩正常，设备设置良好。自发活动还会告诉粗心大意的外科医生，他们正在神经根附近做手术。当病理过程使正常解剖结构发生扭曲时，这一点尤为重要。另外，关于神经肌强直放电预测损伤的理论应予以重视。但即使如此，也经常出现假阳性结果（图 19-8）；因此我们应该避免过度依赖科技[35-37]。

9. 其他的监测技术

尽管在不同 IONMM 方式上缺乏异常信号，脑干反射可能还是存在术后的短暂受累。虽然这些反射在全身麻醉下被完全抑制，但一些学者提出了诱导眨眼反射的方法[38]，并在术中记录主要的 H 反射[29]。然而，这些方法需要进一步的更大规模的研究来验证，且术中脑干反射测试的价值还尚未确定。

（二）定位技术

1. 背柱定位

在 IMSC 术中，准确定位脊柱背柱对于脊髓切开术的位置确定并标记整个脊髓有重要意义。因为浅静脉是沿着两个背柱之间的中线进入脊髓的，所以通常有助于识别表面血管的解剖结构。然而，在某些病例中，由于 IMSC 病变扭曲了生理解剖结构，中线可能难以确定。背柱定位（DCM）常用于在中线脊髓切开术之前准确识别脊髓背侧正中位。通过使用手持探针电极，以微小的间隔，从侧面到内侧，刺激解剖上的扭曲部位，直至在头皮 SSEP 的记录电极上见到相位逆转[39]。根据实践和经验，DCM 还可能有助于识别切除平面，并决定切除的程度[40, 41]。虽然 DCM 的其他技术，如周围神经刺激和使用条形电极应用于脊髓以记录顺向的感觉传导[42]；脊髓的适当间隔刺激和双侧周围神经的逆向感觉传导的记录[43]。据报道，第一种技术似乎更实用，因为相同的 SSEP 方法可用于监测和定位，并且它在相对较短的持续时间内所产生信号很可靠。

2. 脑干定位

脑干手术在颅脑神经外科手术中排名很高，因

大脑功能定位：适应证与技术
Brain Mapping: Indications and Techniques

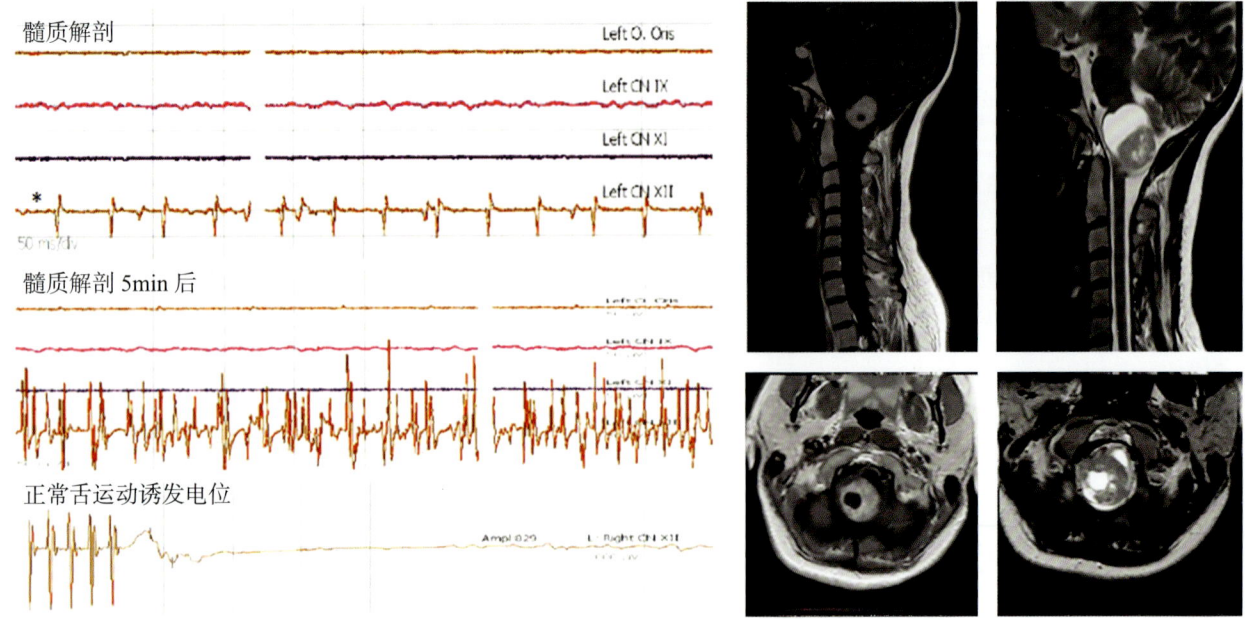

▲ 图 19-8　脊髓肿瘤延伸至髓质的病例中的自发肌电图（EMG）活动

通过髓质解剖时，记录了舌头的自发活动（*）。该活动由以 20 Hz 的频率放电的正弦波组成。尽管这种活动通常没有威胁性，但外科医生被提示，他正在靠近舌下神经/核进行分离。髓质解剖 5min 后，放电模式发生了变化；这更像是神经紧张性放电，外科医生被要求停止手术。因考虑到自发肌电图的显著假阳性率，对舌运动诱发电位（MEP）进行了测试，发现其正常。在 MEP 的密切监测下，小心的重新剥离脑组织

为所有下行和上行皮层通路，以及大多数 CN 核和 CN 都集中于这个相对较小的区域。脑干中存在的占位病变会扭曲复杂的正常解剖结构，即使对于高水平的外科医生来说，也很难在视觉上识别其解剖学特征。因此术中脑干定位的主要目标是，提供一个可以客观定位 CN 核、CN 和重要脑干通路（例如 CST）的工具。据我们所知，Strauss 及其同事是第一个描述直接电刺激（DES）技术以绘制第四脑室底部图谱的人[44]，尽管在早期的研究中，电刺激常用来调整脑干活检中的探针位置，以及用于清醒患者的慢性疼痛手术[45, 46]。后续研究进一步改进了术中脑干结构 DES 的方法，并微调了脑干结构 DES 的神经生理参数[47, 48]。最后，还描述了 CST 的功能成像和定位方法[49]，并且在手术切除涉及大脑脚和髓质腹侧部分的病变时，这种方法具有极大的价值。

在手术切除脑干病变的时候，外科医生进入脑干实质的可能性极小。入路点，例如面部丘脑上方的中线、面上三角区或面下三角区，需要精细的脑干定位，并需要对脑干解剖结构和脑干核（主要是运动核）的结构组织了解得非常透彻。在定位步骤中，尤其是对运动 CN（如Ⅵ和Ⅶ）进行定位非常重要。在进行初步脊髓切开术后，通常对 CST 和 CN 进行持续监测。

二、单方式 vs. 多方式 IONMM

前几节中叙述了各种 IONMM 技术，在脑干和脊髓水平上监测和定位不同解剖结构和通路及功能完整性十分必要。因此，必须指出，单用某一技术，尤其是 IMSC 和脑干手术，都不能提供全面、准确的神经组织损伤预防措施。研究显示，当联用多项技术时，敏感性和特异性会增加[50, 51]。这要根据外科医生的临床判断、手术入路，以及神经生理学家的多方式 IONMM 手术经验，且根据个体情况进行选择和组合。

例如，如果病变涉及听觉神经/通路，则可能需要使用 BAEP 联合脑干和（或）小脑桥角病变的切除术；几乎所有情况下都可使用 SSEP、TcMEP 和（或）CoMEP，伴/不伴自发 EMG，其中记录电极位于由 CN 支配的延髓肌肉中，这些 CN 容易受损。（即，需

监测 CN Ⅲ、Ⅳ和Ⅵ支配的眼外肌，CN Ⅴ支配的咬肌/颞肌，CN Ⅶ支配的面部肌肉，CN Ⅹ支配的喉肌，CN Ⅺ支配的斜方肌和 CN Ⅻ支配的舌下肌）[43]。这些方式还可以通过使用 DES 间歇性定位手术区域来补充在位于扭曲的解剖学标志操作之前[52]。这些规则同样适用于脊髓手术[53]。值得注意的是，检测损伤的敏感性比特异性更重要，因为在发生实质性损伤之前，必须通过信号的变化以警告外科医生，发生损伤的可能性增加。虽然与特异性相比，单/双方法检测即将发生的损伤的敏感性可能相对较低[54]，但多方式的敏感性高达 99.6%[55]。IMSC 病变的患者[56]不但能从多方式 IONMM 中获益，而且可以让硬膜内髓外肿瘤[57]、脊髓空洞症[58]和脊髓栓系[59]的患者接受手术。

三、基于团队的模式

IONMM 是一种需要基于团队的模式，其中神经生理学家、外科医生和麻醉师之间的开放和持续的沟通，对于最大限度地提高 IONMM 的效果，同时对保证成功、平稳的手术至关重要。然而，必须记住，即使有多模式 IONMM 和有丰富经验的团队，IONMM 总是存在不确定性，并且实时监测可能无法检测损伤并导致术后功能障碍[60, 61]。

（一）神经生理学家的作用

神经生理学家的作用不仅仅是与外科医生讨论 IONMM 方式的选择，还要确保电极和监测机器的准确设置，以及术中即时解释获得的信号。了解手术的各个步骤和阶段对于预测，发生信号改变时的神经组织刺激或损伤同样重要，并且有助于区分，是 IONMM 设置或过程中的缺点，还是实际损伤，例如，电极位置的断开或改变、电灼伪影、反应的生理性变化等。神经生理学家在出现预警信号或监视器出现信号的明显变化时，应立即警告外科医生和麻醉师，并询问可能导致这种变化的任何可能的手术操作或麻醉干预。

（二）外科医生的作用

IONMM 的客观性质确实会对外科医生的术中决策有重大影响，信号恶化可能导致全切除和手术终止，这可能需要进行二次手术切除其余的病变[62]。因此，外科医生的角色始于和患者/家属，就手术目标、IMSC 或脑干病变的手术切除范围，以及预期的术后结果，进行彻底讨论。这些目标将由反映信号变化阈值所决定，即使 GTR 尚未实现，也会告知外科医生何时终止手术。实际上，术中信号的显著变化已被证明可以预测手术切除后的术后结局[63]。病变的解剖位置和神经结构/通路的受累程度，将影响外科医生对监测方式的选择，以及术中是否也应采用定位技术。值得注意的是，IONMM 绝不是要取代外科医生的解剖学知识、手术技能和切除 IMSC 及脑干病变的专业知识，而是提供一种客观地评估神经组织功能完整性的方法，以及对这些疑问的客观回答，以帮助术中决策。外科医生应熟悉所有在特定手术中所使用的监测方式，以及解释 IONMM 的各种警报和结果。

当 IONMM 信号突然消失或显著恶化到临界值以下时，第一反应是了解它下降的特定模式的含义（例如，当在 IMSC 手术中，MEP 下降而 D 波保持不变）。在 IONMM 变化显著的情况下，外科医生应暂时停止切除，并去除手术床上的任何牵引；持续监测可提供损伤评估，并告知外科医生是否可接受进一步切除或其可能导致不可逆转的损伤[28]。对于应该停止手术多长时间目前尚无共识，但一些学者建议，在切除 IMSC 病变期间，TcMEP 和 D 波信号显著下降或消失后，应等待 30min[64]。用温热的生理盐水冲洗手术区域也有助于洗去血液制品、细胞代谢物和钾，这可能会改变脆弱神经组织的冲动传导。它还有助于排除脊髓/脑干的冷却低于生理水平而引起的神经传导功能性传导阻滞。术前给予类固醇可能对血管源性水肿继发神经功能缺损的肿瘤患者有益[40]，但在 IONMM 信号丢失后，术中给予类固醇的效果尚未阐明。

（三）麻醉师的作用

麻醉在以团队为基础的高效 IONMM 模式中扮演重要角色。大多数麻醉药对抑制 EEG[65]和从不同 IONMM 方式获得的信号的抑制作用都有报道。现代吸入剂通过激活双孔钾通道来抑制神经元的兴奋性[67]，据报道，使用异氟醚和一氧化氮的抑制作用最大[68]，其次是七氟醚[69]和地氟醚[70]。因此，最佳的麻醉方式是尽量不用此类药物。如果在IONMM中无法避开上述药物，则建议使用极低剂量（0.3～0.4MAC）[66]。另外，全静脉麻醉（TIVA）（即使用丙泊酚和阿片类药物）已被证明始终优于吸入剂，这表明其对IONMM信号的抑制作用较小[68, 71, 72]。短效神经肌肉阻滞剂可在麻醉诱导期间使用，但在使用TcMEP和脑功能定位技术时，应完全停止使用，以防止IONMM信号丢失。麻醉药的选用不仅会对IONMM的成败产生重要作用，而且还会影响麻醉医生在维持麻醉稳定时的技能，尤其是在如肿瘤切除等手术的关键部分，信号变化更可能反映神经损伤。

此外，麻醉师的职责是IONMM信号的记录，提供最佳生理环境。在IONMM期间，平均动脉压（MAP）的控制起着重要作用。与大多数神经外科手术一样，在IMSC和脑干手术中，应避免MAP的增加，因为静脉血不断渗出会掩盖手术区域。然而，当IONMM信号因神经损伤而发生变化时，增加MAP（高于60mmHg[73]或甚至高于80mmHg，如果记录到神经损伤[74]）可能有助于改善局部灌注和预防缺血，并且，在多项研究中这与有利的结果相关[63, 75, 76]。低氧血症和低碳酸血症（$PaCO_2$＜20mmHg）也可能产生信号变化[77, 78]，建议在预期的低碳酸血症（即由于诱导过度通气）出现之前，进行基线IONMM记录。将血细胞比容值保持在32%以上是安全的，并且在血细胞比容水平降至20%和15%以下之前不应引起信号改变，也不应该导致SSEP的幅度减小和潜伏期增加[79]。其他代谢物（电解质、葡萄糖等）的生理血液水平也应优化，以避免信号改变[80]。低温会导致SSEP潜伏期延长和MEP信号延迟，而高温则相反。因此，患者的理想核心温度应保持在基线的2～3℃范围内，以防止IONMM信号变化[81]。最后，麻醉团队应与神经生理学家和外科医生，就这些生理参数的任何变化保持开放式交流，这可能导致IONMM信号改变，从而影响术中决策。

四、结论

随着IONMM技术的不断发展，脑干和脊髓内病变的切除更加安全、有效。这些监测方式包括BAEP、SSEP、MEP、D波记录和自发肌电图，可提供有关神经组织功能完整性的实时信息。此外，使用手持探针和改进的手术器械的功能区定位技术，可以准确识别重要的神经解剖结构。当这些方式联合使用时，在检测即将发生的神经损伤的方面，敏感性和特异性显著增加。更重要的是，需要采用多学科和基于团队的方法，在外科医生、神经生理学家和麻醉师之间进行开放式交流。

参考文献

[1] Pallud J, Rigaux-Viode O, Corns R, et al. Direct electrical bipolar electrostimulation for functional cortical and subcortical cerebral mapping in awake craniotomy. Practical considerations. Neurochirurgie. 2017; 63(3):164–174

[2] Raabe A, Beck J, Schucht P, Seidel K. Continuous dynamic mapping of the corticospinal tract during surgery of motor eloquent brain tumors: evaluation of a new method. J Neurosurg. 2014; 120(5):1015–1024

[3] American Clinical Neurophysiology Society. Guideline 9C: guidelines on short-latency auditory evoked potentials. J Clin Neurophysiol. 2006; 23(2):157–167

[4] Petrova LD. Brainstem auditory evoked potentials. Am J Electroneurodiagn Technol. 2009; 49(4):317–332

[5] Bischoff B, Romstöck J, Fahlbusch R, Buchfelder M, Strauss C. Intraoperative brainstem auditory evoked potential pattern and perioperative vasoactive treatment for hearing preservation in vestibular schwannoma surgery. J Neurol Neurosurg Psychiatry. 2008; 79(2):170–175

[6] Radtke RA, Erwin CW, Wilkins RH. Intraoperative brainstem auditory evoked potentials: significant decrease in postoperative morbidity. Neurology. 1989; 39(2 Pt 1):187–191

[7] Polo G, Fischer C, Sindou MP, Marneffe V. Brainstem auditory evoked potential monitoring during microvascular decompression for hemifacial spasm: intraoperative brainstem auditory evoked potential changes and warning values to prevent hearing loss–prospective study in a consecutive series of 84 patients. Neurosurgery. 2004; 54(1):97–104, discussion 104–106

[8] Hatayama T, Møller AR. Correlation between latency and amplitude of peak V in the brainstem auditory evoked potentials: intraoperative recordings in microvascular decompression operations. Acta Neurochir (Wien). 1998; 140(7):681–687

[9] Møller AR, Jannetta PJ. Monitoring auditory functions during cranial nerve microvascular decompression operations by direct recording from the eighth nerve. J Neurosurg. 1983; 59(3):493–499

[10] Legatt AD. Mechanisms of intraoperative brainstem auditory evoked potential changes. J Clin Neurophysiol. 2002; 19(5):396–408

[11] Zamel K, Galloway G, Kosnik EJ, Raslan M, Adeli A. Intraoperative

[12] American Electroencephalographic Society. Guideline eleven: guidelines for intraoperative monitoring of sensory evoked potentials. J Clin Neurophysiol. 1994; 11(1):77–87

[13] Legatt AD. Brainstem auditory evoked potentials. In: Husain A, ed. A Practical Approach to Neurophysiologic Intraoperative Monitoring. 2nd ed. New York, NY: Demos Medical Publishing, LLC; 2015:46–54

[14] Thirumala PD, Carnovale G, Loke Y, et al. Brainstem auditory evoked potentials' diagnostic accuracy for hearing loss: systematic review and meta-analysis. J Neurol Surg B Skull Base. 2017; 78(1):43–51

[15] Park S-K, Joo B-E, Lee S, et al. The critical warning sign of real-time brainstem auditory evoked potentials during microvascular decompression for hemifacial spasm. Clin Neurophysiol. 2018; 129(5):1097–1102

[16] Halonen J-P, Jones SJ, Edgar MA, Ransford AO. Conduction properties of epidurally recorded spinal cord potentials following lower limb stimulation in man. Electroencephalogr Clin Neurophysiol. 1989; 74(3):161–174

[17] Schwartz DM, Auerbach JD, Dormans JP, et al. Neurophysiological detection of impending spinal cord injury during scoliosis surgery. J Bone Joint Surg Am. 2007; 89(11):2440–2449

[18] American Clinical Neurophysiology Society. Guideline 9D: guidelines on short-latency somatosensory evoked potentials. J Clin Neurophysiol. 2006; 23(2):168–179

[19] Nuwer MR, Dawson EG, Carlson LG, Kanim LE, Sherman JE. Somatosensory evoked potential spinal cord monitoring reduces neurologic deficits after scoliosis surgery: results of a large multicenter survey. Electroencephalogr Clin Neurophysiol. 1995; 96(1):6–11

[20] Stöhr M, Petruch F. Somatosensory evoked potentials following stimulation of the trigeminal nerve in man. J Neurol. 1979; 220(2):95–98

[21] Stechison MT. The trigeminal evoked potential: part II. Intraoperative recording of short-latency responses. Neurosurgery. 1993; 33(4):639–643, discussion 643–644

[22] Malcharek MJ, Landgraf J, Hennig G, Sorge O, Aschermann J, Sablotzki A. Recordings of long-latency trigeminal somatosensory-evoked potentials in patients under general anaesthesia. Clin Neurophysiol. 2011; 122(5):1048–1054

[23] American Electroencephalographic Society. Guideline thirteen: guidelines for standard electrode position nomenclature. J Clin Neurophysiol. 1994; 11(1):111–113

[24] Szelényi A, Kothbauer KF, Deletis V. Transcranial electric stimulation for intraoperative motor evoked potential monitoring: stimulation parameters and electrode montages. Clin Neurophysiol. 2007; 118(7):1586–1595

[25] Legatt AD, Emerson RG, Epstein CM, et al. ACNS guideline: transcranial electrical stimulation motor evoked potential monitoring. J Clin Neurophysiol. 2016; 33(1):42–50

[26] Macdonald DB, Skinner S, Shils J, Yingling C, American Society of Neurophysiological Monitoring. Intraoperative motor evoked potential monitoring – a position statement by the American Society of Neurophysiological Monitoring. Clin Neurophysiol. 2013; 124(12):2291–2316

[27] Langeloo DD, Lelivelt A, Louis Journée H, Slappendel R, de Kleuver M. Transcranial electrical motor-evoked potential monitoring during surgery for spinal deformity: a study of 145 patients. Spine. 2003; 28(10):1043–1050

[28] Deletis V, Sala F. Intraoperative neurophysiological monitoring of the spinal cord during spinal cord and spine surgery: a review focus on the corticospinal tracts. Clin Neurophysiol. 2008; 119(2):248–264

[29] Deletis V, Fernández-Conejero I. Intraoperative monitoring and mapping of the functional integrity of the brainstem. J Clin Neurol. 2016; 12(3):262–273

[30] Verst SM, Sucena AC, Maldaun MV, Aguiar PH. Effectiveness of C5 or C6–Cz assembly in predicting immediate postoperative facial nerve deficit. Acta Neurochir (Wien). 2013; 155(10):1863–1869

[31] Deletis V, Fernández-Conejero I, Ulkatan S, Rogić M, Carbó EL, Hiltzik D. Methodology for intra-operative recording of the corticobulbar motor evoked potentials from cricothyroid muscles. Clin Neurophysiol. 2011; 122(9):1883–1889

[32] Owen JH, Laschinger J, Bridwell K, et al. Sensitivity and specificity of somatosensory and neurogenic-motor evoked potentials in animals and humans. Spine. 1988; 13(10):1111–1118

[33] Minahan RE, Sepkuty JP, Lesser RP, Sponseller PD, Kostuik JP. Anterior spinal cord injury with preserved neurogenic 'motor' evoked potentials. Clin Neurophysiol. 2001; 112(8):1442–1450

[34] Toleikis JR, Skelly JP, Carlvin AO, Burkus JK. Spinally elicited peripheral nerve responses are sensory rather than motor. Clin Neurophysiol. 2000; 111(4):736–742

[35] Romstöck J, Strauss C, Fahlbusch R. Identification of cranial nerve nuclei. Muscle Nerve. 2000; 23(9):1445–1446

[36] Romstöck J, Strauss C, Fahlbusch R. Continuous electromyography monitoring of motor cranial nerves during cerebellopontine angle surgery. J Neurosurg. 2000; 93(4):586–593

[37] Prell J, Strauss C, Rachinger J, et al. The intermedius nerve as a confounding variable for monitoring of the free-running electromyogram. Clin Neurophysiol. 2015; 126(9):1833–1839

[38] Deletis V, Urriza J, Ulkatan S, Fernandez-Conejero I, Lesser J, Misita D. The feasibility of recording blink reflexes under general anesthesia. Muscle Nerve. 2009; 39(5):642–646

[39] Simon MV, Chiappa KH, Borges LF. Phase reversal of somatosensory evoked potentials triggered by gracilis tract stimulation: case report of a new technique for neurophysiologic dorsal column mapping. Neurosurgery. 2012; 70(3):E783–E788

[40] Mehta AI, Mohrhaus CA, Husain AM, et al. Dorsal column mapping for intramedullary spinal cord tumor resection decreases dorsal column dysfunction. J Spinal Disord Tech. 2012; 25(4):205–209

[41] Cheng JS, Ivan ME, Stapleton CJ, Quiñones-Hinojosa A, Gupta N, Auguste KI. Intraoperative changes in transcranial motor evoked potentials and somatosensory evoked potentials predicting outcome in children with intramedullary spinal cord tumors. J Neurosurg Pediatr. 2014; 13(6):591–599

[42] Yanni DS, Ulkatan S, Deletis V, Barrenechea IJ, Sen C, Perin NI. Utility of neurophysiological monitoring using dorsal column mapping in intramedullary spinal cord surgery. J Neurosurg Spine. 2010; 12(6):623–628

[43] Kim K, Cho C, Bang MS, Shin HI, Phi JH, Kim SK. Intraoperative neurophysiological monitoring: a review of techniques used for brain tumor surgery in children. J Korean Neurosurg Soc. 2018; 61(3):363–375

[44] Strauss C, Romstöck J, Nimsky C, Fahlbusch R. Intraoperative identification of motor areas of the rhomboid fossa using direct stimulation. J Neurosurg. 1993; 79(3):393–399

[45] Bullard DE, Makachinas TT, Nashold BS, Jr. The role of monopolar stimulation during computed-tomography-guided stereotactic biopsies. Appl Neurophysiol. 1988; 51(1):45–54

[46] Young RF, Tronnier V, Rinaldi PC. Chronic stimulation of the Kölliker-Fuse nucleus region for relief of intractable pain in humans. J Neurosurg. 1992; 76(6):979–985

[47] Morota N, Deletis V, Epstein FJ, et al. Brain stem mapping: neurophysiological localization of motor nuclei on the floor of the fourth ventricle. Neurosurgery. 1995; 37(5):922–929, discussion 929–930

[48] Morota N, Deletis V. The importance of brainstem mapping in brainstem surgical anatomy before the fourth ventricle and implication

[49] Deletis V, Sala F, Morota N. Intraoperative neurophysiological monitoring and mapping during brain stem surgery: a modern approach. Operat Tech Neurosurg.. 2000; 3(2):109–113

[50] Gunnarsson T, Krassioukov AV, Sarjeant R, Fehlings MG. Real-time continuous intraoperative electromyographic and somatosensory evoked potential recordings in spinal surgery: correlation of clinical and electrophysiologic findings in a prospective, consecutive series of 213 cases. Spine. 2004; 29(6):677–684

[51] Manninen PH, Patterson S, Lam AM, Gelb AW, Nantau WE. Evoked potential monitoring during posterior fossa aneurysm surgery: a comparison of two modalities. Can J Anaesth. 1994; 41(2):92–97

[52] Slotty PJ, Abdulazim A, Kodama K, et al. Intraoperative neurophysiological monitoring during resection of infratentorial lesions: the surgeon's view. J Neurosurg. 2017; 126(1):281–288

[53] Verla T, Fridley JS, Khan AB, Mayer RR, Omeis I. Neuromonitoring for intramedullary spinal cord tumor surgery.World Neurosurg. 2016; 95:108–116

[54] Hamilton DK, Smith JS, Sansur CA, et al. Scoliosis Research Society Morbidity and Mortality Committee. Rates of new neurological deficit associated with spine surgery based on 108,419 procedures: a report of the scoliosis research society morbidity and mortality committee. Spine. 2011; 36(15):1218–1228

[55] Thuet ED, Winscher JC, Padberg AM, et al. Validity and reliability of intraoperative monitoring in pediatric spinal deformity surgery: a 23–year experience of 3436 surgical cases. Spine. 2010; 35(20):1880–1886

[56] Nadkarni TD, Rekate HL. Pediatric intramedullary spinal cord tumors. Critical review of the literature. Childs Nerv Syst. 1999; 15(1):17–28

[57] Ghadirpour R, Nasi D, Iaccarino C, et al. Intraoperative neurophysiological monitoring for intradural extramedullary tumors: why not? Clin Neurol Neurosurg. 2015; 130:140–149

[58] Pencovich N, Korn A, Constantini S. Intraoperative neurophysiologic monitoring during syringomyelia surgery: lessons from a series of 13 patients. Acta Neurochir (Wien). 2013; 155(5):785–791, discussion 791

[59] Kothbauer KF, Novak K. Intraoperative monitoring for tethered cord surgery: an update. Neurosurg Focus. 2004; 16(2):E8

[60] Lesser RP, Raudzens P, Lüders H, et al. Postoperative neurological deficits may occur despite unchanged intraoperative somatosensory evoked potentials. Ann Neurol. 1986; 19(1):22–25

[61] Molaie M. False negative intraoperative somatosensory evoked potentials with simultaneous bilateral stimulation. Clin Electroencephalogr. 1986; 17(1):6–9

[62] Kothbauer KF, Deletis V, Epstein FJ. Motor-evoked potential monitoring for intramedullary spinal cord tumor surgery: correlation of clinical and neurophysiological data in a series of 100 consecutive procedures. Neurosurg Focus. 1998; 4(5):e1

[63] Skinner SA, Nagib M, Bergman TA, Maxwell RE, Msangi G. The initial use of free-running electromyography to detect early motor tract injury during resection of intramedullary spinal cord lesions. Neurosurgery. 2005; 56(2) Suppl:299–314, discussion 299–314

[64] Sala F, Bricolo A, Faccioli F, Lanteri P, Gerosa M. Surgery for intramedullary spinal cord tumors: the role of intraoperative (neurophysiological) monitoring. Eur Spine J. 2007; 16(2) Suppl 2:S130–S139

[65] Purdon PL, Sampson A, Pavone KJ, Brown EN. Clinical electroencephalography for anesthesiologistspart I: background and basic signatures. Anesthesiology. 2015; 123(4):937–960

[66] Glover CD, Carling NP. Neuromonitoring for scoliosis surgery. Anesthesiol Clin. 2014; 32(1):101–114

[67] Patel AJ, Honoré E, Lesage F, Fink M, Romey G, Lazdunski M. Inhalational anesthetics activate two-pore-domain background K + channels. Nat Neurosci. 1999; 2(5):422–426

[68] Pechstein U, Nadstawek J, Zentner J, Schramm J. Isoflurane plus nitrous oxide versus propofol for recording of motor evoked potentials after high frequency repetitive electrical stimulation. Electroencephalogr Clin Neurophysiol. 1998; 108(2):175–181

[69] Chong CT, Manninen P, Sivanaser V, Subramanyam R, Lu N, Venkatraghavan L. Direct comparison of the effect of desflurane and sevoflurane on intraoperative motor-evoked potentials monitoring. J Neurosurg Anesthesiol. 2014; 26(4):306–312

[70] Martin DP, Bhalla T, Thung A, et al. A preliminary study of volatile agents or total intravenous anesthesia for neurophysiological monitoring during posterior spinal fusion in adolescents with idiopathic scoliosis. Spine. 2014; 39(22):E1318–E1324

[71] Lo Y-L, Dan Y-F, Tan YE, et al. Intraoperative motor-evoked potential monitoring in scoliosis surgery: comparison of desflurane/nitrous oxide with propofol total intravenous anesthetic regimens. J Neurosurg Anesthesiol. 2006; 18(3):211–214

[72] Taniguchi M, Nadstawek J, Pechstein U, Schramm J. Total intravenous anesthesia for improvement of intraoperative monitoring of somatosensory evoked potentials during aneurysm surgery. Neurosurgery. 1992; 31(5):891–897, discussion 897

[73] Choi I, Hyun S-J, Kang J-K, Rhim S-C. Combined muscle motor and somatosensory evoked potentials for intramedullary spinal cord tumour surgery. Yonsei Med J. 2014; 55(4):1063–1071

[74] Ahn H, Fehlings MG. Prevention, identification, and treatment of perioperative spinal cord injury. Neurosurg Focus. 2008; 25(5):E15

[75] Hyun S-J, Rhim S-C. Combined motor and somatosensory evoked potential monitoring for intramedullary spinal cord tumor surgery: correlation of clinical and neurophysiological data in 17 consecutive procedures. Br J Neurosurg. 2009; 23(4):393–400

[76] Polo A, Tercedor A, Paniagua-Soto J, Acosta F, Cañadas A. Monitorización neurofisiológica en la cirugía de escoliosis con hipotensión controlada. Rev Esp Anestesiol Reanim. 2000; 47(8):367–370

[77] Grundy BL, Heros RC, Tung AS, Doyle E. Intraoperative hypoxia detected by evoked potential monitoring. Anesth Analg. 1981; 60(6):437–439

[78] Gravenstein MA, Sasse F, Hogan K. Effects of hypocapnia on canine spinal, subcortical, and cortical somatosensory-evoked potentials during isoflurane anesthesia. J Clin Monit. 1992; 8(2):126–130

[79] Nagao S, Roccaforte P, Moody RA. The effects of isovolemic hemodilution and reinfusion of packed erythrocytes on somatosensory and visual evoked potentials. J Surg Res. 1978; 25(6):530–537

[80] Sloan TB, Heyer EJ. Anesthesia for intraoperative neurophysiologic monitoring of the spinal cord. J Clin Neurophysiol. 2002; 19(5):430–443

[81] Oro J, Haghighi SS. Effects of altering core body temperature on somatosensory and motor evoked potentials in rats. Spine. 1992; 17(5):498–503

下 篇

手术后康复的大脑功能定位
Postoperative Brain Mapping for Recovery of Function

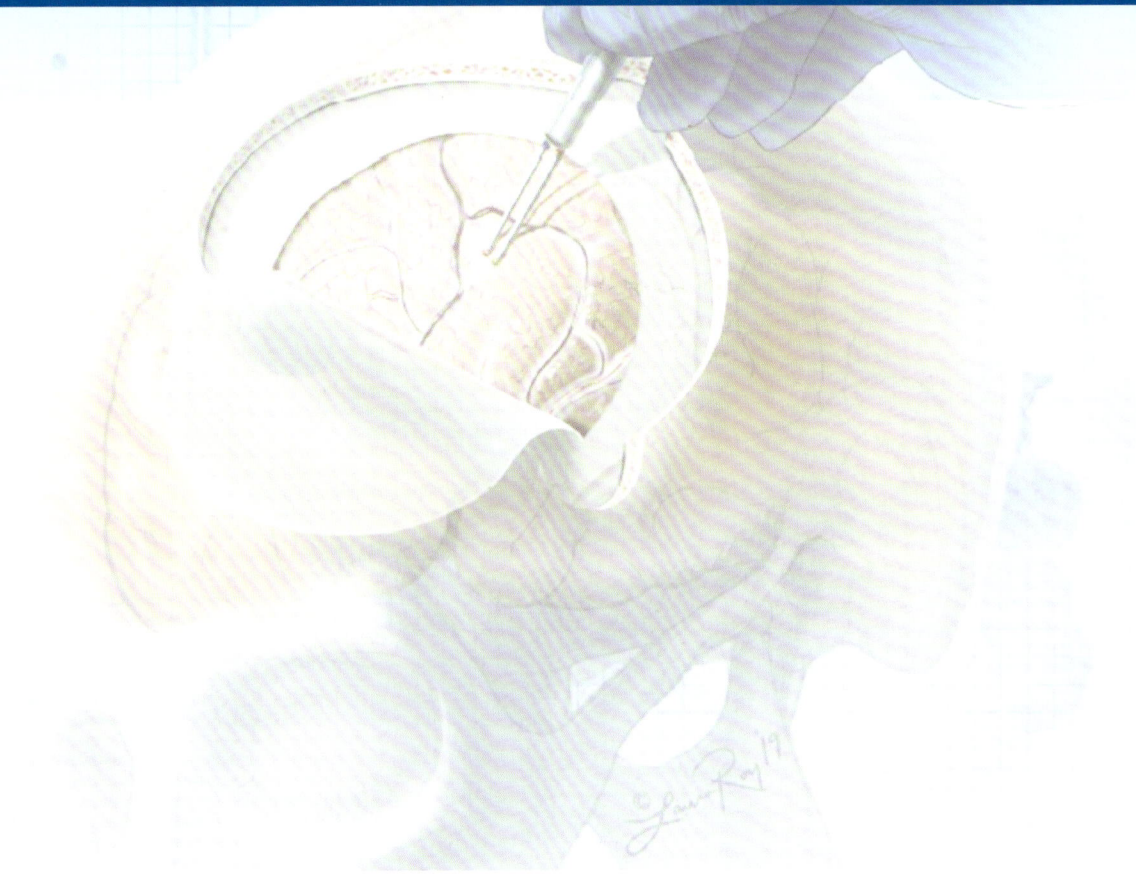

第 20 章 功能区手术后康复的重要性
Importance of Rehabilitation after Eloquent Brain Surgery

Kenneth Ngo　Andrea J. Davis　Russell Addeo　Jodi Morgan　Jennifer Walworth　Sarah Chamberlin　著

摘　要：

康复治疗对于功能区术后的护理来说十分重要。在康复中心，患者会有康复专家团队密切合作的特有体验。康复团队帮助患者改善其复杂的疾病状况，并提高他们的认知和功能。脑部功能区手术之后，患者通常在认知、沟通、行动和自我照顾技能方面存在着损伤。除了功能障碍外，患者还可能发生内科合并症，并且在术后，其发生的风险会增加。因此，拥有一支专业的医疗保健团队，帮助改善他们的身体状况和功能障碍，使他们的功能潜能最大化。

关键词：

康复，脑损伤，作业治疗，物理治疗，语言治疗

在功能区进行脑部手术后，患者往往需要转移到急症住院康复中心，以进行密切的医疗监测和强化治疗。患者通常需要医院级别的护理，以便于护理人员和医生可以随时满足他们复杂的医疗需求。康复团队通常由物理医生领导，物理医生是专门从事物理医学和康复治疗的医生（美国医学专业委员会的医学子专业）[1]。在神经康复方面，物理医生需要接受过关于由复杂神经系统疾病引起的认知和功能障碍评估和治疗方面的专业培训。在大型康复中心，通常有董事会认证的脑损伤专家（CBIS）来照顾患有复杂脑部疾病的患者。物理医生与康复团队以及医疗团队（可能包括内科医生和其他医学亚专科医生）一起工作来改善患者的情况。除了了解神经系统疾病的认知和功能后遗症及其恢复方法外，物理医生还应了解康复治疗方法的专业知识，并指导康复团队进行功能恢复治疗。

一、康复团队

急症住院康复中心的综合康复团队包括患者和家属、物理医生、神经心理学家/心理学家、康复护士、言语-语言病理学家、物理治疗师、作业治疗师（OT）、呼吸治疗师、注册营养师、病例管理经理/社会工作者/护理协调员、娱乐治疗师和牧师[2]。该团队通过以患者为中心的跨学科方法进行密切合作，并且每天就患者的进展以及功能改进方面的任何障碍进行沟通。这些目标在早期康复治疗过程中被制订，并且会被定期评估，且每个团队成员都向既定目标前进，负有高度的责任感。这种高度组织化的护理模式在住院康复环境中最为成功（表 20-1）。

患者在功能区脑部手术后康复的目标一般是恢复认知、言语-语言技能、行动能力和自我护理技能。从医学角度来看，康复的目标是优化内科合并症并解决原发病、继发病和三级预防的问题，以最大限度地避免可能影响康复的内科合并症的出现。言语-语言病理学家通常会解决患者在吞咽、语言、认知和沟通技巧方面的障碍。物理治疗师和 OT 通常会解决行动不便、转移和自我保健技能方面的障碍。康复护士通常会接受额外的培训来满足康复需求，

第 20 章 功能区手术后康复的重要性
Importance of Rehabilitation after Eloquent Brain Surgery

表 20-1 康复治疗团队成员

物理医生	专门从事物理医学和康复的医生，领导康复团队诊断患者身体状况和功能障碍，建立和执行康复护理计划，并解决患者的任何障碍，从而最大限度地帮助患者发挥其功能潜力
康复护士	在康复护理方面接受过额外的培训，为患者/家属提供尤其是他们康复需求的护理
神经心理学家/心理学家	确定影响康复的心理因素，通过设计和实施心理干预，从而帮助患者及其家属
言语-语言病理学家	诊断和治疗吞咽障碍、言语-语言障碍和认知/沟通障碍
物理治疗师	评估患者的运动和行动障碍，旨在建立和执行能最大限度地提高患者功能活动性的治疗计划
作业治疗师	利用治疗活动，最大限度地提高患者在日常生活、工作和休闲活动领域的独立性
社会工作者，病例管理经理	评估并解决患者的社会障碍以恢复和确保在急症护理中心、康复设施/家庭和其他环境之间实现最佳的护理过渡
呼吸治疗师	优化患者的急性和慢性心肺功能，包括教导患者/家属如何优化其心肺功能和生活质量
营养师	评估患有各种疾病和疾病状态患者的营养需求，为患者及其家属提供个性化的饮食教育计划
牧师	评估和解决患者和家属的情感和精神幸福感
音乐治疗师	通过使用音乐干预，与患者建立治疗关系，从而解决患者的言语/语言、认知、身体和社会需要
娱乐治疗师	利用娱乐和休闲活动作为治疗干预措施，帮助患者改善其功能和生活质量

包括伤口护理、肠道和膀胱管理、药物教学（尤其是影响认知和功能的药物教学），以及患者和家庭教育方面的专业知识。护理协调员，通常是社会工作者或护士病例经理，帮助协调患者与康复团队的护理，并确定资源以帮助患者在康复过程中获得合适的康复服务。这种协调良好的跨学科患者护理方法最大限度地提高了接受脑部功能区手术的患者的康复机会。

这种高效的住院跨学科康复护理方法也可以在门诊和家庭护理环境中进行建模。有时，患者接受了脑部功能区手术后可以直接出院回家。如果患者难以前往门诊康复中心，可以在自己家中进行康复。护理和所有的治疗项目都可以在患者家中进行。对于那些能够前往门诊的患者，大型门诊康复中心能够为患有神经系统疾病的患者提供专门的项目。无论是在家中还是在门诊，康复护理方法都应遵循前面描述的模式，并且最好与物理医生合作。

二、康复护理

康复护理包括向患者传递有知识的、有技巧的、富含同情心的、积极向上的、遇事冷静的价值观。通过这些价值观，护士可以全面照顾患者，同时提供以患者为中心的护理。在住院康复时，护士通常是患者遇到的第一个人，并且很早就建立了融洽的关系。护士和患者之间的这种联系，以及患者对康复目标的充分理解，将有助于减轻整个康复过程中的护理的困难。积极的沟通和乐观的态度有助于建立信任和尊重。康复护士应擅长给予患者适当的自主权，始终鼓励他们成为护理的坚定倡导者。

来到住院康复中心的脑部功能区术后的患者，通常具有很高的医疗敏感性。康复护士面临的挑战是管理健康状况和合并症，以及提供有关自我护理方面的特定教育。他们使用以目标为导向的方法，与物理医生、治疗师和康复团队的其他成员密切合作。高水平的团队协作和患者/家庭教育是康复护士与急症护理环境中护士的区别。此外，使用循证实践可确保护士为患者及其护理人员提供适合年龄和发育的教育，以最大限度地提高患者的康复潜力。

大型康复中心的许多康复护士都有额外的认证——正式指定为认证康复注册护士证书（CRRN）。获得此认证，证明了他们在照顾神经系统疾病导致认知和功能障碍的患者方面具有卓越护理技术。具有 CRRN 证书的康复护士需要终身学习，以获得新知识和技能，使他们能够指导患者并为其提供康复相关的教育，从而增强自我效能感。

三、神经心理学 / 心理学

在手术前后，神经心理学家在接受脑部功能区手术的个体的康复过程中，起着重要作用[3]。手术前，神经心理学评估可以提供认知和情绪功能的详细评估。术前评估可以提供重要的基线，以确定认知障碍的存在、严重程度和原因（例如，某些认知缺陷可能是由于脑部病变导致，但其他原因可能是药物效应、既往学习障碍或既往脑损伤），并确定是否存在需要解决的情绪 / 心理因素[3]。评估通常在手术前几周和几天内进行。神经心理学基线评估，用于定位可能受损的认知功能领域（如注意力、执行功能、语言技能、空间处理和记忆），以及这些受损功能在大脑中的位置，类似于癫痫患者在接受手术前通常做的事情[4]。这有助于识别哪些认知区域是受损的，它如何影响他们的日常功能，以及哪些区域可能需要代偿。情绪状态的术前评估，用于确定是否存在需要干预的显著情绪、焦虑或行为障碍。这也能提示是否需要精神药理学的干预、心理疗法、认知或行为干预。该评估还有助于患者在接受外科手术之前，评估现实的情绪期望[5]。

手术急性期后，术后神经心理学评估，可用于确定认知功能是否有客观和可靠的变化。以评估形式为蓝图，以指导治疗，及确定认知 / 言语治疗服务是否必要，如果需要，需要关注哪些特定领域。此外，术后神经心理学评估对于确定个人是否可以返回学校或工作是重要的。情绪状态的后期评估还包括对严重情绪、焦虑或行为障碍的额外筛查。

神经心理学家在确定影响康复的心理因素以及设计和执行心理干预方案方面也起着至关重要的作用。这包括认知行为疗法，用于制订适应障碍的应对策略，正念和放松训练，以解决术后焦虑症状；对更根深蒂固的情绪障碍进行更为密集的心理治疗；或行为干预以解决适应不良性行为模式。同时我们需要考虑到药物在帮助解决情绪和情感症状时的积极作用。

神经心理学评估还可以帮助发展现实的职业或学术追求，以及如何更好地实现这一目标。神经心理学家对于患者脑功能区手术的术前及术后，以及住院和门诊环境来说都是重要的。

四、言语 - 语言和认知治疗

言语 - 语言病理学（SLP）的康复包括诊断和治疗吞咽（吞咽困难）、言语语言和认知沟通障碍（导致沟通障碍）所需的服务。脑功能区外科手术后，言语 - 语言病理学家最常治疗的区域是生成区（如发音清晰度、失用症、构音困难），共振区（如鼻音过重、鼻音过少），流利区（如口吃），语言区（如理解、表达、阅读、书写、语用、语义、句法），认知区（如注意力、记忆力、问题解决、执行功能），吞咽区（吞咽困难）[6]。

吞咽活动困难称为吞咽困难。吞咽活动是将食物和水从口腔移动到胃的过程。这是我们几乎自主完成的事情，但实际上是一个多维且复杂的过程，其涉及肌肉和神经在内的多种神经解剖结构的贡献。脑部手术后，患者经常会出现吞咽困难，这可能会影响健康、安全或生活质量。吞咽困难可能会导致胸部感染、脱水或营养不良，这可能是潜在的致命疾病因素。

言语 - 语言病理学家将评估吞咽功能的解剖学和生理学，从而确定适当和更安全的营养和饮食，并制订全面的吞咽治疗计划。多种治疗技术可以改善吞咽功能和吞咽安全性，包括吞咽练习，以增加阻力、肌肉负荷、力量、肌肉协调性。吞咽困难治疗侧重于任务特异性、代偿性策略培训，以及通过更安全的营养手段来改善饮食。

30%～50% 的原发性脑肿瘤患者会出现失语症[7]。失语症可被定义为一种语言障碍，其会影响阅读、书写、言语或理解语言的能力。失语症不影响智力。失语症最显著的影响之一是交流和互动。（表达性或接受性）失语症的治疗，可以解决失语症患者的单词检索、语法表达、阅读理解、写作、语言理解和生活质量的问题。治疗干预可因失语症患者、康复环境和恢复阶段而异。一般来说，有两种主要类型的疗法：基于损伤的疗法（直接）和基于非损伤（基于沟通）的疗法。基于损伤的治疗方法侧重于直接解决失语症的语言和沟通障碍，如命名、语法表达或阅读障碍（失读症）。

第 20 章 功能区手术后康复的重要性
Importance of Rehabilitation after Eloquent Brain Surgery

临床医生关注失语症患者的生活质量，他们正采用一种基于非损伤的治疗方法，如参加读书俱乐部或社区失语症项目，从而帮助患者恢复他们以前的生活活动。近年来，基于非损伤的疗法越来越受欢迎，并体现在所谓的失语症的生活参与体系或 LPAA[8]。LPAA 是一种消费者驱动的服务递送体系，支持失语症患者和受其影响的其他人，从而实现其近期和长期的生活目标。目前在临床实践中，许多临床医生专注于两种方法的结合，以在整个连续护理过程中，最大限度地提高患者的恢复率。最近的文献中有证据表明，患者在失语症发作很久以后才恢复语言。

类似于使用轮椅来治疗行动不便的人，代偿性沟通意味着接受慢性损伤和传达信息或想法的能力成为现实。AAC 或替代和增强沟通可以补充或帮助手术后有严重沟通障碍的人。AAC 由低科技和高科技选项组成。低科技选项包括使用简单的是否板子（图 20-1），指向图片或图标，绘图和手势或简化的手语。高科技选项通常依赖于具有数字化语音选项的计算机[9]（图 20-2）。现在，针对性评估或治疗失语症的新科技和应用程序可以低成本或免费获得。言语 – 语言病理学家可以评估并确定某人的最佳选择。对于许多人来说，恢复过程包括在恢复的某个阶段使用这些设备或应用程序以支持言语，并增加已经存在的语言和技能的刺激。

与癌症或手术相关的失语症的语言评估、预后、治疗和恢复模式，可能与卒中相关的失语症不同。在医疗环境中工作的 SLP 必须了解手术后患者的临床干预和咨询需求。沟通康复以及失语症治疗，旨在帮助失语症患者最大限度地提高其沟通、生活参与和传达信息的能力。目前，越来越多的专业疗法、技术、资源、失语症中心和培训的出现，可以更好地帮助失去沟通能力的患者及其家人。

五、物理治疗

物理治疗对于脑功能区术后的作用旨在修复功能和减少运动障碍。物理治疗师（PT）的主要工作是评估平衡、力量、灵活性、协调性和肌肉张力，以及分析运动模式。物理治疗师需要考虑患者以前的功能水平、合并症和目标，从而制订全面的治疗计划，并最大限度地提高患者功能并减少残疾。

运动障碍的存在会限制患者的独立性、安全性和生活质量。多种治疗技术可用于解决原发性和继发性运动障碍，包括使用神经肌肉电刺激（NMES）、强制使用轻瘫的肢体，一般强化练习和伸展[10]。步态训练在恢复的早期阶段开始，可以包括使用体重支持，以促进非代偿性运动的模式。平衡通过步态和转移训练得到解决，并使用基于结果的、量身定制的平衡计划，其结果来自于衡量标准。其他移动技能的任务练习，包括床上移动；转移到床上、厕所和汽车上；在家庭和社区中，楼梯训练对于确保恢复如愿以偿的功能也至关重要[10]。

虽然康复的最终目标是神经功能的完全恢复，但 PT 需要在利用适当的、耐用的医疗设备（如辅助设备或矫形器）以减轻代偿的困难方面，具有专业知识，从而确保安全性，降低跌倒风险并增强患者的功能。PT 的存在，无论是在住院、家庭还是门诊的每个康复环境中都至关重要。

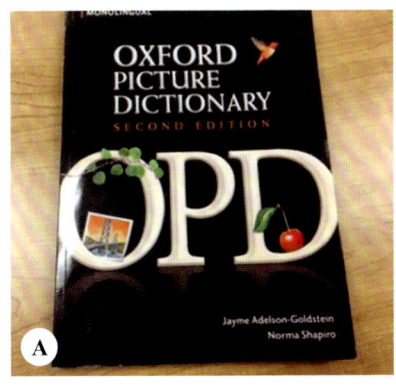 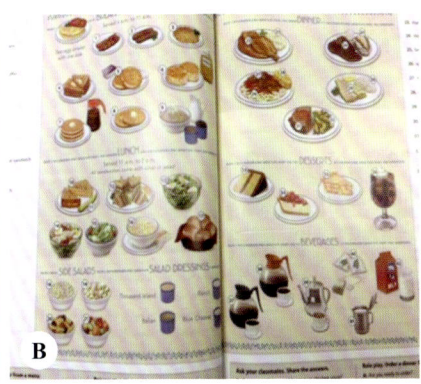 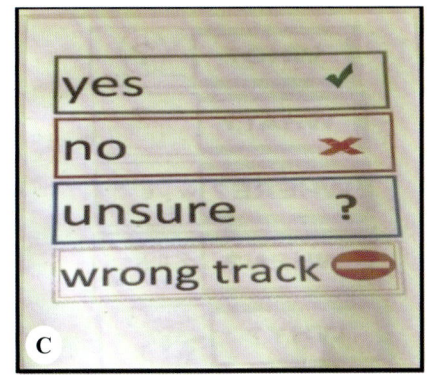

▲ 图 20-1　用于增强和替代通信的低科技选项

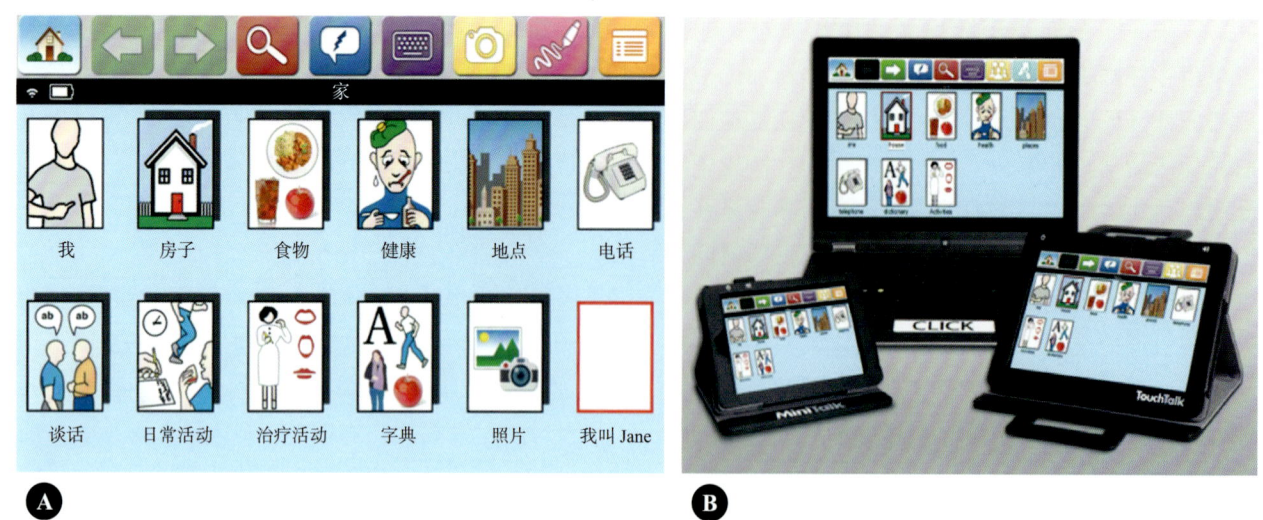

▲ 图 20-2 Lingraphica，一种更先进的增强和替代通信设备（照片经 Faye Stillman, MS, CCC-SLP/ATP 许可使用，来自 Lingraphica）

六、作业治疗

与 SLP 和 PT 类似，在所有护理环境中，OT 是康复团队的重要成员。OT 利用治疗活动，在患者生活的各个方面，从日常生活活动（ADL），到工作和其他生产活动，以及娱乐和休闲追求，最大限度地提高其独立性。OT 利用整体方法来对患者进行康复治疗，这需要了解认知、身体、感觉和行为的障碍是如何影响各种 ADL 的，并且需要考虑患者先前的功能水平，洞察和察觉当前缺陷区域，并根据患者的具体目标制订干预措施。

在干预过程中，OT 工作者通过各种康复技术来提高患者的独立性，包括约束 – 诱导的运动疗法、NMES、肌肉的功能性神经刺激，在有意义的活动期间重新训练肌肉的功能，以及任务分析，以促进在自然环境中重新学习运动、感觉和认知技能[11]。

此外，代偿性策略被作为康复技术的辅助，以最大限度地恢复患者期望的生活角色和活动。代偿性策略可包括在 ADL 期间引入适应性设备；推荐使用设备适应环境，从而代偿感知、安全意识和其他认知或身体损伤的变化；此外，护理人员在提示和减少患者活动需求方面需要进行培训，以支持患者恢复更具挑战性的活动。OT 还可以引入视觉代偿技术和使用内科医生建议的光学设备，以代偿视力、注意力、视野丧失和其他动眼功能障碍的变化，从而促进职业功能和提高生活质量。

除了康复护士、神经心理学家 / 心理学家、SLP、PT、OT 外，其他康复团队成员还包括病例经理、社会工作者、职业和教育康复顾问、呼吸治疗师、娱乐治疗师、注册营养师和牧师。

七、康复技术

康复技术可用于解决交流障碍、促进功能恢复，且在家中和社区中实现无障碍沟通。如前所述，Lingraphica 增强和替代通信设备，可以显著改善患者的生活质量。技术设备已成为早期肢体功能康复的标准护理，并用于改善运动控制和协调功能。ArmeoSpring（一种机械臂外骨骼）等设备可根据需要，为受损肢体提供辅助，使患者能够参加伪装成激励游戏的治疗性锻炼（图 20-3）。这些练习旨在让患者完成 ADL 所需的运动模式，同时提供有关患者表现的实时反馈。

用于下肢的设备包括功能性电刺激设备，如 FES-Bike、Zero G 和混合辅助肢体外骨骼（图 20-4）。这些设备利用神经的可塑性，进行运动和认知恢复。神经可塑性被定义为，中枢神经系统对内在和外在刺激做出反应，以重组其结构、功能和连接的能力[12]。康复技术的其他进步，包括虚拟现实和机器人设备。这些先进的技术设备解决了康复的关键因素，包括更高的治疗强度、执行任务的方式、增加治疗依从性和动机，以及改善表现的渐进反馈。康复的未来可能包括干细胞治疗，结合使用机器人和

第 20 章 功能区手术后康复的重要性
Importance of Rehabilitation after Eloquent Brain Surgery

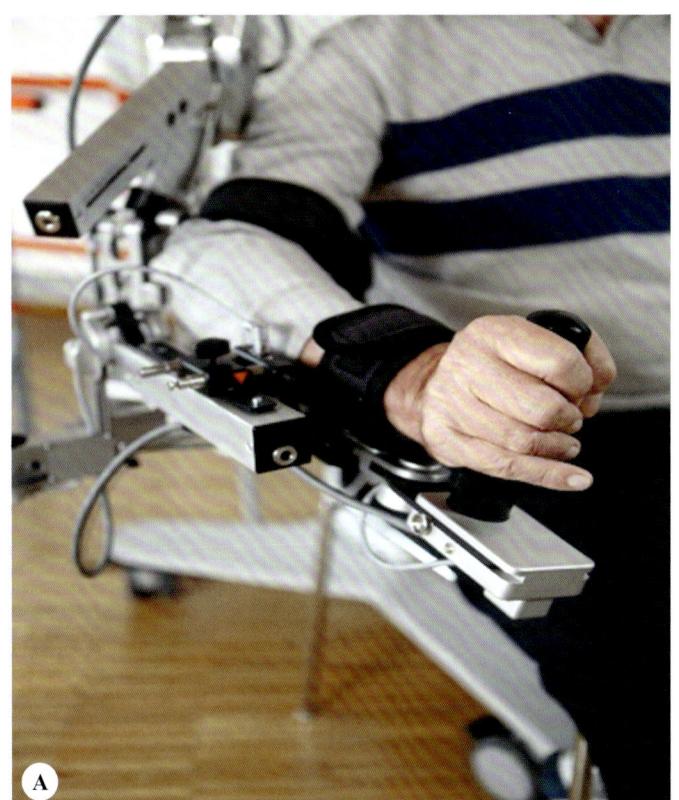 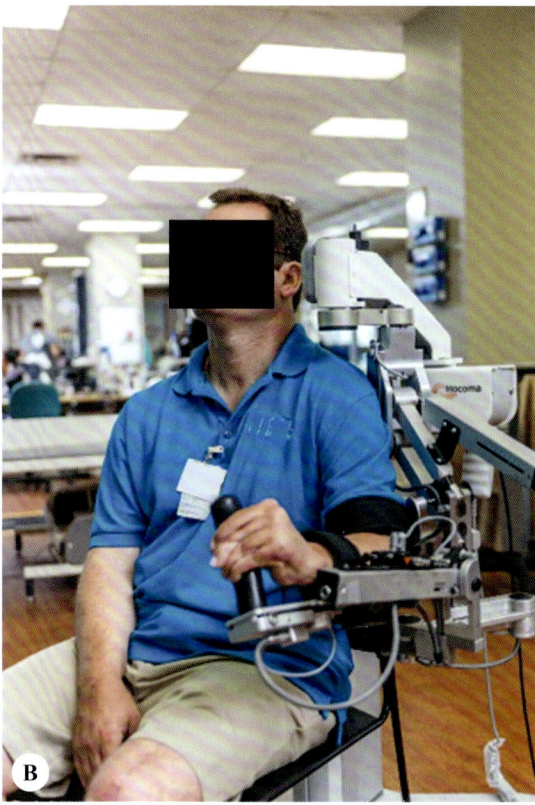

▲ 图 20-3 一种上肢 ArmeoSpring 机器人装置

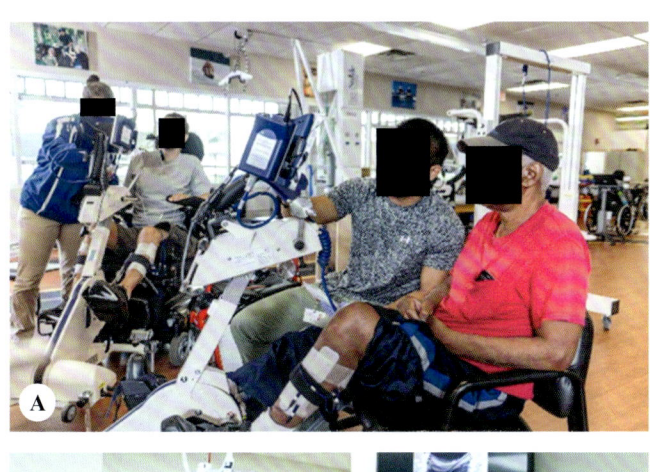

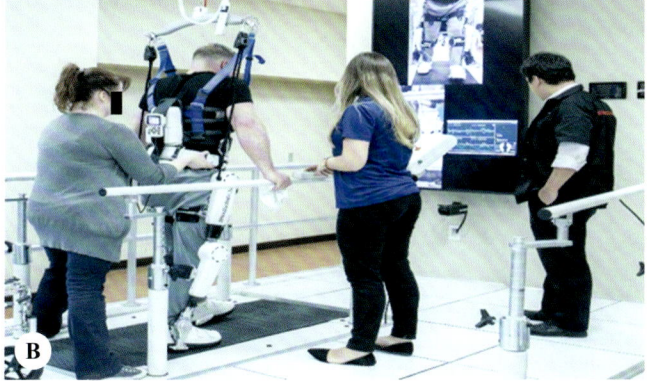 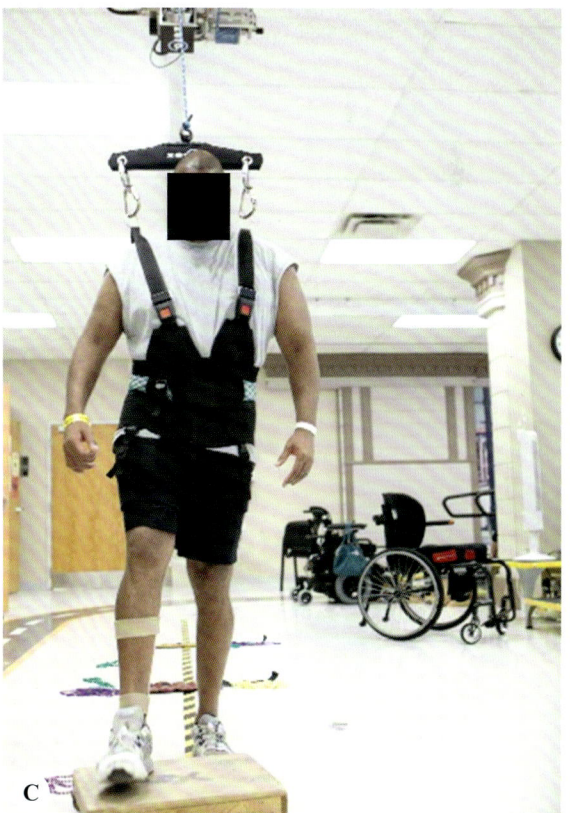

▲ 图 20-4 FES-Bike，Zero G 和混合辅助肢体外骨骼

175

虚拟现实技术，以最大限度地减少损伤，最大限度地提高患者的功能和生活质量。

八、结论

康复团队涉及不同学科的许多专业人员，来自不同的专业领域，以跨学科的方法密切合作，从而帮助患者最大限度地发挥其功能潜力。康复的首要目标是使患者以良好的功能独立性恢复日常生活，无论是回到工作岗位、学校还是进行休闲活动。

参考文献

[1] What is a Physiatrist? Available at: https://www.aapmr.org/about-physiatry/about-physical-medicine-rehabilitation/what-is-physiatry. Accessed August 5, 2018

[2] Ivanhoe CB, Durand-Sanchez A, Spier ET. Acute rehabilitation. In: Zasler ND, Katz DI, Zafonte RD, eds. Brain Injury Medicine: Principles and Practice. 2nd ed. New York, NY: Demos Medical Publishing; 2013:385–400

[3] Mishkim M. The practice of neuropsychological assessment. In: Lezak MD, Howieson DB, Loring DW, Hannay HJ, Fischer JS. Neuropsychological Assessment. 4th ed. Oxford: Oxford University Press; 2004:3–13

[4] Lee GP. Neuropsychological assessment of epilepsy. In: Neuropsychology of Epilepsy and Epilepsy Surgery. Oxford: Oxford University Press; 2010:95–131

[5] Sawrie SM. The Neuropsychology of Adult Neuro-Oncology. In: Synder PJ, Nussbaum PD, Robins DL, eds. Clinical Neuropsychology: A Pocket Handbook for Assessment. 2nd ed. Washington, DC: American Psychological Association; 2006

[6] American Speech-Language Hearing Association. Available at: www.asha.org. Accessed July 22, 2019

[7] Davie GL, Hutcheson KA, Barringer DA, Weinberg JS, Lewin, JS. Aphasia in patients after brain tumor resection. Aphasiology. 2009; 23(9):1196–1206

[8] Kagan A, Simmons, Mackie, N, Rowland, A, et al. Counting what counts: A framework for capturing real-life outcomes of aphasia intervention. Aphasiology. 2008; 22(3):258–280

[9] Beukelman DR, Garrett KL, Yorkston KM. Augmentative Communication Strategies for Adults with Acute or Chronic Medical Conditions. Baltimore, MD: Paul H Brookes Publishing; 2007

[10] Kushner, DS, Amidei C, .. Rehabilitation of motor dysfunction in primary brain tumor patients. Neurooncol Pract. 2015; 2(4):185–191

[11] American Occupational Therapy Association. Occupational therapy practice framework: domain and process (3rd ed.). Am J Occup Ther. 2014;; 68(Suppl 1):S1:S48

[12] Cramer SC, Sur M, Dobkin BH, et al. Harnessing neuroplasticity for clinical applications. Brain. 2011; 134(Pt 6):1591–1609

第 21 章　脑深部电刺激的深度学习方法的出现：诱发功能连接组学

Emergence of Deep Learning Methods for Deep Brain Stimulation—Evoked Functional Connectomics

Christine Edwards　Abbas Z. Kouzani　Kendall H. Lee　Erika Ross　著

摘　要：

在难治性帕金森病和其他运动障碍中，脑深部电刺激（DBS）设备正在成为越来越普遍的治疗方法。随着神经技术和神经影像学的进步，以及对神经回路了解的提升，DBS疗法作为神经系统和精神疾病的有效治疗方法，其使用频率正在迅速增加。DBS技术正在向置入式治疗性闭环神经控制系统发展，以提供持续的、个体化的神经调节，从而获得最佳临床结果。即便如此，关于这些神经退行性病变和精神失常的病理，以及DBS治疗疾病、缓解疾病的潜在机制，我们还有很多东西需要学习。本章融合了两个突破性的研究领域，即强大的深度学习方法和DBS诱发的功能连接组学，其有望推动DBS疗法朝着更精确的神经调节方向发展，从而获得最佳的治疗效果。本章描述了人工智能的复兴，介绍了其子领域，即深度学习，并概述了体内神经成像模式和脑功能区定位；更深入地探讨了功能神经影像学的相关知识，且概述了经典的多变量模式分析方法，为回顾"利用深度学习方法的功能性神经影像学研究"奠定了基础。这些应用于DBS诱发功能神经成像数据的方法有望描述和预测激活模式与电极放置的关系、刺激参数和行为评估数据之间的关系。

关键词：

脑深部电刺激，深度学习，神经成像，连接组学

目前，脑深部电刺激（DBS）设备被认为是脑部的起搏器，因为这些设备是在心脏起搏器的基础上开发的。与心脏起搏器相似的是，DBS设备通过置入的电极导线，为目标区域提供电刺激。DBS设备中的电极导线在皮下与置入锁骨下方胸部的脉冲发生器控制器相连。虽然它们与心脏起搏器有相似之处，但DBS设备的潜在的机制更复杂，而且远未被人们所理解。通常，DBS开环系统通过高频脉冲（100～250Hz）刺激目标皮层下区域，从而干扰无序的神经回路并调节潜在的电学和化学变化[1,2]。目标位置取决于患者的诊断、病史和相应的症状。现代DBS发明于1987年，并在20世纪90年代获得美国食品药品管理局（FDA）的批准，用于治疗难治性神经运动障碍，包括帕金森病（PD），特发性震颤（ET）和肌张力障碍[3-5]。基于数十年来治疗神经和精神疾病的神经外科技术的进步和经验教训，全球已有超过100 000人置入了开环DBS设备（图21-1）[6]。

今天，为了治疗越来越广泛的神经和精神疾病，DBS 的使用会迅速增加[7]。在 DBS 技术几乎没有创新的 30 年空白期后，现在有一种驱动力，即创建一个可置入的治疗性闭环神经控制系统，以提供持续的、个性化的神经调节，从而获得最佳的临床效果[8-11]。即便如此，关于 DBS 治疗的直接和长期机制，以及它所要治疗的神经和神经精神疾病，还有很多东西需要我们学习。将多模态体内神经成像与 DBS 联系起来会是一个强大的组合，在所有这些条件下，能揭示、提供有关大脑回路的结构、功能和有效连接的新见解。

在这个大数据时代，数据科学已经成为一个被人们所高度重视的跨学科领域，它汇集了计算方法和技术的进步，从而分析和发现大规模异构数据集中的潜在模式。数学、统计学、计算机科学和相关领域的专业知识之间的结合正在创造机会，利用数据驱动技术来揭示提出新的或精确的假设的见解，并使决策过程更加明智。DBS 的调查研究和临床应用正在创造一个丰富的多模态数据环境，并且这对于发现功能性和功能失调性脑回路的生物学基础来说是成熟的。强大的、具有突破性的数据科学方法，例如应用于 DBS 数据的深度学习，有望带来先进的模式分析的解析。这种多学科方法有可能改变我们对大脑回路的理解，并最终在生物电子医疗技术方面取得突破，从而优化治疗。

本章介绍了深度学习的历史和深度学习方法，然后概述了不断发展的连接组学。此外，本章还包括对体内神经成像模式的概述，这些模式用于神经的可视化和评估大脑区域的宏观连接，其中图谱的每个节点代表数十万个神经元。更深入地研究了功能神经影像学的步骤，从而为回顾多变量模式分析（MVPA）方法奠定了基础，该方法用于对 DBS 诱发功能连接组的数据进行全面评估。

一、深度学习方法的兴起

深度学习方法是机器学习方法的一个子领域，它应用非线性变换的层次结构，学习数据的不变判别特征表示，用于模式分析和分类任务。这些方法并不新鲜，经过了一次重大的复兴后，目前在计算机视觉、音频处理和自然语言处理等应用领域占据主导地位。

深度学习的起源至少可以追溯到 20 世纪 40 年代，当时人工神经网络（ANN）首次被作为连接模型而引入[13]。连接主义涉及人工智能（AI）的概念，其概念源于层级结构中简单的、相互连接的计算单元。计算单元及其加权连接分别类似于神经元及其突触连接的强度。与此同时，Hebbian 学习理论认为，神经元的同步放电会增强它们的突触连接，而不同步放电的神经元则会经历突触连接的减弱或不存在。Hebbian 理论描述了大脑可塑性的一种机制，其中在学习过程中，神经元可以动态地调整其连接[14]。

在 20 世纪 50~60 年代，科学家创建了简单的 ANN（如感知器）来学习输入数据和输出值之间的映射，用于模式识别任务，如图像的二元分类[15]。感知器被认为是单层神经网络，因为它在输入节点和输出节点之间具有一层加权连接。感知器的权重表示学习的线性决策边界，该边界以最佳方式将两类数据分开，以进行二元分类。如果数据不是线性可分的，则感知器不会将其收敛于决策边界上，而是将数据进行适当的分类。在那段时间里，人们发

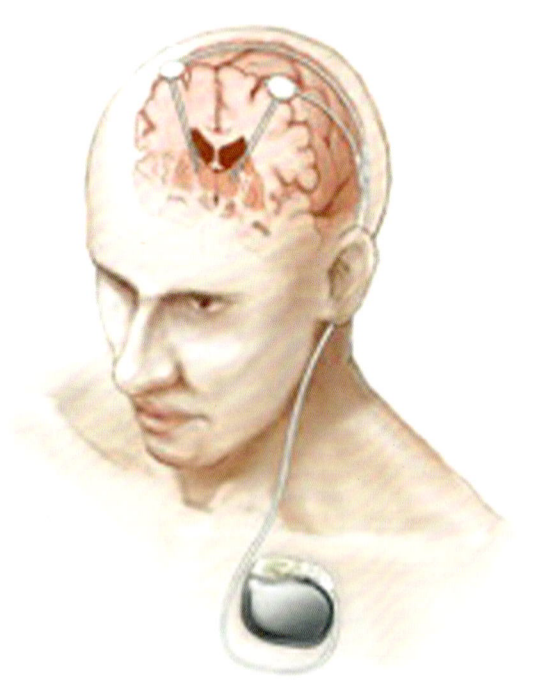

▲ 图 21-1 置入开环脑深部电刺激系统的图解
经 Edwards 等许可转载[12]

第 21 章 脑深部电刺激的深度学习方法的出现：诱发功能连接组学
Emergence of Deep Learning Methods for Deep Brain Stimulation—Evoked Functional Connectomics

现感知器无法对简单的 XOR 布尔函数进行建模，这从而导致了人们关于连接主义模型有用性的争论[15, 16]。与此同时，Hubel 和 Wiesel 进行了一系列重要的生理实验，他们通过微电极记录，在猫和猴子的初级视觉皮层内发现了简单和复杂的细胞[17-19]。他们对大脑为实现视觉感知的层级组织的发现，为他们赢得了 1981 年的诺贝尔生理学或医学奖，并激励了数十年的视觉模型和机器学习方法，以教导计算机如何识别视觉模式[20-30]。

1986 年，随着反向传播算法的引入，人们又一次对连接主义模型产生了兴趣，该算法使得训练 ANN 成为可能，如前馈多层感知器，递归神经网络（RNN）和卷积神经网络（ConvNet）[21, 31, 32, 33, 34]。这些网络包括输入层和输出层之间的隐藏层，从而对更复杂的函数进行建模（图 21-2）。在训练过程中，输入数据首先通过网络节点向前传播。输入数据可以是原始数据的形式，如像素或体素，也可以是代表原始数据的特征向量的形式。隐藏层和输出层中每个节点的计算值是通过非线性激活函数（如整流线性单元）传递的输入值的加权总和。在每个输出节点，计算一个误差信号以测量实际输出和预期输出之间的差异。然后，这个误差信号通过网络向后传播，以计算每个节点的 delta 误差。诸如随机梯度下降等优化方法被用来确定最佳权重，从而使整个网络的误差信号最小。

根据通用近似定理，ANN 可以估计任何足够平滑的函数[35]。受到我们大脑组织成皮层的启发，增加深度（即更多的隐藏层），而不是简单地增加宽度（即每层更多的节点），可以允许将输入数据转换为更复杂的模式，从而用于更高级别的模式识别任务。尽管反向传播算法具有强大的功能，但对于超出多个隐藏层的神经网络的训练仍然十分困难，这需要强大的计算能力和大量的训练数据来学习定义网络架构的许多参数。在不过度拟合训练数据的情况下，收敛于调整参数的最佳解决方案，尤其具有挑战性。因此，许多人几十年来一直避免使用 ANN，而是转

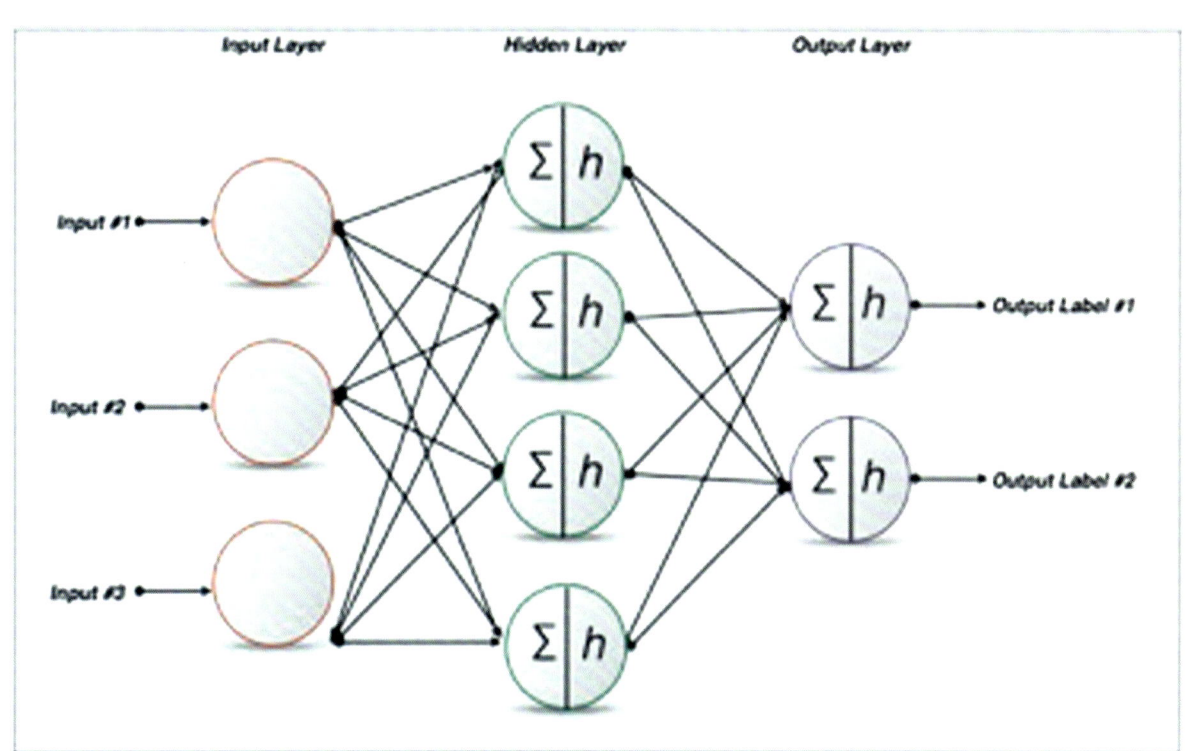

▲ 图 21-2 多层感知器（MLP）是最常见的浅层前馈神经网络的类型

MLP 在输入层和输出层之间至少包含一个隐藏层。在每一层，节点计算其输入的加权总和，然后将其传递给非线性激活变换函数，例如双曲正切或 sigmoid 函数。最近，整流线性单元（RefigLU；而不是 Hodgkin-Huxley）函数是首选，因为需要节约计算成本，所以需要具有多个隐藏层的深度网络。在训练过程中，使用反向传播算法学习连接节点的最佳权重

向使用更简单的浅层架构，如支持向量机（SVM），它能以较少的训练数据和计算能力要求，收敛到一个最佳解决方案[36]。

尽管在20世纪90年代到21世纪中期经历了所谓的人工智能寒冬，但一部分研究人员仍然致力于为自动模式分析任务和最终的人工智能，追求生物启发的连接主义模型。深度神经网络的先驱包括：Yoshua Bengio（来自蒙特利尔大学）、Geoffrey Hinton（来自多伦多大学和谷歌公司）、Yann LeCun（来自于纽约大学和脸书公司）、Tomaso Poggio（来自于麻省理工学院的麦戈文脑科学研究所）和Terrence Sejnowski（来自于索尔克生物研究所）。神经信息处理系统（NIPS）会议成立于1987年，自1993年由Terrence Sejnowski担任主席以来，到目前为止，仍然是连接主义研究的领导者每年召开的主要会议。十年来，人们对深度神经网络的渐进式改进，使得对灵长类大脑皮层的层级组织的理解显著增加。例如，长短期记忆（LSTM）模型在1997年被引入，以克服以前的RNN架构所遇到的梯度消失问题（即反向传播误差衰减）[37]。LSTM模型的早期主要在应用自然语言处理领域[38-40]。同时，Van Essen的感知皮层的层级分布组织的接线图，包括前馈和反馈连接，继续推动着深度神经网络模型的进步[23]。该接线图包括至少30个用于视觉感知的皮层区域。过度简化的视觉系统将处理分为视觉皮层的位置或方式（背侧流）和什么（腹侧流）路径，同时忽略了反馈机制。前馈腹侧视觉流从视网膜进入丘脑的外侧膝状核，然后将该信息传递到初级视觉皮层（V_1），然后是视觉区V_2、V_4、下颞叶（IT）皮层和前额叶皮层。这种灵长类视觉处理模型，加上Hubel和Wiesel的早期发现，启发了计算机视觉模型，如层级模型和X（HMAX）用于前馈对象识别[25, 27]。同样，ConvNet很大程度上受到生物视觉的启发，因为它们的卷积层和最大池化层提取了越来越多的不变特征，这些特征类似于初级视觉皮层的简单和复杂细胞。对层级结构的较低级别进行调整，以响应低级别要素（如边缘）。网络节点从层级结构中提升，将较低级别的模式组合在一起，以响应日益复杂的模式，并在最高层级，执行面部和物体识别等任务。受生物学启发的神经网络越来越多地应用于各种特定的视觉识别任务（如LeNet-5），它是一种经过微调的ConvNet，用于识别特定文档图像中的手写数字[22]。尽管这些网络可以与其他模式分析技术相媲美甚至超越，但直到21世纪10年代初，获得足量的注释数据集和计算能力为视觉识别任务调参，仍然是一个不小的挑战。

2006年，连接主义学术界经历了一个转折点（人工智能的冬天开始解冻），即引入了一种能够更快地训练深度神经网络的方法[41]。这种方法不是从随机权重开始，而是在每一层使用称为"受限玻尔兹曼机（RBM）"的生成模型来初始化网络的权重；因此，这种无监督的参数预训练允许网络更快地收敛到最佳解决方案。Hinton等通过引入深度信念网络（DBN）来证明这种方法，其架构由堆叠的RBM组成[41]。此后不久，Bengio等扩展了这种初始化方法，以训练堆叠自动编码器的深度网络（图21-3）[42]。在每一层对这些生成模型进行无监督训练，使得深度神经网络能够学习稀疏的分布式数据高级表示，以用于降维，以及适用于模式分析任务的更通用模型。

从21世纪开始，深度神经网络开始进步，由于大规模的标记数据集和大规模的商品计算平台，如云和图形处理单元，使得训练深度广度模型用于图像理解的模式分析等任务成为可能，其应用的势头越来越好。深度前馈和RNN在基准数据集上提供了显著超越的性能，并在许多模式识别和机器学习竞赛中获得第一名。从2009年开始，微软研究院应用深度神经网络来自动学习高级抽象特征，这些特征代表自然语言处理应用程序的数据的显著表现形式。他们证明了从声学频谱中学习到的深度特征优于长期存在的音频特征，如用于语音识别的Mel Frequency Cepstral Coefficients[43]。深度学习方法（如LSTM）在多语言手写识别竞赛中占据主导地位。2011年，深度神经网络赢得了一场交通标志识别竞赛。虽然在21世纪00年代末和21世纪10年代初，人们对深度学习的兴趣稳步增长，但直到2012年，更大的机器学习社团才完全接受这一活动。

深度学习研究在2012年一跃成为人们关注的焦点，人们对人工智能的潜在能力重新产生了兴趣（和恐惧）。在此期间，Google Brain项目发布了一篇论

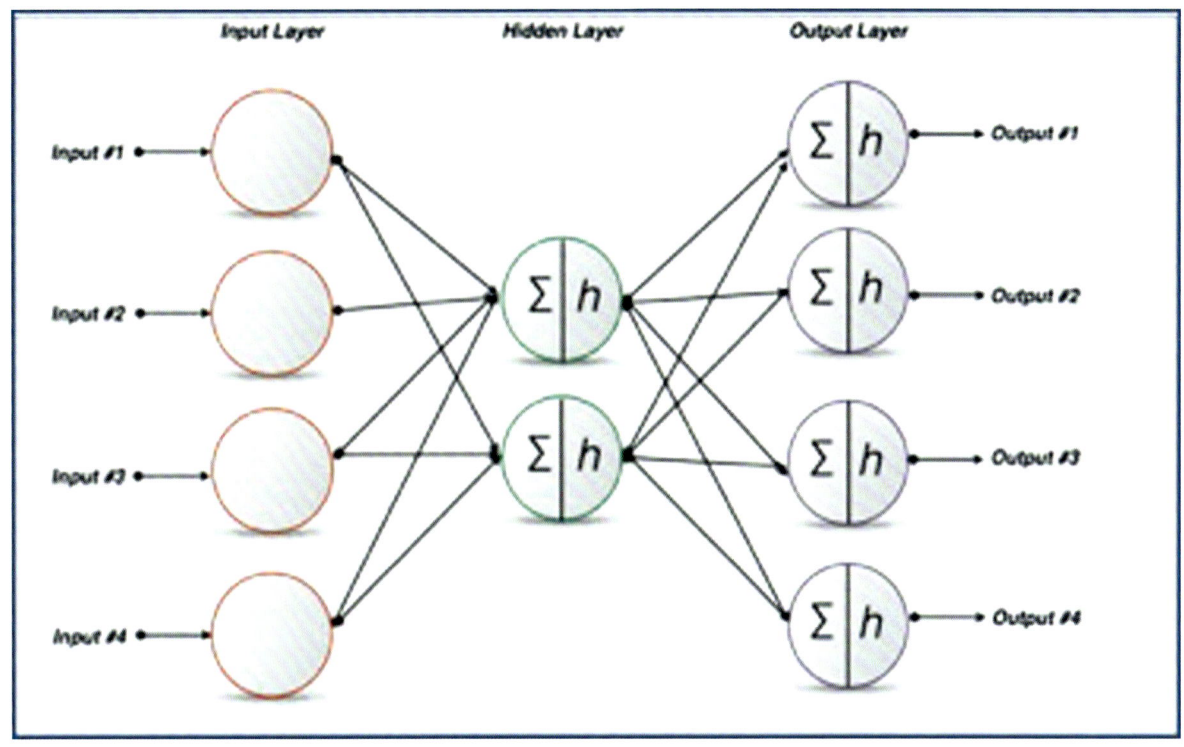

▲ 图 21-3 这是自动编码器的图示，其中隐藏层是输入数据的压缩版本，输出层是从压缩版本重建的输入数据。在网络训练期间，输入和重建输出之间的误差是最小的。自动编码器和受限玻尔兹曼机一起，可用于初始化深度神经网络或作为各种深度神经网络架构的构建块进行堆叠

文，描述了他们的无监督深度自动编码器架构，该架构从 YouTube 视频中提取的 1000 万个 200×200 图像帧的未标记数据集中，学习了对象类别的高级表示。这种架构展示了学习人脸识别等应用的层级特征表示的能力，并将其与生物神经网络进行了比较，后者被认为具有导致特定面部神经元的层级结构。与此同时，一种基于 ConvNet 的方法在 2012 年赢得了 ImageNet 大规模视觉识别竞赛（ILSVRC），这是深度学习领域成就的催化剂，现在其方法已经成了计算机视觉和其他模式识别领域的占主导地位（图 21-4）[44]。ILSVRC 是图像分类和物体识别任务的基准竞赛（2010—2015 年）。其带注释的图像数据集涉及 120 万张图像，其中包含 1000 个类别标签，这些标签在语义上与 WordNet 基准数据集相对应。时至今日，ImageNet 仍然是公开可用的最大、最多样化的标记数据集。因此，它一直是计算机视觉社区的游戏规则改变者，并推动了深度计算机视觉架构的指数级增长。

如今，深度学习技术和应用继续快速发展。深度学习社区正在研究减少学习特征表示所需的训练数据量的方法，以及创建可泛化模型的正则化方法。迁移学习方法通过重新利用较低级别的特征表示和微调较高级概念表示，从而实现对深度 ANN 的再训练。因此，迁移学习是为其他领域微调深度 ANN 的一种选择，因为这些领域可能没有足够数量的标记训练数据。此外，由 Ian Goodfellow 于 2014 年推出的生成式对抗网络（GAN）的变体正在改变无监督学习方法的格局，并将其用途扩展到新的应用中，如照片级逼真的单一图像的超分辨率。此外，深度强化学习方法正在向能够处理来自其环境的高维感官输入并学习适当动作的系统发展[45]。

二、体内神经成像模式和功能区定位

数十年来，神经成像技术的进步带来了强大的研究和临床工具，提供了引人注目的无创、体内、多模态大脑视图。这些工具是构建宏观连接组的基础，这些连接组捕捉到了大脑区域与区域之间的接

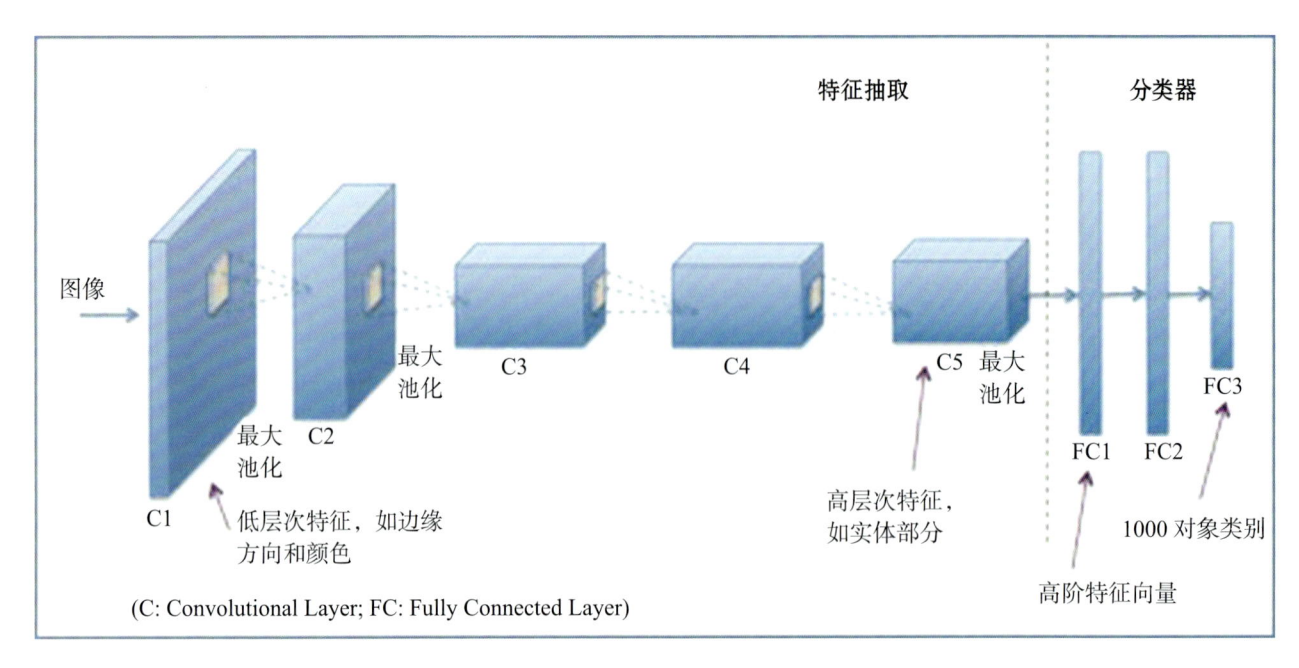

▲ 图 21-4 卷积神经网络的图示 [44]

卷积层和子采样层的层级结构将输入图像转换为，表示图像内容的抽象概念特征向量。接下来是一个全连接的神经网络，它将特征向量映射到较低维度的语义空间中，其中结果向量的每个分量都是对应于图像网络对象类别的概率分数

线图，以揭示结构、功能和有效连接[46]。结构与功能是交织在一起的[47]。结构连接组描绘并定位了解剖学上连接的大脑区域，而功能连接组定位功能相关的局部和远端大脑区域。有效的连接组会提供一个方向性的定位，以描述功能和相关大脑区域之间的因果关系[48]。动态大脑连接会遭遇疾病的发展和治疗，这种神经可塑性可以通过分析跨时间尺度的多模态连接组数据来描述[49]。

三、结构神经成像

捕捉解剖结构的神经成像技术包括计算机断层扫描（CT）和磁共振成像（MRI）。自 20 世纪 70 年代首次进行人体 CT 检查以来，该技术通常用于临床状况下的解剖学评估，通过获得穿过目标解剖结构衰减的 X 射线信号，以创建横截面图像和三维（3D）重建图像。在 20 世纪 80 年代，MRI 被作为临床替代方案而引入，其利用磁敏感性来区分脑组织，不会使患者暴露于电离辐射中。相反，位于 MRI 扫描仪内孔的患者暴露在强磁场（如 1.5T）中，梯度线圈会在空间上改变整个大脑的场强。射频（RF）收发器线圈发射脉冲信号，调谐到目标原子核的共振自旋频率，如氢质子，氢质子以水分子的形式在生物体中普遍存在。目标原子核从 RF 信号中吸收能量，将它们激发到与扫描仪磁场不一致的高能状态。当质子回到其较低能量状态时，RF 能量被释放并被 RF 天线线圈所捕获。这些 MR 信号被获取并转化为 2D 横截面切片图和大脑体积的 3D 重建图。与 CT 图像相比，MRI 提供了更详细的软组织视图。因此，MRI 通常用于 DBS 置入之前，评估患者大脑解剖结构中的定位位置，从而能够更精确地识别 DBS 的解剖目标位置和置入 DBS 电极的轨迹路径。虽然 MRI 不会使患者暴露于电离辐射，但仍必须严格遵守安全指南，以防止扫描仪的强磁场与神经刺激系统的金属成分相互作用，而造成伤害。因此，只有少数医院会在置入 DBS 设备后采用 MRI 技术。术后 CT 检查通常用于评估和确认 DBS 电极的位置。多模态方法可融合 CT 和 MRI 检查，以提供更丰富的解剖学视图。除安全措施外，术中和术后 MRI 还必须包括成像方案，以减轻 DBS 导线周围的潜在图像伪影。

通常，MRI 协议配置脉冲序列参数，如重复时间（TR）和回波时间（TE），与组织的固有特性（如

T_1和T_2）相配合，根据目标应用，调整所得到的图像的对比度。TR是RF脉冲之间的时间间隔，TE是RF信号传输与测量（回波）MR信号之间的时间间隔。施加RF脉冲后，T_1是原子核恢复平衡所需的时间，即自旋与扫描仪的磁场对齐的时间。这种恢复纵向磁化的重新排列，是一个时间常数为T_1的指数过程。同时，T_2是描述原子核从激发态到失相所需的时间，因为横向磁化的指数衰减这一原因，T_2通常比T_1慢。相邻质子间的自旋相互作用的影响是由T_2性质来描述的。T_2^*是一个附加属性，包括固有的T_2属性和外部磁场中扭曲的影响。自旋回波脉冲序列使用额外的180°RF重新聚焦脉冲来减少外部磁场不均一性的影响（即降低T_2^*灵敏度），如在空气-组织界面处。快速自旋回波成像是自旋回波脉冲序列的一种变体，允许更快、更实际的采集时间，这主要用于采集T_2加权图像。梯度回波（GRE）成像使用梯度而不是额外的重新聚焦脉冲来产生回波信号。GRE脉冲序列的变化通常用于生成脑部解剖上的高分辨率T_1-和T_2-加权图像，以及生成功能性T_2^*加权图像，这将进一步讨论。通常，对于T_1加权图像，白质看起来比灰质亮，并且液体（如脑脊液）看起来较暗，而在T_2加权图像中，白质看起来比灰质更暗，并且充满液体的区域会突出显示。通常，具有更强磁场（如超高7.0 T）的MRI扫描仪可产生具有更大动态范围的图像，以获取更精细的细节，从而在视觉上直观的分辨出相邻的大脑解剖区域[50, 51]。此外，回波平面成像等技术使更快地获取图像成为可能，这反过来又为其他更依赖时间的MRI方式铺平了道路[52]。

MRI技术正在不断发展和扩展，其中包括弥散张量成像（DTI）等技术，该技术对水经过特定类型组织时的弥散特性敏感[53]。特别是，DTI用于白质束的可视化和分析连接大脑区域的白质束[54, 55]。宏观尺度结构连接组通常利用传统的MRI和DTI方法，分别定义脑图的节点（如分块的灰质区域）和加权边缘（如白质束）[56]。如前所述，结构和功能是交织在一起的。这适用于大脑的组织，也适用于用于深入了解大脑结构和功能的、不断发展的神经影像技术。结构神经影像学为脑功能数据提供了解剖学的背景。

四、功能神经成像

功能神经影像学包括无创体内技术，如单光子发射计算机断层扫描（SPECT）、正电子发射断层扫描（PET）和功能性MRI（fMRI）。SPECT和PET扫描仪都能检测静脉注射的放射性药物所释放的能量，因为它们在大脑内积累和衰减，从而形成2D和3D图像、捕捉脑血流（CBF）和分子水平代谢变化，间接测量神经活动。与PET相比，SPECT更广泛地可用于临床，因为它更便宜，并且其放射性示踪剂更容易获得，半衰期更长；但是，PET不易出现图像伪影，并且具有更好的空间分辨率。基于PET的神经成像的常见放射性示踪剂是氟代脱氧葡萄糖（FDG），它被大脑处理为葡萄糖。因此，激活的大脑区域经历增加血流量和积累FDG，以补充与神经活动相对应的代谢能量。SPECT和PET技术继续发展成为强大的神经成像模式，可以深入了解，与激活的大脑回路相对应的，靶向神经递质（例如多巴胺）释放的整体模式。然而，与解剖CT扫描一样，这些神经影像学检查方式会使患者暴露于电离辐射；因此，DBS临床和研究，以优化DBS导线的位置和刺激参数的设置是有限的。同时，MRI技术在1990年扩展到包括功能性神经影像学模式，即血氧水平依赖性（BOLD）fMRI[57]。与SPECT和PET相比，BOLD fMRI可产生具有更高空间分辨率的2D和3D成像，而不会使患者暴露于放射性物质中。BOLD fMRI不是使用外源性造影剂，而是利用脱氧血红蛋白的顺磁性作为内源性造影剂，通过定位血氧饱和度，从而间接捕捉神经活动。与传统的MRI技术一样，利用fMRI的DBS研究必须谨慎的遵循安全预防措施和成像方案，以降低DBS系统的金属组件与扫描仪强磁场之间的相互作用的相关风险[58-62]。

其他宏观尺度的体内功能神经成像技术包括脑电图（EEG）和脑磁图（MEG），它们使用头皮上或附近的无创传感器，分别测量神经元活动引起的皮层电和磁的变化。脑电图和脑磁图是有优势的，因为它们与fMRI相比具有更高的时间分辨率（即毫秒），与fMRI相比，fMRI间接测量神经活动，并会受到血流动力学反应时间的限制，该时间约为几秒钟。然而，fMRI 和 PET 模式具有更高的空间分辨率，大约为毫米而不是厘米。虽然更具侵入性，但脑皮层电图（ECoG）技术通过记录皮层表面的整体场电位而不是测量颅骨外的衰减信号，实现了直接的电生理监测。因此，ECoG 技术具有比 EEG 更高的空间分辨率，同时也具有更高的时间分辨率。最近，功能神经影像学研究将术中 ECoG 感觉运动皮层记录与 DBS 引线置入期间获得的丘脑底核（STN）LFP 记录相结合；在此过程中，这能够发现 PD 功能失调的运动电路的潜在生物标志物，以及未来闭环 DBS 系统的潜在反馈机制[63-66]。

功能连接组学包括对内在静息状态的研究，和刺激诱发的脑功能网络的研究。这些研究为神经退行性和精神疾病的病理生理机制以及可能的临床生物标志物提供了见解，从而帮助诊断和治疗[67, 68]。鉴于 fMRI 提供了一个无创的、大脑活动的、具有高空间分辨率的体内视图，当与 DBS 技术结合使用时，它的功能会变得特别强大[48, 69, 70, 71, 72]。DBS 诱发的功能连接组学主要基于对 BOLD fMRI 数据的多变量分析，从而能够描绘大脑活动的空间分布模式，进而优化 DBS 疗法。

五、宏观尺度连接组学的作用

（一）连接组学与深度学习

连接组学是创建和分析脑连接图谱，也称为连接组[73]。连接组描述了大脑的神经连接，这些连接会引起行为和认知[74]。连接组描绘了大脑内神经元件的结构、功能和有效连接。此外，连接组按尺度分类，这取决于相应脑图谱中每个神经元件所代表的神经元数量。这些接线图的分辨率从立方微米体积上的（微观）突触级，到分布在整个大脑上的（宏观）分块区域。

微尺度连接组提供了神经元到神经元的接线图，其空间分辨率只有几纳米，利用体外神经成像技术，如串行块面电子显微镜（EM）和荧光显微镜技术以可视化突触回路[75-77]。一个神经元可能与成千上万的神经元沟通，这需要高通量的采集和处理，从而形成一个非常密集的连接大脑图谱。目前，只有秀丽隐杆线虫（C. elegans）中存在完整的微观连接组，其中包括 302 个通过 EM 重建的死亡神经元[78, 79]。微尺度的最大成就之一是，重建一个 100μm 的小鼠视网膜立方体，其中大约有 1000 个神经元和 250 000 个突触[80]。开放连接组计划（OCP）创建了一个开源平台以促进连接组数据的共享，并为 EM 连接组整合了一个处理信道，以自动注释和应用图形理论技术进行分析[81-86]。

中尺度连接组提供神经元集群到集群的接线图，具有微米或亚微米空间分辨率，定位局部电路（如皮层柱），每个群体节点表示数百到数千个神经元[87]。使用先进技术（如高通量 EM 和容积钙光场显微镜）以获取微尺度和中尺度数据[88]。

宏观尺度连接组利用无创体内神经成像技术（如 MRI 和 PET）提供具有毫米空间分辨率的大脑区域到区域接线图。人类连接组计划（HCP）正在寻求使用无创体内神经影像学模式，如静息态功能 MRI（rs-fMRI）、结构 MRI 和 DTI，以获取和定位 1500 名健康人类受试者的大脑[53, 89, 90, 91]。宏观尺度的脑图谱近似于分块的皮层和皮层下大脑区域的整体布线连接，而中尺度脑图谱则提供其放大视图，并更详细地描述局部脑回路。神经成像、数据科学方法和大规模计算技术的进步，将能够跨尺度和模态定位动态连接组，从而深入了解人脑的功能和功能失调的回路[74, 92, 93, 94]。美国情报高级研究项目计划局（IARPA）于 2016 年启动了一项名为"来自皮层网络的机器智能"（MICrONS）的计划，资助的研究将促进中尺度连接组的重建和研究，以激发下一代机器学习算法。

人脑是终极的计算机器，这激发了机器学习方法的悠久历史，这些方法试图模仿感觉处理、认知和智能。反过来，这些方法被应用于大规模的脑数据集的自动模式分析任务。特别是，深度学习方法（如 ConvNet 和堆叠自动编码器）这些 ANN 的灵感来自于我们大脑用于感官处理的皮层区域的层级组织，这些方法正在主导计算机视觉，音频处理和自然语言处理等应用[95]。毫不奇怪，深度学习方法越来越多地用于自动处理，微观到宏观尺度的多模态连接组数据。例如，ConvNet 用于神经元件的分割，以创建结构性 EM 连接组[96]并在 MRI 数据中分割脑组织[97-99]。此外，ConvNet 及由堆叠自动编码器/RBM 组成的深度神经网络已被应用于宏观结构（如

MRI）和功能神经成像数据集（如 PET、rsfMRI 和 fMRI），以学习多模态特征表示并发现和分类连接模式[100-106]。

（二）连接组学与脑深部电刺激

将多模态宏观连接组学与 DBS 的结合是一个强大的组合，有望显著推进 DBS 技术，并为难治性运动和精神疾病提供更精确、有效的治疗[70, 107, 108]。结构和功能宏观尺度连接组学正在深入了解功能正常的大脑以及神经退行性和精神疾病的病理功能障碍，引导潜在的个体化生物标志物来帮助诊断，并预测最佳治疗[49, 109, 110-115]。受试者的特定结构和功能宏观连接组将在 DBS 电极放置期间，实现更精确的导航并优化刺激参数，以最大限度地提高治疗效果并减少不良反应[72, 107, 116, 117]。此外，大脑定位技术可以研究 DBS 的潜在机制和调节的大脑回路，这会可能引出更有效的刺激目标和参数[7, 118-121]。特别是，DBS 诱发的脑功能图谱，如使用 fMRI 获得脑功能图谱，可全面评估与电极位置、刺激参数和行为结果相对应的分布式激活模式[60, 71, 122-126]。这需要一个自动化的大规模计算信道来创建和分析 DBS 诱发的功能连接组，从而用于临床和研究。随着深度学习方法继续主导机器学习应用，预计这些方法将在促进这一信道方面发挥关键作用，尤其是在自动识别激活模式和提取感兴趣的信号方面。

六、DBS 诱发功能宏观连接组数据的多元模式分析方法研究

多变量模式分析方法能够研究，由 DBS 诱发的整体分布的神经激活模式，即功能失调的大脑回路的特定组成部分。这些方法利用机器学习技术，来发现和分类与实验条件相关的跨功能神经影像数据中的活动模式。传统上，MVPA 方法应用于认知神经科学，其作为将刺激诱发的大脑反应定位到认知状态的工具，如用于视觉感知理解实验。将 MVPA 方法应用于 DBS 诱发的功能宏观连接组数据，可以对与电极放置、刺激参数和行为结果相关的功能连接进行全面的评估。利用深度学习技术的新型 MVPA 方法有望提高对 DBS 诱发的功能连接模式的识别。因此，将 DBS 诱发的功能连接组学与深度学习方法联系起来，有望进一步了解有效神经调节的机制，并有可能使 DBS 治疗根据患者的确切需求从而进行优化。

下一节对 BOLD fMRI 数据的获取和分析进行了更详细的描述。经典的 MVPA 方法以及新颖的深度学习方法都被介绍、应用于 fMRI 数据。本章最后讨论了预计 MRI 与 DBS 的使用会增加，以及深度学习方法的兴起对构建和描述连接组的影响。

（一）DBS 诱发 BOLD fMRI 数据

与 DBS 结合使用的 BOLD fMRI 数据采集需要谨慎遵守安全和成像协议，如使用特定的 fMRI 脉冲序列，以最大限度地降低 DBS 导线产生过热的风险并减少易感伪影[62]。BOLD 信号是数十万个神经元的神经活动的代表，其中每个体素的规模为一立方毫米。血流动力学能反应活跃神经元增加的代谢需求的时间动力学（大约为秒），这是 BOLD fMRI 数据总体时间分辨率的限制因素[127]。

神经血管耦合描述了血流和神经元活动如何交织在一起。这种复杂的关系取决于 CBF、脑血容量（CBV）、脑氧代谢率（CMRO2）及其他因素[128]。一般来说，含氧血液的流量增加，以代偿活跃神经元增加的代谢需求。这对应于脱氧血红蛋白浓度水平的降低，表现为 BOLD fMRI 信号的增加，该信号在神经活动初发作后 4～6s 达到峰值。随着神经活动的消退，氧合血红蛋白的流量也在减退，从而导致脱氧血红蛋白浓度增加，随后 BOLD fMRI 信号将降低到基线以下的水平。此时间到下冲峰值的时间通常在峰值 BOLD 信号后的 5～10s。

虽然血流动力学反应可能因大脑区域、实验条件和受试者而异，但规范血流动力学响应函数（HRF）通常用于预测每个体素的 BOLD 反应[129]。这可以被认为是一个线性时不变系统（LTI），其中神经活动刺激信号与 HRF 卷积，以产生预测的血流动力学反应。此外，在 DBS 刺激下，与神经活动相对应的血流量增加之前，在 DBS-fMRI 数据中会观察到 BOLD 反应初始负值的下降。这种初始负值的下降不包括在大多数 fMRI 分析研究中，使用的典型 HRF（图 21-5）[44]。包含 BOLD 信号初始下降的 HRF 有可能会增加空间和时间特异性，因为它更接近神经活动[130-135]。

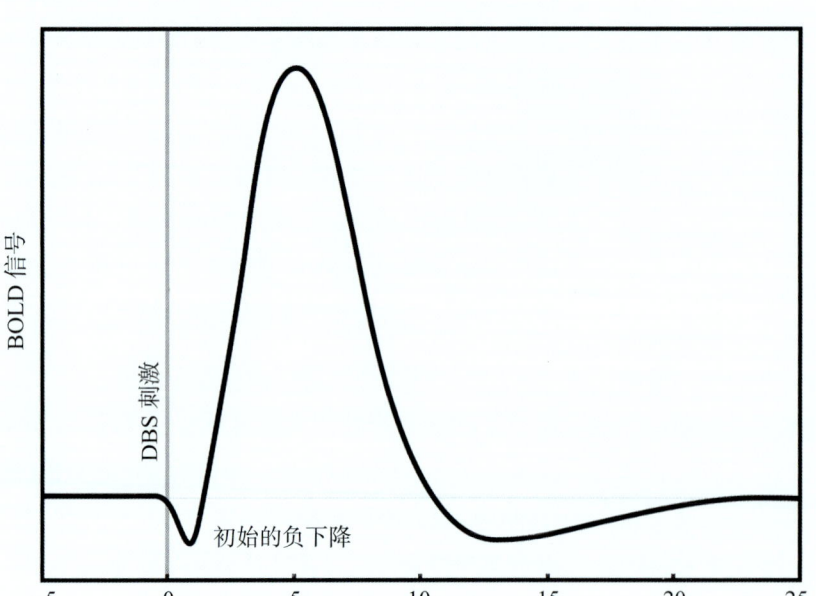

◀ 图 21-5 血氧水平依赖（BOLD）血流动力学反应

（二）经典多变量模式分析

MVPA 最初是作为多体素模式分析引入的，但首字母缩略词已经演变为多变量模式分析[136, 137]。与独立评估每个体素而不考虑体素间协方差的体素单变量方法相比，MVPA 方法能够同时评估大脑中激活的整体时空模式。MVPA 的大多数应用都存在于认知神经科学的研究中，有时被称为"大脑解码"或"读心术"[138-142]。这些研究试图了解我们的大脑式如何编码和解码信息的。一般来说，MVPA 的目标是学习激活模式与实验条件之间的关系。MVPA 通常利用传统的监督式机器学习方法，主要包括以下步骤：①特征提取/选择以表示较低维度特征向量空间中的高维度 BOLD 数据；②分类器训练以学习从特征向量空间到实验条件的转换；③泛化测试以评估分类器在给定的新数据集下的性能。

1. 特征表示与降维

BOLD fMRI 研究需要检测高维噪声数据中的微弱信号。当特征空间的维度远高于训练样本的数量时，"维度诅咒"在监督机器学习中表现出来。因此，生成的模型可能与训练数据过度拟合，并且在遇到新数据时表现出较差的性能。正则化技术用于减少模型对训练数据的过度拟合。降低特征向量空间维数是提高分类器性能的经典方法。特征表示方法执行特征提取、选择或两者的组合，以将高维度 BOLD fMRI 数据空间表示为低维度特征空间。特征提取方法包括数据驱动的单矩阵分解方法，如主成分分析（PCA）和独立成分分析（ICA）[143, 144]。PCA 将数据转换为由正交（不相关）主成分定义的较小维度的空间，这些主成分说明了数据中的大部分变异性。数据矩阵的单值分解经常用来确定主成分。第一个成分具有最高的特征值，能够捕捉到数据中最大的可变性。根据执行的处理步骤，最大的成分可能是由噪声引起的变化，而不是 BOLD 信号。ICA 确定了随时间变化的体素子集，并创建生成模型来描述数据的独立成分。换句话说，ICA 将 BOLD 数据分解为独立的组成部分，如将激活的 BOLD 响应与生理噪声伪影分开。因子分析方法（如 ICA）是强大的数据驱动技术，用于发现数据中的潜在结构，例如在 rs-fMRI 研究中识别内在神经网络[69]。

特征选择方法从高维数据空间或低维特征向量空间中选择特征子集。排除发生在大脑边界之外的、无信息的、非信号体素是消除噪音的良好起点。这包括在感兴趣的已知解剖区域中选择体素[145-147]。单变量的体素统计可用于确定哪些体素应包括在 MVPA

中，尽管这可能会有丢失具有弱反应的体素的风险，其中这些体素与邻近的体素共同贡献信息[148]。可以使用探照灯技术来识别，在特定半径的聚光灯区域内，编码信息的相邻体素[149]。递归特征消除是一种数据驱动的方法，通过递归应用SVM分类器来选择有区别的体素[150]。

2. 多变量模式的分类

有许多机器学习策略用于识别BOLD fMRI数据中激活的时空模式[151]。传统的MVPA方法使用监督学习技术对跨体素的空间激活模式进行分类，在训练阶段需要一个带注释的数据集作为参考标准。当可用的训练数据有限时，可以使用k-fold交叉验证和留一法交叉验证等技术来训练和测试分类器。交叉验证方法将数据分成独立训练和测试数据集，分别用于学习分类器的参数和评估其性能。在fMRI分析的背景下，"留一法"交叉验证，其中k等于运行次数，是一种选择。另一个策略是使用"留一刺激对法"交叉验证，其中k等于刺激物的数量。如果分类器表现不佳，那么这有可能表明分类器对训练数据过度拟合，不能泛化到其他数据。当训练数据量不足时，具有复杂非线性决策边界的分类器容易过度拟合。额外的特定算法（如正则化方法）通常被用来帮助减轻这种风险。支持向量机是分类应用中常用的监督机器学习方法。

SVM是一种常见的分类应用的监督机器学习方法[152,153]。在学习阶段，决策边界被估计为一个超平面，其支持向量使决策边界和靠近边界的特征向量之间的距离最大化。非线性SVM可以使用核技巧（如多项式核函数和径向基函数）将特征向量映射到特征空间，在该空间中，向量的类别更容易分离。有几篇MVPA综述文章将SVM分类器与其他类型的分类器如Fisher的线性判别分析分类器、高斯–朴素贝叶斯分类器和k最邻近法（KNN）分类器进行了比较[154-156]。分类器的性能指标可以通过混淆矩阵来制订，该矩阵在对角线上定义了真阳性和真阴性的数量，假阳性在上象限，假阴性在下象限。根据该矩阵，可以得出以下性能指标：准确度、错误发现率、精密度、召回率、敏感性和特异性。接收机工作特性（ROC）也是评估分类器性能的一个很好的选择，曲线下面积（AUC）也是一个经典指标[156]。一般来说，线性SVM方法是MVPA方法的首选分类器，因为它们的表现优于或可与其他分类方法相当。然而，分类器的性能取决于用于训练和评估分类器的特征向量的质量和数量。与传统的MVPA方法相比，深度学习方法不需要特征工程过程，通常需要相关领域专业知识来选择特征。

（三）深度学习的应用

自2012年复兴以来，深度学习方法不断发展，在计算机视觉、音频处理和自然语言处理等应用领域仍然是主流的机器学习方法。一般来说，深度学习方法应用非线性变换的层级结构来学习数据的不变判别特征表示，用于模式分析和分类任务。深度学习方法能够从原始数据中发现复杂的潜在特征表示[157]。深度学习框架可用于从原始数据（如体素）生成特征向量，作为全连接前馈神经网络或其他分类器（如SVM）的输入。

神经影像学研究表明，生成性RBM至少可与最先进的ICA方法相媲美，这验证了它能够有效地从原始fMRI数据中学习特征，并识别内在网络[101,158]。这些研究进一步验证了增加深度，即堆叠RBM形成DBN，可以提高应用于结构性MRI数据的分类准确性。DBN的每一层都使用无监督生成性RBM进行预训练，然后使用前馈网络对分类进行微调。DBN产生的特征随后被送入几个不同的分类器（即RBF核SVM、逻辑回归和KNN）进行比较。与更浅的网络相比，所有的分类器使用由具有三个隐藏层的DBN产生的特征，表现得明显更好。

基于任务的神经成像和rs-fMRI研究利用了由堆叠的自动编码器组成的深层神经网络，以识别功能连接模式[102,105,106]。这些研究表明，深度学习方法有效地进行了无监督的特征学习，以发现潜在的结构，在较低维度的特征空间中表示数据。例如，一项rs-fMRI研究能够自动学习特征并识别功能连接模式，以区分正常人和精神分裂症患者[105]。另一项rs-fMRI研究将深度自动编码器与隐马尔可夫模型（HMM）结合起来，以评估健康受试者与轻度认知障碍（MCI）患者的动态功能连通性[106]。此外，一项研究表明，一个深度神经网络能够从一个大型fMRI数据库中学习特征，并将大脑活动分为七个任务类别。然后，这个网络被用来解码一个新受试者的大脑活动，取得了比基线方法（如SVM）更高的准确性[159]。

一些研究已经证明了将深度学习技术用于多模态神经成像应用的能力，即结构MRI和功能PET数据。通过使用随机降噪自动编码器的深度学习方法，建立了一个潜在的多模态成像生物标志物，以预测从MCI到阿尔茨海默病（AD）的进展情况[104]。另一项研究使用深度玻尔兹曼机从MRI和PET图像中学习潜在的特征，然后发现跨模式的联合特征。然后将这些深度多模态特征与SVM结合，以区分正常对照、AD和不同程度的MCI[103]。此外，另一项研究利用三维CNN深度学习模型从MRI数据中预测PET模式，作为一种有效的方法来完成和整合多模态数据[100]。

七、讨论与结语

尽管MVPA是fMRI研究的一个标准工具，但DBS-fMRI研究主要利用单变量方法。有少数小组使用建模方法，如动态因果模型来研究有效连通性，还有一些小组使用示踪法来研究结构连通性[46, 48]。随着FDA最近批准使用全身1.5T MRI扫描DBS系统，DBS-fMRI研究功能连接的数量正在增加[62]。总的来说，MVPA方法正开始发展为利用深度学习方法，特别是从原始数据中学习特征表示，而不是传统的方法，因为传统的方法往往需要相关领域的专业知识来选择特征来表示输入数据。此外，由于深度学习方法适用于不同的模式，它们能够整合和分析多模态的功能连接组数据。

时至今日，DBS的基本治疗机制仍未得到很好的理解；即便如此，DBS治疗也是难治性神经运动障碍的标准治疗方法，且正在成为难治性精神障碍的一种治疗选择。将多模态DBS诱发的连接组学与先进的数据科学方法联系起来，有望为神经退行性疾病和精神疾病的病理提供宝贵的见解。此外，研究表明，治疗和不良反应是由刺激基底神经节丘脑皮层回路的特定成分所驱动的，该回路主要由三个分离的回路组成。例如，PD的DBS治疗需要在STN内精确放置电极接触，以刺激运动回路；偏离STN内的精确位置可能会刺激边缘回路，并导致不良影响。因此，特定受试者的多模态连接组将在DBS电极放置期间实现更精确的导航，并优化刺激参数，以最大限度地提高治疗效果，同时减少不良影响。

参考文献

[1] Tye SJ, Frye MA, Lee KH. Disrupting disordered neurocircuitry: treating refractory psychiatric illness with neuromodulation. Mayo Clin Proc. 2009; 84(6):522–532

[2] Lee KH, Blaha CD, Garris PA, et al. Evolution of deep brain stimulation: human electrometer and smart devices supporting the next generation of therapy. Neuromodulation. 2009; 12(2):85–103

[3] Benabid AL, Pollak P, Louveau A, Henry S, de Rougemont J. Combined (thalamotomy and stimulation) stereotactic surgery of the VIM thalamic nucleus for bilateral Parkinson disease. Appl Neurophysiol. 1987; 50(1–6):344–346

[4] Miocinovic S, Somayajula S, Chitnis S, Vitek JL. History, applications, and mechanisms of deep brain stimulation. JAMA Neurol. 2013; 70(2):163–171

[5] Smith KA, Pahwa R, Lyons KE, Nazzaro JM. Deep brain stimulation for Parkinson's disease: current status and future outlook. Neurodegener Dis Manag. 2016; 6(4):299–317

[6] Shen H. Neuroscience: tuning the brain. Nature. 2014; 507(7492):290–292

[7] Lozano AM, Lipsman N. Probing and regulating dysfunctional circuits using deep brain stimulation. Neuron. 2013; 77(3):406–424

[8] Santos FJ, Costa RM, Tecuapetla F. Stimulation on demand: closing the loop on deep brain stimulation. Neuron. 2011; 72(2):197–198

[9] Little S, Pogosyan A, Neal S, et al. Adaptive deep brain stimulation in advanced Parkinson disease. Ann Neurol. 2013; 74(3):449–457

[10] Grahn PJ, Mallory GW, Khurram OU, et al. A neurochemical closed-loop controller for deep brain stimulation: toward individualized smart neuromodulation therapies. Front Neurosci. 2014; 8:169

[11] Hebb AO, Zhang JJ, Mahoor MH, et al. Creating the feedback loop: closedloop neurostimulation. Neurosurg Clin N Am. 2014; 25(1):187–204

[12] Edwards CA, Kouzani A, Lee KH, Ross EK. Neurostimulation devices for the treatment of neurologic disorders. Mayo Clin Proc. 2017; 92(9):1427–1444

[13] McCulloch WS, Pitts W. A logical calculus of the ideas immanent in nervous activity. 1943. Bull Math Biophys. 1990(1–2):99–115

[14] Hebb DO. The Organization of Behavior. New York, NY: Wiley & Sons; 1949

[15] Rosenblatt F. The Perceptron—A Perceiving and Recognizing Automaton. Cornell Aeronautical Laboratory; 1957

[16] Minsky M, Papert SA. Perceptrons: An Introduction to Computational Geometry. MIT Press; 1969

[17] Hubel DH, Wiesel TN. Receptive fields of single neurones in the cat's

[18] Hubel DH, Wiesel TN. Receptive fields, binocular interaction and functional architecture in the cat's visual cortex. J Physiol. 1962; 160:106–154

[19] Hubel DH, Wiesel TN. Receptive fields and functional architecture of monkey striate cortex. J Physiol. 1968; 195(1):215–243

[20] Fukushima K. Neocognitron: a self-organizing neural network model for a mechanism of pattern recognition unaffected by shift in position. Biol Cybern. 1980; 36(4):193–202

[21] Lecun Y, Jackel LD, Boser B, et al. Handwritten digit recognition – applications of neural network chips and automatic learning. IEEE Commun Mag. 1989; 27(11):41–46

[22] Lecun Y, Bottou L, Bengio Y, Haffner P. Gradient-based learning applied to document recognition. P IEEE. 1998; 86(11):2278–2324

[23] Felleman DJ, Van Essen DC. Distributed hierarchical processing in the primate cerebral cortex. Cereb Cortex. 1991; 1(1):1–47

[24] Lowe DG. Object Recognition from Local Scale-Invariant Features. International Conference on Computer Vision (ICCV); 1999

[25] Riesenhuber M, Poggio T. Hierarchical models of object recognition in cortex. Nat Neurosci. 1999; 2(11):1019–1025

[26] Arathorn D. Map-Seeking Circuits in Visual Cognition: A Computational Mechanism for Biological and Machine Vision. Stanford: Stanford University Press; 2002

[27] Serre T, Wolf L, Bileschi S, Riesenhuber M, Poggio T. Robust object recognition with cortex-like mechanisms. IEEE Trans Pattern Anal Mach Intell. 2007; 29(3):411–426

[28] George D, Hawkins J. Towards a mathematical theory of cortical micro-circuits. PLOS Comput Biol. 2009; 5(10):e1000532

[29] Rolls ET. Invariant visual object and face recognition: neural and computational bases, and a model, VisNet. Front Comput Neurosci. 2012; 6:35

[30] LeCun Y, Bengio Y, Hinton G. Deep learning. Nature. 2015; 521(7553):436–444

[31] Rumelhart DE, Hinton GE, Williams RJ. Learning representations by backpropagating errors. Nature. 1986; 323(6088):533–536

[32] Werbos PJ. Beyond Regression: New Tools for Prediction and Analysis in the Behavioral Sciences. Harvard University; 1974

[33] Werbos PJ. Generalization of backpropagation with application to a recurrent gas market model. Neural Netw. 1988; 1(4):339–356

[34] McClelland JL. The organization of memory. A parallel distributed processing perspective. Rev Neurol (Paris). 1994; 150(8–9):570–579

[35] Cybenko G. Approximation by superpositions of a Sigmoid function. Math Contr Signals Syst. 1989; 2:303–314

[36] Cortes C, Vapnik V. Support-vector networks. Mach Learn. 1995; 20(3):273–297

[37] Hochreiter S, Schmidhuber J. Long short-term memory. Neural Comput. 1997; 9(8):1735–1780

[38] Graves A, Eck D, Beringer N, Schmidhuber J. Biologically plausible speech recognition with LSTM neural nets. BioADIT. 2004; 3141:127–136

[39] Graves A, Schmidhuber J. Framewise phoneme classification with bidirectional LSTM and other neural network architectures. Neural Netw. 2005; 18(5–6):602–610

[40] Beringer N, Graves A, Schiel F, Schmidhuber J. Classifying unprompted speech by retraining LSTM nets. ICANN. 2005; 3696:575–581

[41] Hinton GE, Osindero S, Teh YW. A fast learning algorithm for deep belief nets. Neural Comput. 2006; 18(7):1527–1554

[42] Bengio Y, Lamblin P, Popovici D, Larochelle H. Greedy Layer-Wise Training of Deep Networks Neural Information Processing Systems. Montreal, Quebec; 2007

[43] Deng L, Li J, Huang J-T, et al. Recent Advances in Deep Learning for Speech Research at Microsoft. ICASSP; 2013

[44] Krizhevsky A, Sutskever I, Hinton G. ImageNet Classification with Deep Convolutional Neural Networks. Paper presented at the Neural Information Processing Systems; 2012; Lake Tahoe

[45] Mnih V, Kavukcuoglu K, Silver D, et al. Human-level control through deep reinforcement learning. Nature. 2015; 518(7540):529–533

[46] Gibson WS, Cho S, Abulseoud OA, et al. The impact of mirth-inducing ventral striatal deep brain stimulation on functional and effective connectivity. Cereb Cortex. 2017; 27(3):2183–2194

[47] Stafford JM, Jarrett BR, Miranda-Dominguez O, et al. Large-scale topology and the default mode network in the mouse connectome. Proc Natl Acad Sci U S A. 2014; 111(52):18745–18750

[48] Kahan J, Urner M, Moran R, et al. Resting state functional MRI in Parkinson's disease: the impact of deep brain stimulation on 'effective' connectivity. Brain. 2014; 137(Pt 4):1130–1144

[49] van Hartevelt TJ, Cabral J, Deco G, et al. Neural plasticity in human brain connectivity: the effects of long term deep brain stimulation of the subthalamic nucleus in Parkinson's disease. PLoS One. 2014; 9(1):e86496

[50] Olman CA, Yacoub E. High-field FMRI for human applications: an overview of spatial resolution and signal specificity. Open Neuroimaging J. 2011; 5:74–89

[51] Duchin Y, Abosch A, Yacoub E, Sapiro G, Harel N. Feasibility of using ultrahigh field (7 T) MRI for clinical surgical targeting. PLoS One. 2012; 7(5):e37328

[52] Hashemi R, Bradley W, Lisanti C. MRI The Basics. 2nd ed. Lippincott Williams & Wilkins; 2004

[53] Uğurbil K, Xu J, Auerbach EJ, et al. WU-Minn HCP Consortium. Pushing spatial and temporal resolution for functional and diffusion MRI in the Human Connectome Project. Neuroimage. 2013; 80:80–104

[54] Lambert C, Zrinzo L, Nagy Z, et al. Confirmation of functional zones within the human subthalamic nucleus: patterns of connectivity and sub-parcellation using diffusion weighted imaging. Neuroimage. 2012; 60(1):83–94

[55] Rozanski VE, Vollmar C, Cunha JP, et al. Connectivity patterns of pallidal DBS electrodes in focal dystonia: a diffusion tensor tractography study. Neuroimage. 2014; 84:435–442

[56] Hagmann P, Kurant M, Gigandet X, et al. Mapping human whole-brain structural networks with diffusion MRI. PLoS One. 2007; 2(7):e597

[57] Ogawa S, Lee TM, Kay AR, Tank DW. Brain magnetic resonance imaging with contrast dependent on blood oxygenation. Proc Natl Acad Sci U S A. 1990; 87(24):9868–9872

[58] Spiegel J, Fuss G, Backens M, et al. Transient dystonia following magnetic resonance imaging in a patient with deep brain stimulation electrodes for the treatment of Parkinson disease. Case report. J Neurosurg. 2003; 99(4):772–774

[59] Henderson JM, Tkach J, Phillips M, Baker K, Shellock FG, Rezai AR. Permanent neurological deficit related to magnetic resonance imaging in a patient with implanted deep brain stimulation electrodes for Parkinson's disease: case report. Neurosurgery. 2005; 57(5):E1063–, discussion E1063

[60] Phillips MD, Baker KB, Lowe MJ, et al. Parkinson disease: pattern of functional MR imaging activation during deep brain stimulation of subthalamic nucleus–initial experience. Radiology. 2006; 239(1):209–216

[61] Arantes PR, Cardoso EF, Barreiros MA, et al. Performing functional magnetic resonance imaging in patients with Parkinson's disease treated with deep brain stimulation. Mov Disord. 2006; 21(8):1154–1162

[62] Kahan J, Papadaki A, White M, et al. The safety of using body-transmit MRI in patients with implanted deep brain stimulation devices. PLoS One. 2015; 10(6):e0129077

[63] Qasim SE, de Hemptinne C, Swann NC, Miocinovic S, Ostrem JL,

Starr PA. Electrocorticography reveals beta desynchronization in the basal ganglia-cortical loop during rest tremor in Parkinson's disease. Neurobiol Dis. 2016

[64] Rowland NC, De Hemptinne C, Swann NC, et al. Task-related activity in sensorimotor cortex in Parkinson's disease and essential tremor: changes in beta and gamma bands. Front Hum Neurosci. 2015; 9:512

[65] de Hemptinne C, Swann NC, Ostrem JL, et al. Therapeutic deep brain stimulation reduces cortical phase-amplitude coupling in Parkinson's disease. Nat Neurosci. 2015; 18(5):779–786

[66] McCracken CB, Kiss ZHT. Time and frequency-dependent modulation of local field potential synchronization by deep brain stimulation. PLoS One. 2014; 9(7):e102576

[67] Castellanos FX, Di Martino A, Craddock RC, Mehta AD, Milham MP. Clinical applications of the functional connectome. Neuroimage. 2013; 80:527–540

[68] Zhan X, Yu R. A window into the brain: advances in psychiatric fMRI. BioMed Res Int. 2015; 2015:542467

[69] Kringelbach ML, Green AL, Aziz TZ. Balancing the brain: resting state networks and deep brain stimulation. Front Integr Nuerosci. 2011; 5:8

[70] Fox MD, Buckner RL, Liu H, Chakravarty MM, Lozano AM, Pascual-Leone A. Resting-state networks link invasive and noninvasive brain stimulation across diverse psychiatric and neurological diseases. Proc Natl Acad Sci U S A. 2014; 111(41):E4367–E4375

[71] Min HK, Ross EK, Lee KH, et al. Subthalamic nucleus deep brain stimulation induces motor network BOLD activation: use of a high precision MRI guided stereotactic system for nonhuman primates. Brain Stimul. 2014; 7(4):603–607

[72] Knight EJ, Testini P, Min HK, et al. Motor and nonmotor circuitry activation induced by subthalamic nucleus deep brain stimulation in patients with Parkinson disease: intraoperative functional magnetic resonance imaging for deep brain stimulation. Mayo Clin Proc. 2015; 90(6):773–785

[73] Sporns O, Tononi G, Kötter R. The human connectome: a structural description of the human brain. PLOS Comput Biol. 2005; 1(4):e42

[74] Betzel RF, Avena-Koenigsberger A, Goñi J, et al. Generative models of the human connectome. Neuroimage. 2016; 124 Pt A:1054–1064

[75] Bock DD, Lee WC, Kerlin AM, et al. Network anatomy and in vivo physiology of visual cortical neurons. Nature. 2011; 471(7337):177–182

[76] Livet J, Weissman TA, Kang H, et al. Transgenic strategies for combinatorial expression of fluorescent proteins in the nervous system. Nature. 2007; 450(7166):56–62

[77] Lichtman JW, Sanes JR. Ome sweet ome: what can the genome tell us about the connectome? Curr Opin Neurobiol. 2008; 18(3):346–353

[78] White JG, Southgate E, Thomson JN, Brenner S. The structure of the nervous system of the nematode Caenorhabditis elegans. Philos Trans R Soc Lond B Biol Sci. 1986; 314(1165):1–340

[79] Varshney LR, Chen BL, Paniagua E, Hall DH, Chklovskii DB. Structural properties of the Caenorhabditis elegans neuronal network. PLOS Comput Biol. 2011; 7(2):e1001066

[80] Helmstaedter M, Briggman KL, Turaga SC, Jain V, Seung HS, Denk W. Connectomic reconstruction of the inner plexiform layer in the mouse retina. Nature. 2013; 500(7461):168–174

[81] Vogelstein JTQ. Q&A: What is the Open Connectome Project? Neural Syst Circuits. 2011; 1(1):16

[82] Burns R, Roncal WG, Kleissas D, et al. The Open Connectome Project Data Cluster: Scalable Analysis and Vision for High-Throughput Neuroscience. Scientific and statistical database management: International Conference, SSDBM: proceedings International Conference on Scientific and Statistical Database Management; 2013

[83] Vogelstein JT, Gray Roncal W, Vogelstein RJ, Priebe CE. Graph classification using signal-subgraphs: applications in statistical connectomics. IEEE Trans Pattern Anal Mach Intell. 2013; 35(7):1539–1551

[84] Burns R, Vogelstein JT, Szalay AS. From cosmos to connectomes: the evolution of data-intensive science. Neuron. 2014; 83(6):1249–1252

[85] Weiler NC, Collman F, Vogelstein JT, Burns R, Smith SJ. Synaptic molecular imaging in spared and deprived columns of mouse barrel cortex with array tomography. Sci Data. 2014; 1:140046

[86] Harris KM, Spacek J, Bell ME, et al. A resource from 3D electron microscopy of hippocampal neuropil for user training and tool development. Sci Data. 2015; 2:150046

[87] van den Heuvel MP, de Reus MA. Chasing the dreams of early connectionists. ACS Chem Neurosci. 2014; 5(7):491–493

[88] Prevedel R, Yoon YG, Hoffmann M, et al. Simultaneous whole-animal 3D imaging of neuronal activity using light-field microscopy. Nat Methods. 2014; 11(7):727–730

[89] Smith SM, Beckmann CF, Andersson J, et al. WU-Minn HCP Consortium. Resting-state fMRI in the Human Connectome Project. Neuroimage. 2013; 80:144–168

[90] Marcus DS, Harms MP, Snyder AZ, et al. WU-Minn HCP Consortium. Human Connectome Project informatics: quality control, database services, and data visualization. Neuroimage. 2013; 80:202–219

[91] Hodge MR, Horton W, Brown T, et al. ConnectomeDB–Sharing human brain connectivity data. Neuroimage. 2016; 124 Pt B:1102–1107

[92] Sporns O. The human connectome: origins and challenges. Neuroimage. 2013; 80:53–61

[93] Hagmann P, Cammoun L, Gigandet X, et al. MR connectomics: principles and challenges. J Neurosci Methods. 2010; 194(1):34–45

[94] Mišić B, Betzel RF, Nematzadeh A, et al. Cooperative and competitive spreading dynamics on the human connectome. Neuron. 2015; 86(6):1518–1529

[95] Ramakrishnan K, Scholte S, Lamme V, Smeulders A, Ghebreab S. Convolutional neural networks in the brain: an fMRI study. J Vis. 2015; 15(12):371

[96] Arganda-Carreras I, Turaga SC, Berger DR, et al. Crowdsourcing the creation of image segmentation algorithms for connectomics. Front Neuroanat. 2015; 9:142

[97] Guo Y, Wu G, Commander LA, et al. Segmenting hippocampus from infant brains by sparse patch matching with deep-learned features. MICCAI. 2014; 17:308–315

[98] Zhang W, Li R, Deng H, et al. Deep convolutional neural networks for multimodality isointense infant brain image segmentation. Neuroimage. 2015; 108:214–224

[99] Kleesiek J, Urban G, Hubert A, et al. Deep MRI brain extraction: A 3D convolutional neural network for skull stripping. Neuroimage. 2016; 129:460–469

[100] Li R, Zhang W, Suk HI, et al. Deep learning based imaging data completion for improved brain disease diagnosis. Med Image Comput Comput Assist Interv. 2014; 17:305–312

[101] Plis SM, Hjelm DR, Salakhutdinov R, et al. Deep learning for neuroimaging: a validation study. Front Neurosci. 2014; 8:229

[102] Firat O. Deep learning for brain decoding. Paper presented at the Proceeding of the 21st International Conference on Image Processing; 2014; Paris, France

[103] Suk HI, Lee SW, Shen D, Alzheimer's Disease Neuroimaging Initiative. Hierarchical feature representation and multimodal fusion with deep learning for AD/MCI diagnosis. Neuroimage. 2014; 101:569–582

[104] Ithapu VK, Singh V, Okonkwo OC, Chappell RJ, Dowling NM, Johnson SC, Alzheimer's Disease Neuroimaging Initiative. Imaging-based enrichment criteria using deep learning algorithms for efficient clinical trials in mild cognitive impairment. Alzheimers Dement. 2015; 11(12):1489–1499

[105] Kim J, Calhoun VD, Shim E, Lee JH. Deep neural network with weight sparsity control and pre-training extracts hierarchical features and enhances classification performance: Evidence from whole-brain resting-state functional connectivity patterns of schizophrenia. Neuroimage. 2016; 124 Pt A: 127–146

[106] Suk HI, Wee CY, Lee SW, Shen D. State-space model with deep learning for functional dynamics estimation in resting-state fMRI. Neuroimage. 2016; 129:292–307

[107] Hart MG, Ypma RJ, Romero-Garcia R, Price SJ, Suckling J. Graph theory analysis of complex brain networks: new concepts in brain mapping applied to neurosurgery. J Neurosurg. 2016; 124(6):1665–1678

[108] Goodman WK, Insel TR. Deep brain stimulation in psychiatry: concentrating on the road ahead. Biol Psychiatry. 2009; 65(4):263–266

[109] Insel TR. Integrating neuroscience into psychiatric residency training. Asian J Psychiatr. 2015; 17:133–134

[110] Gabrieli JDE, Ghosh SS, Whitfield-Gabrieli S. Prediction as a humanitarian and pragmatic contribution from human cognitive neuroscience. Neuron. 2015; 85(1):11–26

[111] Smith SM. The future of FMRI connectivity. Neuroimage. 2012; 62(2):1257–1266

[112] Zuo XN, Ehmke R, Mennes M, et al. Network centrality in the human functional connectome. Cereb Cortex. 2012; 22(8):1862–1875

[113] Greicius M. Resting-state functional connectivity in neuropsychiatric disorders. Curr Opin Neurol. 2008; 21(4):424–430

[114] Uddin LQ, Kelly AMC, Biswal BB, Castellanos FX, Milham MP. Functional connectivity of default mode network components: correlation, anticorrelation, and causality. Hum Brain Mapp. 2009; 30(2):625–637

[115] Cao M, Wang JH, Dai ZJ, et al. Topological organization of the human brain functional connectome across the lifespan. Dev Cogn Neurosci. 2014; 7:76–93

[116] Lujan JL, Chaturvedi A, Malone DA, Rezai AR, Machado AG, McIntyre CC. Axonal pathways linked to therapeutic and nontherapeutic outcomes during psychiatric deep brain stimulation. Hum Brain Mapp. 2012; 33(4):958–968

[117] Choi KS, Riva-Posse P, Gross RE, Mayberg HS. Mapping the "depression switch" during intraoperative testing of subcallosal cingulate deep brain stimulation. JAMA Neurol. 2015; 72(11): 1252–1260

[118] Stefurak T, Mikulis D, Mayberg H, et al. Deep brain stimulation for Parkinson's disease dissociates mood and motor circuits: a functional MRI case study. Mov Disord. 2003; 18(12):1508–1516

[119] Mayberg HS, Lozano AM, Voon V, et al. Deep brain stimulation for treatment-resistant depression. Neuron. 2005; 45(5):651–660

[120] Johansen-Berg H, Gutman DA, Behrens TE, et al. Anatomical connectivity of the subgenual cingulate region targeted with deep brain stimulation for treatment-resistant depression. Cereb Cortex. 2008; 18(6):1374–1383

[121] Giacobbe P, Mayberg HS, Lozano AM. Treatment resistant depression as a failure of brain homeostatic mechanisms: implications for deep brain stimulation. Exp Neurol. 2009; 219(1):44–52

[122] Knight EJ, Min HK, Hwang SC, et al. Nucleus accumbens deep brain stimulation results in insula and prefrontal activation: a large animal FMRI study. PLoS One. 2013; 8(2):e56640

[123] Min HK, Hwang SC, Marsh MP, et al. Deep brain stimulation induces BOLD activation in motor and non-motor networks: an fMRI comparison study of STN and EN/GPi DBS in large animals. Neuroimage. 2012; 63(3):1408–1420

[124] Paek SB, Min HK, Kim I, et al. Frequency-dependent functional neuromodulatory effects on the motor network by ventral lateral thalamic deep brain stimulation in swine. Neuroimage. 2015; 105:181–188

[125] Van Den Berge N, Vanhove C, Descamps B, et al. Functional MRI during hippocampal deep brain stimulation in the healthy rat brain. PLoS One. 2015; 10(7):e0133245

[126] Ross EK, Kim JP, Settell ML, et al. Fornix deep brain stimulation circuit effect is dependent on major excitatory transmission via the nucleus accumbens. Neuroimage. 2016; 128:138–148

[127] Logothetis NK. What we can do and what we cannot do with fMRI. Nature. 2008; 453(7197):869–878

[128] Kim SG, Ogawa S. Biophysical and physiological origins of blood oxygenation level-dependent fMRI signals. J Cereb Blood Flow Metab. 2012; 32(7):1188–1206

[129] Aguirre GK, Zarahn E, D'esposito M. The variability of human, BOLD hemodynamic responses. Neuroimage. 1998; 8(4):360–369

[130] Duong TQ, Kim DS, Uğurbil K, Kim SG. Spatiotemporal dynamics of the BOLD fMRI signals: toward mapping submillimeter cortical columns using the early negative response. Magn Reson Med. 2000; 44(2):231–242

[131] Zarahn E. Spatial localization and resolution of BOLD fMRI. Curr Opin Neurobiol. 2001; 11(2):209–212

[132] Yeşilyurt B, Uğurbil K, Uludağ K. Dynamics and nonlinearities of the BOLD response at very short stimulus durations. Magn Reson Imaging. 2008; 26(7):853–862

[133] Hu X, Yacoub E. The story of the initial dip in fMRI. Neuroimage. 2012; 62(2):1103–1108

[134] Watanabe M, Bartels A, Macke JH, Murayama Y, Logothetis NK. Temporal jitter of the BOLD signal reveals a reliable initial dip and improved spatial resolution. Curr Biol. 2013; 23(21):2146–2150

[135] Siero JC, Hendrikse J, Hoogduin H, Petridou N, Luijten P, Donahue MJ. Cortical depth dependence of the BOLD initial dip and poststimulus undershoot in human visual cortex at 7 Tesla. Magn Reson Med. 2015; 73(6):2283–2295

[136] Norman KA, Polyn SM, Detre GJ, Haxby JV. Beyond mind-reading: multivoxel pattern analysis of fMRI data. Trends Cogn Sci. 2006; 10(9):424–430

[137] Haxby JV. Multivariate pattern analysis of fMRI: the early beginnings. Neuroimage. 2012; 62(2):852–855

[138] Mitchell TM, Hutchinson R, Niculescu RS, et al. Learning to decode cognitive states from brain images. Mach Learn. 2004; 57(1–2): 145–175

[139] Mitchell TM, Shinkareva SV, Carlson A, et al. Predicting human brain activity associated with the meanings of nouns. Science. 2008; 320(5880):1191–1195

[140] Naselaris T, Kay KN, Nishimoto S, Gallant JL. Encoding and decoding in fMRI. Neuroimage. 2011; 56(2):400–410

[141] Tong F, Pratte MS. Decoding patterns of human brain activity. Annu Rev Psychol. 2012; 63:483–509

[142] Haxby JV, Connolly AC, Guntupalli JS. Decoding neural representational spaces using multivariate pattern analysis. Annu Rev Neurosci. 2014; 37:435–456

[143] Hansen LK, Larsen J, Nielsen FA, et al. Generalizable patterns in neuroimaging: how many principal components? Neuroimage. 1999; 9(5):534–544

[144] McKeown MJ, Sejnowski TJ. Independent component analysis of fMRI data: examining the assumptions. Hum Brain Mapp. 1998; 6(5–6):368–372

[145] Cox DD, Savoy RL. Functional magnetic resonance imaging (fMRI) "brain reading": detecting and classifying distributed patterns of fMRI activity in human visual cortex. Neuroimage. 2003; 19(2, Pt 1):261–270

[146] Haynes JD, Rees G. Predicting the orientation of invisible stimuli from activity in human primary visual cortex. Nat Neurosci. 2005; 8(5):686–691

[147] Kamitani Y, Tong F. Decoding the visual and subjective contents of the human brain. Nat Neurosci. 2005; 8(5):679–685

[148] Schrouff J, Rosa MJ, Rondina JM, et al. PRoNTo: pattern recognition for neuroimaging toolbox. Neuroinformatics. 2013; 11(3):319–337

[149] Kriegeskorte N, Goebel R, Bandettini P. Information-based functional brain mapping. Proc Natl Acad Sci U S A. 2006; 103(10):3863–3868

[150] De Martino F, Valente G, Staeren N, Ashburner J, Goebel R, Formisano E. Combining multivariate voxel selection and support vector machines for mapping and classification of fMRI spatial patterns. Neuroimage. 2008; 43(1):44–58

[151] Pereira F, Mitchell T, Botvinick M. Machine learning classifiers and fMRI: a tutorial overview. Neuroimage. 2009; 45(1) Suppl:S199–S209

[152] Meier TB, Desphande AS, Vergun S, et al. Support vector machine classification and characterization of age-related reorganization of functional brain networks. Neuroimage. 2012; 60(1):601–613

[153] Salvatore C, Battista P, Castiglioni I. Frontiers for the early diagnosis of AD by means of MRI brain imaging and support vector machines. Curr Alzheimer Res. 2015

[154] Ku SP, Gretton A, Macke J, Logothetis NK. Comparison of pattern recognition methods in classifying high-resolution BOLD signals obtained at high magnetic field in monkeys. Magn Reson Imaging. 2008; 26(7):1007–1014

[155] Misaki M, Kim Y, Bandettini PA, Kriegeskorte N. Comparison of multivariate classifiers and response normalizations for pattern-information fMRI. Neuroimage. 2010; 53(1):103–118

[156] Mahmoudi A, Takerkart S, Regragui F, Boussaoud D, Brovelli A. Multivoxel pattern analysis for FMRI data: a review. Comput Math Methods Med. 2012; 2012:961257

[157] Bengio Y, Courville A, Vincent P. Representation learning: a review and new perspectives. IEEE Trans Pattern Anal Mach Intell. 2013; 35(8):1798–1828

[158] Hjelm RD, Calhoun VD, Salakhutdinov R, Allen EA, Adali T, Plis SM. Restricted Boltzmann machines for neuroimaging: an application in identifying intrinsic networks. Neuroimage. 2014; 96:245–260

[159] Koyamada S, Shikauchi Y, Nakae K, Koyama M, Ishii S. Deep learning of fMRI big data: a novel approach to subject-transfer decoding. Statistics Machine Learning 2015. Available at: https://arxiv.org/abs/1502.00093. Accessed July 22, 2019

第 22 章 神经可塑性与大脑的功能重塑
Neuroplasticity and Rewiring of the Brain

Juan A. Barcia　María Pérez-Garoz　Cristina Nombela　著

摘　要：

除肿瘤的组织学外，肿瘤切除的程度是内源性脑肿瘤手术的主要预后因素[1]。然而，保留神经功能与维持生存期间的生活质量高度相关。当肿瘤包含脑功能区时，这两种需求会相互对立。通过连续皮层刺激干预康复，从而人为的诱导大脑可塑性，允许大脑的其他区域接管功能，然后最大限度地切除肿瘤。在这里，我们会介绍该领域的基本原理及我们团队的方法和经验。

关键词：

神经可塑性，脑肿瘤，电极网络，fMRI，康复

胶质瘤预后中，最重要的手术因素是肿瘤切除的程度。对于高级别胶质瘤，全部切除可改善总体预后（中位生存期为 12～18 个月）[2, 3]。对于低级别胶质瘤，根治性切除是可能的[4]。然而，当肿瘤接近或包含脑功能区时，根治性切除可能将难以进行。大多数胶质瘤会浸润周围的大脑组织，使我们难以确定肿瘤的终点及脑功能组织的起点。例如，在肠道肿瘤的情况下，外科医生可以切除肿瘤及相邻的部分，直至病理学证实切缘阴性，这就是所谓的扩大切除术。然而，在脑肿瘤中却并非如此，因为扩大切除术可能导致关键功能结构的切除，如那些专用于重要功能（运动或言语功能）的功能结构。在这种情况下，外科医生必须根据患者的选择，决定在哪里停止肿瘤切除术以保护其功能，这就影响了疾病的预后。因此，胶质瘤手术的原则是实现最大程度的切除以提高生存率，同时考虑功能区域以维持生活质量。

但是，如果我们能够将这些重要功能从肿瘤中移开，并通过让其他皮层区远离原区域且负责这些关键功能，以增加切除的范围，会发生什么？原则上，由于大脑连接的可塑性，这是可能的。然而，这种特性需要被人为地利用和诱导，以便将其应用于特定患者的需求。

一、脑可塑性的概念

可塑性是大脑的一种特性，这允许它不断适应环境。它可以通过多种机制发生，从改变神经元的传达强度到增加树突分支的大小和数量的可能性，以便在神经元之间建立新的连接。大脑可塑性的概念最早由 Santiago Ramón y Cajal[5] 于 1904 年概念化，此后，在正常和病理条件下，在动物和人类身上都阐释了这种概念。

可塑性的特性之一是地形可塑性。这意味着大脑皮层中功能的位置不是固定的，并且可能由于不同的机制而变化。从这个意义上说，当 Paul Broca 描述了左下额叶皮层并以他的名字命名后[6]，人们普遍认为，言语的表达总是位于这个部位。同样的情况发生在左上颞上叶皮层的 Wernicke 区，初级运动皮层上的运动区域，或者沿着感觉运动皮层的感觉区域，如 Penfield 和其他人所描述的那样[7]。后来，包

括 Michael Merzenich 在内的研究人员已经证明，大脑中的某些区域能够被移位或增加其大小，以应对来自环境的不同挑战。例如，他们研究表明，夜猴的听觉皮层中，对特定频率做出反应的区域面积大小，可能会根据受到的刺激情况而改变[8]。此外，Álvaro Pascual-Leone 的小组研究表明，正常人类志愿者在失明 6 天后，会在枕叶中参与处理听觉信息，这说明联运可塑性也具有一定的影响[9]。

这些可塑性机制不是立竿见影的，而是需要长期训练的。在一项评估伦敦出租车司机的研究中，Maguire 等表明，经过多年的日常导航训练，司机的海马体大小发生了变化。因此，突然经受功能缺失的患者，例如中风或创伤，无法自发恢复位于受影响区域内的缺失功能。然而，当损伤在很长一段时间内稳定发生时，可塑性机制可以代偿损伤。众所周知，缓慢生长的脑肿瘤（如低级别肿瘤）可能诱发皮层功能表达的变化。Robles 等观察到，在手术治疗低级别胶质瘤的患者中，由于肿瘤靠近功能区而无法完全切除，这些患者在 4~5 年后进行第二次手术中评估时，受影响功能的位置已经发生了移动[10]。

我们研究的基本原理是，基于人为地加速脑组织的自然可塑性过程，这些区域包含因肿瘤存在和浸润而处于危险之中的重要功能。根据现有的文献，这可以通过对关键区域的渐进抑制来完成，从而提出了一种易通过个性化训练恢复的人为功能障碍。这就是我们所说的预康复。

二、第 1 例：通过重复经颅磁刺激实现功能抑制

我们的第一次尝试是使用非侵入性方法——重复经颅磁刺激（rTMS），在位于肿瘤区域的功能区产生抑制。首位病例为一名 59 岁女性，她患有左下额叶脑回肿瘤。她在进行唤醒手术时，因为言语功能区存在肿瘤（病理诊断为间变性少突胶质瘤），其切除手术受到了限制。在实验中，我们试图使用 rTMS 的 Theta 爆发（应当引起至少持续 20min 的区域抑制），引起应当在额叶后部的 Broca 区的虚拟病变[11]。实验包括 12 个会话，之后是强化言语康复。在 rTMS 之前、rTMS 之后和强化言语后 20min，应立即进行语言功能评估。该评估是使用波士顿失语症测试（BDAE）进行的，该测试提供复述、命名、听觉语言理解、口头表达和写作的分数[12]。虽然结果表明 rTMS 对理解和识别没有预期的影响，但 rTMS 刺激似乎对命名的损害作用逐渐减小，表明该方法改变了言语产生的特性[13]。然而，此功能的局部解剖位置缺乏变化，不允许我们增加肿瘤的切除范围，减少了手术期间的功能保护的机会。我们假设，在该手术中缺乏局部解剖变化是因为康复治疗和抑制治疗是在不同的时间进行的，所以我们是在同一位置加强了功能。这需要我们设计一个新的实验方案。

三、第 2 例：通过持续刺激抑制功能

根据之前的经验，其中康复治疗加强了患者的功能，引导我们假设功能受影响的区域的持续刺激是必要的，以及需要一个强化功能的和个性化的康复计划，以促进其他大脑区域的代偿机制，从而重新分配受影响的功能。我们推荐通过使用置入皮层的硬膜下网格电极的方法，传导连续的电流。rTMS 无法 24h 全天候提供给患者，但该解决方案将解决 rTMS 的刺激时间的限制。根据这一原理，一名患有左颞下回的间变性星形细胞瘤的 27 岁男性，第二次接受了手术。5 年前，由于肿瘤的位置及其定位到了言语功能区域，故没有进行切除。此后，患者接受了放疗和化疗，但使用替莫唑胺后，出现了再生障碍性贫血。之后，化疗中断，患者出现了言语生成障碍。再之后，手术团队决定为这名患者重新手术。在这种情况下，对该名患者在手术前后进行了完整的神经心理学评估，包括简易精神状态检查（MMSE）[14]、字母划消测验[15]、词语流畅性测验[16]、Token 测试[17] 和波士顿命名测试（BNT）[18]，这些测试用于体现注意力，理解力和流利度的受损情况。

功能性磁共振成像（fMRI）用于评估语言流利度和理解激活模式，从而证实这些位于肿瘤内的功能处于危险之中。患者接受了皮层刺激及电生理监测和言语功能监测的唤醒手术，使用仅切除非功能区的规范化标准（图 22-3A），然后在未切除的肿瘤和周围皮层上置入用于皮层电图的网格（图 22-3B）。一周后，通过使用网格刺激电极以进行定位记录，从而测试是否仍有与受影响区域相关的活动功能。结果表明，大多数肿瘤仍然包含言语区域（图

22-3)。因此，我们开始了"预康复"实验方案。它包括130Hz 的连续刺激和1ms 的脉冲宽度。刺激是双相的，阈值是基于在患者表现中能致残但可承受的缺陷，这可以通过神经心理学家进行的强化康复计划来抵消。第 2 天，一旦通过康复克服了言语障碍，刺激的阈值会按照相同的标准增加。7 天后，增加的刺激只伴有运动方面的副作用，对言语不产生任何影响。在第 2 次 fMRI 之后，验证了该功能已转移到对侧半球。最后，在重复手术中，我们验证了受刺激皮层中功能的消除（图 22-3D），并使用与之前相同的手术标准，我们能够实现更广泛的病变切除[19]。

四、临床试验中通过连续刺激进行功能抑制：研究方案

我们为以前的一个患者（病例 2）设计的方案（图 22-1）后来又用于另外的 7 个病例（图 22-2）。fMRI 的研究范式和 MRI 分析的详细信息，在我们已发表论文的补充方法中进行了描述[20]。

行为评估：神经心理学评估包括简易精神状态检查（MMSE）[14]、BNT[18]、语音语义流利度测试[21, 22]、连线测验（TMT）A 和 B[23]、Token 测试[17]、动物园地图测试（执行障碍综合征的行为评估）[24]、西班牙 - 康普斯顿言语学习测试（TAVEC）[25]。在存在运动症状的情况下，进行活动评估，包括 Tinetti 平衡评估工具[26]、起立行走计时测试（TUG）[27]、在日常生活中的活动表现[28] 和 Barthel 指数[29]。

术中刺激功能区定位手术（ISM）：使用尖端相隔 5mm 的皮层双极电极（引用 019–400888/408600/408700–Nicolet, San Carlos, CA）进行 ISM，提供 200 个脉冲序列，50Hz，1ms 脉冲宽度，强度为 2～8mA。强度参考于在中央前回处唤起运动活动的阈值。在切除肿瘤的同时，使用相同的皮层刺激参数，用单极电极进行皮层下功能区定位。

连续皮层电刺激程序：网格电极直径为 4.0mm，暴露 2.3mm，连续电极之间的距离为 10mm。电极被分组至双极导联组合中，接触对位于肿瘤内的功能

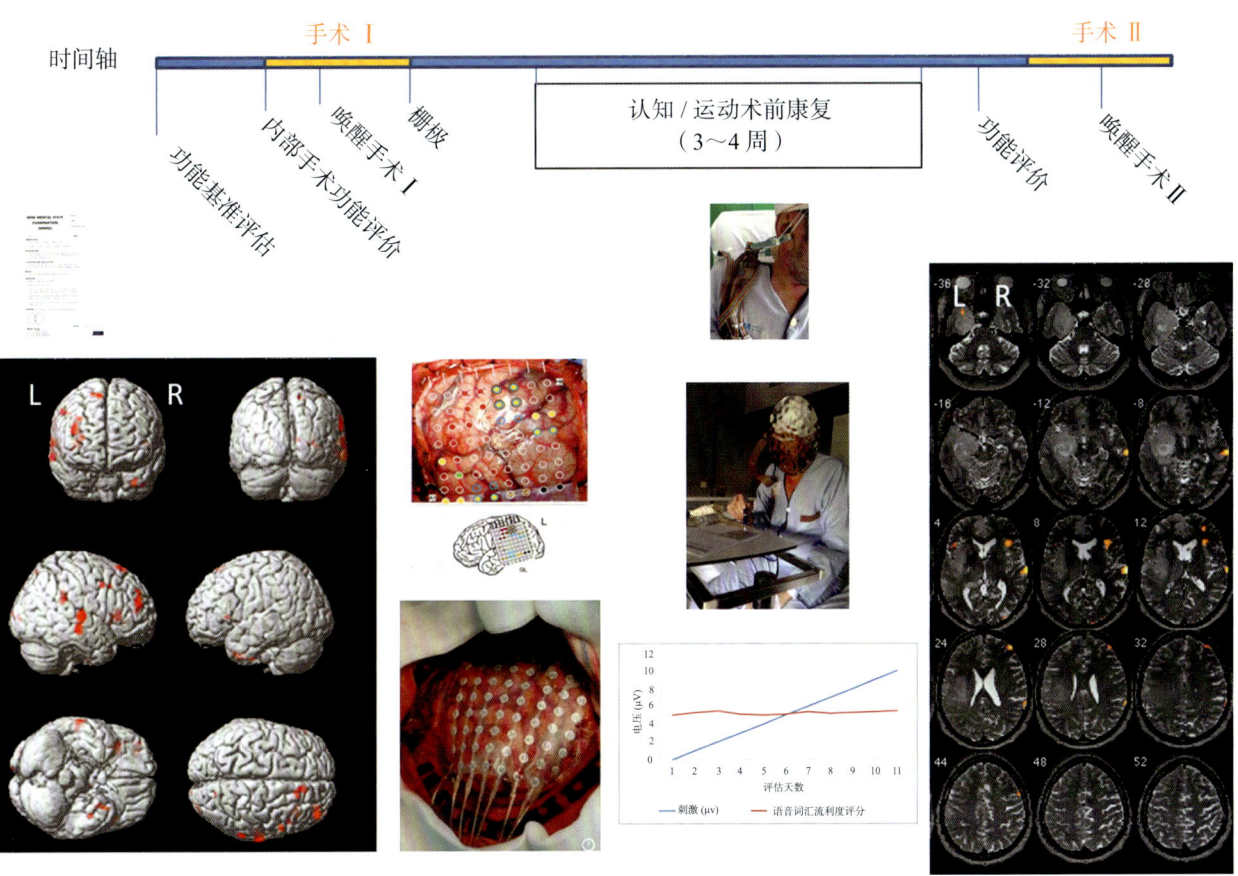

▲ 图 22-1　预康复过程图解

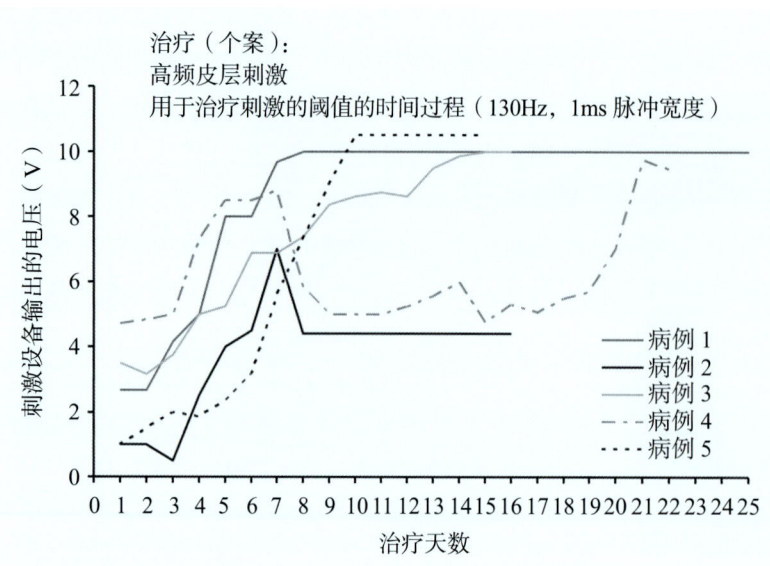

图 22-2 2016年，在 Rivera-Rivera 等的连续报道中，预康复过程时该患者的每日进展

区上方。随着时间的推移，所有受试者的刺激强度阈值都有所增加（图22-2）。

语言功能的预康复过程：在皮层刺激逐渐增加的30天内，通过神经心理学测试（如波士顿命名测试、Token测试和顺序理解）评估、命名和理解功能产生轻微缺陷。一旦完成预康复过程，刺激会保持恒定。患者与神经心理学家每天一起进行2h的语言表达练习，例如命名对象和动作、阅读、复述和理解简单的命令，这些都适应于他们的认知状态。在每日评估后，患者将与其家人或事先经过神经心理学家培训的治疗师一起进行康复练习。一旦诱导的缺陷被逆转，刺激将按照相同的模式增加。

运动功能的预康复过程：运动功能的预康复过程需要神经物理治疗师。当刺激增加时，通过在敲击测试期间，直接观察手的速度和运动的协调性，来评估引起的运动缺陷。此外还需要测量手部运动的强度，并应关注患者报告的感知或感觉异常。同样，在刺激增加产生轻微缺陷后，患者需要每天进行几小时的手部协调和力量的康复练习，直到实现功能恢复。

五、结果

该方案应用于最初分组的5例患者中（Rivera-Rivera et al., 2016）。这个分组包含3例男性和2例女性，年龄从27岁到52岁不等（中位数为41岁）。最初，除1例患者外，所有患者由于其放射学特征，而被认为是低级胶质瘤，但在病理诊断中，2例为Ⅱ级胶质瘤，3例为Ⅲ级。受影响的重要功能包括言语产生（3例）、言语理解（1例）和运动功能（2例，1例在M_1区，1例M_1区、SMA和Broca区域均受侵袭）。结果表明，预康复方案设法让大脑的其他区域远离肿瘤，并接管其重要功能，从而允许在第二次手术期间进行更大范围的切除。第一次手术后的中位残留量为45.97%，第二次手术后的中位残留量为14.05%。在所有情况下，最终残留体积均<30ml，就恶性转化风险而言，这被认为是安全的体积。

关于副作用，在刺激增加期间有3例癫痫发作（通过改变刺激和抗癫痫药物进行控制），3例言语恶化，都在功能范围内。但最重要的并发症是3例病例中出现的感染。其中2例需要手术引流脓肿。

六、最后的病例

在本组之后，我们将该方法应用于其他3个更极端的情况，结果较差。首例为一名54岁男性，其左颞叶肿瘤非常广泛，从海马体延伸到岛叶，且大部分为左颞叶和额叶。第一次手术允许切除左颞叶的前1/3，但这受限于其中存在言语区域。在第一次手术后的强化预康复计划（每日神经心理学评估和神经心理学家的培训，加上个人训练计划）下，患者开始显示言语理解功能重新分配到对侧。不幸的是，在第2次手术期间，患者患上了脉络膜动脉中风，导致出现活动和言语后遗症。在肿瘤最内侧区域，病

第22章 神经可塑性与大脑的功能重塑
Neuroplasticity and Rewiring of the Brain

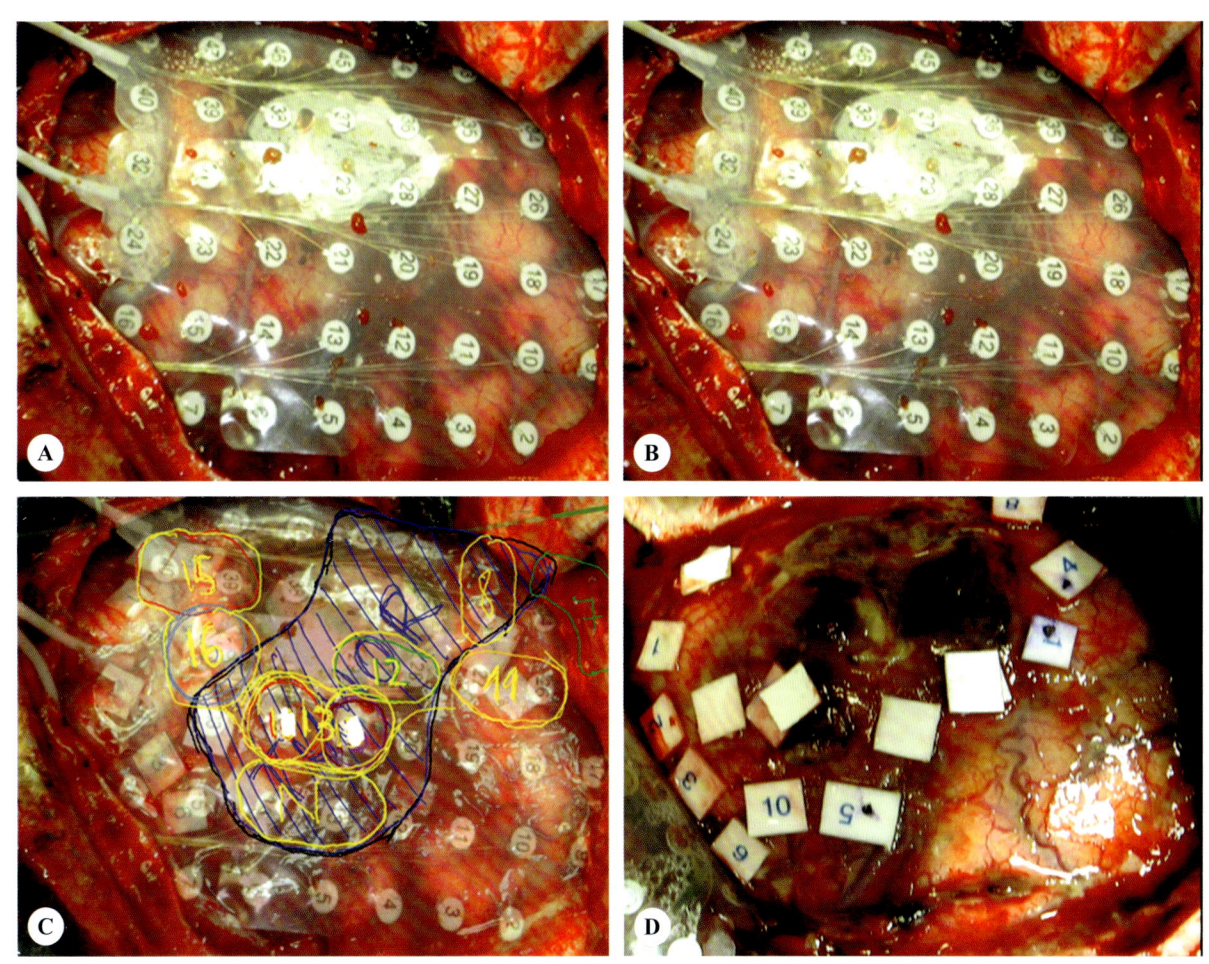

▲ 图 22-3 患者接受预康复过程的例子

A. 显示第一次手术后的皮层功能区定位和手术区域；B. 放置网格电极；C. 在预康复过程前，置入网格后 1 周的皮层刺激结果；D. 第二次手术后的皮层功能区定位。请注意，编号标签是活动功能点，空白标签是无功能点

理诊断为 Ⅳ 级胶质瘤。肿瘤继续生长，患者在 15 个月后死亡。

第二位病例为一名 38 岁的左利手女性，右侧辅助运动区肿瘤复发。她早在 4 年前就已经成功手术了。在预康复阶段，电池在无意中耗尽，因此刺激在 1 周内无效。在重新手术期间，虽然实现了肿块的全切除，但并没有获得可塑性变化的证据。患者保持着高质量的生活，且活跃于职场，但最终复发并进行了药物控制。

最后一个病例包括对第一组病例之一的重新手术。患者为一名 50 岁男性，患有 Ⅲ 级星形细胞瘤，在左侧初级运动区复发。第二次手术后，患者出现行动不便，可能是由于重新手术的限制，或者在选择切除区域时出现了错误，病理诊断为 Ⅳ 级胶质瘤。

目前患者正在接受姑息性治疗。

七、展望

据我们所知，只有另外一个医疗团队将我们的预康复方案付诸实践。西班牙马拉加的医生 Pedro Serrano 小组使用该方法，已经初步取得了临床成功，尽管该研究目前正在进行中[30]。

这些方法的主要不便之处来自于预康复阶段刺激产生器的外化。这与患者缺乏舒适感使得他们在手术期间住院（可能长达 2 个月，包括 3 周的预康复），增加了感染的风险。我们已经开始了一项新的临床试验，使用置入式脉冲发生器代替外部刺激器。虽然这只是一项具有可行性和安全性的 Ⅱa 期试验，但我们预计这将减少感染的发生率，并对患者和医

197

生来说，将更容易进行手术。此外，它将为患者提供门诊康复的机会，并且可以为他们所希望熟悉的功能进行预康复——这些功能也许是在专业的环境中保存的功能。

另一个重要方法是阐明该过程所涉及的机制以及该技术的局限性。使用脑磁图、fMRI 和弥散张量成像的连通性模型可能有助于我们阐明这些问题。

八、结论

除肿瘤的组织学外，肿瘤切除的程度是脑肿瘤手术中的主要预后因素。然而，保留神经功能与维持生存期间的生活质量高度相关。因此，切除的范围可能因肿瘤累及重要功能而受到限制。我们展示了一种能促进神经可塑性的方案，从而允许更广泛地切除涉及重要功能的肿瘤。

参考文献

[1] Gil-Robles S, Duffau H. Surgical management of World Health Organization Grade II gliomas in eloquent areas: the necessity of preserving a margin around functional structures. Neurosurg Focus. 2010; 28(2):E8

[2] Keles GE, Lamborn KR, Berger MS. Low-grade hemispheric gliomas in adults: a critical review of extent of resection as a factor influencing outcome. J Neurosurg. 2001; 95(5):735–745

[3] Sanai N, Berger MS. Surgical oncology for gliomas: the state of the art. Nat Rev Clin Oncol. 2018; 15(2):112–125

[4] Robles SG, Gatignol P, Lehéricy S, Duffau H. Long-term brain plasticity allowing a multistage surgical approach to World Health Organization Grade II gliomas in eloquent areas. J Neurosurg. 2008; 109(4):615–624

[5] DeFelipe J. Brain plasticity and mental processes: Cajal again. Nat Rev Neurosci. 2006; 7(10):811–817

[6] Broca P. Perte de la parole, ramollissement chronique et destruction partielle du lobe antérieur gauche. Bulletin de la Société d. Anthropologie. 1861; 2: 235–238

[7] Penfield W, Boldrey E. Somatic motor and sensory representation in the cerebral cortex of man as studied by electrical stimulation. Brain. 1937(60):389–443

[8] Recanzone G, Schreiner C, Merzenich M. Plasticity in the frequency representation of primary auditory cortex following discrimination training in adult owl monkeys. J Neurosci. 2018(13):87–103

[9] Merabet LB, Hamilton R, Schlaug G, et al. Rapid and reversible recruitment of early visual cortex for touch. PLoS One. 2008(3). DOI: 10.1371/journal.pone.0003046

[10] Maguire EA, Gadian DG, Johnsrude IS, et al. Navigation-related structural change in the hippocampi of taxi drivers. Proc Natl Acad Sci U S A. 2000; 97(8):4398–4403

[11] Huang YZ, Edwards MJ, Rounis E, Bhatia KP, Rothwell JC. Theta burst stimulation of the human motor cortex. Neuron. 2005; 45(2):201–206

[12] Goodglass H, Kaplan E. The Assessment of Aphasia and Related Disorders. 2nd ed. Philadelphia, PA: Lea & Febiger; 1996

[13] Barcia JA, Sanz A, González-Hidalgo M, et al. rTMS stimulation to induce plastic changes at the language motor area in a patient with a left recidivant brain tumor affecting Broca's area. Neurocase. 2012; 18(2):132–138

[14] Folstein MF, Folstein SE, McHugh PR. "Mini-mental state". A practical method for grading the cognitive state of patients for the clinician. J Psychiatr Res. 1975; 12(3):189–198

[15] Diller L. Studies of Cognition and Rehabilitation in Hemiplegia Rehabilitation Monograph. New York, NY: University Medical Center; 1974:50

[16] Spreen O, Strauss E. A Compendium of Neuropsychological Tests: Administration, Norms, and Commentary. 2nd ed. NY: Oxford University Press; 1998

[17] De Renzi E, Faglioni P. Normative data and screening power of a shortened version of the Token Test. Cortex. 1978; 14(1):41–49

[18] Kaplan E, Goodglass H, Weintraub S. Boston Naming Test. 2nd ed. Philadelphia, PA: Lippincott Williams & Wilkins; 2001

[19] Barcia JA, Sanz A, Balugo P, et al. High-frequency cortical subdural stimulation enhanced plasticity in surgery of a tumor in Broca's area. Neuroreport. 2012; 23(5):304–309

[20] Rivera-Rivera PA, Rios-Lago M, Sanchez-Casarrubios S, et al. Cortical plasticity catalyzed by prehabilitation enables extensive resection of brain tumors in eloquent areas. J Neurosurg. 2016; 126:1323–1333

[21] Goodglass H, Kaplan E. The assessment of aphasia and related disorders (rev. ed.). Philadelphia, PA; 1972

[22] Benton AL. Differential behavioral effects in frontal lobe disease. Neuropsychologia. 1968; 6:53–60

[23] Rabin LA, Barr WB, Burton LA. Assessment practices of clinical neuropsychologists in the United States and Canada: a survey of INS, NAN, and APA Division 40 members. Arch Clin Neuropsychol. 2005; 20(1):33–65

[24] Wilson B, Alderman N, Burgess P, et al. Behavioural Assessment of the Dysexecutive Syndrome (BADS). Manual. London: Harcourt Assessment; 1996

[25] Benedet MJ, Alejandre MA. Test de Aprendizaje Verbal España-Complutense. Madrid, Spain: TEA Ediciones; 1998

[26] Tinetti ME, Williams TF, Mayewski R. Fall risk index for elderly patients based on number of chronic disabilities. Am J Med. 1986; 80(3):429–434

[27] Bohannon RW. Reference values for the timed up and go test: a descriptive meta-analysis. J Geriatr Phys Ther. 2006; 29(2):64–68

[28] Gill TM. Assessment of function and disability in longitudinal studies. J Am Geriatr Soc. 2010; 58 Suppl 2:S308–S312

[29] Kwon S, Hartzema AG, Duncan PW, Min-Lai S. Disability measures in stroke relationship among the Barthel Index, the functional independence measure, and the Modified Rankin Scale. Stroke. 2004; 35(4):918–923

[30] Serrano-Castro PJ, Ros-Lopez B, Fernandez-Sanchez V, et al. Prehabilitación del lenguaje en cirugía de la Epilepsia: A propósito de un caso. V Reunión Anual de la Sociedad Española de Epilepsia. Málaga 25–27 de Octubre de 2018

第 23 章 重要功能区的放射治疗
Radiating in Eloquent Regions

Henry Ruiz-Garcia　Jennifer L. Peterson　Daniel M. Trifiletti　著

摘　要：

重要功能区的放射需要仔细分析其风险及益处，以防止对具有重要神经功能的邻近组织造成损害。尽管存在许多新颖而精确的用于重要功能区病变的显微手术技术，但放射治疗，具体地说，放射外科手术，是一种更有效的、无创的选择——用于治疗位于重要功能区、手术风险过高的病变。在本章中，我们将描述位于重要功能区的最常见颅内病变的管理、治疗原理和治疗趋势，这些患者可从放疗和放射外科中获益。

关键词：

立体定向放射外科，伽马刀放射外科，脑重要功能区，剂量-体积直方图，耐受

位于颅内重要功能区的肿瘤可以导致相当高的发病率和死亡率，并可能给手术带来严峻的挑战。然而，现代放射外科和放射治疗技术可以扩大局部治疗的范围，既可以作为辅助治疗，也可以作为根治性治疗，从而安全地消融颅内病变。

虽然任何颅内目标都可被视为高风险，但就本综述而言，感觉运动区、语言区、视觉皮层、下丘脑、丘脑、脑干、小脑核、视觉通路和紧邻这些结构的区域，通常被认为是重要功能区（有风险的组织）。与任何其他组织或特定区域一样，在重要功能区进行照射的目的是，实现良好的局部控制的同时，避免正常的组织损伤。

临床中正常组织效应的定量分析（QUANTEC）报告根据剂量-体积直方图（DVH）分析数据制订了指南，以确保输送到目标组织的剂量最大化，同时为关键结构提供剂量限制，以最小化毒性[1]。自 2000 年通过以来，这些准则已经经过了精确的修订。

在本章中，我们总结了目前，对位于重要神经功能区的病变进行放射治疗和放射外科的循证实践。

一、重要结构的放射治疗

（一）脑干

脑干被认为是一个重要功能区，因为它具有高度浓缩的、关键的神经功能。脑干辐射损伤在临床上可表现为脑神经麻痹、局灶性运动或感觉障碍，或发生延髓损伤时，可能导致患者死亡。QUANTEC 推荐的最大耐受剂量为 12.5Gy，这会将单次立体定向放射手术（SRS）[2,3] 的毒性风险降低至 5% 以下。然而，常规分割放疗根据照射部分或照射全脑干的体积而定，将毒性风险限制在 54~59Gy。一些研究人员认为，脑干表面具有比脑干核心更高的辐射耐受性，尽管通常有关该主题的数据十分有限。

脑干的不同解剖区域显示出不同的放射敏感性。Uh 等观察到儿科患者的脑干内子结构的非均匀变化[4]，特别是当分析 DTI 参数时，脑桥横向纤维对辐射更敏感。然而，这尚未转化为临床实践，且我

们需要考虑到的是应对脑干的所有部分进行相同的治疗。

（二）视觉通路

为了降低辐射诱发的视神经病变（RON）的风险，大多数研究和指南建议，视神经和视交叉的最大点剂量阈值为每单次分割8Gy。QUANTEC指南建议单次分隔治疗的最大剂量为10~12Gy，而Mayo Clinic[5]的Stafford等报告了以10Gy作为中位点最大剂量的安全性，并且基于DVH毒性分析，剂量≤12Gy的RON的安全性<2%。这与Milano等的最新数据一致，该数据显示，12Gy、20Gy和25Gy分别作为单次分割、三次分割和五次分割SRS的最大点剂量时，RON的风险<1%，其中10Gy是单次分割SRS的推荐剂量[6]。在常规分割放射治疗期间，用54~55Gy为最大剂量的限制时，RON的风险较低（<2%），特别是当分割剂量保持在2Gy以下时[6]。

患者的特异性特征与RON风险增加相关。例如，患有垂体肿瘤的患者，其放射敏感性会增加，且在一个分组中建议剂量限制为46~48Gy，每日1.8Gy[7]。

（三）颅底结构

大多数接受颅底肿瘤SRS治疗的患者通常患有良性肿瘤，如脑膜瘤、神经鞘瘤和垂体腺瘤（PA）。因此，除了低发病率外，肿瘤的长期控制也是治疗的目标。

尽量减少到达肿瘤周围区域的辐射剂量尤为重要，因为脑神经、垂体、脑干、血管、静脉窦和耳蜗扮演了该解剖区域中处于危险中的组织（OAR）。

海绵窦（CS）和鞍旁区域病变的SRS一直侧重于视器（OA）的安全性，上述标准也适用于此方面。由于伽马刀（GK）Perfexion和Icon等新技术允许陡峭的剂量梯度，从而使视觉通路的剂量保持在8Gy以下，有时甚至被肿瘤包裹的脑神经，使用DVH将指导治疗。在CS中，比起动眼神经来说，三叉神经已被证明对RON更敏感[8]，因此前期SRS为中小型神经鞘瘤给予12~14Gy的边缘剂量[9]，从而获得了安全有效的临床缓解和肿瘤控制。对于较大的肿瘤，可以提供手术切除和辅助SRS。与迷走神经、舌咽神经或舌下神经相同的肿瘤边缘剂量范围相比，这很少会导致神经功能缺损。在头颈部癌症以及前庭神经鞘瘤的放疗计划中，应考虑耳蜗的剂量耐受性。耳蜗对常规放疗的平均剂量耐受性估计在35~45Gy，且感觉神经性听力损失的风险和严重程度不同[10]。对于SRS，应考虑对耳蜗的边缘或最大剂量为12~14Gy，平均剂量为4~6Gy。

（四）脊柱

随着辐射递送的进步，包括三维定位和强度调节，实现了高精度的剂量适形性，增加了在保留正常组织的同时递送肿瘤细胞毒性剂量的能力[11]，并提高了放射抵抗、原发性和转移性脊柱肿瘤对外照射的反应率。

脊柱放疗的并发症通常是轻度的和自限性的。这些常见的毒性包括食管炎、吞咽困难、一过性喉炎、黏膜炎、腹泻、感觉异常和短暂性脊神经根炎[12-14]。然而，对脊髓和更紧密连接的脑干的放射，分割辐射或SRS可引起放射性脊髓病，这是一种罕见但令人恐惧的并发症。当给予高剂量时需要仔细计划，以预防局灶性/节段性运动或感觉的异常、大小便失禁或Brown-Séquard综合征。如果脊髓损伤是由于辐射造成的，那么肌电图的检查结果是多发性纤维性肌阵挛，磁共振成像（MRI）上有特征性的T_2异常和钆类造影剂增强，这也与损伤的程度相符。放射性骨髓病的症状通常在6个月到3年之间出现。虽然没有数据支持不同的脊髓节段有不同的辐射敏感性，但众所周知，马尾部对辐射损伤的耐受性更强，而胸段脊髓则最敏感。

以往的辐射会增加骨髓病的风险，因此有人提出了积累剂量限制。Sahgal等在一项基于DVH的多中心分析后，报告了未接受辐射和先前接受过辐射的患者发生放射性骨髓病的概率。建议对于未接受照射的患者的硬膜囊或脊髓，计划其危险组织容积的最大单次分割剂量为12.4Gy。对于第二组来说，剂量限制基于先前常规照射的量，并且建议在先前常规放疗和脊柱SRS之间，至少间隔5~6个月。对于未受辐射的患者全脊髓的常规分割辐射，剂量低于50Gy与发生放射性骨髓病的相关风险非常低（<1%）。

二、颅内重要功能区的病变治疗

(一) 脑转移

目前，放射治疗最常见的适应证是脑转移。一般来说，适合显微外科手术的患者也应考虑接受放射外科手术，并权衡这两种方法的风险和益处[15-16]。此外，即使是在显微外科全切除术后，超过50%的患者也会在瘤腔内发生肿瘤进展，而术后的放射外科手术能大大降低这种风险[17]。有许多的数据支持这对局部控制和生存是有利的[18, 19]，即使是有多达10个病灶的患者[20]。

一些研究人员已经研究了利用放射外科治疗位于脑重要功能区的转移瘤的情况。Dea等发表了一项回顾性分析，分析了95例患者在一次治疗中使用伽马刀立体定向放射手术（GKSR）治疗的164个位于重要功能区（初级运动、体感、语言和视觉皮层；基底神经节；丘脑；和脑干）的转移瘤。肿瘤边缘的中位剂量为18Gy（范围：14~24Gy），最大剂量中位数为36Gy（范围：22.5~48Gy）。这个序列组显示放射外科手术是安全和有效的，肿瘤进展的中位时间为16个月，中位生存期为8.2个月。有5.7%的患者出现了新的神经功能障碍，并在使用类固醇后得到缓解，5.7%的患者出现癫痫发作，1.4%的患者出现有活检证明的放射性坏死[21]。

Hsu等还报道了在24例患者中使用GKRS治疗位于重要功能区的病变的情况，在24例患者中使用GKRS，11例在脑干，9例在丘脑，5例位于基底节区。丘脑和基底神经节的中位处方剂量为18Gy（15~24Gy）和脑干的中位剂量为12Gy（12~18Gy）。总的来说，与接受中位处方剂量24Gy的非功能性病变队列相比，总生存率没有差异[22]。唯一有症状的并发症是2级头痛，无症状放射性坏死的占8.3%。位于重要功能区的转移性肿瘤的示例在图23-1。

我们的小组发表了161例患者、其脑干中189个转移灶的放射外科手术的结果，其中52%的患者在SRS之前接受过全脑放疗（WBRT）。中位边缘剂量为18Gy，规定50%为等剂量线。在最后一次随访时，总体局部控制率为87.3%（3、6和12个月时分别为95.2%、90.1%和84.9%）。68%的患者在SRS后发现肿瘤消退，19%的患者在影像学随访中发现肿瘤稳定[23]。在控制了脑转移瘤数量、Karnofsky功能状态评分标准（KPS）、WBRT和脑干肿瘤体积等其他因素后，在多变量分析中，至少16Gy的边缘剂量与

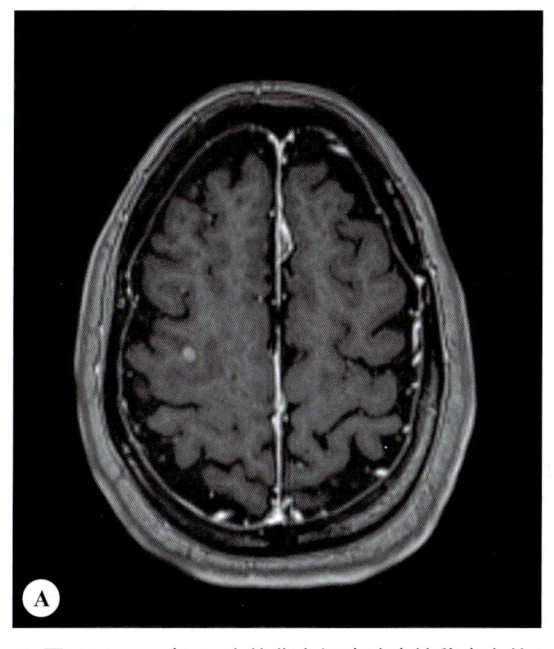 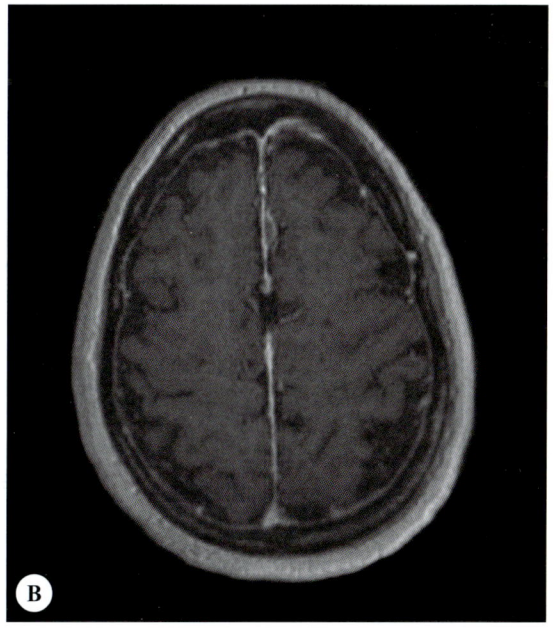

▲ 图23-1 一名74岁的非小细胞肺癌转移患者的MRI显示神经系统完整，但在随访中发现中央前回附近有小转移灶（**A**）。伽马刀放射外科手术的剂量为20Gy，达到50%等剂量线，单分割最大剂量为40Gy。在3个月的随访中，薄层MRI无法识别病灶，也没有出现任何毒性反应（**B**）

优秀的局部控制相关[23]。严重的 SRS 诱导毒性（≥3级）发生在 1.8% 肿瘤治疗中，且在 SRS 之前没有一个接受过 WBRT。

这些结果表明，SRS 可以在 WBRT 后安全使用，即使在重要功能区也是如此。然而，在本报告之后，我们进行了一项国际合作研究，以确定脑干转移瘤的反应和毒性，并证明在 WBRT 后进行 SRS 时，损伤的风险增加。随着从 SRS 到 WBRT 之间的时间间隔的增加，有可能会出现亚致死损伤的恢复，且 SRS 的风险也随之降低[24]。很明显，在做出治疗决策时，应考虑以前的颅内治疗，特别是放射治疗。

这项国际研究还表明，根据肿瘤体积，16~24Gy 的边缘剂量在维持肿瘤控制的同时，提供了与严重毒性风险之间的充分平衡[24]。这些数据构成了我们当前实践的基础，我们考虑对任何脑干转移患者进行 SRS，否则适合进行放射外科手术（KPS>70，有限的颅内疾病等），并根据肿瘤体积，位置和时间以及既往 WBRT 的病史调整边缘剂量。我们通常建议边缘剂量为 18Gy。对于以前接受过 WBRT 的患者，我们将边缘剂量减少到 16Gy。对于较大的脑干肿瘤（直径>2cm）或与视觉结构相邻的肿瘤，应考虑分割 SRS。脑干内转移性脑病变的一个例子在图 23-2。

一般来说，一个有经验的团队可以对位于重要功能区的脑转移瘤进行 SRS。值得注意的是，在这

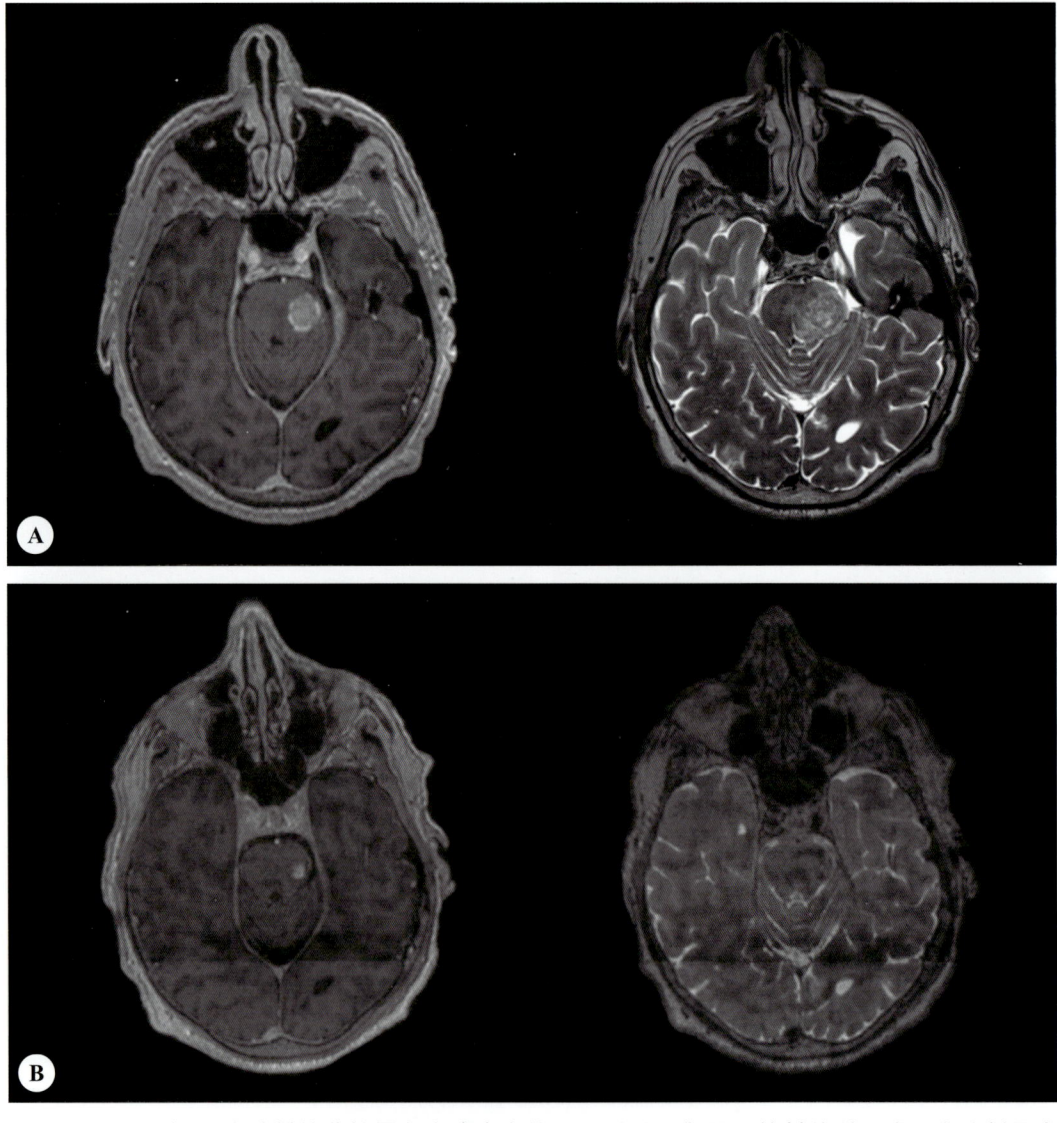

▲ 图 23-2 一名 78 岁脑桥转移性黑色素瘤患者的 MRI（A）。伽马刀放射外科手术 5 次总剂量为 25Gy。在 4 个月的随访中，放射学反应良好，没有产生临床毒性反应（B）

些临床场景中，靶标仅由肿瘤（即非神经组织）组成，因此准确的靶向很少会导致临床毒性。此外，脑转移患者的预后通常较差，并且可能活得不够长，否则将会出现晚期毒性。在大规模转移的患者中，特别是当位于脑重要功能区时，多次分阶段SRS（即分割放射外科手术）已被证明可以改善肿瘤控制并减少放射性坏死[25]。脑转移的多次分阶段放疗将会是未来前瞻性临床研究的主题。

（二）动静脉畸形

颅内动静脉畸形（AVM）患者有多种治疗策略。显微外科手术具有以下几个优点，例如高清除率和对后续出血的即时保护；然而，放射外科手术对于位于大脑重要功能区的AVM是有利的，但这些AVM在显微外科手术中具有很高的发病风险，并且几十年来，放射外科手术一直用于安全、完全地消除，任何被认为出血和（或）显微外科切除术引起的并发症所构成高风险的病灶[26-28]。通常在SRS治疗后2～4年内会出现血管闭塞，从而消除了相关出血的进一步的风险[29,30]。

Flickinger等通过分析422例患者，创建了一个评分系统，可以预测颅内AVM放射手术术后有症状的放射性坏死的风险[31]。虽然肿瘤位置（特别是脑干和丘脑）能预示有症状的放射性坏死，但接受12Gy的正常脑体积也是这种毒性的关键预测因素，可能甚至比位置更重要[31]。

此外，Ding等评估了接受GKRS治疗的初级运动和感觉皮层AVM患者的结局，并将其与非重要功能区的AVM队列结果进行了比较。中位AVM体积为4.1ml（范围：0.1～22.6ml），处方剂量为20Gy（7～30Gy）。总体闭塞率为63%，结果未能证明重要功能区的位置会影响放射外科手术的有效性[32]。我们需要进一步的研究来评估病灶位置对AVM放射外科手术后放射性坏死风险的影响。如图23-3中所示为左侧枕部重要功能区的Spetzler-Martin 4级的AVM，该AVM与视辐射和下纵束相邻，呈放射状。放射治疗后的情况见图23-3。

脑干AVM（bAVM）占所有颅内AVM的2%～6%，与位于其他位置的颅内AVM相比，脑干AVM更容易破裂[26,33]。所有的治疗方式都会带来潜在的发病率。Cohen-Inbar等[29]描述了最大的bAVM的SRS序列分组。这项多中心研究包括205例接受单次GKRS治疗的bAVM患者。在平均随访69个月（范围：6～269个月）时，通过MRI和（或）脑血管造影确认的闭塞率为65.4%。通过血管造影术确诊的闭塞患者均未出现出血。21～24Gy的边缘剂量更可能明显消除病灶，同时避免照射诱发的并发症（RIC）。与非bAVM中的RIC不同，并发症持续时间较长且不是一过性的。SRS后的术后出血率占8.8%，年潜伏期出血率为1.5%。35.6%的患者出现放射影像学上的RIC，14.6%的患者出现有症状的RIC，14.6%的患者出现永久性RIC（包括长束征和新发脑神经功能障碍）[29]。放射影像学上的RIC通常先于病灶消除，通常在SRS后6～18个月发生[34]。

（三）颅底肿瘤

因为存在脑神经和血管发病的风险，这可能是显微外科剥离期间的一个限制，所以海绵窦性脑膜瘤的复发率较高。自Duma等[35]报道了第一批接受SRS治疗的CS脑膜瘤患者后，它逐渐被接受作为<3cm肿瘤的标准治疗，而显微外科加辅助SRS成为较大病变的治疗选择[36]。此外，对于伴有蝶鞍上或脑干延伸的大面积弥漫性浸润性肿瘤的患者，可提供超分割SRS或立体定向放射治疗（SRT），以最大限度地降低并发症的风险并优化肿瘤治疗[37]。

Lee等报道了用SRS治疗WHO 1级的CS脑膜瘤。5年和10年无进展生存期（PFS）的范围分别为86%～99%和69%～97%。单分割SRS的中位边缘剂量范围为11～19Gy，较新的研究支持12Gy的剂量。据报道，80%～100%的患者神经功能会得到保留[36]。来自Mayo Clinic的一个系列报道，考虑到所有类型的脑膜瘤，16Gy可有效提供长期的局部控制（25年随访）[38]。

虽然脑膜瘤的放射治疗的目的是肿瘤的长期控制和保留神经功能，但PA放射治疗的成功也需要实现内分泌缓解。放射外科和放疗应仅用于术后残留、放射影像学术后持续或复发的和（或）内分泌活跃的PA。在单分割SRS中，对于非功能性PA，边缘剂量为12～18Gy；该组患者的肿瘤控制率为83%～100%，SRS后垂体功能减退率为0%～40%。

大脑功能定位：适应证与技术
Brain Mapping: Indications and Techniques

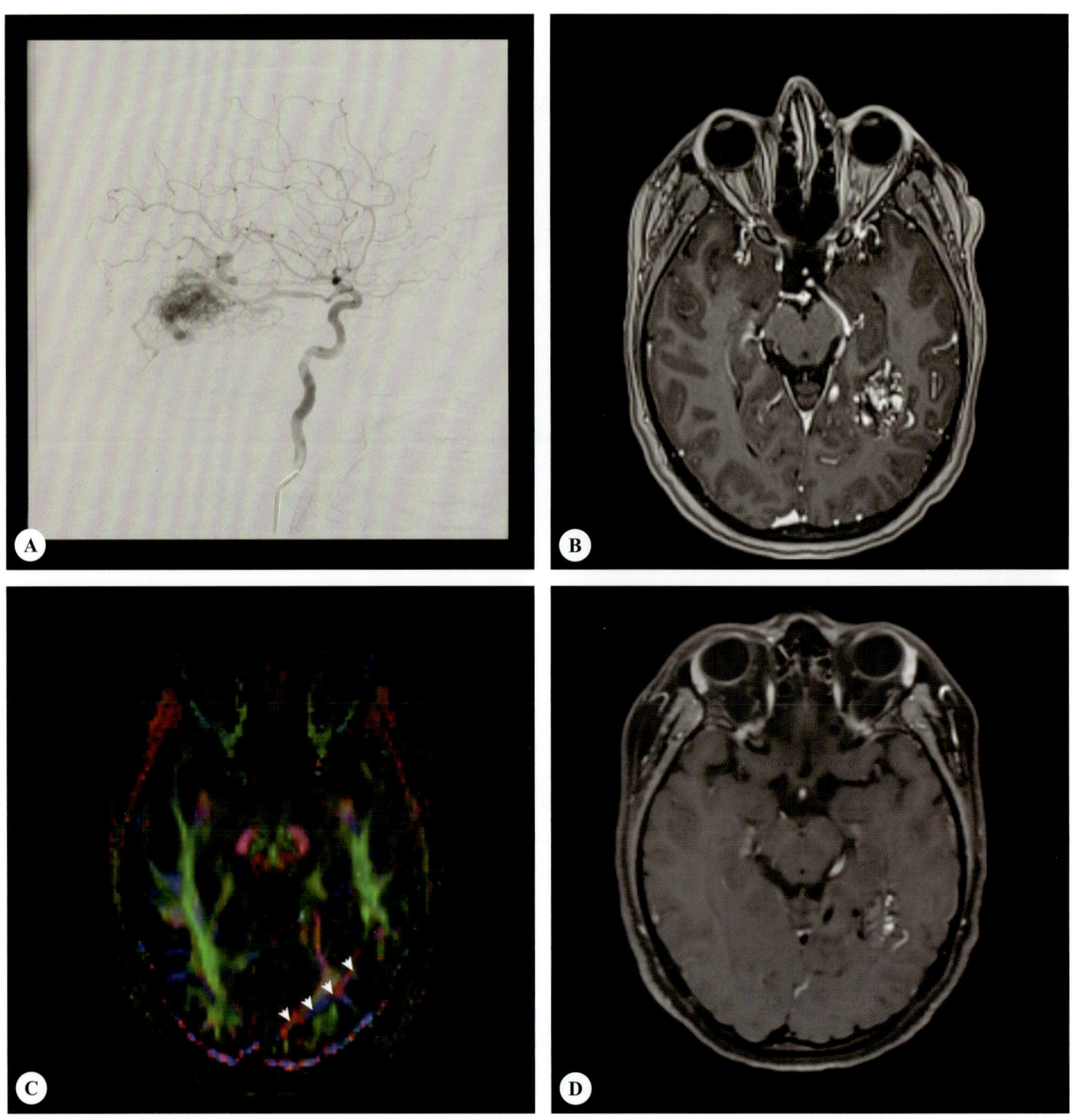

▲ 图 23-3　一名神经系统完好的左枕、与视辐射和下纵束相邻的 Spetzler-Martin 4 级动静脉畸形的 24 岁患者（A、B、C）。放射手术后 6 个月至 20Gy，50% 等剂量，病灶体积明显减少，未观察到与治疗相关的毒性（D）

对于功能性 PA，需要更高的剂量（15～30Gy）才能获得内分泌控制[39, 40]，在 17% 到 70% 的病例中，颅脑功能缺损的情况很少被描述（0%～5%）[39]。虽然 PA 和 OA 之间至少 3mm 的距离是理想的，但这不是一个限制因素，而是定义了能够为视觉通路提供安全剂量的辐射梯度的陡度。对于放射学上明显的 CS 侵袭的功能性腺瘤，屏蔽正常的垂体柄、垂体腺和 OA 可以允许更高的治疗剂量[40]。此外，事实证明，

当没有明确识别的肿瘤或浸润性肿瘤时，全蝶鞍 GKRS 可有效控制促肾上腺皮层激素分泌肿瘤，平均边缘剂量为 22.4Gy（平均治疗体积为 2.6cm）[41]。

前庭神经鞘瘤（VS）的管理主要取决于临床表现、肿瘤生长率和肿瘤大小。虽然建议对小的管内型 VS 进行观察，但越来越多的数据显示，大多数肿瘤将在几年内生长，听力将逐渐下降。因此，在诊断听力仍可用时，建议使用 GKRS，其优点是 73.3%

比35%的听力保留率高[42]。最近的CNS指南建议，如果不存在耳鸣且肿瘤<2cm，则进行观察[43]。SRS与用于中小型VS（Koss Ⅰ～Ⅲ期）的显微外科切除术相比更为有利，面神经病变发生率更低，可用听力保留率更高，为此目的，建议单分割SRS使用13Gy的剂量[43]。GKRS序列分组描述的长期肿瘤控制率范围为92%～98%，三叉神经损伤率为0%～9%（随访3～10年）[44]。由于耳蜗辐射剂量与听力保留有关，因此应考虑先前描述的建议。

三、结论

放射外科和放射治疗提供了一种扩大传统神经外科甚至现代显微外科手术范围的手段。该技术可用于有效治疗充满手术风险区域的肿瘤和其他病变。未来的工作将集中在创建和验证进一步降低这些风险的放射外科和放射治疗技术（即质子和碳离子治疗），以及更好地定义预测放射敏感性的遗传患者的特征。

参 考 文 献

[1] Siavash Jabbari LM, Lee YK, Lo SS, et al. Critical structures and tolerance of the central nervous system. In: Lunsford LD, Sheehan JP, eds. Intracranial Stereotactic Radiosurgery. 2nd ed. New York, NY: Thieme; 2016:266

[2] Levegrün S, Hof H, Essig M, Schlegel W, Debus J. Radiation-induced changes of brain tissue after radiosurgery in patients with arteriovenous malformations: correlation with dose distribution parameters. Int J Radiat Oncol Biol Phys. 2004; 59(3):796–808

[3] Kased N, Huang K, Nakamura JL, et al. Gamma knife radiosurgery for brainstem metastases: the UCSF experience. J Neurooncol. 2008; 86(2):195–205

[4] Uh J, Merchant TE, Li Y, et al. Differences in brainstem fiber tract response to radiation: a longitudinal diffusion tensor imaging study. Int J Radiat Oncol Biol Phys. 2013; 86(2):292–297

[5] Stafford SL, Pollock BE, Leavitt JA, et al. A study on the radiation tolerance of the optic nerves and chiasm after stereotactic radiosurgery. Int J Radiat Oncol Biol Phys. 2003; 55(5):1177–1181

[6] Milano MT, Grimm J, Soltys SG, et al. Single- and multi-fraction stereotactic radiosurgery dose tolerances of the optic pathways. Int J Radiat Oncol Biol Phys. 2018:[Epub ahead of print]

[7] Hirato M, Hirato J, Zama A, et al. Radiobiological effects of gamma knife radiosurgery on brain tumors studied in autopsy and surgical specimens. Stereotact Funct Neurosurg. 1996; 66 Suppl 1:4–16

[8] Kondziolka D, Flickinger JC, Lunsford LD. The principles of skull base radiosurgery. Neurosurg Focus. 2008; 24(5):E11

[9] Peciu-Florianu I, Tuleasca C, Comps JN, et al. Radiosurgery in trochlear and abducens nerve schwannomas: case series and systematic review. Acta Neurochir (Wien). 2017; 159(12):2409–2418

[10] Bhandare N, Jackson A, Eisbruch A, et al. Radiation therapy and hearing loss. Int J Radiat Oncol Biol Phys. 2010; 76(3) Suppl:S50–S57

[11] Bilsky MH, Angelov L, Rock J, et al. Spinal radiosurgery: a neurosurgical perspective. J Radiosurg SBRT. 2011; 1(1):47–54

[12] Jin JY, Chen Q, Jin R, et al. Technical and clinical experience with spine radiosurgery: a new technology for management of localized spine metastases. Technol Cancer Res Treat. 2007; 6(2):127–133

[13] Gerszten PC, Burton SA, Ozhasoglu C, Welch WC. Radiosurgery for spinal metastases: clinical experience in 500 cases from a single institution. Spine. 2007; 32(2):193–199

[14] Katagiri H, Takahashi M, Inagaki J, et al. Clinical results of nonsurgical treatment for spinal metastases. Int J Radiat Oncol Biol Phys. 1998; 42(5):1127–1132

[15] Flickinger JC, Lunsford LD, Somaza S, Kondziolka D. Radiosurgery: its role in brain metastasis management. Neurosurg Clin N Am. 1996; 7(3):497–504

[16] Gerosa M, Nicolato A, Foroni R, et al. Gamma knife radiosurgery for brain metastases: a primary therapeutic option. J Neurosurg. 2002; 97(5) Suppl: 515–524

[17] Mahajan A, Ahmed S, McAleer MF, et al. Post-operative stereotactic radiosurgery versus observation for completely resected brain metastases: a singlecentre, randomised, controlled, phase 3 trial. Lancet Oncol. 2017; 18(8):1040–1048

[18] Klironomos G, Bernstein M. Salvage stereotactic radiosurgery for brain metastases. Expert Rev Neurother. 2013; 13(11):1285–1295

[19] Kurtz G, Zadeh G, Gingras-Hill G, et al. Salvage radiosurgery for brain metastases: prognostic factors to consider in patient selection. Int J Radiat Oncol Biol Phys. 2014; 88(1):137–142

[20] Yamamoto M, Serizawa T, Shuto T, et al. Stereotactic radiosurgery for patients with multiple brain metastases (JLGK0901): a multi-institutional prospective observational study. Lancet Oncol. 2014; 15(4):387–395

[21] Dea N, Borduas M, Kenny B, Fortin D, Mathieu D. Safety and efficacy of Gamma Knife surgery for brain metastases in eloquent locations. J Neurosurg. 2010; 113 Suppl:79–83

[22] Hsu F, Nichol A, Ma R, Kouhestani P, Toyota B, McKenzie M. Stereotactic radiosurgery for metastases in eloquent central brain locations. Can J Neurol Sci. 2015; 42(5):333–337

[23] Trifiletti DM, Lee CC, Winardi W, et al. Brainstem metastases treated with stereotactic radiosurgery: safety, efficacy, and dose response. J Neurooncol. 2015; 125(2):385–392

[24] Trifiletti DM, Lee CC, Kano H, et al. Stereotactic radiosurgery for brainstem metastases: an international cooperative study to define response and toxicity. Int J Radiat Oncol Biol Phys. 2016; 96(2):280–288

[25] Minniti G, Scaringi C, Paolini S, et al. Single-fraction versus multifraction (3 × 9Gy) stereotactic radiosurgery for large (> 2 cm) brain metastases: a comparative analysis of local control and risk of radiation-induced brain necrosis. Int J Radiat Oncol Biol Phys. 2016; 95(4):1142–1148

[26] Kurita H, Kawamoto S, Sasaki T, et al. Results of radiosurgery for brain stem arteriovenous malformations. J Neurol Neurosurg Psychiatry. 2000; 68(5):563–570

[27] Kano H, Kondziolka D, Flickinger JC, et al. Stereotactic radiosurgery for arteriovenous malformations, Part 5: Management of brainstem

[28] Maruyama K, Kondziolka D, Niranjan A, Flickinger JC, Lunsford LD. Stereotactic radiosurgery for brainstem arteriovenous malformations: factors affecting outcome. J Neurosurg. 2004; 100(3):407–413

[29] Cohen-Inbar O, Starke RM, Lee CC, et al. Stereotactic radiosurgery for brainstem arteriovenous malformations: a multicenter study. Neurosurgery. 2017; 81(6):910–920

[30] Koga T, Shin M, Terahara A, Saito N. Outcomes of radiosurgery for brainstem arteriovenous malformations. Neurosurgery. 2011; 69(1):45–51, discussion 51–52

[31] Flickinger JC, Kondziolka D, Lunsford LD, et al. Arteriovenous Malformation Radiosurgery Study Group. Development of a model to predict permanent symptomatic postradiosurgery injury for arteriovenous malformation patients. Int J Radiat Oncol Biol Phys. 2000; 46(5):1143–1148

[32] Ding D, Yen CP, Xu Z, Starke RM, Sheehan JP. Radiosurgery for primary motor and sensory cortex arteriovenous malformations: outcomes and the effect of eloquent location. Neurosurgery. 2013; 73(5):816–824, 824

[33] Solomon RA, Stein BM. Management of arteriovenous malformations of the brain stem. J Neurosurg. 1986; 64(6):857–864

[34] Yen CP, Matsumoto JA, Wintermark M, et al. Radiation-induced imaging changes following Gamma Knife surgery for cerebral arteriovenous malformations. J Neurosurg. 2013; 118(1):63–73

[35] Duma CM, Lunsford LD, Kondziolka D, et al. Stereotactic radiosurgery of cavernous sinus meningiomas as an addition or alternative to microsurgery. Neurosurgery. 1993; 32(5):699–705

[36] Lee CC, Trifiletti DM, Sahgal A, et al. Stereotactic radiosurgery for benign (World Health Organization Grade I) Cavernous Sinus Meningiomas-International Stereotactic Radiosurgery Society (ISRS) Practice Guideline: a systematic review. Neurosurgery. 2018; 83(6):1128–1142

[37] De Salles AA, Frighetto L, Grande CV, et al. Radiosurgery and stereotactic radiation therapy of skull base meningiomas: proposal of a grading system. Stereotact Funct Neurosurg. 2001; 76(3–4):218–229

[38] Pollock BE, Stafford SL, Link MJ. Stereotactic radiosurgery of intracranial meningiomas. Neurosurg Clin N Am. 2013; 24(4):499–507

[39] Trifiletti DM, Xu Z, Dutta SW, et al. Endocrine remission after pituitary stereotactic radiosurgery: differences in rates of response for matched cohorts of Cushing disease and acromegaly patients. Int J Radiat Oncol Biol Phys. 2018; 101(3):610–617

[40] Chen-Chia Lee SJ. Stereotactic radiosurgery for pituitary adenomas. In: Lunsford LD, Sheehan JP, eds. Intracranial Stereotactic Radiosurgery. 2nd ed. New York, NY: Thieme; 2016:266

[41] Shepard MJ, Mehta GU, Xu Z, et al. Technique of whole-sellar stereotactic radiosurgery for Cushing disease: results from a multicenter, international cohort study. World Neurosurg. 2018; 116:e670–e679

[42] Régis J, Carron R, Park MC, et al. Wait-and-see strategy compared with proactive Gamma Knife surgery in patients with intracanalicular vestibular schwannomas: clinical article. J Neurosurg. 2013; 119 Suppl:105–111

[43] Olson JJ, Kalkanis SN, Ryken TC. Congress of Neurological Surgeons systematic review and evidence-based guidelines on the treatment of adults with vestibular schwannomas: executive summary. Neurosurgery. 2018; 82(2):129–134

[44] Rejis Jean CR, Christine D, Denis P, Jean-Marc T, Xavier M, Pierre-Huges R. Stereotactic radiosurgery for vestibular schwannoma. In: Lunsford LD, Sheehan JP, eds. Intracranial Stereotactic Radiosurgery. 2nd ed. New York: Thieme; 2016:266

索 引
Index

γ- 氨基丁酸 ·· 079

A

阿尔茨海默病 ······································ 188
艾丁伯格优势手调查 ·························· 093

B

白质束扩散张量成像 ·························· 087
白质纤维束 ·························· 018, 102, 118
半环沟 ·· 014, 015
半月沟 ·· 011
半月回 ·· 011, 014
背柱定位 ·· 163
被动脑皮层电成像技术 ······················ 043
鼻沟 ·· 014, 015
边缘内回 ·· 015
边缘上回 ·· 037
边缘叶 ·· 006
边缘支 ·· 008
波士顿命名测试 ·································· 194
波士顿失语症测试 ······························ 194
Boston 命名测验 ·································· 094
补充扣带状视野 ·································· 109
捕捉脑血流 ·· 183

C

蔡司手术显微镜 ·································· 119
苍白球 ·· 024
侧辐隆起 ·· 014
侧副沟 ·· 010, 011
侧裂旁段 ·· 121
长短期记忆 ·· 180
齿状回 ·· 011, 014
抽搐 ·· 042
初级视觉皮层 ······································ 180
初级运动皮层 ······································ 124
串行块面电子显微镜 ·························· 184
垂体腺瘤 ·· 200
磁共振成像 ·················· 002, 056, 087, 122, 182, 200
磁源成像 ·· 048
刺激功能区定位手术 ·························· 195
重复经颅磁刺激 ·································· 194
重复时间 ·· 182
CT 血管造影 ·· 150

D

D 波 ·· 157
大脑癫痫 ·· 042
大脑功能定位 ·························· 027, 034, 079
大脑功能区定位 ·································· 002
大脑后动脉 ·· 016
大脑脚 ·· 024
大脑镰下缘 ·· 011
大脑前动脉 ·································· 016, 115

大脑网络 – 默认模式网络	108
大脑映射	134
大脑中动脉	016, 121
单次立体定向放射手术	199
单光子发射计算机断层扫描	042, 057, 183
导航 TMS	049
岛盖	006, 121
岛盖部	007, 013
岛叶	006, 013, 014, 093
岛叶长回	013, 014
岛叶短回	013, 014
岛叶前界沟	009, 013
岛叶手术	118
岛叶胶质瘤	118
岛叶中央沟	014
岛阈	013, 015, 124
低级别胶质瘤	086, 118
递归神经网络	179
癫痫	142
癫痫发作	142
癫痫监测单元	042, 056, 057
癫痫外科	056
电刺激	080, 164
电刺激定位	056, 058
电极网络	193
顶内沟	007, 008, 009
顶上小叶	007, 008
顶下沟	011
顶叶	006
顶枕动脉	011
顶枕沟	007, 009, 011
定量分析	199
定位	093, 142, 157
动静脉畸形	044
动脉压	166
豆状核	014
独立成分分析	186
多变量模式分析	178

E

额内侧回	009, 011
额上沟	007, 008, 034
额上沟后端	008
额上回	007, 035, 125
额下沟	007
额下回	007, 037, 040, 126
额下回眶部	007
额下回前方	120
额叶	006
额叶斜束	107
额枕下束	105, 119, 124
额中回	007, 125
恶心呕吐	080

F

发作间期癫痫样放电	051
反应性神经刺激	046
反应性神经电刺激	144
放射冠	020, 024
氟代脱氧葡萄糖	183
辅助运动皮层区	148
辅助运动区	093, 107, 124
腹侧弓状束	124

G

伽马刀	200
伽马刀放射外科	199
盖部	040
高伽马活性光谱分析技术	044
Giacomini 带	014

索引 Index

弓形术	063
弓状束	018, 019, 020, 040, 087, 125
功能定位	042
功能区	018
功能神经解剖学	034
功能性磁共振成像	042, 194
钩回	010, 011, 014, 015
钩回沟	011, 014, 015
钩束	018, 019, 087, 124
钩状束	121

H

海马旁回	010, 011, 014, 015, 040
海马体	023
海马头	014
海马下托	011
海绵窦	200
Heschl 回	009, 013, 014
喉罩	073
后侧裂点	007
后交通动脉	016
环回	011, 014
唤醒手术	102
回波时间	182

J

胶质瘤	086
胶质母细胞瘤	086
肌电图	095, 153
基于功能切除	102
极囊	126
脊髓	157
脊髓刺激	046
计算机断层扫描	150, 182
剂量–体积直方图	199

监测	157
监测麻醉	099
监护性麻醉	073
简易精神状态检查	194, 195
简易精神状态检查量表	094
简易精神状态量表	061
交通动脉	016
角回	007, 037, 126
接收机工作特性	187
经颅磁刺激	049, 094
经颅磁刺激技术	043
经颅电刺激	048
经颅运动诱发电位	160
颈动脉	011
颈内动脉	121
颈内动脉异戊巴比妥试验	049
静息态功能磁共振成像	028
距状沟	009, 011

K

k最邻近法	187
开颅术	079
康复	170, 193
康复注册护士证书	171
抗癫痫药物	056
壳核	024
扣带	021
扣带沟	009, 011
扣带沟边缘支	009, 011
扣带回	009, 011
扣带回峡部	009
扣带回运动区	148
眶部	013, 040
眶沟	010
眶内侧回	010

209

眶前回	010
眶外侧回	010
扩散张量成像	027, 030, 063

L

来自皮层网络的机器智能	184
立体定向放射外科	199
立体脑电图	057
连接组计划	184
连接组学	027, 177
连线测验	195
颅脑部位的全切术	157
颅内动静脉畸形	203
颅内皮层脑电图	056
颅内压	084

M

脉络丛	023
脉络膜前动脉	016
蒙特利尔认知评估	061
弥散加权成像	030, 151
弥散张量成像	094, 151, 183
迷走神经刺激	046
默认模式网络	107

N

N-甲基-D-天冬氨酸	080
耐受	199
脑部定位	086
脑磁共振成像	042
脑磁描记术	042
脑磁图	048, 057, 087, 183
脑电图	042, 046, 079, 136, 183
脑电图系统	158
脑干	157
脑干听觉诱发电位	158
脑功能定位	042
脑功能区定位	148
脑功能性 MRI	087
脑沟和脑回	006
脑皮层电图	184
脑深部刺激	046
脑深部电刺激	177
脑损伤	170
脑损伤专家	170
脑血容量	185
脑氧代谢率	185
脑映射	118
脑肿瘤	061, 134, 193
脑重要功能区	199
内踝后胫神经	159
内囊	024
内囊后肢	014
内囊前肢	014
颞极	010, 015
颞极平面	014
颞角	019
颞平面	013, 014
颞上沟	007, 040
颞上回	007, 126
颞下沟	040
颞下回	010, 040, 087
颞叶癫痫	143
颞叶内侧硬化	145
颞叶平台	009
颞中回	007, 040, 087, 126

O

耦合肌肉的动作电位	097

P

帕金森病 … 177
旁中央沟 … 009, 011
皮层 … 093
皮层刺激 … 063
皮层电刺激 … 151
皮层段 … 121
皮层脊髓束 … 024
皮层解剖学 … 006
皮层 MEP … 152
皮层脑电图 … 056, 079, 142
皮层下直流电刺激 … 118
皮层映射 … 118
皮层诱发电位 … 048
皮质发育不良 … 145
皮质脊髓束 … 125, 160
皮质延髓 MEP … 162
胼胝体 … 021
胼胝体沟 … 009
胼胝体膝部 … 011
胼胝体压部 … 009, 011
胼胝体嘴部 … 011
胼周动脉 … 011
屏状核背侧 … 126
Pre-Rolandic 区 … 093

Q

前侧裂点 … 007
前穿支 … 015
前额叶皮层 … 064
前腹岛 … 109
前界沟 … 120, 124
前联合体 … 022
前庭神经鞘瘤 … 204

切除范围 … 102
禽距 … 014
轻度认知障碍 … 187
清醒开颅术 … 046, 070, 118
穹窿 … 009, 021
穹窿脚 … 023
穹窿伞 … 023
穹窿伞部 … 011, 014, 015
穹窿体 … 022
穹窿柱 … 022
丘脑 … 014, 022
丘脑底核 … 184
丘脑下核 … 148
丘脑枕部 … 011
区域麻醉 … 079
曲线下面积 … 187
躯体感觉 … 034
躯体感觉皮层 … 124
躯体感觉诱发电位 … 148, 157, 159
全静脉麻醉 … 080, 166
全麻下开颅术 … 148
全身麻醉 … 048, 079

R

人工神经网络 … 178
人工智能 … 178
人类连接组计划 … 108, 184
认证注册麻醉护师 … 073
日常生活活动 … 174
Rolandic 区 … 093
乳头 … 022
乳头体 … 022

S

三角部 … 007, 013, 040

三维	182	手术入路	018
三维解剖	018	手术室	070
上界沟	120, 124	手术室设置	070
上运动神经元	148	术中并发症	079
上纵束	018, 019, 020, 087, 125	术中超声	076
上嘴沟	011	术中磁共振成像	076
舌回	009, 010, 011	术中导航	061
射频	182	术中认知监测	063
深度信念网络	180	术中神经电生理监测	093
深度学习	177	术中损伤补充运动区	019
神经成像	177	术中运动诱发电位	119
神经刺激	042	双相电流	137
神经肌肉电刺激	173	水平支	007
神经监测和定位	157	睡着、唤醒、睡着	073
神经可塑性	193	松果体	023
神经生理学	042	梭状回	010, 040
神经外科	002		
神经网络	002	**T**	
神经血管解耦联	027	特发性震颤	177
神经心理测试	061	梯度回波	183
升支	007	提高生活质量	086
生成式对抗网络	181	体感诱发电位	095
生活质量	102	头皮阻滞	079
矢状层	019, 024	透明隔片	009
视辐射	022, 063		
视觉	134	**W**	
视觉识别竞赛	181	Wada 试验	056
视觉通路	134	外侧裂	007
视频脑电图	057	外侧裂后升支	007
视器	200	外侧膝状体	022
视神经病变	200	外囊	019, 020
视束	011, 014, 015, 022	完全静脉麻醉	079
视隐窝	020	微电极记录	080
手术计划	027, 034	维持最大健康相关生活质量	090
手术器械	070	无进展生存率	119

索引
Index

无进展生存期 ……………………………… 203
物理治疗 …………………………………… 170
物理治疗师 ………………………………… 173

X

西班牙 – 康普斯顿言语学习测试 ………… 195
下传神经源性诱发电位 …………………… 163
下额枕束 …………………………………… 063
下界沟 ………………………………… 120, 124
下脉络膜点 …………………………… 011, 015
下颞叶 ……………………………………… 180
下托 ………………………………………… 014
下运动神经元 ……………………………… 149
下纵束 ……………………………… 018, 087, 135
下嘴沟 ……………………………………… 011
纤维束剥离 ………………………………… 018
显微解剖结构 ……………………………… 002
显著网络 ……………………………… 107, 108
线性时不变系统 …………………………… 185
向量机 ……………………………………… 180
楔前叶 ………………………………… 009, 011
楔叶 …………………………………… 009, 011
血氧水平依赖 ……………… 027, 034, 040, 087
血氧水平依赖的功能性磁共振成像 ……… 151
血氧水平依赖性 …………………………… 183
杏仁体 ……………………………………… 024
选择性直接电刺激 ………………………… 043

Y

延髓 ………………………………………… 024
言语 – 语言病理学 ………………………… 172
意志缺乏 …………………………………… 107
隐马尔可夫模型 …………………………… 187
诱发电位 …………………………………… 047
语言 ………………………………………… 086

语言映射 …………………………………… 102
语言治疗 …………………………………… 170
缘上回 …………………… 007, 013, 120, 124, 126
远期生活质量评估 ………………………… 093
运动皮层 ……………………………… 006, 148
运动皮层刺激 ……………………………… 046
运动区 ……………………………………… 093
运动诱发电位 ……………… 048, 095, 151, 157

Z

枕额下束 …………………………………… 087
枕内沟 ……………………………………… 007
枕颞沟 ………………………………… 010, 040
枕前切迹 …………………………………… 007
枕叶 ………………………………………… 007
正电子发射断层扫描 ………………… 042, 183
正中神经 …………………………………… 159
执行功能 …………………………………… 064
直回 ………………………………………… 010
直接皮层电刺激 ……………………… 042, 095
直接皮层下电刺激 ………………………… 095
直流电刺激 ………………………………… 102
中岛 ………………………………………… 109
中央沟 ………………… 007, 009, 013, 019, 034, 150
中央沟第二袢 ……………………………… 008
中央沟第三曲 ……………………………… 008
中央沟上袢 ………………………………… 008
中央沟上曲 …………………………… 007, 008
中央沟下曲 ………………………………… 007
中央沟中间袢 ……………………………… 007
中央后沟 ……………………………… 007, 013, 034
中央后沟上部 ……………………………… 007
中央后回 ……………… 007, 008, 009, 013, 019
中央旁小叶 …………………………… 009, 011, 035
中央前沟 ……………………… 007, 008, 013, 034

213

中央前回 ……………………… 007, 013, 019	主成分分析 …………………………… 186
中央前回的 Ω 部分 ………………… 008	自发肌电图 …………………………… 163
中央叶 ………………………………… 006	总生存率 ……………………………… 119
中央执行或控制网络 ………………… 108	作业治疗 ……………………………… 170
中纵束 ………………………………… 087	作业治疗师 …………………………… 170

相 关 图 书 推 荐

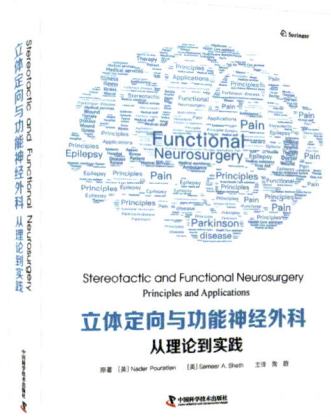

原著　[美] Kofi Boahene 等
主译　张洪钿　陈立华　邓兴力
定价　228.00 元

本书引进自 JAYPEE 出版社，由来自国际颅底中心的权威专家结合多年大量实践经验及深厚的临床知识精心打造，经国内多家医院具有影响力的专家联袂翻译而成。本书阐述了颅底手术相关的解剖学，强调将内镜作为一种工具，成为通过鼻腔内的自然开口（鼻内）及次选入路（经眶、经口）用于颅底手术的微创入路，并添加了微创治疗半规管闭合不全等内容，通过六篇 31 章解析了颅底手术的一般概念、手术相关的解剖学、常见颅底病变的处理及以微侵袭方式进行经眶、经鼻和经口的颅底手术。本书编排独具特色，图文并茂，阐释简明，不仅适合神经外科医生、耳鼻咽喉科医生、头颈外科医生在临床实践中借鉴参考，而且对经头部自然腔道和次选通道等微创手术入路有了解需求的相关人员来说，亦是一部不可多得的临床必备工具书。

原著　[美] Nader Pouratian 等
主译　陶　蔚
定价　280.00 元

本书引进自世界知名的 Springer 出版社，由美国加州大学洛杉矶分校大卫·格芬医学院神经外科的 Nader Pouratian 教授和美国休斯敦贝勒医学院神经外科的 Sameer A. Sheth 教授，结合最新技术进展与多年临床实践经验精心打造，是一部细致全面、专注系统的立体定向与功能神经外科实用参考书。相较于其他神经外科著作，本书著者将理论与实践相结合，系统描述了立体定向基础理论、路径和靶点生理学基础、功能性脑疾病机制和手术操作技巧，以及功能神经外科的新进展、未来研究方向和发展蓝图，可以帮助读者更好地理解相关技术及疾病，临床实用性强。全书共五篇 38 章，编排简洁，阐释明晰，图文并茂，非常适合神经外科医师临床实践时参考，是一部不可多得的参考工具书。

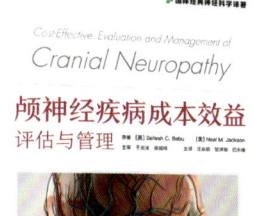

原著　[美] Seilesh C. Babu 等
主译　汪永新　张洪钿　巴永锋
定价　128.00 元

本书引自 Thieme 出版社，由神经外科专家 Seilesh C. Babu 博士与 Neal M. Jackson 博士联袂编写，系统介绍了各种颅神经疾病的成本效益评估与管理。书中所述不仅包括颅神经相关疾病、颅神经疾病的成本效益评价、颅神经病变的放射影像学，还涉及颅底解剖学、临床评估、诊断评估、治疗方案等相关内容。以成本效益为关注点进行内容呈现，切合临床实际，有助于读者理解和掌握相关知识并从中获益，非常适合神经外科、眼科、言语语言病理学科、放射科及不同亚专科领域的耳鼻咽喉科医师阅读，也可供神经解剖学和神经生理学研究人员参考。

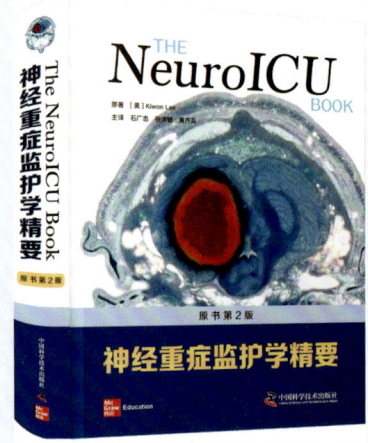

原著　[美] Kiwon Lee
主译　石广志　张洪钿　黄齐兵
定价　280.00 元

本书引进自世界知名的 McGraw-Hill 出版集团，由得克萨斯大学医学院著名神经重症医学专家 Kiwon Lee 教授倾力打造。本书为全新第 2 版，在 2012 年初版取得巨大成功的基础上修订而成。本书不仅对神经重症患者遇到的各种大脑及脊髓状况进行了介绍，而且还对神经疾病伴发各种器官功能不全和衰竭的处理进行了详细的阐述。本书保持了前一版以病例为基础的互动式风格，并对患者接受干预措施后可能发生的不良反应给出了实际建议，还特别向读者展示了遇到意外情况时的应对方案。
本书着重强调临床实践，针对神经重症监护病房的大量真实病例，通过流程图、表格、示意图、照片、文献追溯和关键知识点来进一步阐明分析，图文并茂，通俗易懂，不但对神经重症监护病房的医护人员有重要的指导意义，还可供神经内、外科一线临床医生工作中阅读参考。

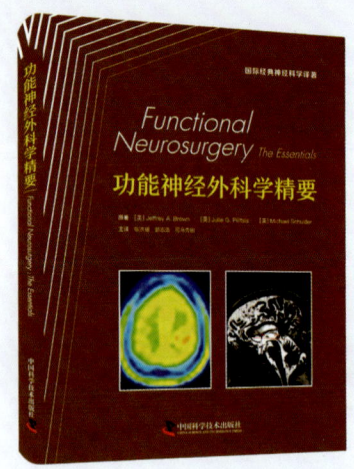

原著　[美] Jeffrey A. Brown 等
主译　张洪钿　邹志浩　司马秀田
定价　158.00 元

本书引进自 Thieme 出版社，由美国的神经外科专家 Jeffrey A. Brown、Julie G. Pilitsis、Michael Schulder 共同编写，国内多位临床经验丰富的神经外科专家共同翻译，是一部全面介绍神经系统功能性疾病的专业著作。全书共 41 章，详细阐述了神经外科功能性疾病的临床表现、影像学、治疗等内容，并且用丰富的图片、表格及关键知识点来简明展示相关知识。本书内容全面，要点突出，图文并茂，既可作为众多神经科临床医生的指导用书，又可作为功能神经外科学相关培训的参考用书。

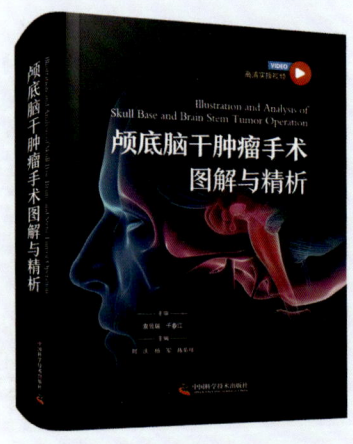

主编　刘　庆　杨　军　陈菊祥
定价　398.00 元

本书精选了中南大学湘雅医院神经外科近 10 年手术治疗各种颅底脑干肿瘤的典型病例与疑难病例。作者从理论到实践，对相关解剖病理特点及手术操作技术进行了系统阐述。全书共 12 章，先从解剖与病理视角宏观阐述了颅底脑干肿瘤的分类与特点，提炼了颅底脑干手术的微创理念与要点；然后详述了颅底脑干肿瘤的经典与复杂手术入路的相关要领；此外，还结合翔实的临床病例资料，全面介绍了各种颅底脑干肿瘤临床治疗的手术策略与技术要点，并细致记录了术者对相关微创手术的心得体悟。本书内容贴近临床，图文相得益彰，非常适合神经外科医生及相关医学生在临床实践中借鉴参考。

中国科学技术出版社官方旗...

扫描进店选购